易误诊解剖变异影像学图谱

Atlas of Normal Roentgen Variants that May Simulate Disease

（第 9 版）

著 者　Theodore E. Keats

　　　Mark W. Anderson

主 译　（以姓氏笔画为序）

　　　孔晓华　刘　钢　孙宏亮　李志伟

　　　杨敏星

主 审　（以姓氏笔画为序）

　　　王　武　黄振国　麻增林　谢　晟

译 者　（以姓氏笔画为序）

　　　付　磊　刘茜玮　刘桐希　李　苗

　　　李　璐　张学滨　张海波　陈晓亮

　　　段江晖　徐妍妍　徐俏宇

河南科学技术出版社

· 郑 州 ·

内容提要

人体解剖变异是影像诊断中常见的现象。在名目繁多的解剖变异中,尤为重要的是与疾病相近的变异。人们对此类变异缺乏认识,导致误诊误治,引起严重后果并不少见。本书历三代专家集腋成裘,选取极为类似病变的解剖变异编撰成册。本版共 5 章,分别详细列举介绍了脊柱、骨盆带、肩胛带与胸廓、上肢及下肢的解剖变异。本书内容丰富,图文清晰,是一本集中论述人体正常解剖变异的专著,既是影像诊断专业人员学习的基础教材,也可供临床相关医师阅读参考。

图书在版编目（CIP）数据

易误诊解剖变异影像学图谱/（美）西奥多·基茨,（美）马克·安德森主编;孔晓华等主译.
—9 版. —郑州:河南科学技术出版社,2019.1
ISBN 978-7-5349-9410-4

Ⅰ.①易…　Ⅱ.①西…②马…③孔…　Ⅲ.①影象诊断－人体解剖学－图谱　Ⅳ.①R813-64

中国版本图书馆 CIP 数据核字（2018）第 274955 号

出版发行：河南科学技术出版社
　　　　　北京名医世纪文化传媒有限公司
　　　　　地址：北京市丰台区丰台北路 18 号院 3 号楼 511 室　　邮编：100073
　　　　　电话：010-53556511　010-53556508
策划编辑：孟凡辉
文字编辑：陈　鹏
责任审读：周晓洲
责任校对：龚利霞
封面设计：吴朝洪
版式设计：王新红
责任印制：陈震财
印　　刷：北京盛通印刷股份有限公司
经　　销：全国新华书店、医学书店、网店
开　　本：889 mm×1194 mm　1/16　　**印张：**43　　**字数：**1270 千字
版　　次：2019 年 1 月第 9 版　　　2019 年 1 月第 1 次印刷
定　　价：398.00 元

如发现印、装质量问题,影响阅读,请与出版社联系并调换

ELSEVIER

Elsevier (Singapore) Pte Ltd.

3 Killiney Road，♯08-01 Winsland House I，Singapore 239519

Tel：(65) 6349-0200；Fax：(65) 6733-1817

This translation of Atlas of Normal Roentgen Variants That May Simulate Disease，9th edition by Theodore E. Keats and Mark W. Anderson was undertaken by Henan Science and Technology Press and is published by arrangement with Elsevier (Singapore) Pte Ltd.

Atlas of Normal Roentgen Variants That May Simulate Disease，9th edition by Theodore E. Keats and Mark W. Anderson 由河南科技出版社进行翻译，并根据河南科技出版社与爱思唯尔(新加坡)私人有限公司的协议约定出版。

《易误诊解剖变异影像学图谱》(第9版)(孔晓华等 译)

ISBN：9787534994104(译著 ISBN)

著作权合同登记号：豫著许可备字-2018-A-0135

译者前言

　　"合抱之木,生于毫末;九层之台,起于累土;千里之行,始于足下。"

　　今天呈现在您面前的这本鸿篇巨著则始于影像学前辈追求正确诊断的初心和三代人不懈的努力与积淀。本书始于密执安大学医学中心 C. S. Mott 儿童医院放射科 John F. Holt 教授。那时他是科里年轻的讲师,负责将住院医师与同事提出的读片疑点归纳上报主任。他发现这些疑问中有关解剖和生理上的变异在数量上远远超过病理性问题,比例约为 3∶1。后来在与全球著名的儿科影像学专家 Caffey 教授交往交流中,Caffey 教授敦促他承担起归集整理解剖变异这一艰巨的任务,并提供了他自己收集的大量儿童变异资料。于是 Holt 教授开始大量收集资料,得到国际上众多专家的帮助,但因多种原因并未成书。Ted Keats 是 Holt 教授的学生,对解剖变异敏感且热情。Holt 教授将未竟的工作委托给 Keats。Keats 并不试图展现所有的变异,而是选取极为类似病变的变异,将这一课题引向实用层面,为读者过滤掉大量无实用价值的内容。自第 7 版,Keats 教授开始获得他的同事,弗吉尼亚大学放射科 Mark Anderson 教授的协助。2010 年 Keats 教授离世,Anderson 教授接过了全部的重担,为放射学界悉心编撰呈现了本书的第 9 版。

　　对"非正常"的判断首先需要有对"正常"的全面认识。并且,对正常变异的夸大误诊可能比忽略遗漏的后果更为严重,将导致对患者无用甚至有害的治疗!因此,正常变异是影像学医师一个终生的学习课题。

　　"不学习书本而只去研究疾病表象就如同没有航海图的航行,而只研读书本不接触患者相当于根本没有出海。"(Sir William Osler)让我们践读合一,在探究中不断成长提高。

原版序

"…好东西会嫌太多吗?"

——莎士比亚《皆大欢喜》

多年来,本图谱已被公认为正常解剖变异的权威专著,也见证了其开创者 Ted Keats 教授孜孜不倦的努力与付出。每当新版,他都要增加一些新内容或替换上一些更好的图片,以致书变得越来越厚重,拿取都有些不方便了。

因此,更新此版时我们不仅增加新内容,还非常认真地审阅已有内容,移除了重复的、极少见的及图片质量太差的内容。另外,因为软组织断层成像的普及,我们移除了关于软组织方面的内容。因此,本版变得规模适中,方便取阅。

时光荏苒,Ted 已逝,但他对解剖变异探究的热情感染并鼓励着我们。我们将接力探索,永不停歇。如他所愿!

Mark W. Anderson

原版前言

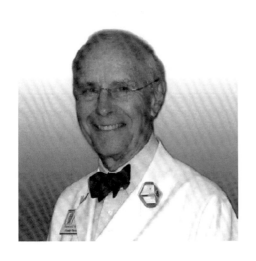

"君子仙逝！
攘攘众生，
但求再见来者如斯……"

——哈姆雷特（忆念其父亲）

痛哉！2010 年 12 月 10 日，影像学界巨匠、弗吉尼亚绅士的代表，人所敬爱的 Ted Keats 教授永远离开了我们……正如哈姆雷特对他父亲的感觉，高山仰止，我深感再难见到他这样的人。

虽是大牌专家、知名学者、科室主任，他仍谦虚努力地做最好的临床影像医师，热心培养住院医师和探究正常解剖变异是 Keats 教授的至爱。感恩 Keats 教授在 85 岁高龄、仙逝前一周仍奋战在教学和探究一线！正是他孜孜不倦的努力才成就了本书的传奇！

荣誉与成就之外，他还是完美的丈夫、父亲、祖父、同事、挚友！他热情的微笑与开朗的笑声感染了我们，他不在，整个科室全部人心里都空落落的……他常活在我们心中！

一如《Gray 解剖学》和《Grant 解剖图谱》《Keats 解剖变异》将永续！无论影像技术如何进步，无论选用哪种影像技术，人体解剖变异将永远存在，我们学习与探究的努力将永不停歇！

这定是 Ted 之所愿……

目　录

第1章

脊　柱

第一节　颈　椎

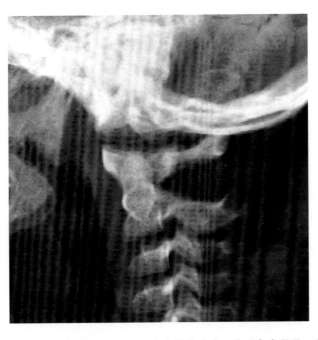

图 1-1　4 岁幼儿,颅底与颈椎似分离,勿误为颅椎分离。此现象常见于 4 岁以下小儿

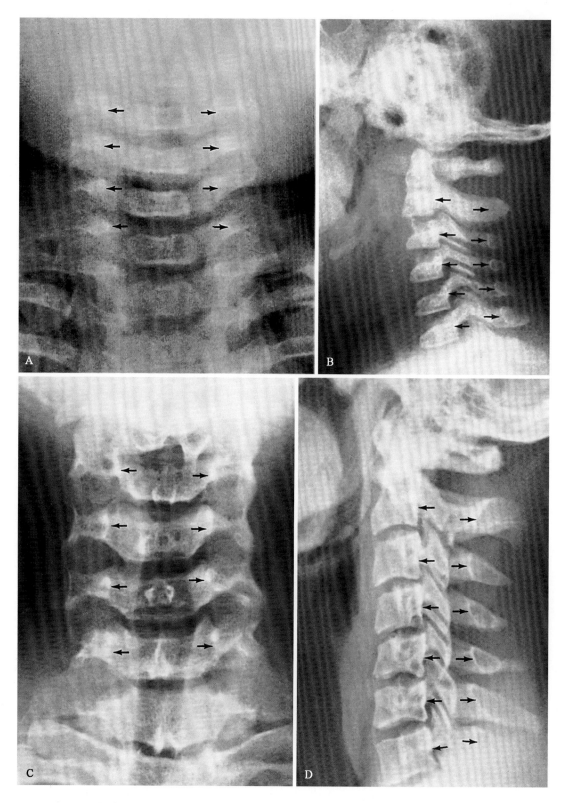

图 1-2　婴儿椎管在比例上大于成人,易误为病理性椎管膨大。A 和 B. 4 个月婴儿,C 和 D. 18 岁男性

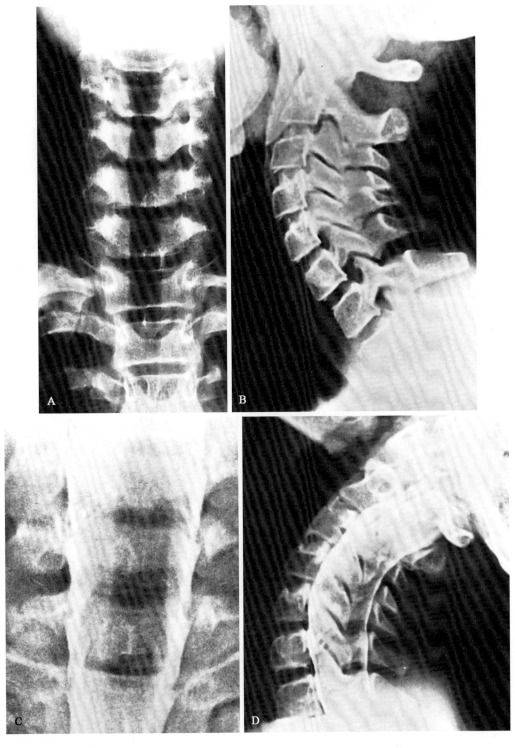

图 1-3 正常儿童颈椎管增大，无颈髓病变。A 和 B. 平片示颈椎管明显增大；C 和 D. 脊髓造影示硬膜囊大，脊髓正常。胸椎也可有同样现象（引自：Yousefzadeh DK, et al: Normal sagittal diameter and variation in the pediatric cervical spine. Radiology 144:319,1982.）

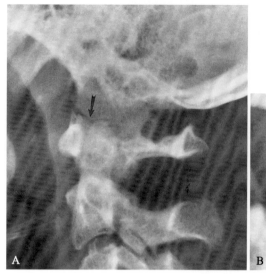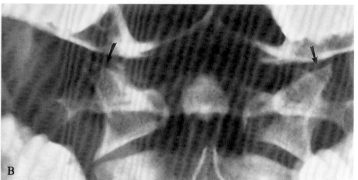

图 1-4 A. 突出的枕髁;B. 枕髁与 C_1 侧块间关节

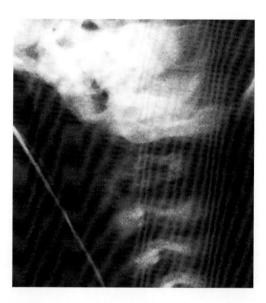

图 1-5 新生儿 C_1 前弓缺如(无骨化),此为许多新生儿正常表现(引自:AP,Caffey J:Roentgen findings in the skull and chest in 1030 newborn infants. Radiology 61:13,1953.)

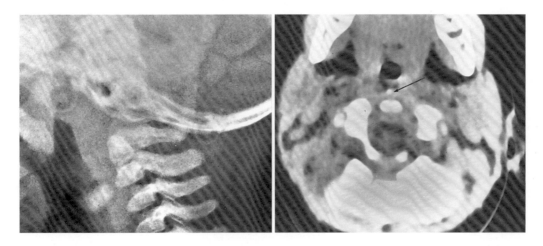

图 1-6 左．29 个月婴儿 C₁ 前弓缺如,通常＜12 个月的婴儿常见;右．CT 示前弓的小骨化核

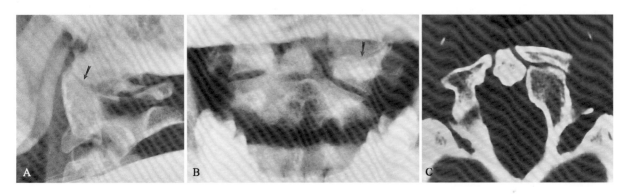

图 1-7 C₁ 前弓缺如,左侧巨大髁状突(◀━),右侧发育不良。A. 侧位;B. 前后位;C.CT 扫描

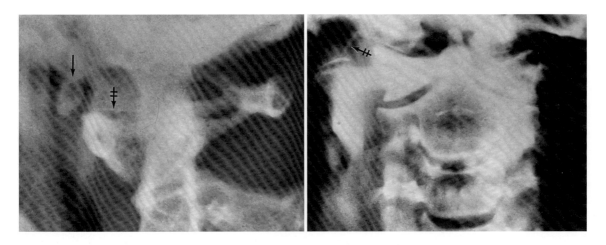

图 1-8 枕椎,第 3 髁状突(◀━)。单侧髁旁突与寰椎横突形成关节(◀━╫)(引自:Lombardi G:The occipital verte-bra. Am J Roentgenol Radium Ther Nucl Med 86:260,1961.)

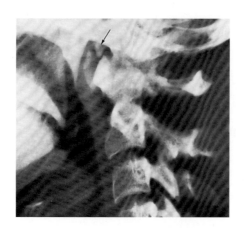

图 1-9 较小的第 3 枕髁

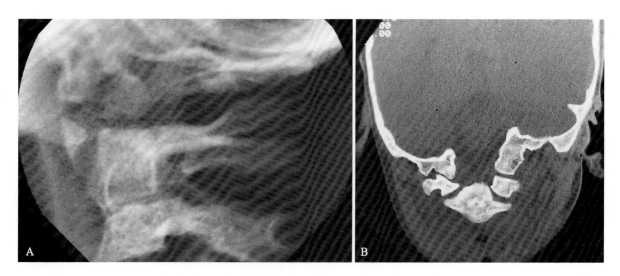

图 1-10 左侧寰椎枕椎融合。A. 侧位;B. 冠状位 CT 扫描

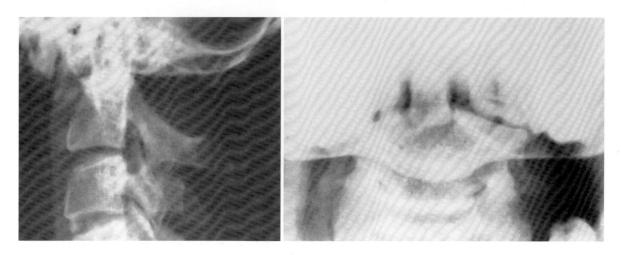

图 1-11 C_1 与颅底完全融合(寰椎同化)

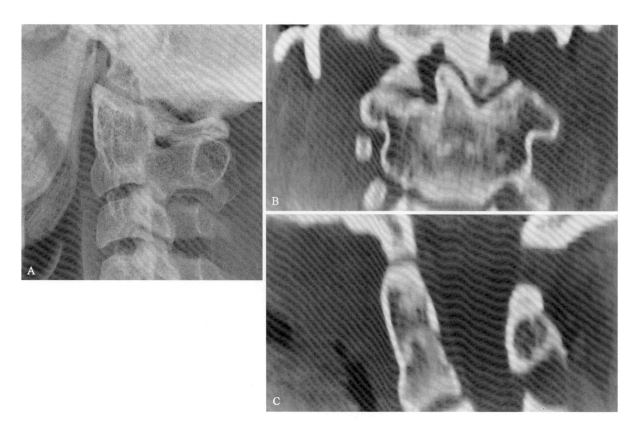

图 1-12 C$_1$ 与颅底部分融合,C$_1$ 与 C$_2$ 不完全分节。A. 平片;B 和 C. CT 扫描

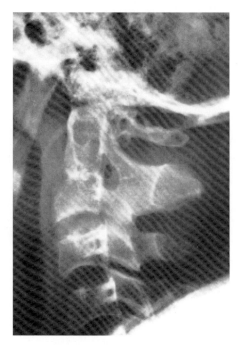

图 1-13 比图 1-12 程度轻的 C$_1$ 与颅底部分融合。C$_2$ 与 C$_3$ 不完全分节

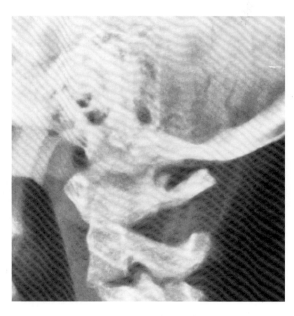

图 1-14 上斜的 C$_1$ 神经弓

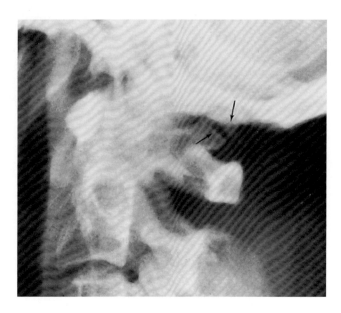

图 1-15　C₁ 后弓与颅底形成异常关节

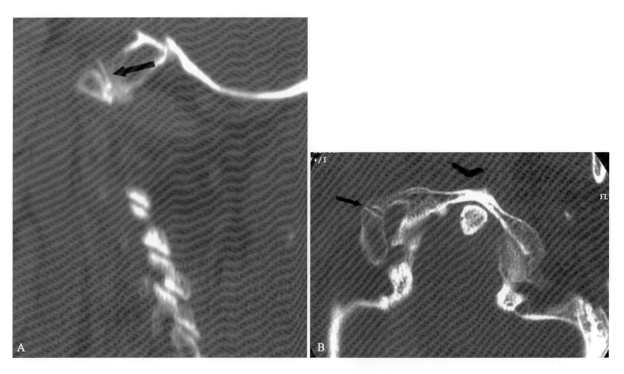

图 1-16　CT 示颅底异常关节

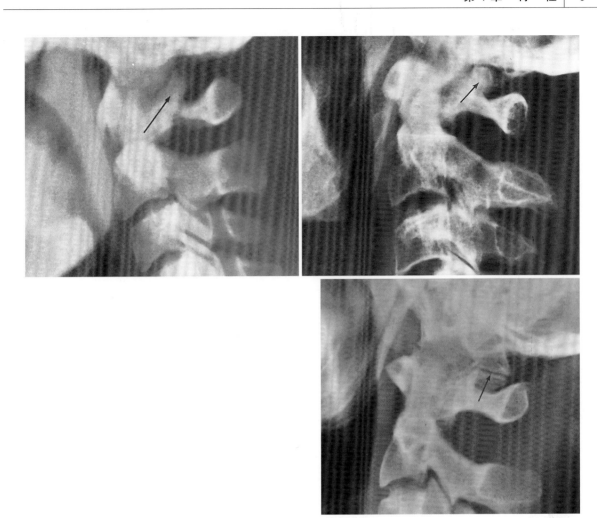

图 1-17　另 3 例 C₁ 后弓与颅底间异常关节

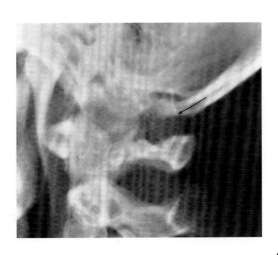

图 1-18　起源于枕骨的髁旁突

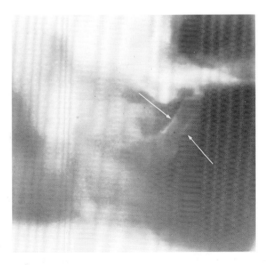

图 1-19　起源于寰椎横突的上突,向颅侧突出至枕髁,为髁旁突的镜影。可为单侧或双侧,可与髁旁突共存〔引自:Shapiro R, Robinson F:Anomalies of the craniovertebral border. AJR Am J Roentgenol 127:281,1976.〕

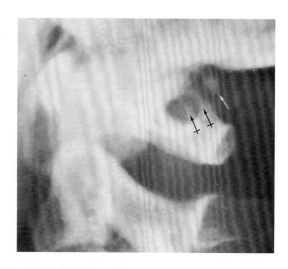

图 1-20　起源于颅底的骨刺,似椎弓(◀—)。注意椎动脉经过的弓形孔(◀+)

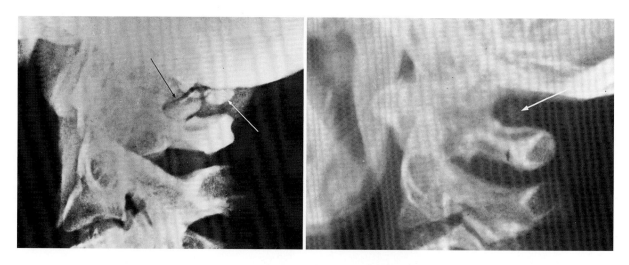

图 1-21　2 例位于颅底与 C_1 椎弓间的副骨

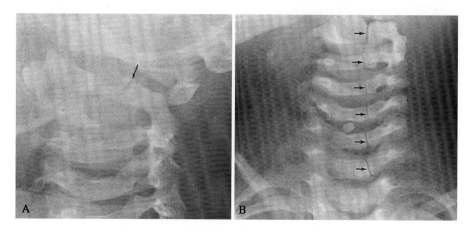

图 1-22　A.1 岁幼儿寰椎正常椎弓裂;B.11 个月婴儿所有颈椎正常椎弓裂。这些软骨联合可持续至 3—6 岁,一侧可比另一侧延迟数月闭合(引自:Swischuk LE,et al:The dens-arch synchondrosis versus the hangman's fracture. Pediatr Radiol 8:100,1979.)

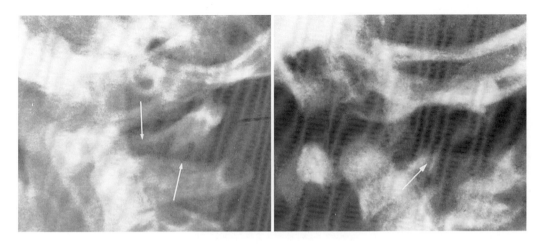

图 1-23　2 岁幼儿 C₁ 椎弓未完全闭合,一般在 3—6 岁闭合

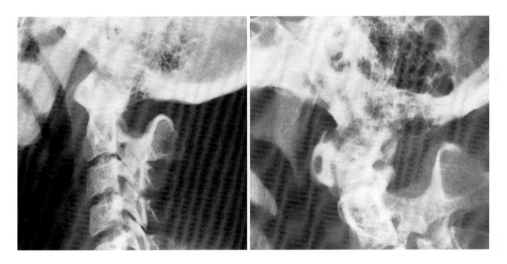

图 1-24　2 例 C₁ 后弓缺如。可见 C₂ 棘突明显过度生长(引自:Dalinka MK,et al:Congenital absence of the posterior arch of the atlas. Radiology 103:581,1972.)

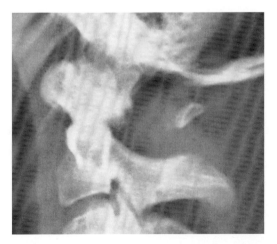

图 1-25　C₁ 椎板缺如(引自:Logan WW,Stuard ID:Absent posterior arch of the atlas. Am J Roentgenol Radium Ther Nucl Med 118:431,1973.)。此非一定无意义,可伴发不稳定(引自:Schulze PJ,Buurman R:Absence of the posterior arch of the atlas. AJR Am J Roentgenol 134:178,1980.)

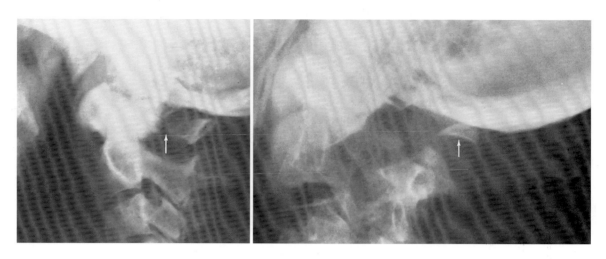

图 1-26　2 例 C$_1$ 后弓发育不全

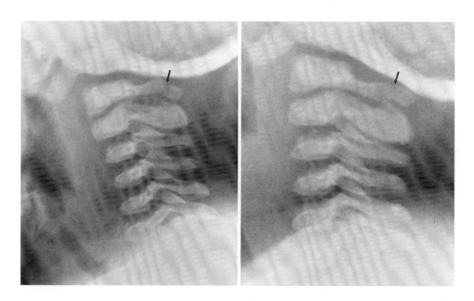

图 1-27　2 例婴儿 C$_1$ 椎弓发育不全

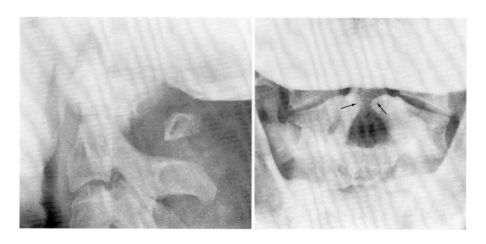

图 1-28　C$_1$ 后弓发育不全,正位示隐性脊柱裂(←)

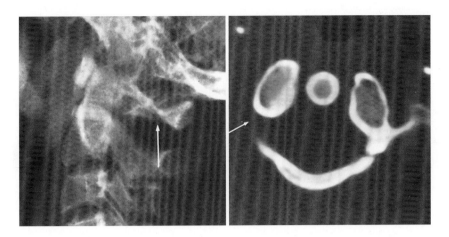

图 1-29　左.C₁椎弓发育不全,似骨折;右.CT示椎弓右侧发育不全

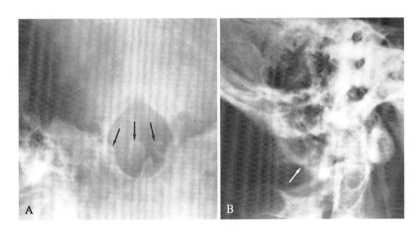

图 1-30　C₁椎弓发育不全,枕位(A)显示最佳

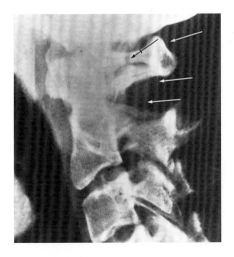

图 1-31　耳郭内气体(←),似C₁椎弓骨折(←+)

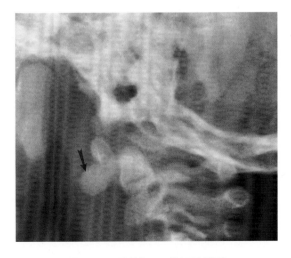

图 1-32　耳垂与C₁前弓重叠影

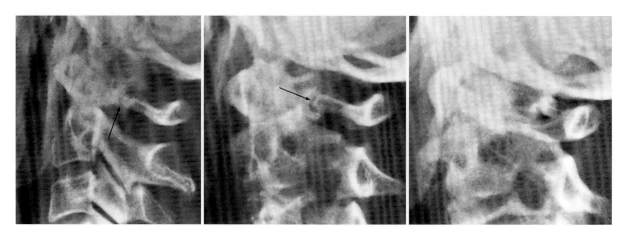

图 1-33　C₁单侧椎弓解离伴边缘硬化,中图显示最佳(◀—)

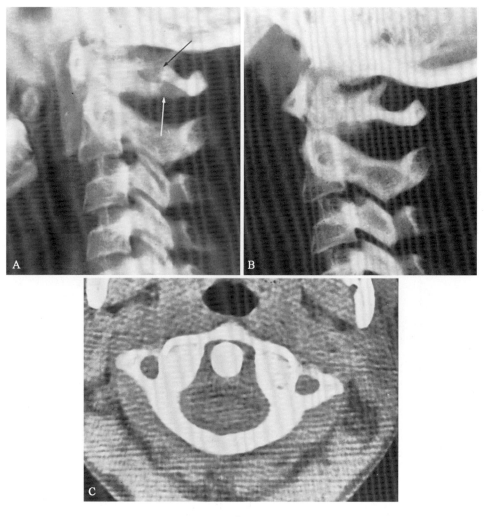

图 1-34　投照位置不标准造成类似图 1-33 的表现。A. C₁椎弓似有缺损;B. 标准侧位片上缺损不见;C. CT 示椎弓完整

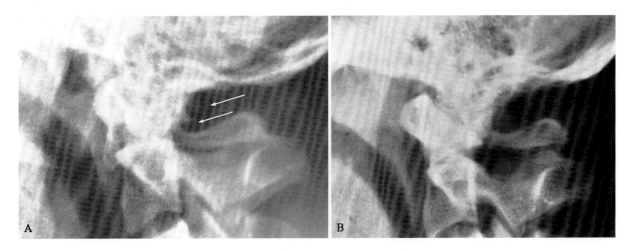

图 1-35　A. 不标准侧位片示 C$_1$ 椎弓崩裂；B. 标准侧位片上无此征象

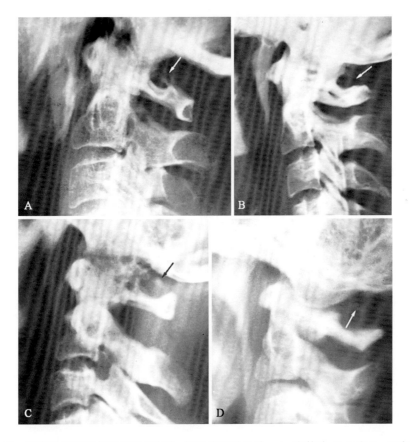

图 1-36　斜寰枕韧带钙化形成的弓形孔，椎动脉通过此孔。A. 完整孔；B、C 和 D. 不完整孔

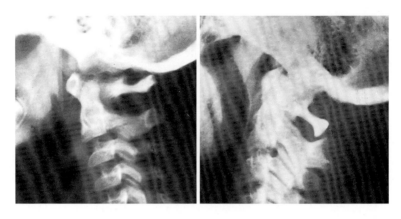

图 1-37　7 岁女孩(左)与 15 岁男孩(右)C_1 后部组件正常密度增高

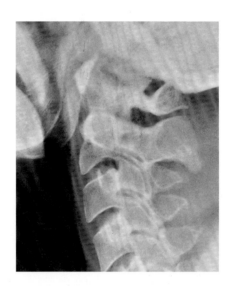

图 1-38　成人 C_1 椎弓骨质硬化

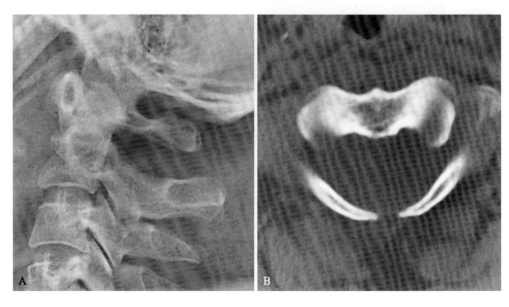

图 1-39　隐性脊柱裂导致 C_1 椎板线缺如。A. 侧位片;B. CT 扫描

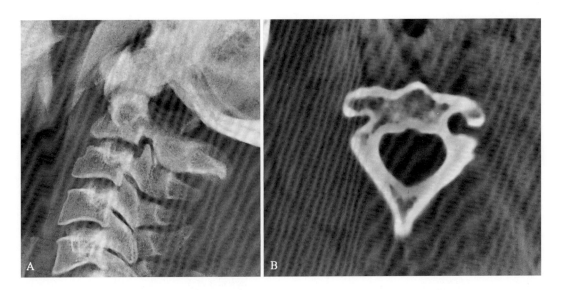

图 1-40 C₂ 椎板线缺如,可能与大椎弓有关。A. 侧位片;B.CT 扫描

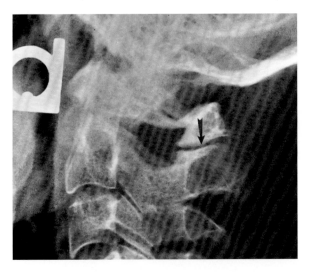

图 1-41 C₁ 与 C₂ 棘突间异常关节

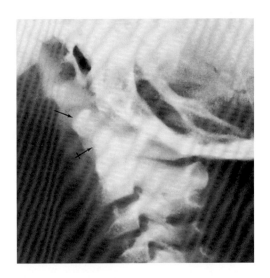

图 1-42 头后仰时 C₁ 前弓(←)与齿状突(←+)的正常位置,可能被误为外伤所致

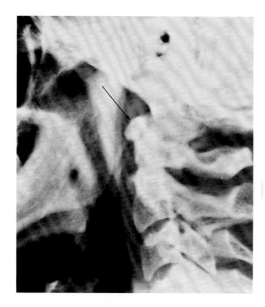

图1-43 正常人可出现 C_1 前弓高位,即使头部处于自然位也可出现

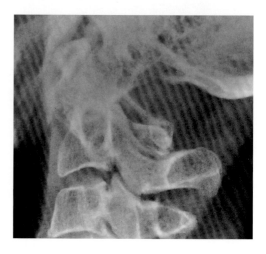

图1-44 C_1 轴线倾斜伴前弓高位和椎弓低位

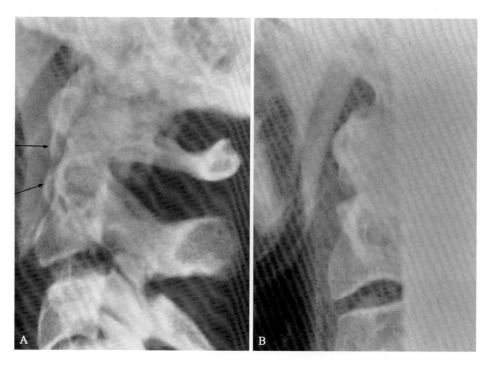

图1-45 A. 旋转造成 C_1 和 C_2 前部双重影;B. 正确位置表现正常

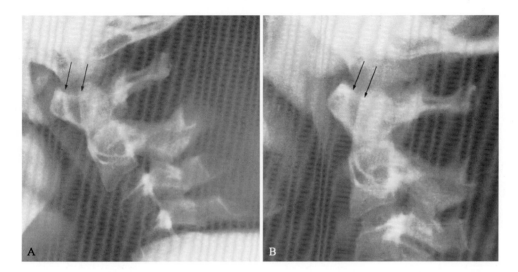

图 1-46 头屈曲时,C$_1$与齿状突间距增大,尤其是儿童。A. 屈曲位;B. 正中位[引自:LockeGR, et al:Atlas-dens interval(ADI)in children:A survey based on 200 normal cervical spines. Am J Roentgenol Radium Ther Nucl Med 97:135 1966.]V形齿状突前间隙,为正常变异, 不提示横韧带损伤(引自:Bohrer SP,Klein A,et al:V-shaped predens space. Skeletal Radiol 14:111,1985.)

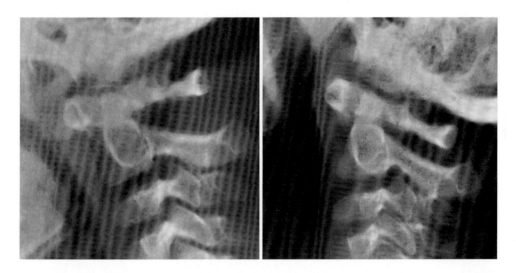

图 1-47 10岁儿童,C$_1$与齿状突间距随头部屈伸而变化。成人此间距一般固定。注意后椎板 线的同样变化(引自:Swischuk LE:The cervical spine in childhood. Curr Probl Diagn Radiol 13:1,1984.)

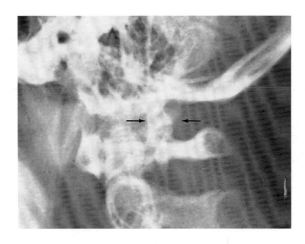

图 1-48　C₁ 后方副骨与 C₁ 椎弓形成关节

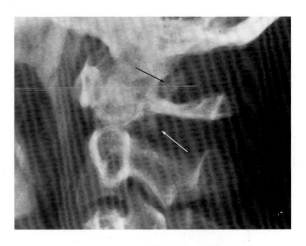

图 1-49　C₁ 后弓上、下骨突

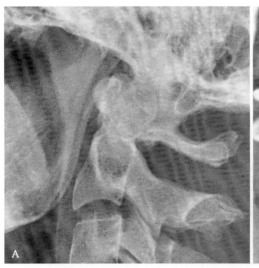

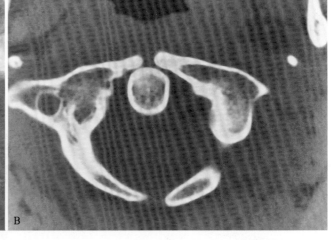

图 1-50　前后椎弓闭合不全造成的 C₁ 前弓异常表现

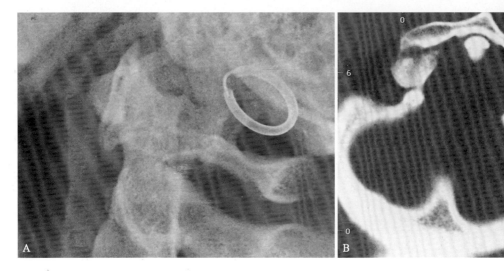

图 1-51　C₁ 前弓骨刺样外观和双轮廓。A. 侧位；B. CT 扫描

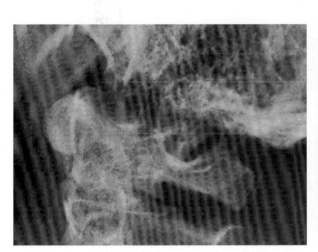

图 1-52 C₁ 巨大前弓，无其他异常

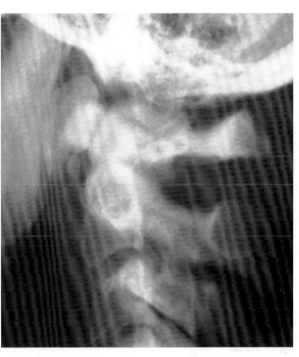

图 1-53 C₁ 巨大前棘(引自:Dr. R.L. Stern.)

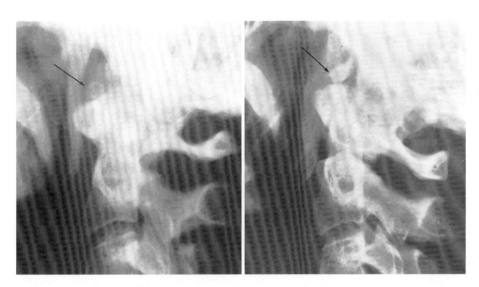

图 1-54 C₁ 前弓上方副小骨(引自:Lombardi G:The occipital vertebra. Am J Roentgenol Radium Ther Nucl Med 86:260,1961.)

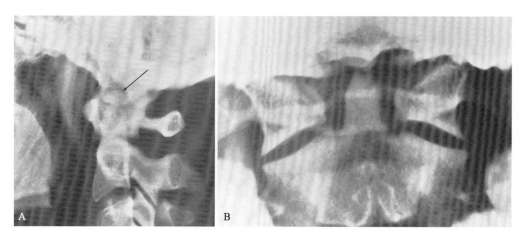

图 1-55　A. 乳突尖类似齿状突的副小骨；B. 前后位片不见此小骨

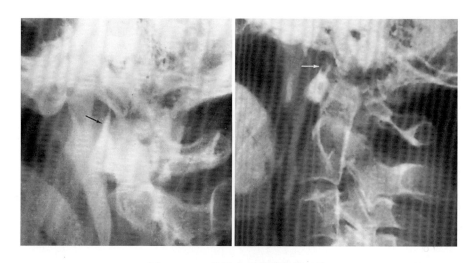

图 1-56　C₁ 前弓上方前纵韧带钙化

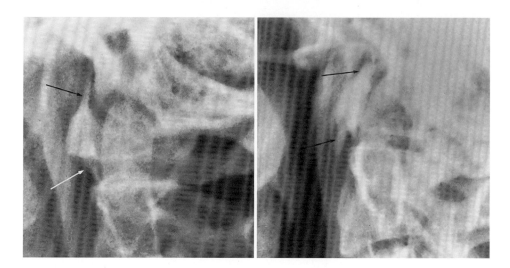

图 1-57　C₁ 前弓上、下方前纵韧带钙化。左．14 岁男孩；右．44 岁男性。在年龄较大人群中，此变化可伴发寰齿关节退行性变（引自：Genez BM，et al：CT findings of degenerative arthritis of the atlantoodontoid joint. AJR Am J Roentgenol 154：315，1990.）

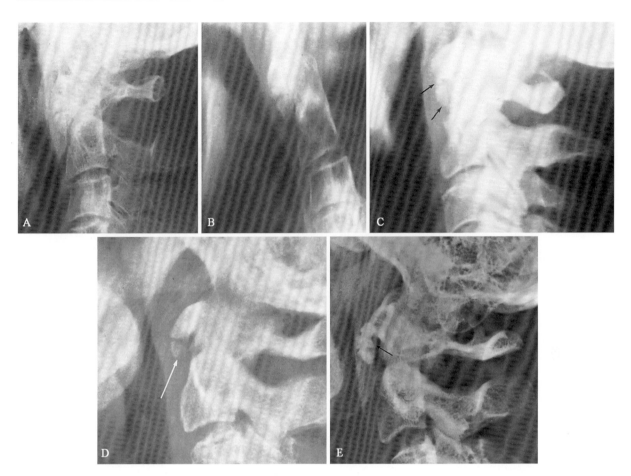

图 1-58 5 例寰椎前弓副小骨变异,与 C$_1$ 前弓下方形成关节,此关节勿误为骨折,副小骨勿误为颈长肌钙化性肌腱炎

Five examples of the variable appearance of the accessory ossicle of the anterior arch of the atlas. This ossicle forms an articulation with the inferior aspect of the anterior arch; that articulation may be confused with a fracture. The ossicle should not be confused with calcific tendinitis of the longus colli muscle. (Ref:Haun CL:Retropharyngeal tendinitis. AJR Am J Roentgenol Radium Ther Nucl Med 130:1137, 1978.)(From Keats TE:Inferior accessory ossicle of the anterior arch of the atlas. Am J Roentgenol Radium Ther Nucl Med 101:834,1967.)

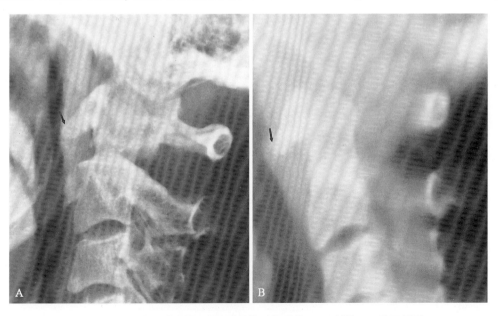

图 1-59 C$_1$ 前弓副小骨,可见咽后软组织移位。A. 侧位;B. 分层摄影

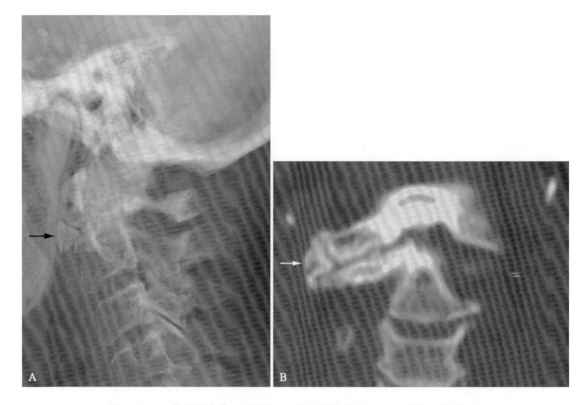

图 1-60　C_1 前弓副小骨。冠状位 CT 重建示其位于 C_1、C_2 侧块之间(图 B)

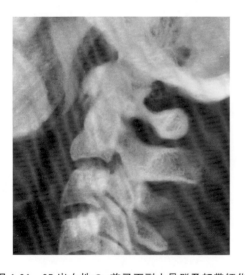

图 1-61　35 岁女性 C_1 前弓下副小骨群及韧带钙化

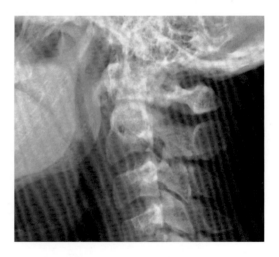

图 1-62　碎片化的 C_1 前弓

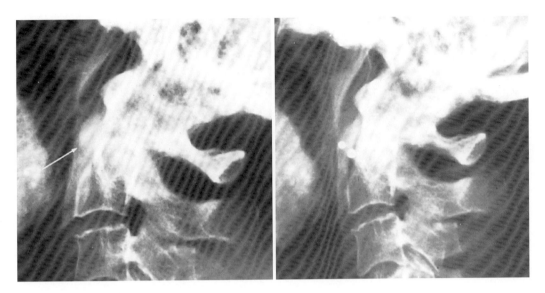

图 1-63 左．耳垂影似颈长肌肌腱钙化;右．耳垂加金属标记,证实左图所见

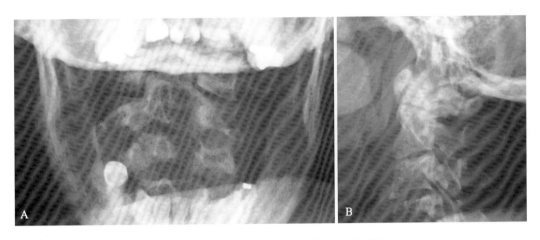

图 1-64 C_2 侧块不对称,短齿状突,大神经弓

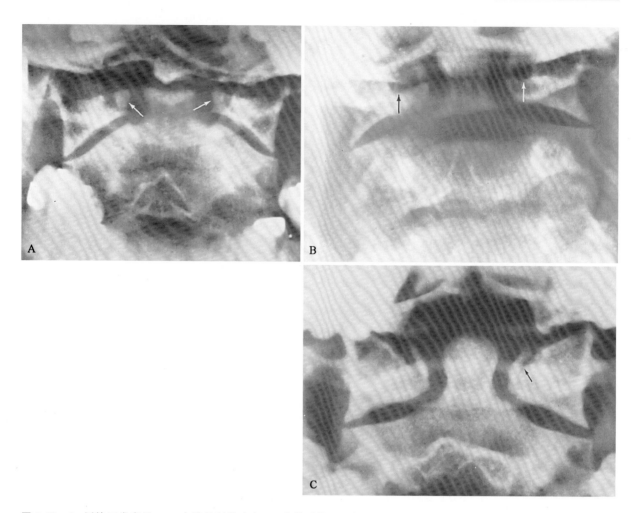

图 1-65　C₁ 侧块正常变异。A. 内缘骨刺样改变；B. 内缘孔状；C. 假性骨折。勿将这些变异误为外伤表现（引自：Megh-rouni V，Jacobson G：The pseudonotch of the atlas. Radiology 72：260，1959.）

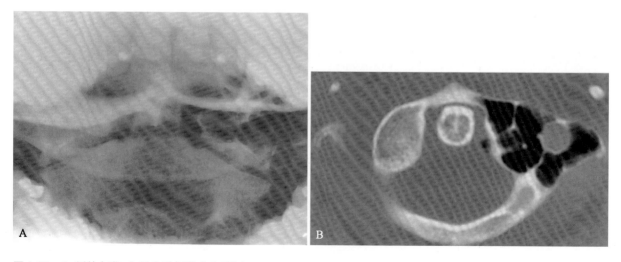

图 1-66　C₁ 侧块气化，勿误为破坏性病变（引自：Moss M，et al：Complications of occipital bone pneumatization. Australas Radiol 48：259，2004.）

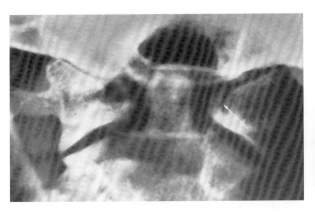

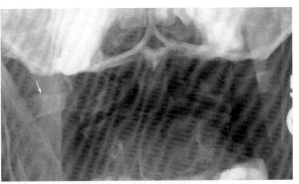

图 1-67　寰椎假性切迹形似骨折,这些切迹是横韧带的附着点

图 1-68　显著增大的 C_1 横突

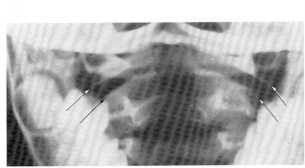

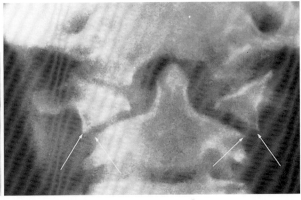

图 1-69　2 例儿童发育中的 C_1 与 C_2 两侧侧块突起,通常认为是寰枢椎生长不均衡所致,最常见于 4 岁左右儿童。若见于成人则应怀疑 C_1 椎弓骨折(引自:Suss RA,Zimmerman RD,Leeds NE:Pseudospread of the atlas:False sign of Jefferson fracture in children. AJR Am J Roentgenol 140:1079,1983.)

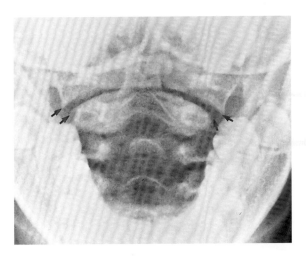

图 1-70　发育性 C_1、C_2 椎体双侧侧块突起,也可见于更大一些的儿童,如本例为 6 岁儿童

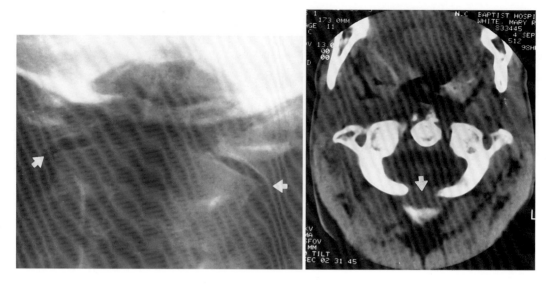

图 1-71　C₁、C₂ 的突起，形似 Jefferson 爆裂骨折，可见于椎弓闭合不全者。本例 C₁ 后方有阴性脊柱裂

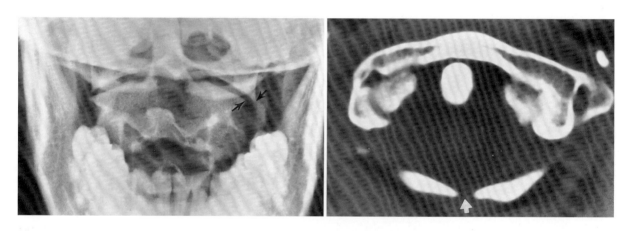

图 1-72　C₁ 左侧块突起伴椎弓隐性脊柱裂

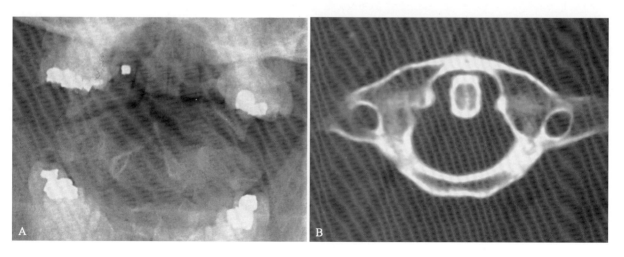

图 1-73　C₁ 发育不全，侧块偏内侧

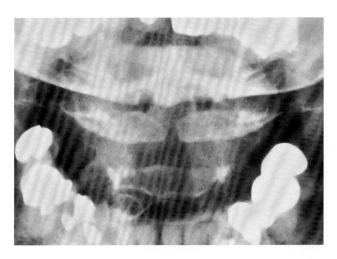

图 1-74 张口位于齿状突处见 C₁ 隐性脊柱裂

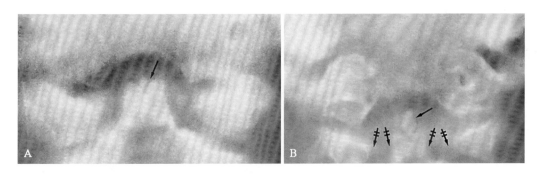

图 1-75 齿状突尖端正常骨化中心(←—),2 岁时出现,12 岁时融合。齿突至侧块间距略有差异,是摄片时头部旋转所致,并非创伤表现(←Ⅱ)。A. 5 岁男孩;B. 7 岁男孩(引自:Wortzman G,Dewar FP:Rotary fixation of the atlanto-axial joint:Rotational atlantoaxial subluxation. Radiology 90:479,1968.)

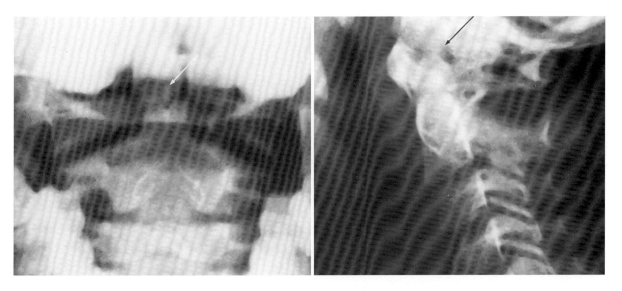

图 1-76 9 岁男孩正位与侧位片示齿状突尖端骨化中心

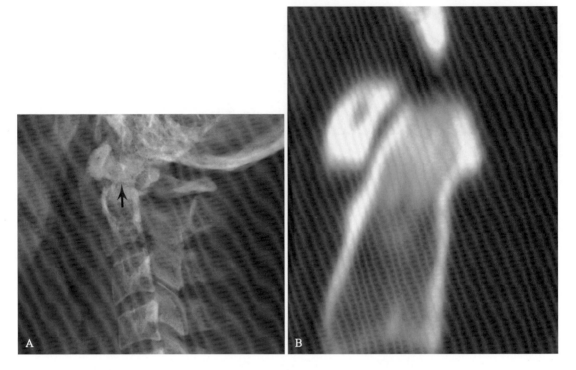

图 1-77　A. 乳突重叠影似齿状突侵蚀；B. CT 扫描未见异常

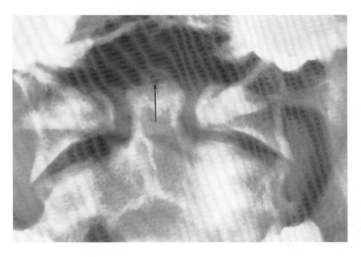

图 1-78　舌阴影导致 Mach 效应，似齿状突尖端骨化中心不连

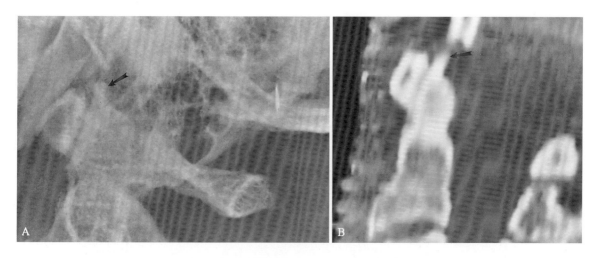

图 1-79 齿状突尖端韧带钙化。A. 侧位；B. CT 重建

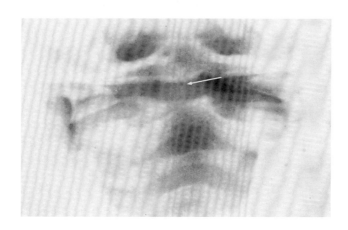

图 1-80 齿状突的中央缝通常出生时即已闭合，但本例 4 岁男孩仍存在（引自：Ogden JA：Radiology of postnatal skeletal development. XII：The second cervical vertebra. Skeletal Radiol 12：169,1984.）

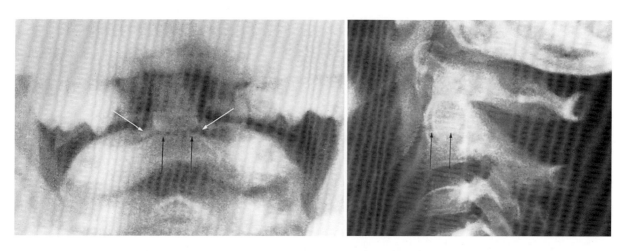

图 1-81 儿童齿状突底部正常软骨联合

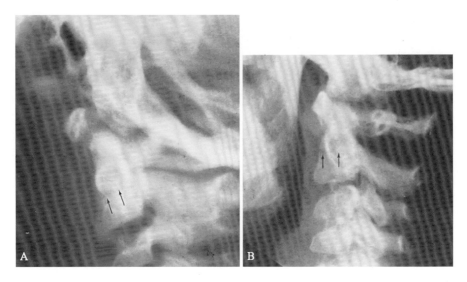

图 1-82　儿童齿状突底部软骨联合可被误为骨折,此联合通常于 7 岁时闭合。A. 2 岁幼儿;B. 3 岁幼儿

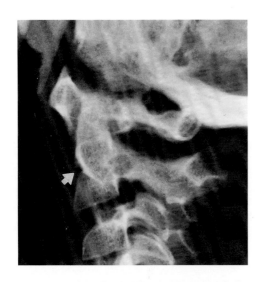

图 1-83　9 岁男孩仍存部分齿状突软骨联合

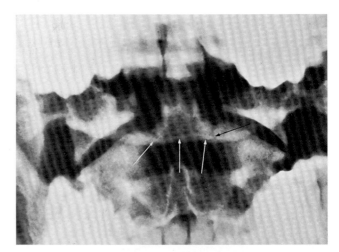

图 1-84　23 岁女性齿状突软骨联合残迹

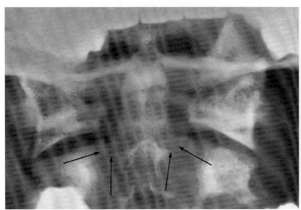

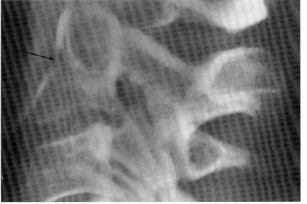

图 1-85　28 岁女性齿状突软骨联合残迹

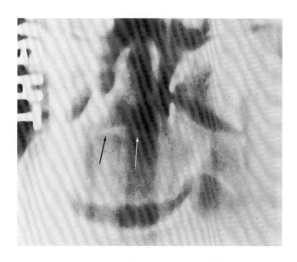

图 1-86　齿状突软骨联合硬化和齿状突不对称

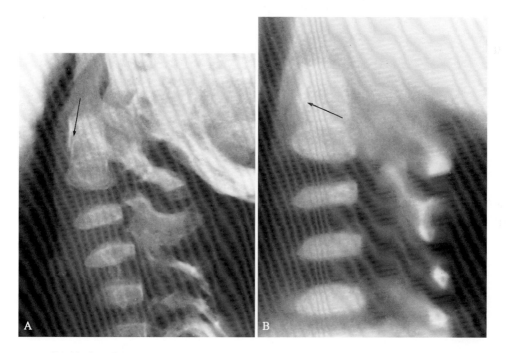

图 1-87　3 岁男孩 C_1 前弓与齿状突融合。A. 平片；B. 分层摄影（引自：Olbrantz K，Bohrer SP：
Fusion of the anterior arch of the atlas and dens. Skeletal Radiol 12：21，1984.）

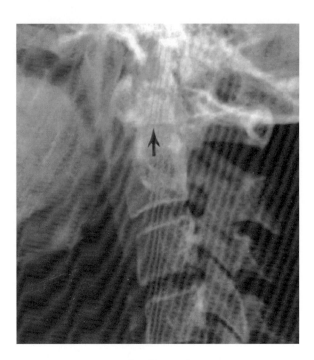

图 1-88　C$_2$ 侧块重叠影似齿状突底部骨折

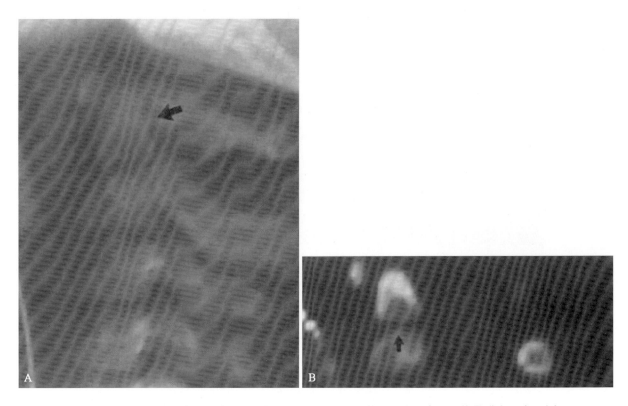

图 1-89　儿童齿突前倾不一定是骨折导致。A. 2 岁幼儿侧位；B. CT 矢状位重建示齿突下软骨联合正常（引自：Rhea JT：Anterior tilt of the odontoid：Is it always a sign of fracture? Emerg Radiol 2：109，1995.）

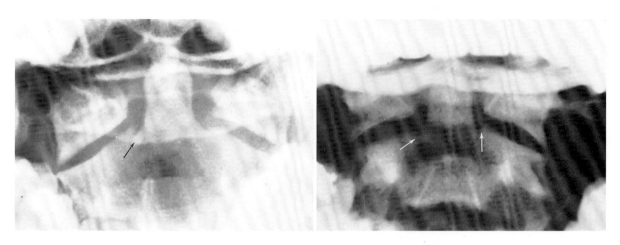

图 1-90　齿状突底部正常发育性裂隙,为软骨联合的残迹

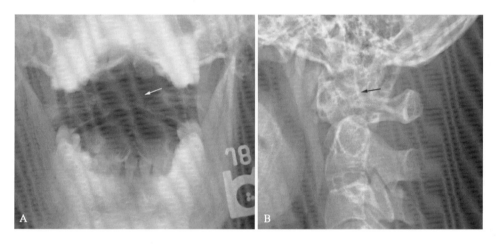

图 1-91　儿童先天性无齿突

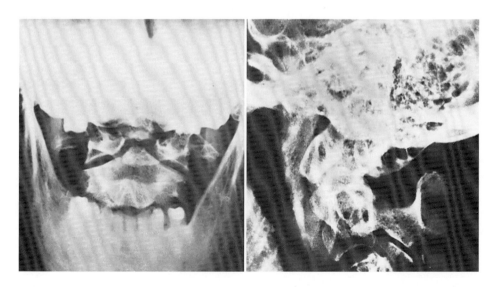

图 1-92　先天性齿状突及 C_1 后弓缺如,注意 C_1 前弓过度发育,见于先天性齿状突缺如和齿状突未融合(引自:Swischuk LE,et al:The os terminale-os odontoideum complex. Emerg Radiol 4:72,1997.)

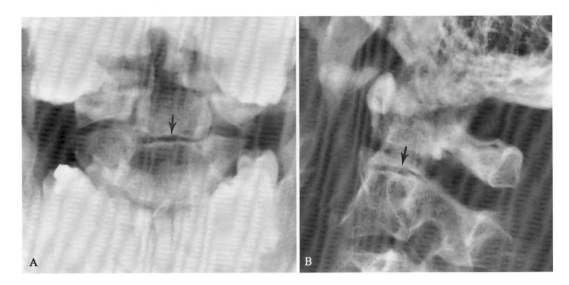

图 1-93　齿状突样骨位于软骨联合原位。本例说明齿状突样骨有时是源于发育而非继发于创伤（引自：Roback DL：Neck pain，headache，and loss of equilibrium after athletic injury in a 15-year-old boy. JA-MA 245：963，1981；Dawson LG，Smith L：Atlantoaxial subluxation in children caused by vertebral a-nomalies. J Bone Joint Surg Am 61：582，1979.）

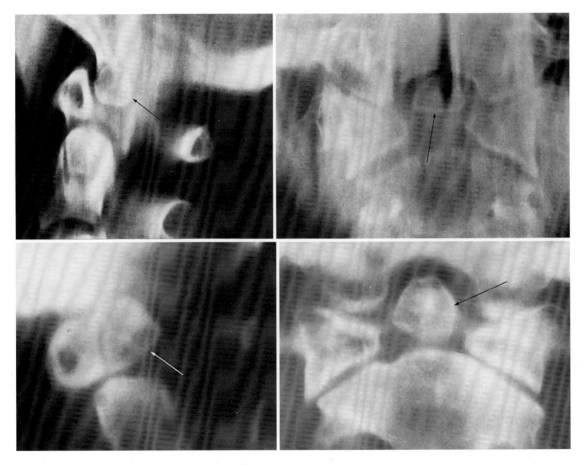

图 1-94　另 2 例齿状突样骨，注意 C_1 前弓生长过度。前弓过度肥大是对鉴别齿状突样骨与急性齿状突骨折有帮助的征象（引自：Holt RG，et al：Hypertrophy of C1 anterior arch：Useful sign to distinguish os odontoideum from acute dens fracture. Radiology 173：207，1989.）

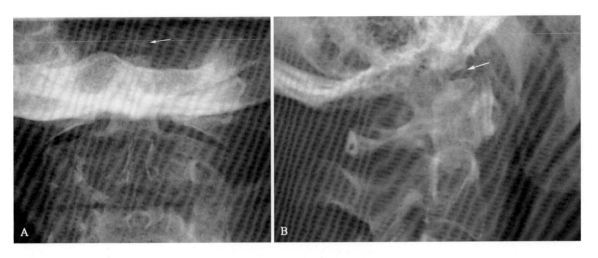

图 1-95　末端分节的齿状突样骨

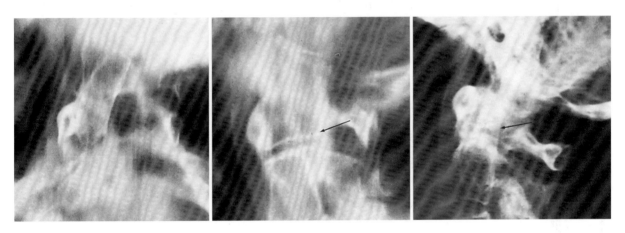

图 1-96　左．C₁ 侧块影似有齿状突样骨；中．分层摄影示侧块导致齿状突明显不连续；右．分层摄影示无齿状突样骨

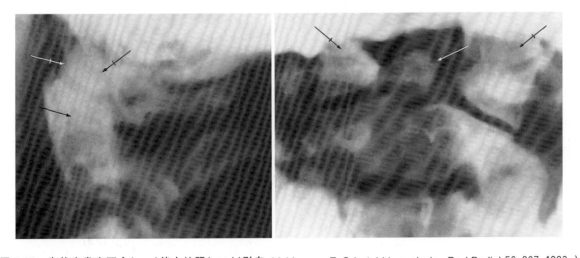

图 1-97　齿状突发育不全(←)伴大枕髁(←+)（引自：McManners T：Odontoid hypoplasia. Br J Radiol 56：907，1983.）

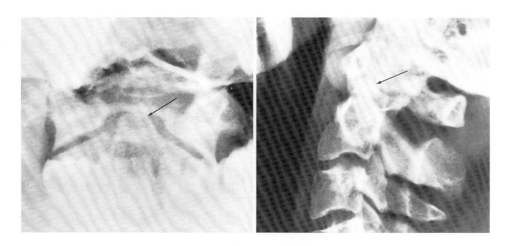

图 1-98　齿状突发育不全,可伴第 1、2 脊椎不稳定

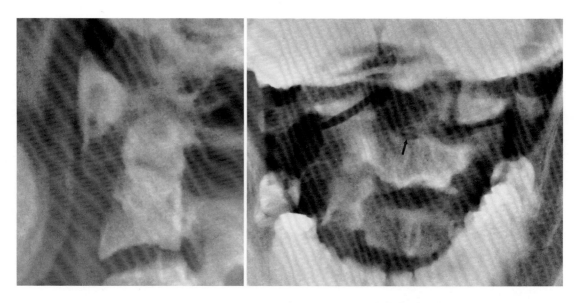

图 1-99　齿状突发育不全伴左倾及侧块不对称。注意基底部软骨联合的残迹(◀━)

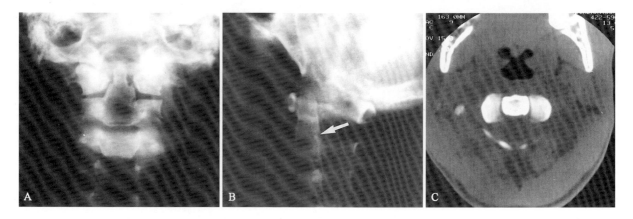

图 1-100　18 岁男性永存的幼稚齿状突。这种变异导致齿状突宽基底(A、C)和假性骨折(B)。A 和 B. 分层摄影;C. CT 扫描。下面 6 例(图 1-101～图 1-105)均为此类发育导致齿状突底部不对称(引自:McClellan R,et al:Persistent infantile odontoid process:A variant of abnormal atlantoaxial segmentation. AJR Am J Roentgenol 158:1305,1992.)

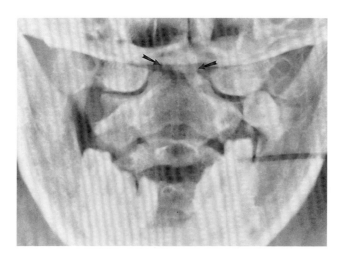

图 1-101　另一例永存的幼稚齿状突

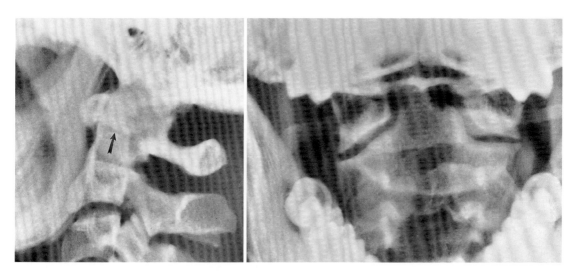

图 1-102　幼稚齿状突似齿状突骨折

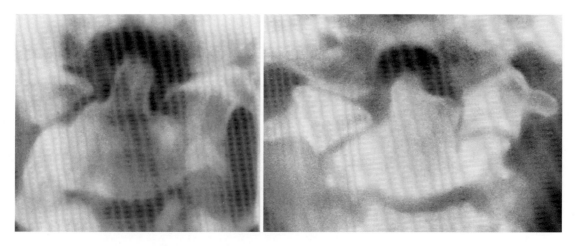

图 1-103　2 例齿状突底部发育变异,注意 C₁ 侧块畸形

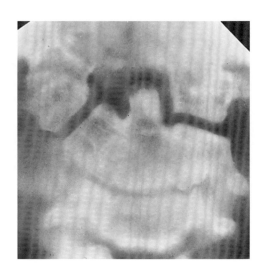

图 1-104　枕骨髁、C_2 侧块和齿状突均发育不对称，同时 C_2、C_3 分节不全

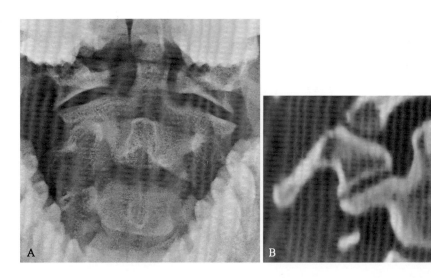

图 1-105　C_2 椎板发育不对称，导致无旋转时 C_2 侧块与齿状突不对称

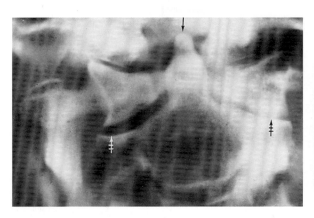

图 1-106　齿状突尖端形态异常（←）。注意：头部位置导致的钩突关节正常不对称（◄╫）

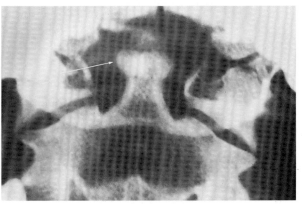

图 1-107　齿状突顶部甲介样形状

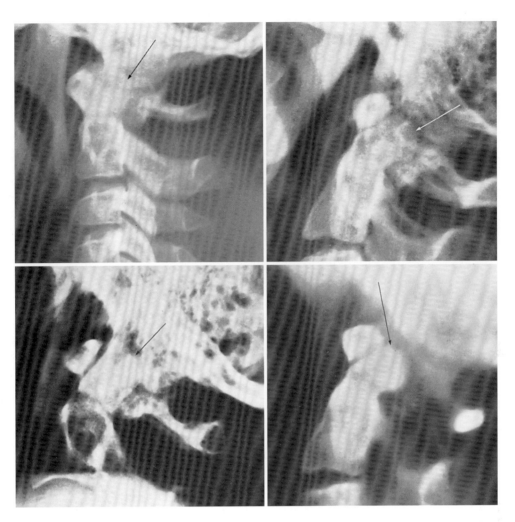

图 1-108　4 例齿状突后倾，勿误为骨折。注意 C₁ 前弓高位（引自：Swischuk LE, et al: The posterior tilted dens: Normal variation mimicking a fractured dens. Pediatr Radiol 8:27, 1979.)

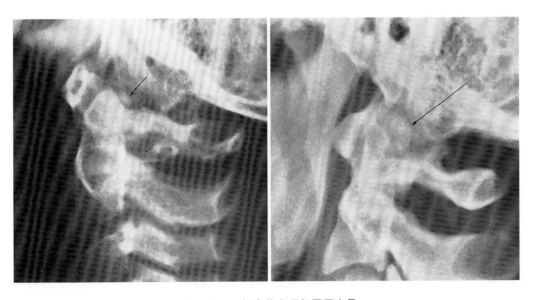

图 1-109　2 例齿状突顶部周围小骨

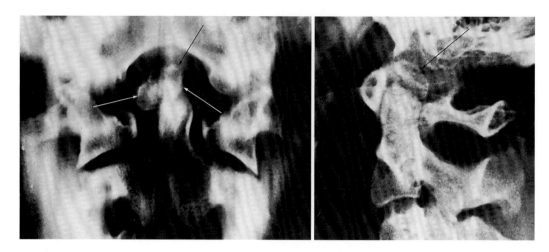

图 1-110 齿状突顶部大的小骨

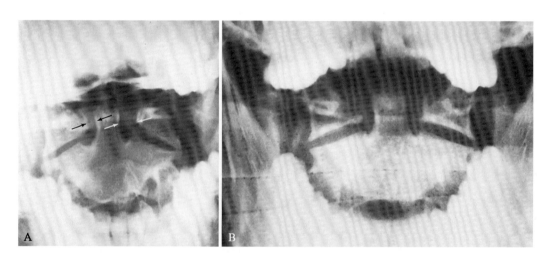

图 1-111 A. 头部旋转导致的齿状突与 C₁ 侧块间距不对称;B. 同一患者头部取中立位

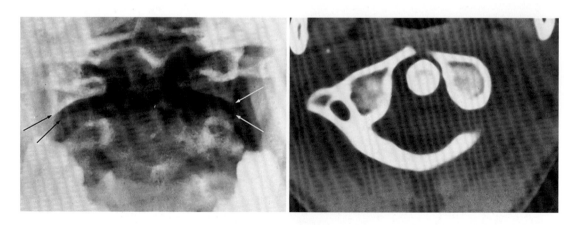

图 1-112 左. 头部右倾则寰椎滑向右侧,左侧侧块与齿状突间距变窄,右侧则变宽,寰枢关节外侧间隙不对称(◀—),
棘突偏向左侧;右. CT 示 C₁ 侧块与齿状突间距不对称(引自:Harris JH,Edeiken-Monroe B:The Radiology of
Acute Cervical Spine Trauma,2nd ed. Baltimore,Williams & Wilkins,1987.)

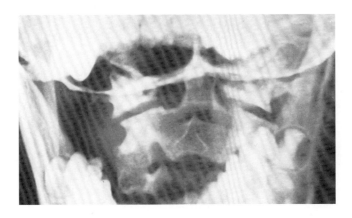

图 1-113 头部的旋转和倾斜导致 C₁ 侧块与齿状突位置关系改变

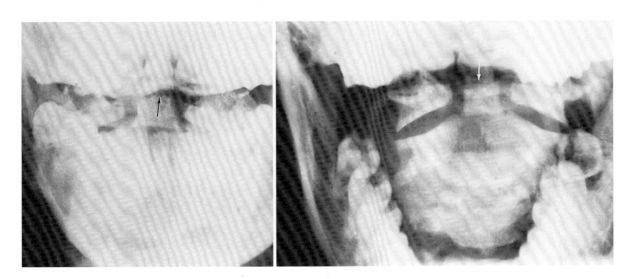

图 1-114 上颌中切牙重叠影似齿状突骨折

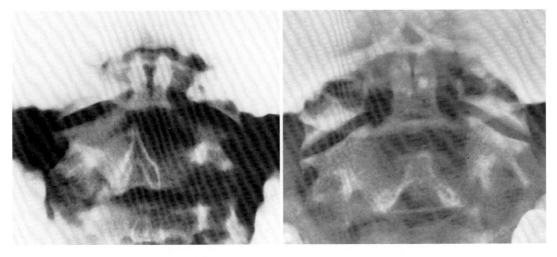

图 1-115 2 例上颌中切牙与齿状突重叠影,似齿状突分裂

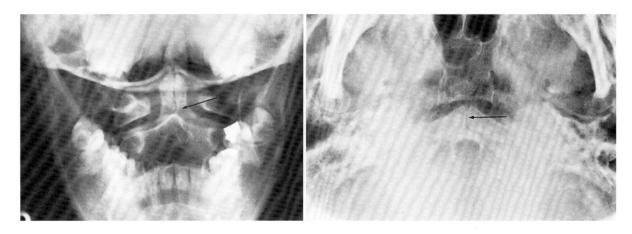

图 1-116 寰椎前弓中线未闭合,似齿状突裂隙

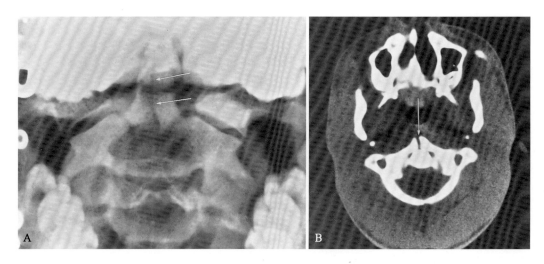

图 1-117 C₁前弓未闭合似齿状突骨折。A. 张口位;B. CT 扫描(引自:Chalmers AG:Spondyloschisis of the anterior arch of the atlas. Br J Radiol 58:761,1985.)。前后弓闭合不全可同时存在,导致寰椎分裂(引自:Saifuddin A,Renwick GH:Case of the month:A pain in the neck. Br J Radiol 66:379,1993.)。寰椎分裂可伴前弓肥大(引自:Walker J,Biggs I:Bipartite atlas and hypertrophy of its anterior arch. Acta Radiol 36:152,1995.)

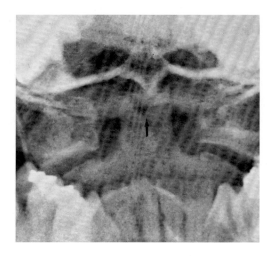

图 1-118 舌的中央深沟重叠影,似齿状突垂直骨折

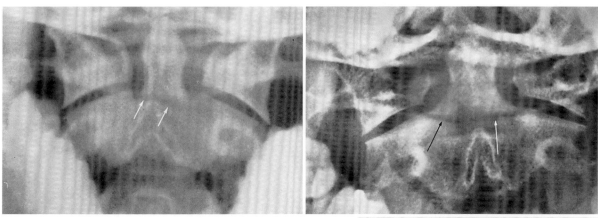

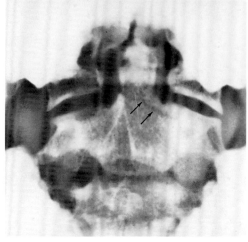

图 1-119　C₁ 后弓、舌或枕骨重叠影产生 Mach 效应,似齿状突底部骨折。分层摄影证实均为假性骨折(引自:Daffner RH:Pseudofracture of the dens:Mach bands. AJR Am J Roentgenol 128:607,1977.)

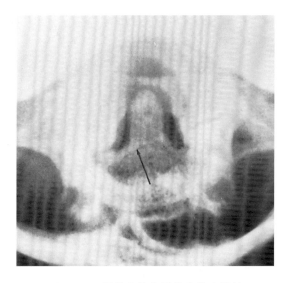

图 1-120　颅骨血管沟影似齿状突骨折

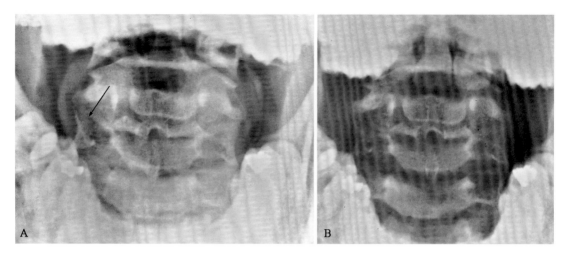

图 1-121　A. 唇影所致 Mach 效应,似骨折;B. 再次检查未见骨折

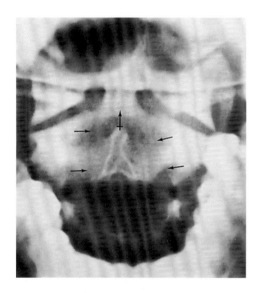

图 1-122　C₂ 骨化中心软骨联合残迹(◀━)。
注意齿状突底部假性骨折(◀+)

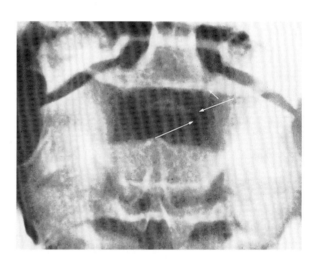

图 1-123　咽部软组织影似 C₂ 椎体骨折

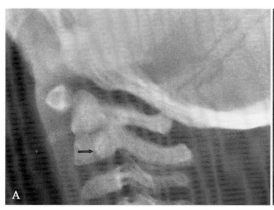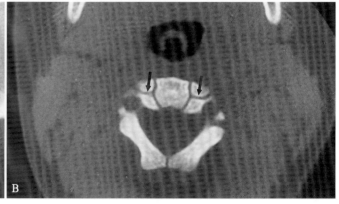

图 1-124　7 个月婴儿 C₂ 冠状裂隙,为暂时性发育变异。A. 侧位;B.CT 扫描

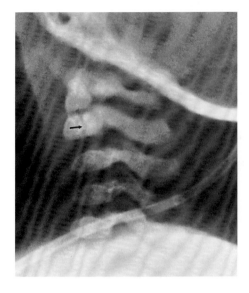

图 1-125 另一例 6 个月婴儿 C₂ 冠状裂隙

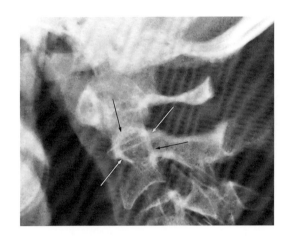

图 1-126 C₂ "靶" 复合阴影缘于投照而非解剖结构异常环影的改变是低位齿状突骨折 (Ⅲ 型) 的有力证据 [引自: Harris JH, et al: Low (type Ⅲ) odontoid fracture: A new radiographic sign. Radiology 153:353, 1984.]

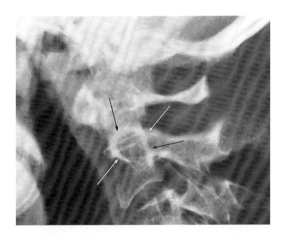

图 1-127 年纪小的患者 C₂ "靶" 影可表现为多个环状阴影, 如此例 13 岁男孩

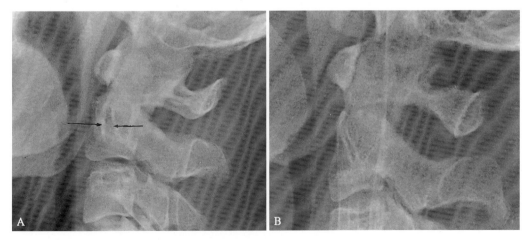

图 1-128 A. 斜位导致的 C₂ 双环状影 (◀──) ; B. 标准侧位片此影缩小

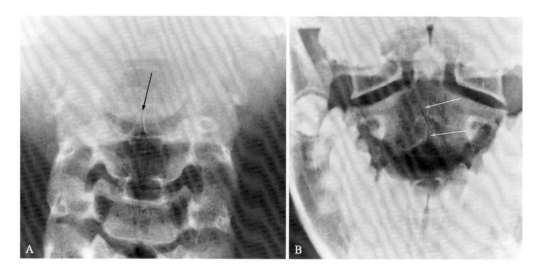

图 1-129　C₂ 脊柱裂形似骨折

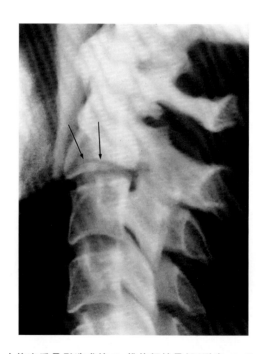

图 1-130　大钩突重叠影造成的 C₂ 椎体假性骨折 (引自 : Daffner R : Pseud-ofracture of the cervical vertebral body. Skeletal Radiol 15 : 295 , 1986.)

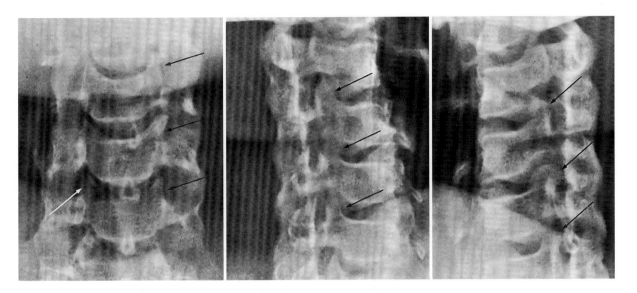

图 1-131　33 岁女性巨大椎骨钩突

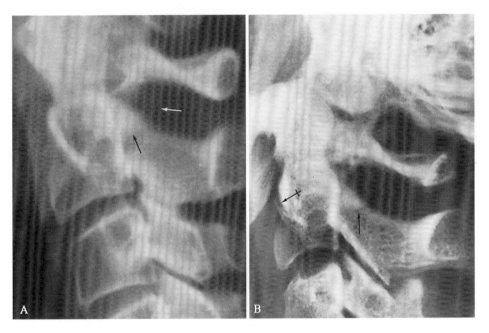

图 1-132　耳垂重叠影可导致假性骨折(◀━)。注意 B 图中椎体前部裂隙,可能是齿状突软骨联合的残迹(◀+)

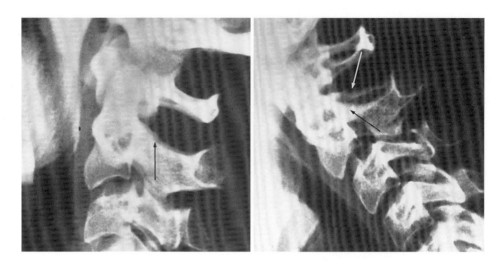

图 1-133　左．很多人 C_2 椎弓上方可见一浅沟,易被误为 hangman 骨折;右．屈曲位这些浅沟双侧均可见,
C_2、C_3 的生理性半脱位可强化此 hangman 骨折印象

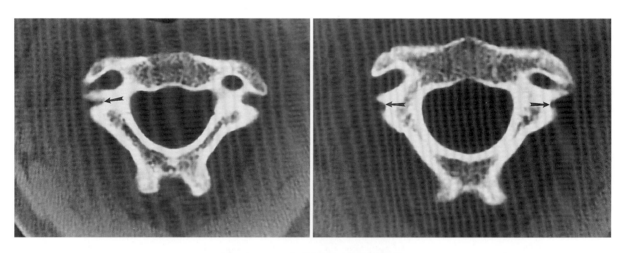

图 1-134　CT 扫描亦可见前述的浅沟

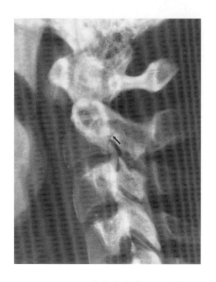

图 1-135　C_2 裂隙或浅沟,形似骨折

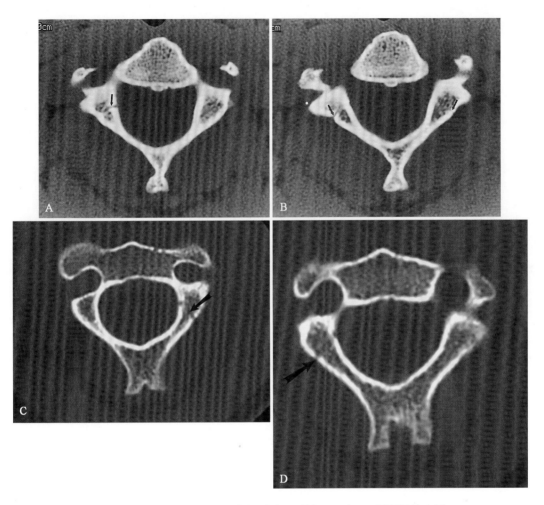

图 1-136　A 和 B. CT 示 C$_2$ 椎板裂隙,似骨折。C 和 D. 更明显的病例

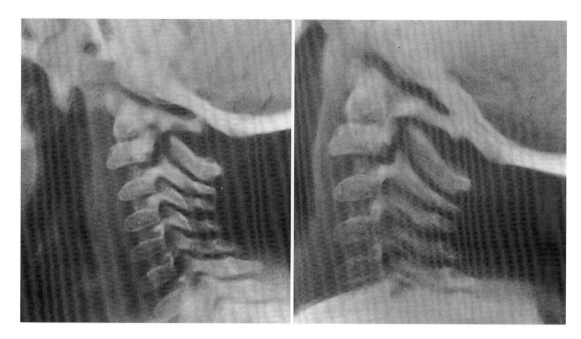

图 1-137 2 例 1 岁幼儿 C_2 椎体脱离,早前被诊断为 hangman 骨折,但儿童此骨折罕见,而椎体脱离较多。急诊时应行 CT 检查以明确诊断 (引自:Parisi M,et al:Hangman's fracture or primary spondylolysis:A patient and a brief review. Pediatr Radiol 21:367,1991; Riebel G,Bayley JC:A congenital defect resembling the hangman's fracture. Spine 16:1240,1991; Smith JT,et al:Persistent synchondrosis of the second cervical vertebra simulating hangman's fracture in a child:Report of a case. J Bone Joint Surg Am 75:1228,1993; Mondschein J,Karasick D:Spondylolysis of the axis vertebra:A rare anomaly simulating hangman's fracture. AJR Am J Roentgenol 172:556,1999.)

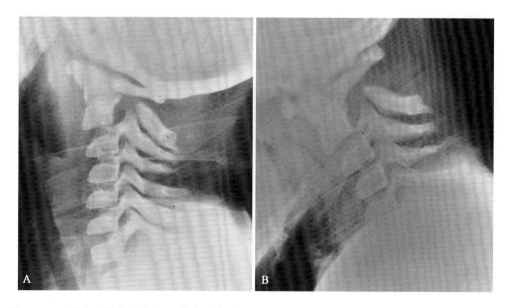

图 1-138 3 岁唐氏综合征幼儿 C_2 椎体脱离,表现为屈曲位时椎体前移。A. 标准侧位;B. 过屈侧位

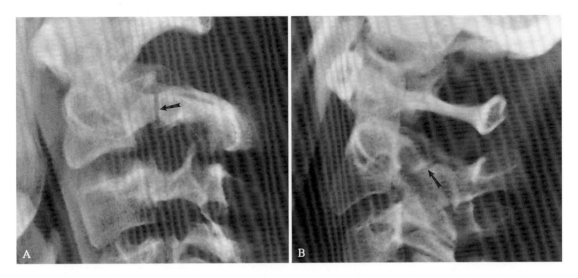

图 1-139　2 例成人 C$_2$ 椎体脱离

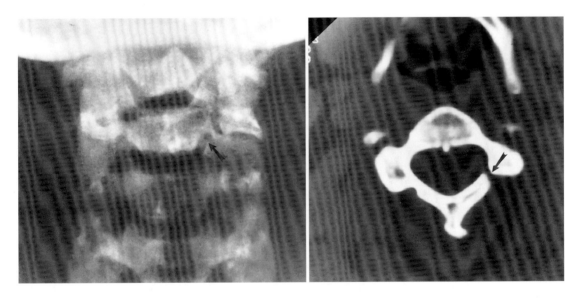

图 1-140　C$_3$ 椎体脱离伴左侧块发育不全

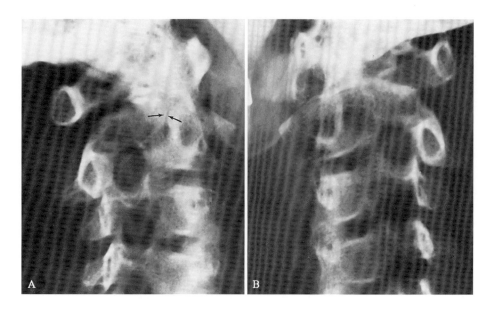

图 1-141   A. C$_2$ 左侧椎板闭合不全;B. 右侧对照

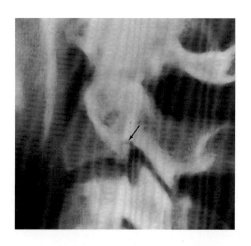

图 1-142   头部轻度旋转,椎体上关节突重叠影似 C$_2$ 骨折

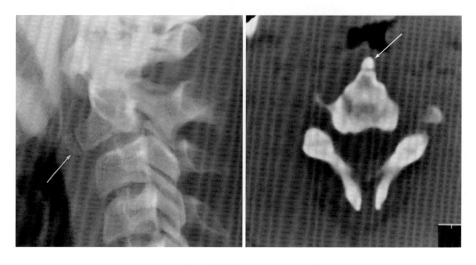

图 1-143   C$_2$ 发育异常伴源于椎体前方的副小骨

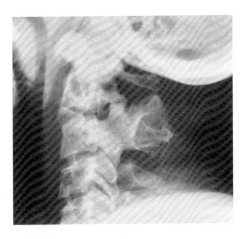

图 1-144 C$_2$ 发育不全伴 C$_3$ 后方附件肥大,并与 C$_3$ 椎弓构成异常关节

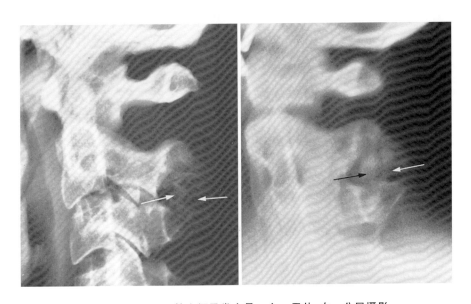

图 1-145 C$_2$、C$_3$ 棘突间异常小骨。左．平片;右．分层摄影

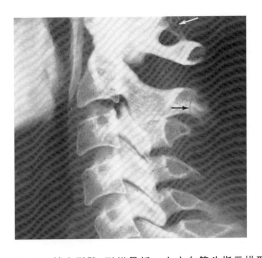

图 1-146 C$_2$ 棘突裂隙,形似骨折。上方白箭头指示拱形孔

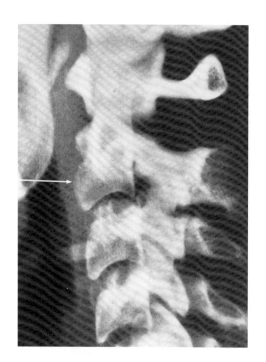

图 1-147　一些人 C$_2$ 椎体下部比邻近的 C$_3$ 椎体大,形成
　　　　　"C$_2$ 假性肥大征",此提示 C$_2$ 椎体垂直骨折(引
　　　　　自:Smoke WR,Dolan KD:The "fat C2":A sign
　　　　　of fracture. AJNR 8:33,1987.)

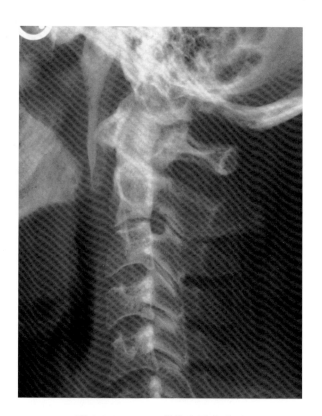

图 1-148　C$_2$、C$_3$ 椎体半融合畸形

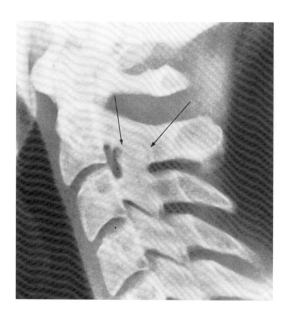

图 1-149　C$_2$、C$_3$ 间异常关节

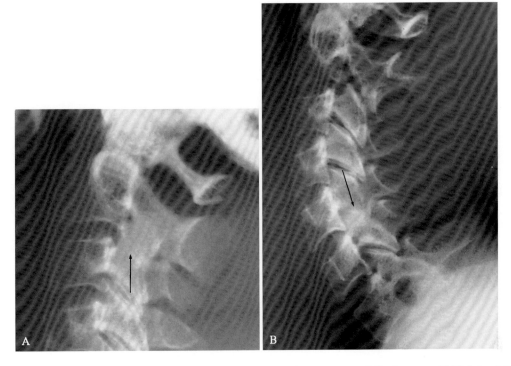

图 1-150　A. 头部旋转造成 C_2、C_3 后方附件似融合；B. 重新摄片示 C_2、C_3 无异常，而 C_5、C_6 明显融合，有时是因关节面相对射线倾斜而造成的假融合（引自：Massengill AD，et al：C2-C3 facet joint "pseudo-fusion"：Anatomic basis of a normal variant. Skeletal Radiol 26：27，1997.）

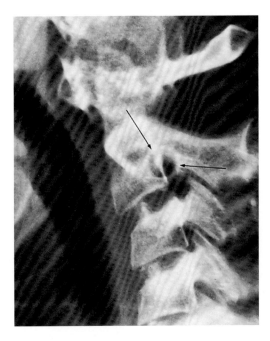

图 1-151　横突孔。其透光区中的致密影为部分椎体的投影

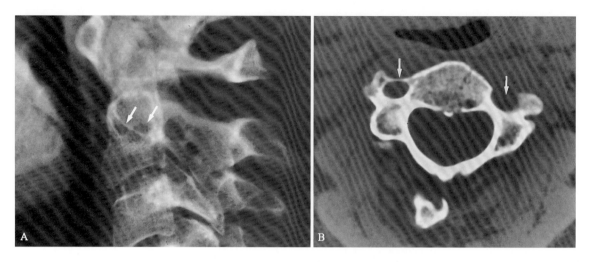

图 1-152　A. 不对称的横突孔造成 C_2 椎体低密度影(←)；B. CT 扫描示左侧横突孔不完整

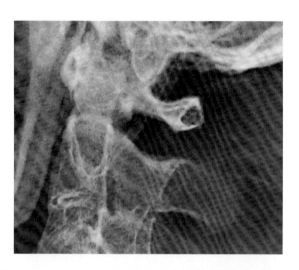

图 1-153　C_2、C_3 分节不全伴椎间盘发育不全的特征性钙化

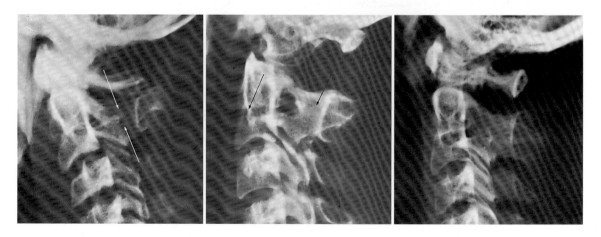

图 1-154　3 例椎体分节不全,常被称为先天性融椎,有时会导致下部椎间盘早期退行性硬化(引自:de Graaff R: Vertebrae C2-C3 in patients with cervical myelopathy. Acta Neurochir 61:111,1982.)

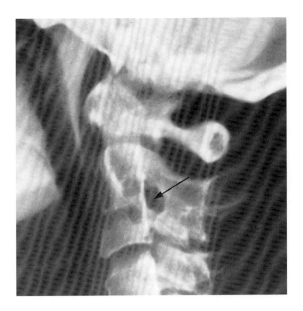

图 1-155　C_2、C_3 分节不全伴椎弓间巨大不规则孔

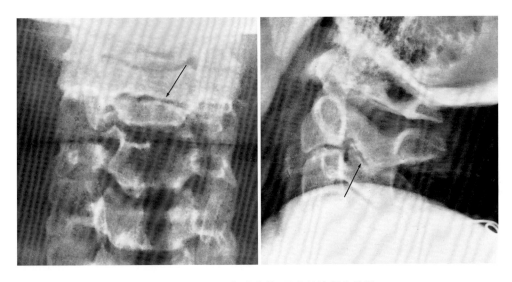

图 1-156　C_2、C_3 部分分节，早前被诊断为骨折

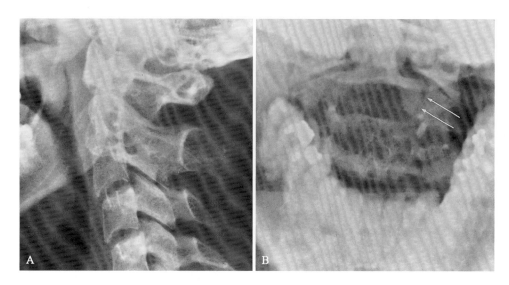

图 1-157　融椎常伴结构缺陷。注意前后位示 C_2 侧块未融合（◄━）。此异常有时伴神经根病变
（引自：Okada K，et al：Cervical radiculopathy associated with an anomaly of the cervical
vertebrae：A case report. J Bone Joint Surg Am 70：1399，1988.）

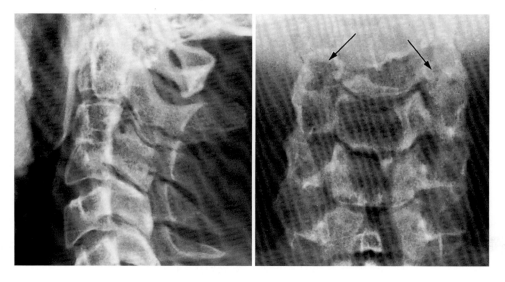

图 1-158　C_3、C_4 分节不全伴椎弓根发育不对称

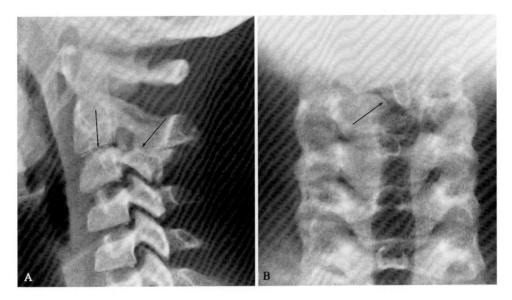

图 1-159　9 岁儿童 C₂、C₃ 部分分节(A)伴脊柱裂(B)

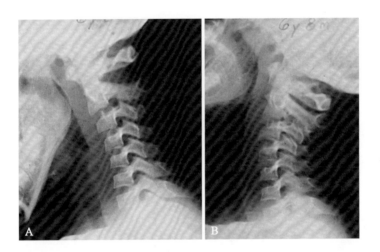

图 1-160　A. 6 岁男孩 C₂ 假性半脱位。此部位是儿童头部活动度最大处,屈曲位常见假性半脱位;B. 头部中立位示关系正常(引自:Jacobson G,Beeckler HH:Pseudosubluxation of the axis in children. AJR Am J Roentgenol 82:472,1959.)

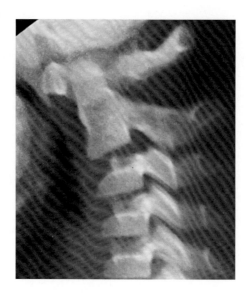

图 1-161　另一例 4 岁男孩头部屈曲位时 C$_2$ 假性半脱位。椎板线可供鉴别真假半脱位（引自：Swischuk LE：Anterior displacement of C2 in children：Physiologic or pathologic. Radiology 122：759,1977.）

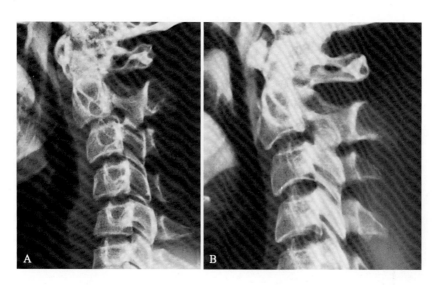

图 1-162　C$_2$ 生理性半脱位亦见于成人。A. 20 岁男性；B. 34 岁女性（引自：Harrison RB,et al：Pseudosubluxation of the axis in young adults. J Can Assoc Radiol 31：176,1980.）

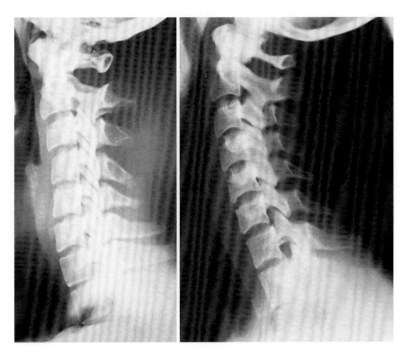

图 1-163　颈椎曲度随头部位置的正常变异。此为同一患者在同一天的照
　　　　　片。此变异勿误为创伤后肌肉痉挛

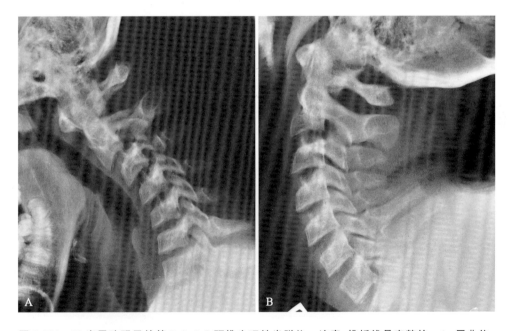

图 1-164　13 岁男孩明显的第 2、3、4、5 颈椎生理性半脱位。注意：椎板线是完整的。A. 屈曲位；
　　　　　B. 伸展位

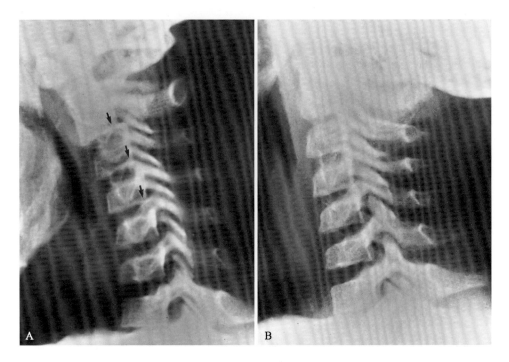

图 1-165 头部屈曲时可见多节段的生理性半脱位,尤其是在儿童中。A. 此例儿童第 2、3、4、5 颈椎向前半脱位,但椎板线完整;B. 头部中立位示排列正常 (引自:Swischuk LE:The cervical spine in childhood. Curr Probl Diagn Radiol 13:1,1984.)

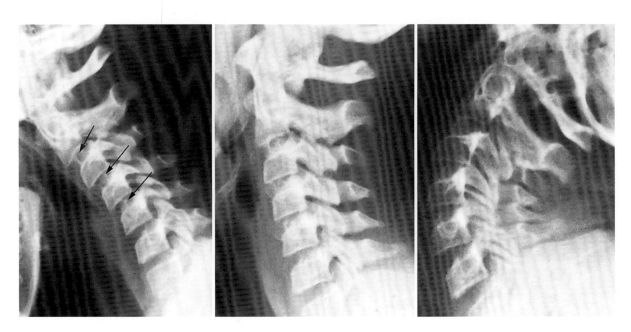

图 1-166 左. 9 岁男孩头部屈曲位可见多发性生理半脱位;中. 中立位;右. 伸展位

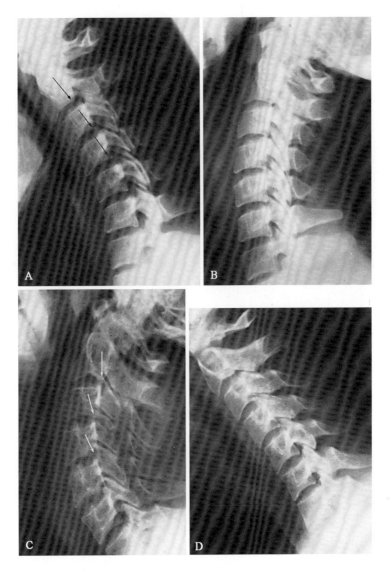

图 3-167　头部屈曲时颈椎椎体生理性"前滑"(A)，后仰则纠正(B)。头部后仰时颈椎椎体生理性"后滑"(C)，屈曲则纠正(D)。大幅度动作时这种轻度排列不良并不一定异常，尤其是滑动发生在多个连续平面时(引自：Scher AT: Anterior subluxation: An unstable position. AJR Am J Roentgenol 133:275,1979.)

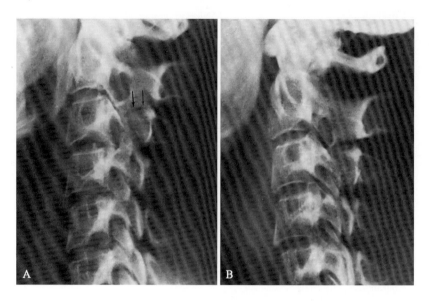

图 1-168　A. 1 例因旋转导致的 C₃ 后弓形似骨折;B. 纠正体位后未见骨折

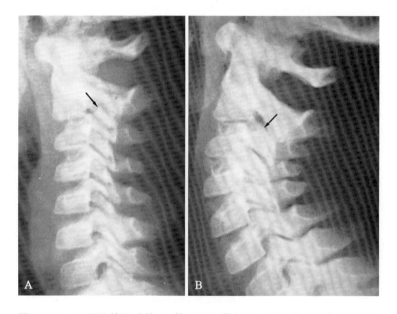

图 1-169　A. 因旋转导致的 C₃ 椎弓形似骨折;B. 纠正体位后表现正常。
注意:A 图中脊柱前凸曲度消失,为 8—16 岁常见变异(引自:
Cattell HS,Filtzer DL:Pseudosubluxation and other normal varia-
tions in the cervical spine in children:A study of one hundred and
sixty children. J Bone Joint Surg Am 47:1295,1965.)

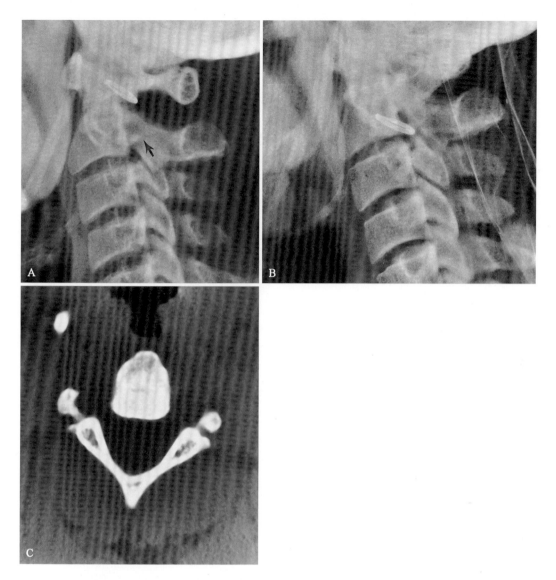

图 1-170 　旋转致 C_2 形似骨折。A. 轻微旋转显似骨折 ; B. 体位纠正后可疑病变消失 ; C. CT 扫描未见异常

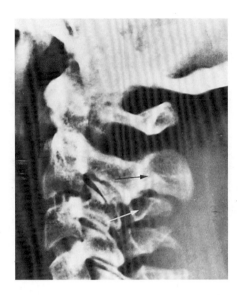

图 1-171　C_2 椎板线向后移位是儿童与成人均可存在的正常变异,勿误为半脱位(引自:Kattan K:Backward "displacement" of the spinolaminal line at C2:A normal variation. AJR Am J Roentgenol 129:289,1977.)

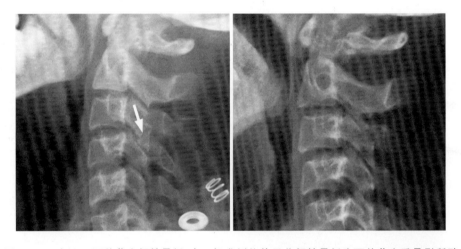

图 1-172　左.C_3 下关节突假性骨折;右.标准侧位片示此假性骨折为下关节突重叠影所致

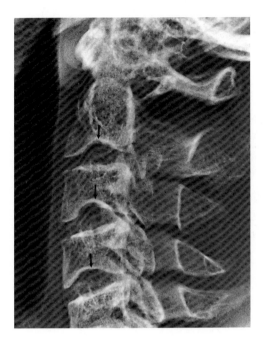

图 1-173　C$_2$～C$_4$ 的脊索残迹

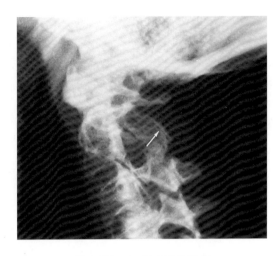

图 1-174　C$_2$ 后方附件缺如

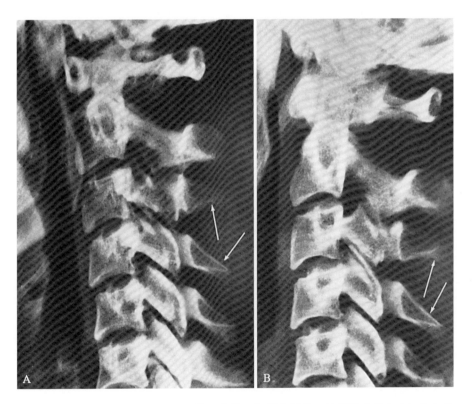

图 1-175　C$_3$、C$_4$ 棘突间距增宽,可被误为软组织损伤导致。注意屈曲位(A)与中立位
(B)无变化。此现象常见于 C$_3$、C$_4$ 间

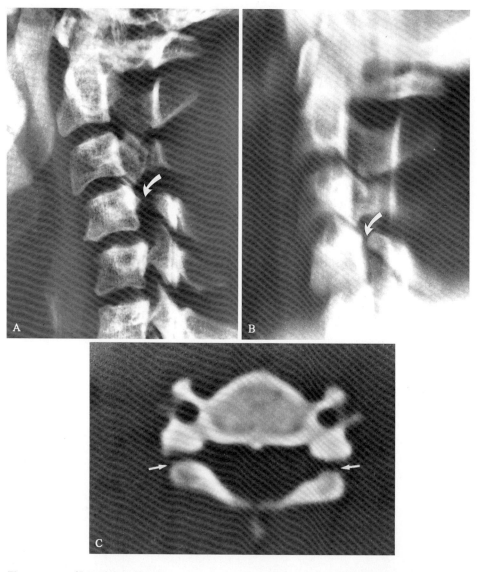

图 1-176 C₄ 椎弓脱离似骨折。A. 侧位片；B. 分层摄影；C. CT 扫描（引自：Forsberg DA，et al：Cervical spondylolysis：Imaging findings in 12 patients. AJR Am J Roentgenol 154：751，1990.）

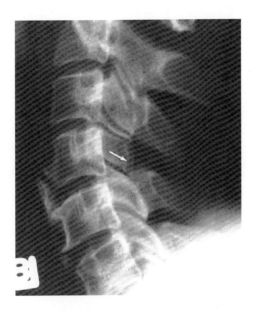

图 1-177　C₄ 后弓部分缺如

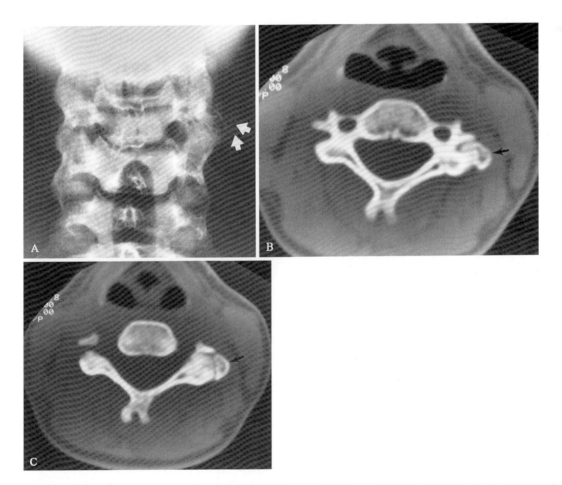

图 1-178　C₃、C₄ 横突间的骨性关节,先前被诊断为骨软骨瘤。A. 前后位;B. 第 3 颈椎 CT 扫描;C. 第 4 颈椎 CT 扫描

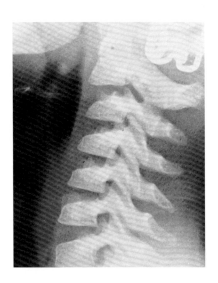

图 1-179 青少年颈椎椎体可呈楔形，勿误为压缩性骨折

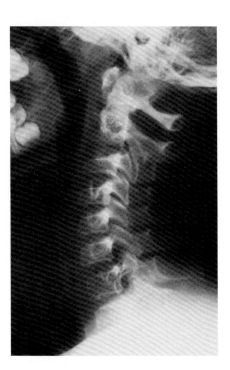

图 1-180 13 岁男孩楔形椎体，C₃ 最为明显，曾被误诊为压缩性骨折（引自：Swischuk LE，et al：Wedging of C3 in-fants and children：Usually a normal finding and not a fracture. Radiology 188：523，1993.）

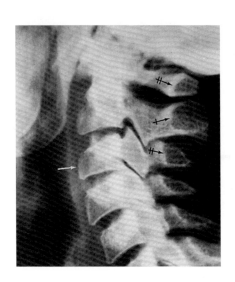

图 1-181 54 岁女性正常楔形第 3 颈椎（◀—）。注意：C₂ 棘突底部（◀+）较 C₁ 和 C₃ 的（◀+I）偏后，此为正常变异，也见于儿童，勿误为半脱位（引自：Kattan KR：Backward "displacement" of the spi-nolaminal line at C2：A normal variation. AJR Am J Roentgenol 129：289，1977.）

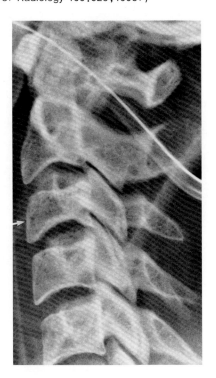

图 1-182 C₃ 形态异常，分层摄影未见骨折

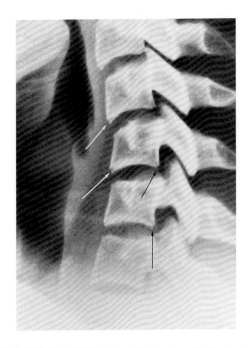

图 1-183 椎体前后缘骨突（引自：Nanni G，Hudson JM：Posterior ring apophyses of the cervical spine. Am J Roentgenol 139：383，1982.）

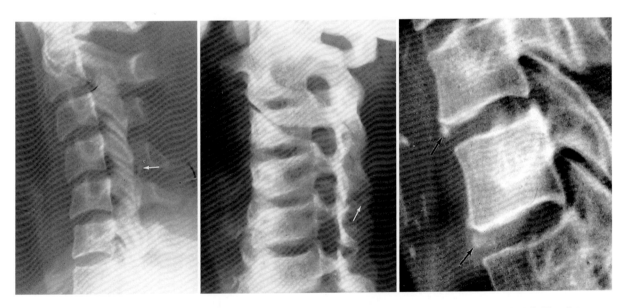

图 1-184 C₄ 下关节突未融合的骨化中心（左和中）。C₅、C₆ 未融合的骨化中心形似骨折（椎体边缘骨）（右）

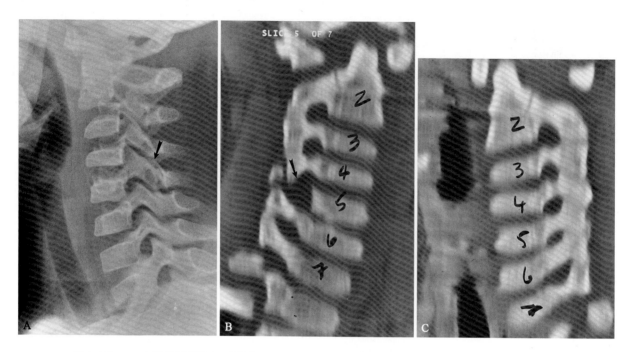

图 1-185　C₄ 右侧椎弓根缺如形似跳跃面。A. 侧位；B. CT 重建显示椎弓根缺如；C. 对侧 CT 重建

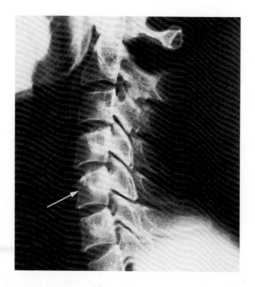

图 1-186　33 岁男性正常楔形 C₅，勿误为压缩性骨折。无骨质压缩或骨皮质断裂变形［引自：Kattan K，Pais MJ：Some borderlands of the cervical spine. I：The normal（and nearly normal）that may appear pathologic. Skeletal Radiol 8：1，1982；and Kim KS，et al：Pitfalls in plain film diagnosis of cervical spine injuries：False positive interpretation. Surg Neurol 25：381，1986.］

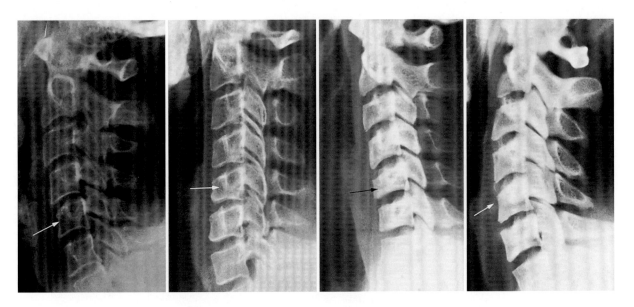

图 1-187 另 4 例 C₅ 异常形状,易被误为创伤表现

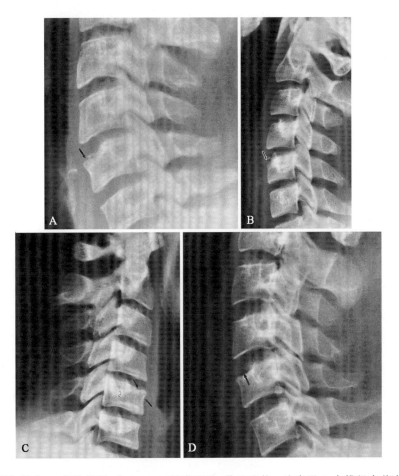

图 1-188 4 例年轻人 C₅ 假性骨折,由 Schmorl 结节所致,并无症状。注意图 D 中椎间盘前方气体影。成
人椎间盘前突可能造成 C₅ 楔形变,见前两图 (引自:Paajanen H, et al:Disc degeneration in
Scheurmann disease. Skeletal Radiol 18:523,1989.)

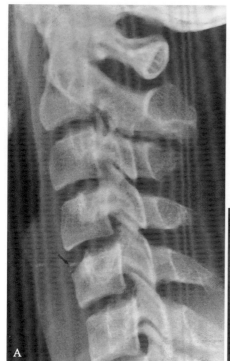

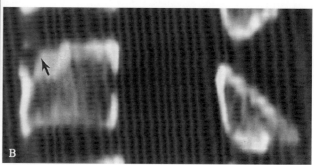

图 1-189 CT 重建显示与图 1-188 相同的影像

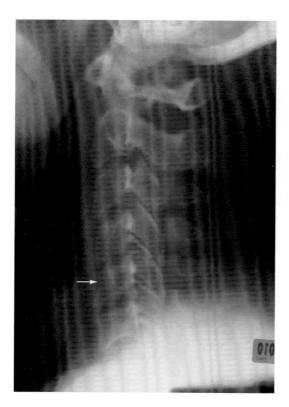

图 1-190 C₅ 异常形状

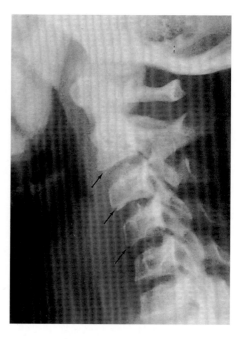

图 1-191 14 岁男孩正常椎体二次骨化中心

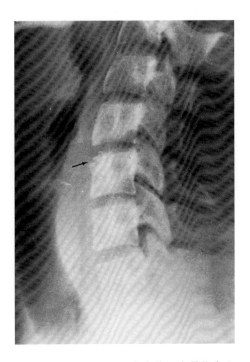

图 1-192　16 岁男孩闭合中的二次骨化中心

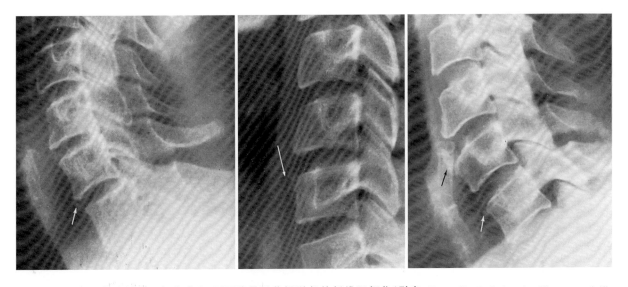

图 1-193　3 例颈椎边缘骨。如在成人,则可能是因劳损引起的纤维环钙化(引自:Kerns S,et al:Annulus fibrosus calcification in the cervical spine:Radiologic-pathologic correlation. Skeletal Radiol 15:605,1978.)

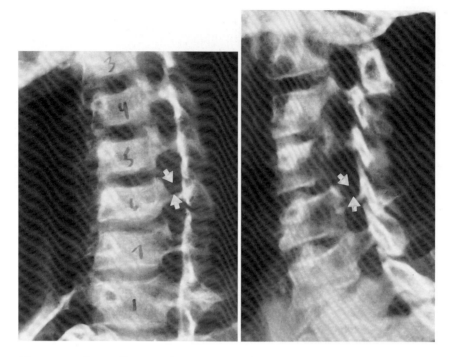

图 1-194　两例双侧椎间孔重叠造成的椎间孔假性扩大,注意椎弓根的两个缘(←)

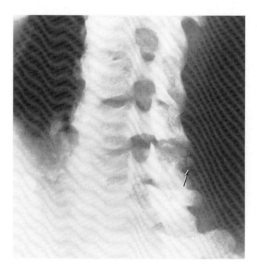

图 1-195　C_6 下关节突未融合的骨化中心

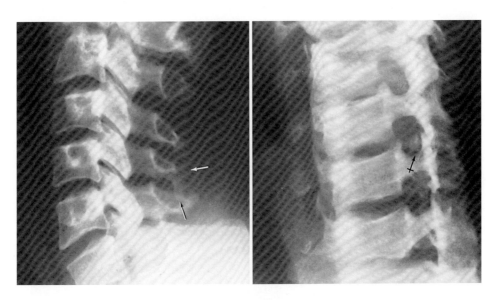

图 1-196　棘突分叉(◄—)可投影于神经孔内,似骨折(◄+)

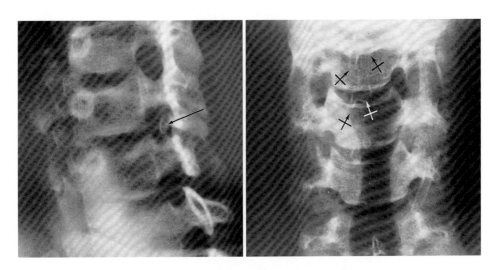

图 1-197　1 例棘突分叉(◄+)造成的神经孔内异常表现(◄—)

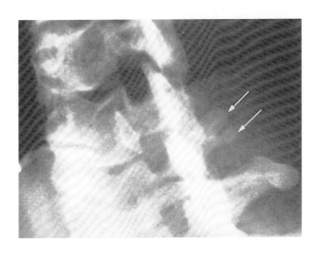

图 1-198　水平面上的分叉棘突

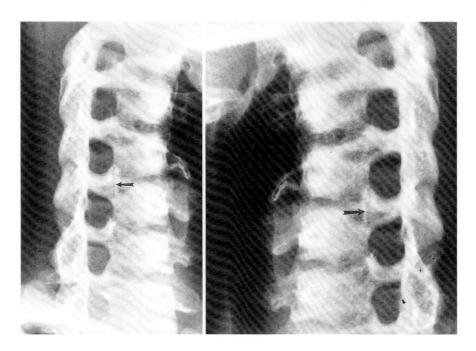

图 1-199 C₅ 不全脱离

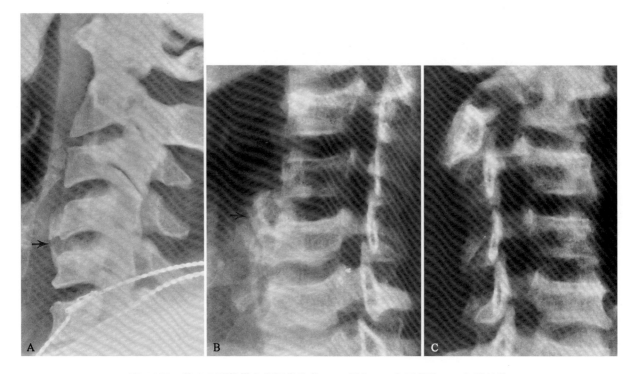

图 1-200 第 4、5 颈椎横突间异常关节。A. 侧位；B. 右后斜位；C. 左后斜位

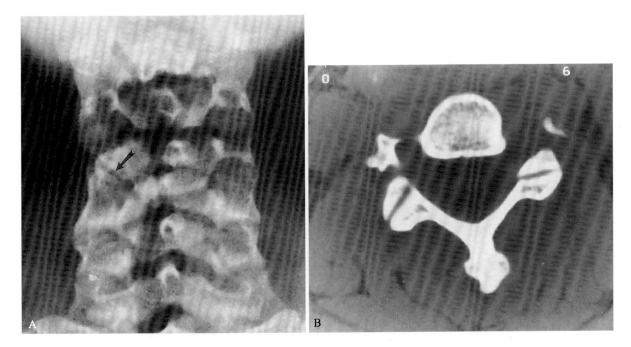

图 1-201　A. 右侧短椎板造成 C$_5$ 右侧块假性骨折,注意:小关节面不在同一平面,棘突不在中线;B. CT 扫描

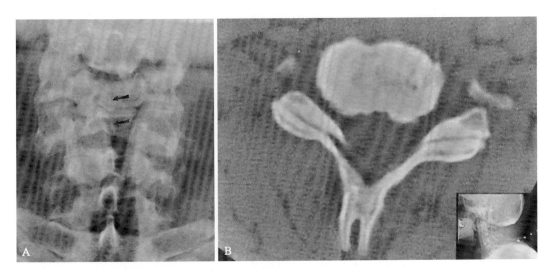

图 1-202　第 4、5 颈椎棘突发育性偏斜。A. 前后位;B. CT 扫描

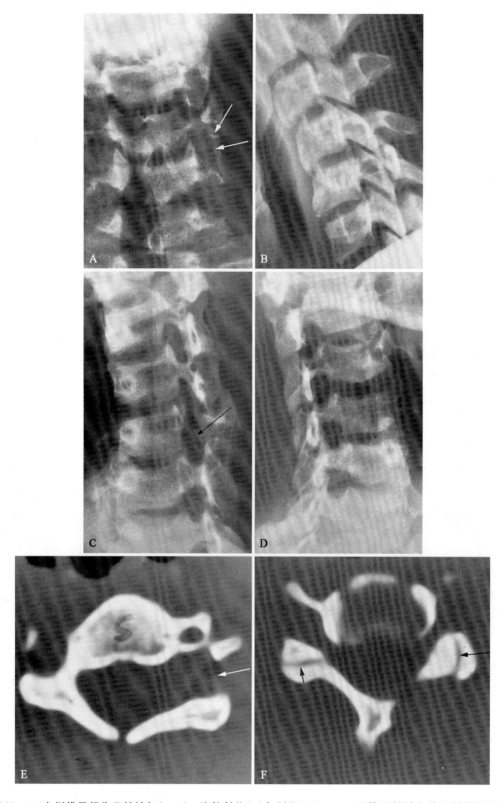

图 1-203　C₅ 左侧椎弓根先天性缺如（←）。比较斜位（C）与侧位（D）；E. CT 示椎弓根缺如伴隐性脊柱裂；F. CT 示小关节面位于不同平面，图 A 中亦可见（引自：Wiener MD, et al：Congenital absence of a cervical spine pedicle：Clinical and radiologic findings. AJR Am J Roentgenol 155：1037，1990.）

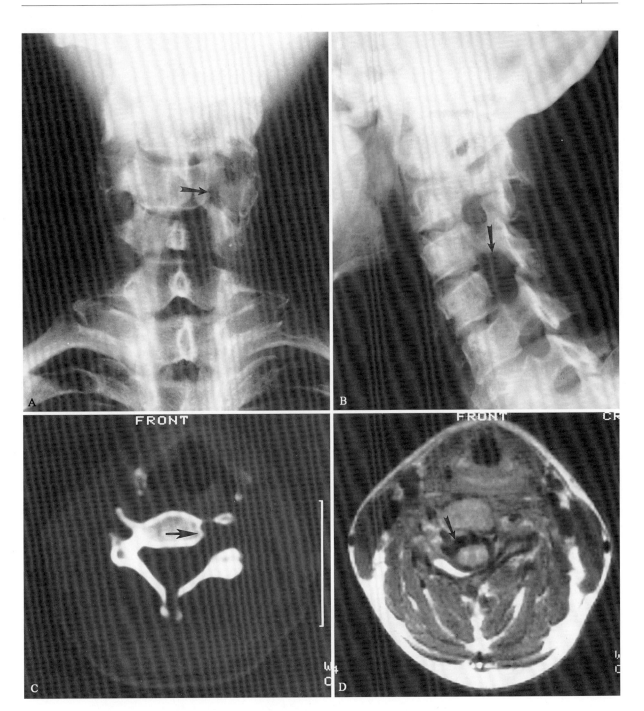

图 1-204　C₅ 椎弓根缺如。A 和 B. 前后位与斜位显示 C₅ 椎间孔扩大，左侧椎弓根缺如；C. CT 示左侧椎弓根缺如伴棘
　　　　　突分叉；D. 另一类似病例（右侧椎弓根缺如），MR 轴位 T₁ 加权成像显示右侧蛛网膜下腔增宽（引自：Edwards
　　　　　MG，et al：Imaging of the absent cervical pedicle. Skeletal Radiol 20：325，1991.）

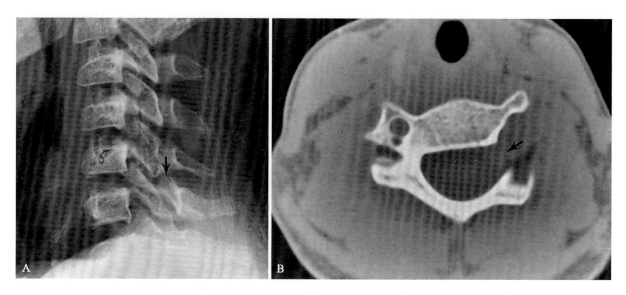

图 1-205　左侧椎弓根缺如造成 C_6 形似跳跃关节面。A. 侧位；B. CT 扫描

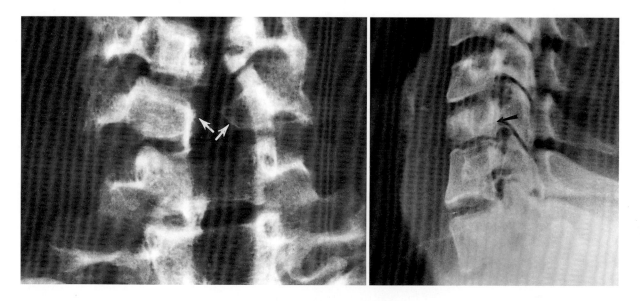

图 1-206　C_6 半椎畸形（蝴蝶椎）

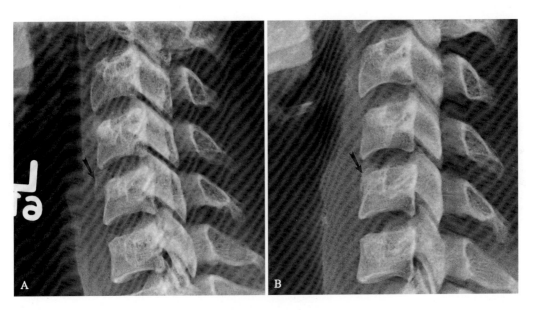

图 1-207　长横突导致 C₅ 假性骨折,旋转时更明显(A),标准侧位时不明显(B)

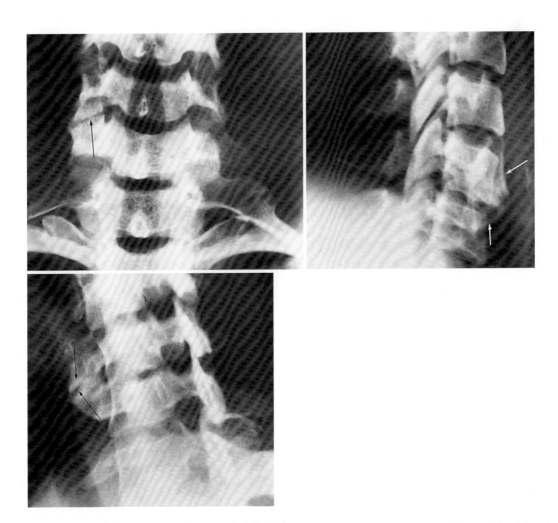

图 1-208　前结节延长导致第 5、6 颈椎横突间异常关节(引自:Applebaum Y,et al:Elongation of the anterior tubercle of a cervical vertebral transverse process:An unusual variant. Skeletal Radiol 10:265,1983.)

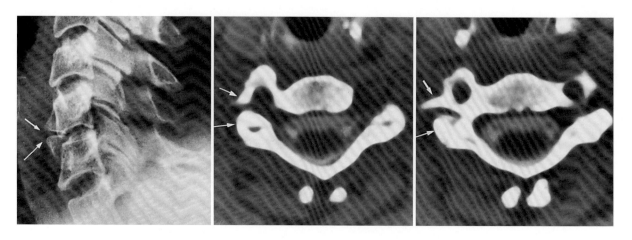

图 1-209　CT 脊髓造影证实第 5、6 颈椎横突间异常关节

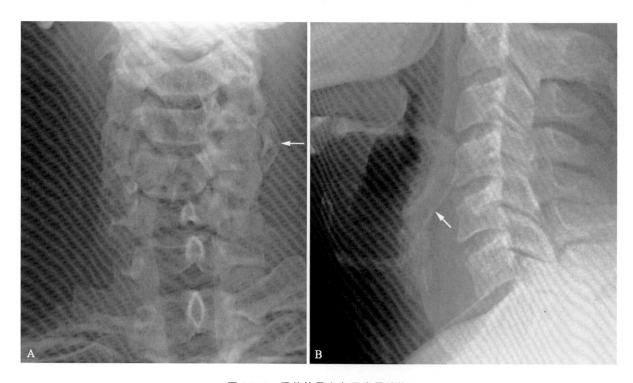

图 1-210　甲状软骨上角异常骨结构

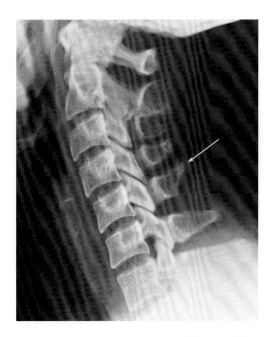

图 1-211 棘突上翘伴骨质边缘毛糙提示韧带损伤

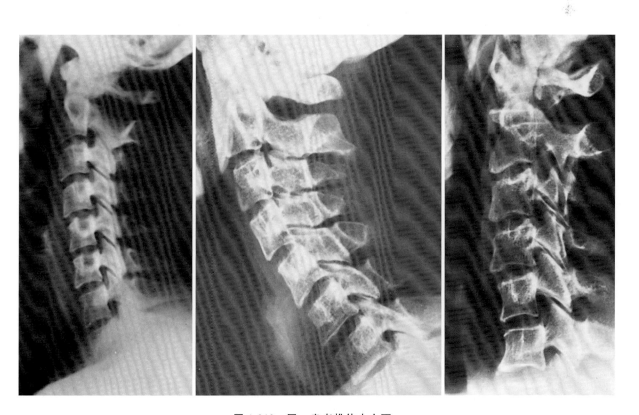

图 1-212 同一患者椎体大小不一

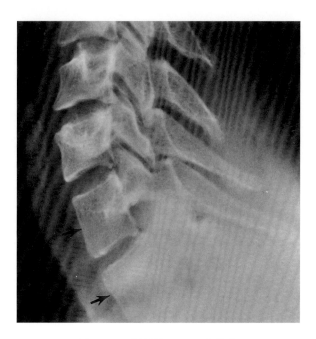

图 1-213　罕见的 C_6、C_7 高椎体

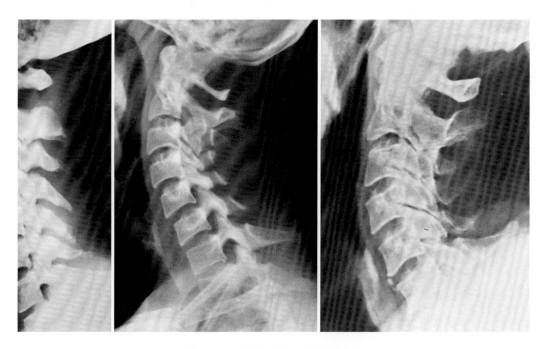

图 1-214　3 例棘突大小和形态变异

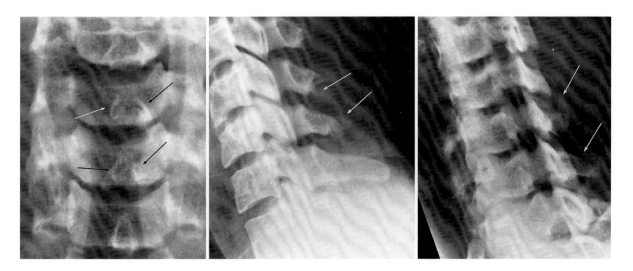

图 1-215 C~5~、C~6~ 棘突分叉,勿误为骨折

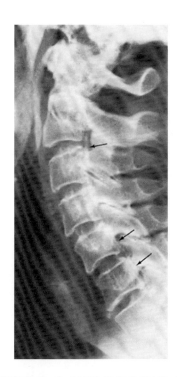

图 1-216 后纵韧带骨化,未必有临床意义(引自:Minagi H,Gronner
AT:Calcification of the posterior longitudinal ligament:A
cause of cervical myelopathy. Am J Roentgenol Radium Ther
Nucl Med 105:365,1969.)

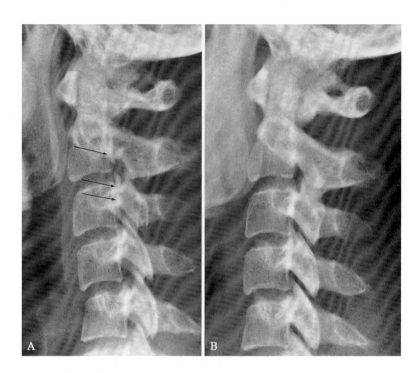

图 1-217　A. 旋转造成后纵韧带形似钙化；B. 纠正位置后不见

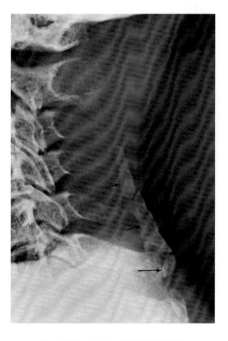

图 1-218　巨大的项韧带钙化

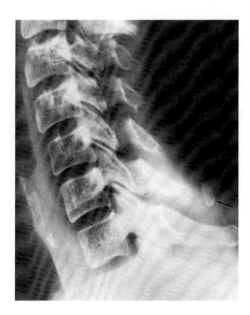

图 1-219　项韧带钙化

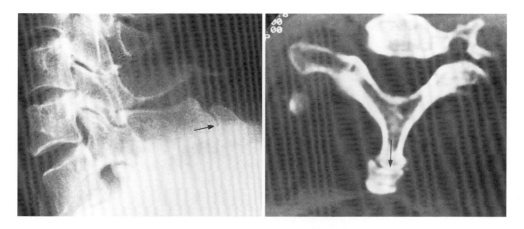

图 1-220　C₆ 棘突骨突不融合伴异常关节

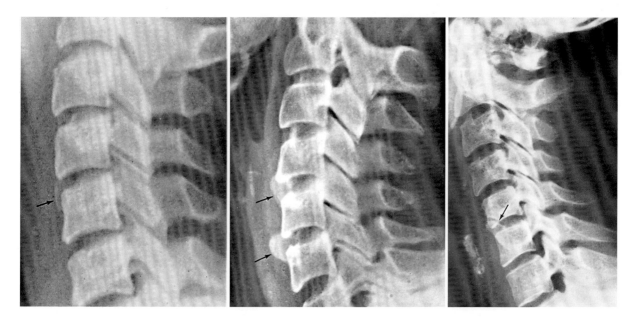

图 1-221　3 例第 5、6 颈椎横突正常延长,在椎体前方造成异常表现(亦可参见图 1-207)(引自:Lapayowker MS:An unusual variant of the cervical spine. Am J Roentgenol Radium Ther Nucl Med 83:656,1960.)

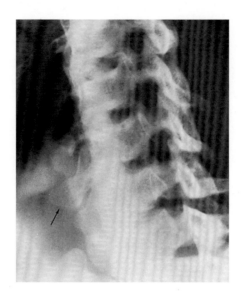

图 1-222　颈椎斜位投照显示横突前结节,图 1-221 中的阴影亦由此导致

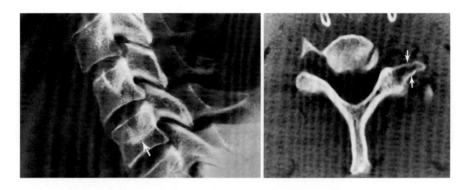

图 1-223　左侧横突长且肥大致 C_6 椎体密度增高,CT 扫描证实

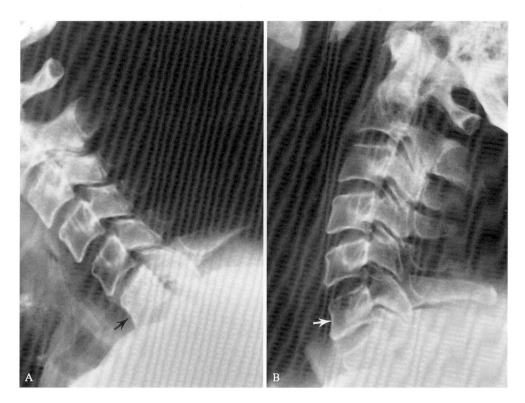

图 1-224　A. 软组织重叠所致的 C$_6$ 密度增高;B. 颈椎伸展使软组织与椎体重叠减少,高密度影消失

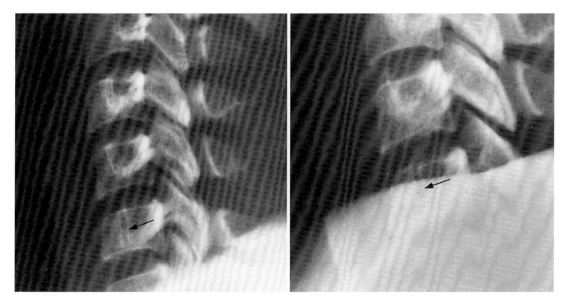

图 1-225　横突影似椎体骨折

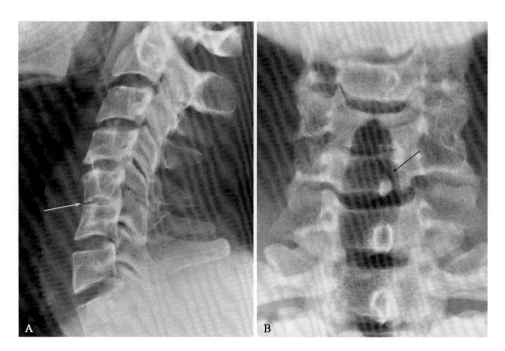

图 1-226 C_5、C_6 椎体半融合伴脊柱裂

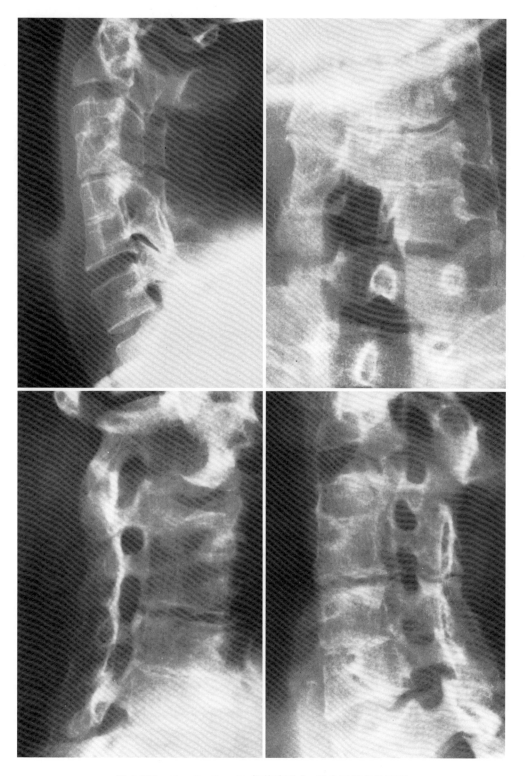

图 1-227　$C_3 \sim C_4$，$C_5 \sim C_6$ 椎体半融合，斜位示椎间孔变形

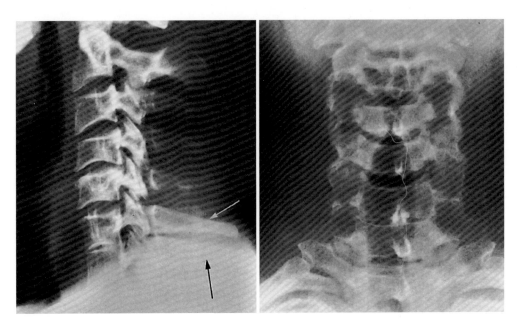

图 1-228　第 6、7 颈椎椎体半融合伴棘突过长

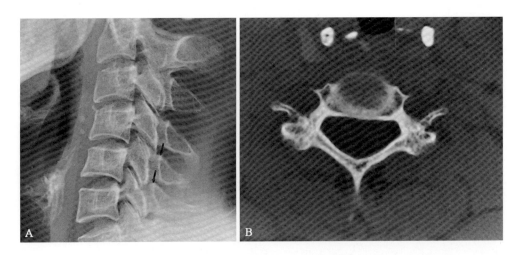

图 1-229　无骨折时 C$_6$ 椎板线不连续，为正常变异。A. 侧位；B. CT 扫描（引自：Caswell KL：Failure of the spinolaminar line at C6-C7：A normal variant. Emerg Radiol 8：91，2001.）

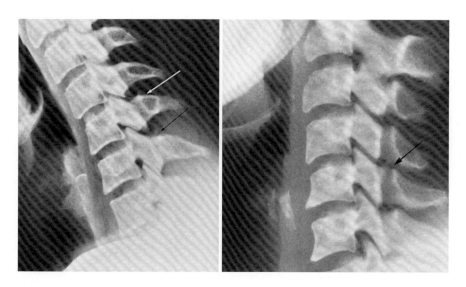

图 1-230　2 例起源于第 5、6 颈椎椎弓后部的发育性骨刺样突起

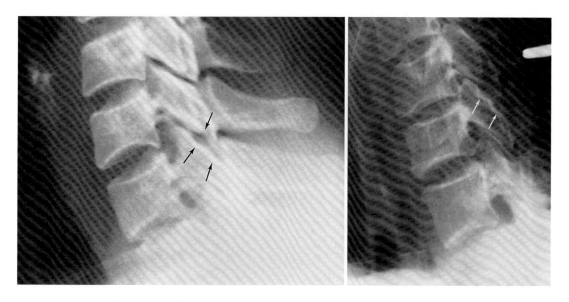

图 1-231　2 例下颈椎关节突关节面正常切迹,勿误为骨破坏或骨折(引自:Keats TE,Johnstone WH:Notching of the lamina of C7:A proposed mechanism. Skeletal Radiol 7:273,1982.)

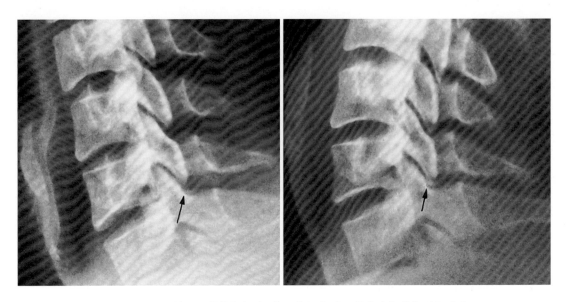

图 1-232　左．第 7 颈椎椎板切迹；右．伸展位时下关节突与此切迹相吻合

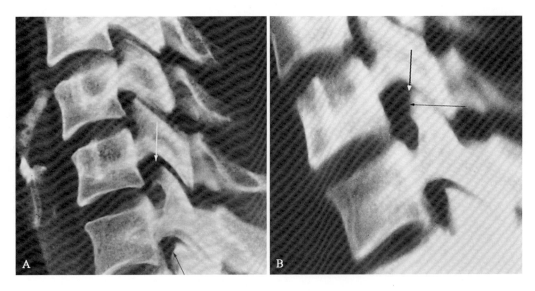

图 1-233　C₆、C₇ 上关节突切迹，应为发育性的。A. 平片；B. 分层摄影

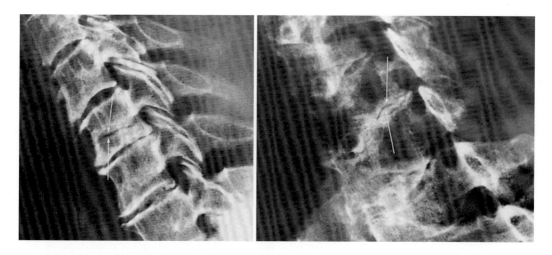

图 1-234　第 5 颈椎钩突关节退行性变似骨折（引自：Goldberg RP，et al：The cervical split：A pseudofrac-
ture. Skeletal Radiol 7：267，1982.）

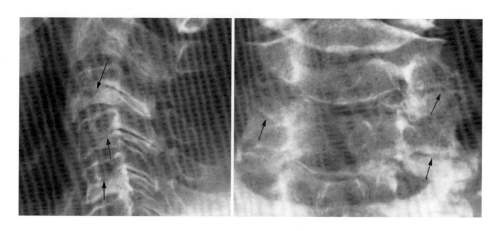

图 1-235　小关节面、钩突关节以及头部旋转造成的多发性假骨折

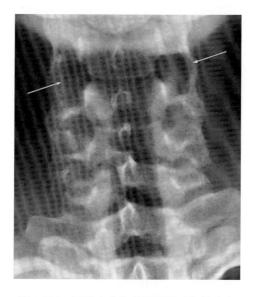

图 1-236　梨状窝内气体似颈椎破坏性病变

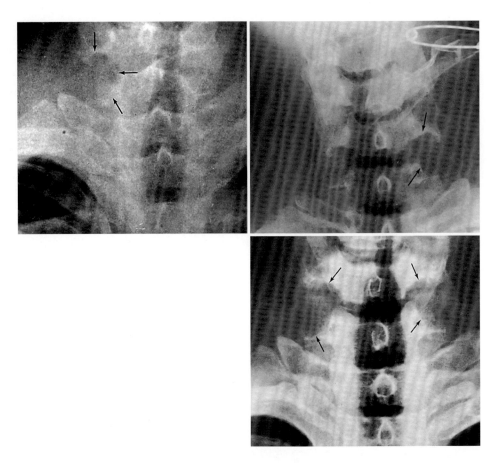

图 1-237　3 例因投照造成的颈椎破坏性病变

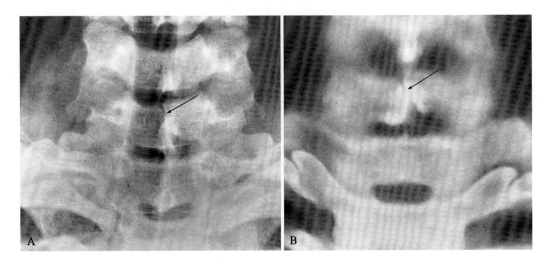

图 1-238　C₇ 脊柱裂似骨折。A. 平片；B. 分层摄影

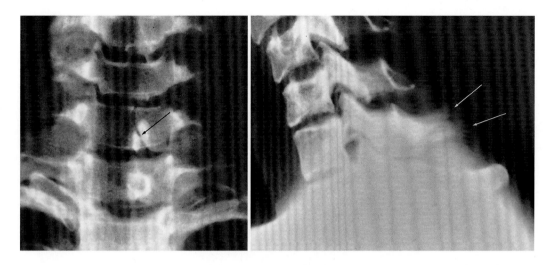

图 1-239　C₇ 脊柱裂伴双棘突

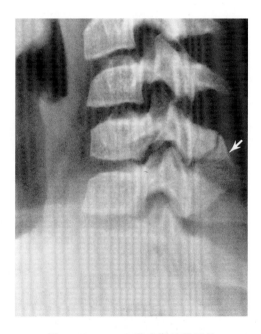

图 1-240　C₆、C₇ 棘突间异常骨桥

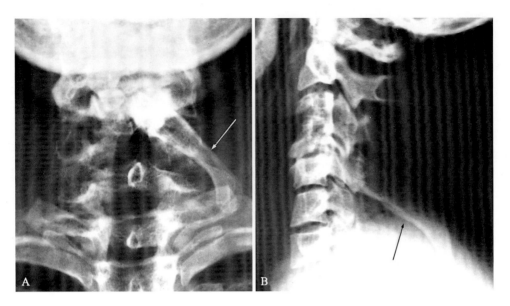

图 1-241　C_5 与 T_1 之间的肩椎骨，不伴 Sprengel 畸形

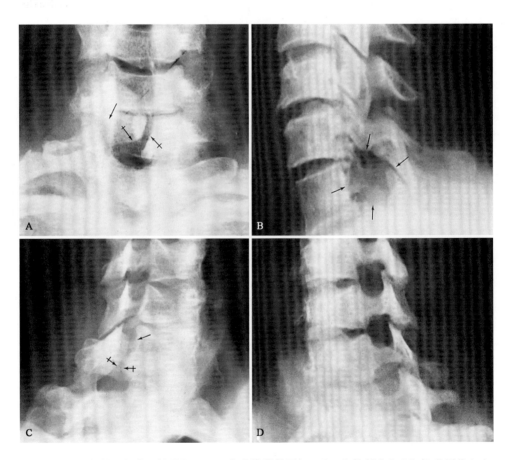

图 1-242　C_7 右椎弓根先天性缺如(◀—)，伴隐性脊柱裂(◀+)。比较斜位(C)和标准侧位(D)。
此先天性病变可被误为后天性病变(亦参见图 1-203)（引自：Chapman M：Congenital
absence of a pedicle in a cervical vertebra (C6). Skeletal Radiol 1：65，1976；and van
Dijk Azn R，et al：The absent cervical pedicle syndrome：A case report. Neuroradiology
29：69，1987.）

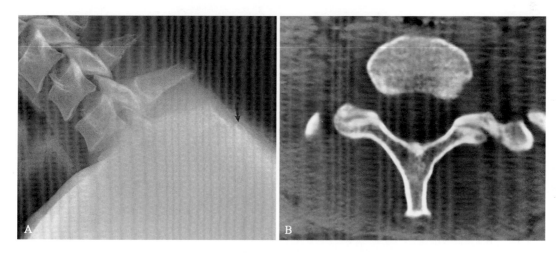

图 1-243 C₇ 棘突末端骨突未融合似骨折

图 1-244 C₇ 棘突末端骨突未融合且下移。A. 侧位平片；B. CT 示棘突截断

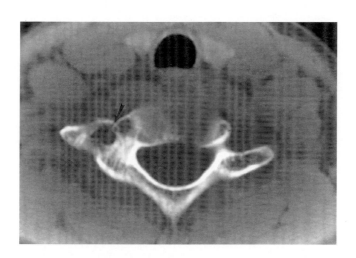

图 1-245 C₇ 横突孔闭合不全

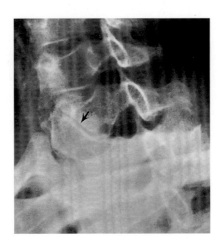

图 1-246　C₇ 与 T₁ 间的小关节

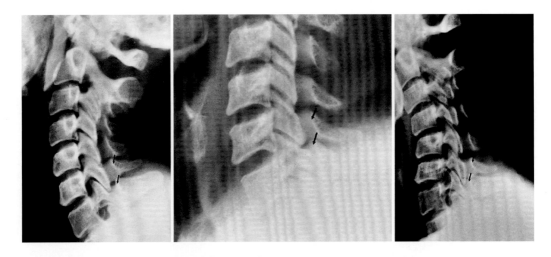

图 1-247　3 例无骨折时 C₇ 椎板线不连续,此变异可伴椎体分节不全(引自:Ehara S:Relationship of elongated anterior tubercle to incomplete segmentation in the cervical spine. Skeletal Radiol 25:243,1996.)

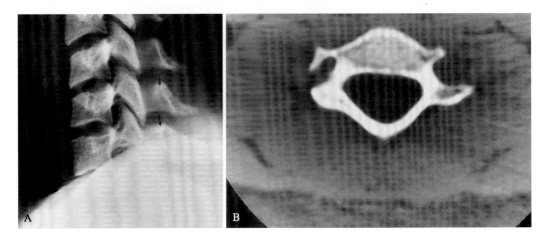

图 1-248　A. C₇ 椎板线缺失;B. CT 扫描无骨折

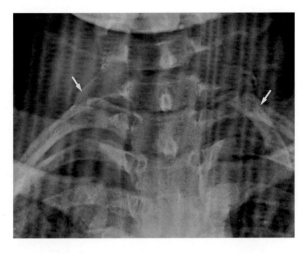

图 1-249　C$_7$ 左侧颈肋与右侧横突过长

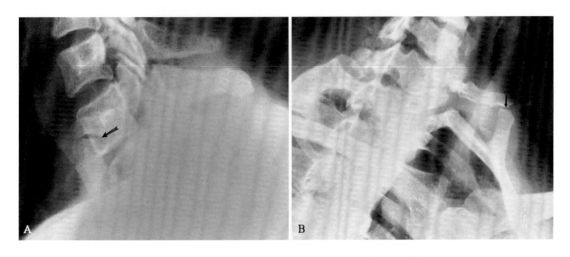

图 1-250　左侧颈肋与第一肋形成关节。A. 侧位；B. 斜位

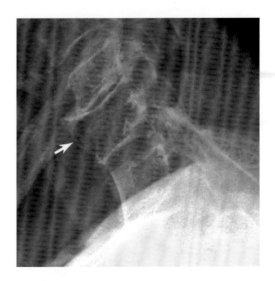

图 1-251　肩盂重叠影导致形似 C$_6$ 椎体增大

第二节　胸　椎

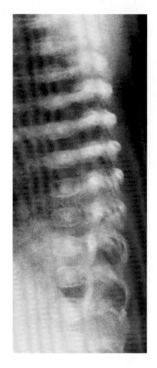

图 1-252　新生儿胸椎正常"骨内骨"

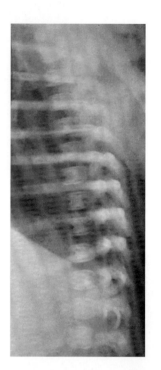

图 1-253　1 月龄婴儿正常胸椎,可见"骨内骨",椎体前缘中央大切迹为此年龄段的正常表现

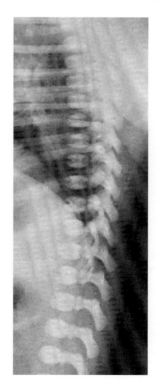

图 1-254　正常新生儿胸椎"三明治"外观,为大静脉窦所致

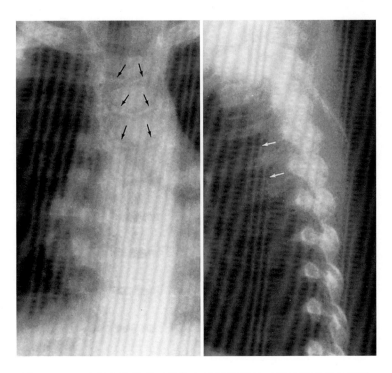

图 1-255　4 个月婴儿胸椎正位片上的异常表现,由致密椎体终板导致

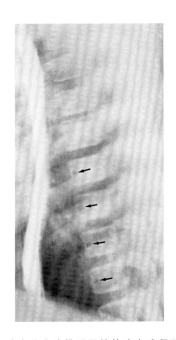

图 1-256　稍大儿童胸椎明显的静脉窦残留形成的"洞"

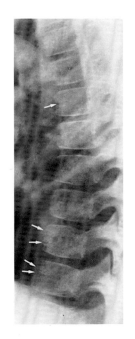

图 1-257　5 岁儿童正常胸椎。椎体前部中央的血管条纹与前角切迹为该年龄段正常现象

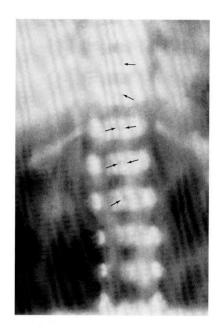

图 1-258　新生儿正位投照所见的静脉沟

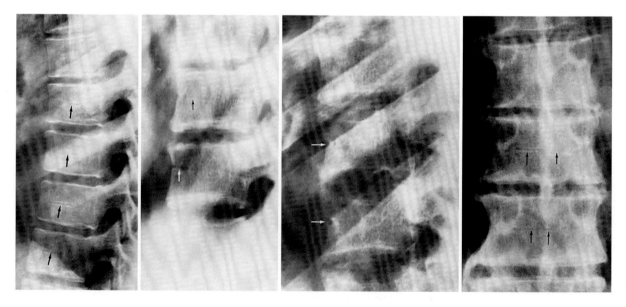

图 1-259　4 例成人静脉窦沟残留

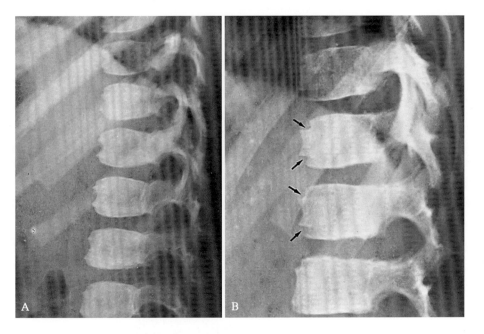

图 1-260　幼稚椎体前缘正常"阶梯"样缺损。A. 4 岁儿童；B. 7 岁儿童

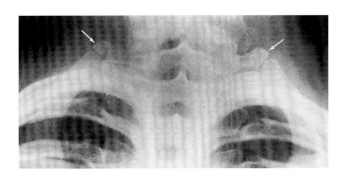

图 1-261　成人 T_1 横突远端未闭合的骨化中心

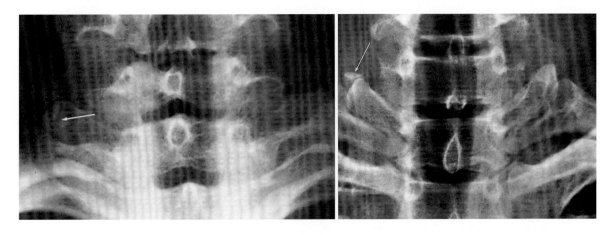

图 1-262　2 例青年人单侧横突未融合的骨化中心

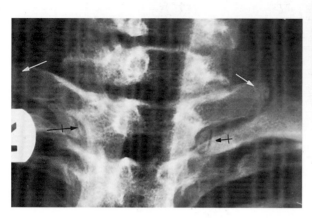

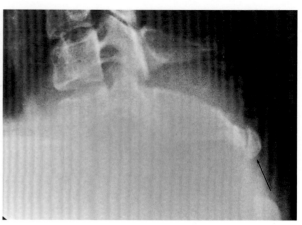

图 1-263　14 岁男孩 T$_1$ 横突骨骺(◀━)及第 1 肋骨前端骨骺(◀+)未闭合

图 1-264　T$_1$ 棘突尖端骨骺未闭合

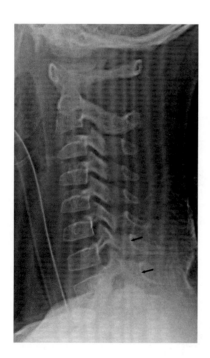

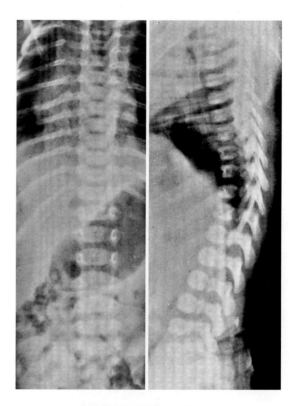

图 1-265　T$_1$ 椎板线不连续

图 1-266　2 周龄婴儿胸腰结合部椎弓根间距明显狭窄,为胸腰段脊柱正常后凸产生放大效应所致

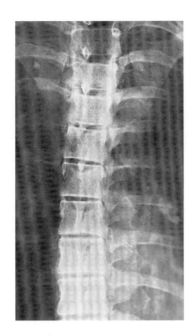

图 1-267　年轻女性发育性椎弓根狭小

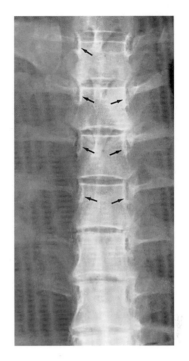

图 1-268　年轻女性纤细骨结构
　　　　　所致椎弓根细小,似
　　　　　椎弓根侵蚀

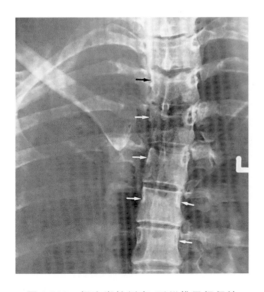

图 1-269　轻度脊柱侧弯,形似椎弓根侵蚀

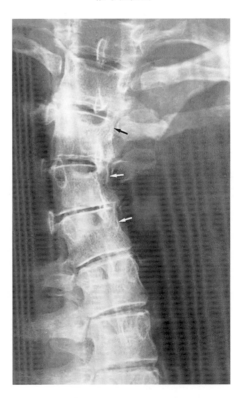

图 1-270　局部脊柱侧弯,形似椎弓根侵蚀

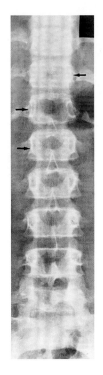

图 1-271　下胸椎椎弓根不对称。7%的正常人有此变异。椎弓根间距在平均值上下两个标准差范围内为正常（引自：Benzian SR，et al：Pediculate thinning：A normal variant at the thoracolumbar junction. Br J Radiol 44：936，1971.）

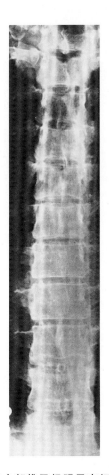

图 1-272　胸腰结合部椎弓根明显变细小甚至伴内凹但无相关临床表现的，可被认为是正常变异（引自：Charlton OP，et al：Pedicle thinning at the thoracolumbar junction：A normal variant. AJR Am J Roentgenol 134：825，1980.）

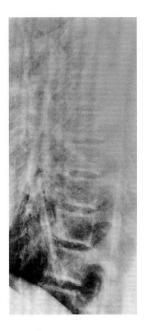

图 1-273　14 岁健康男孩椎体终板硬化

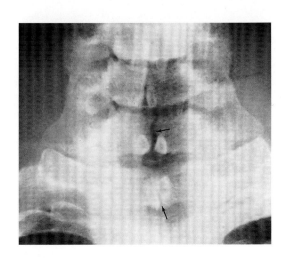

图 1-274　C₇ 与 T₁ 隐性脊柱裂伴双棘突

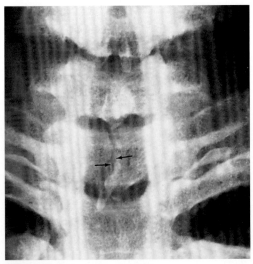

图 1-275 T_1 脊柱裂形似骨折

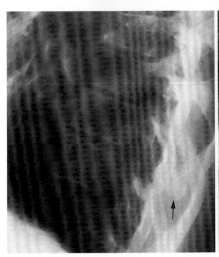 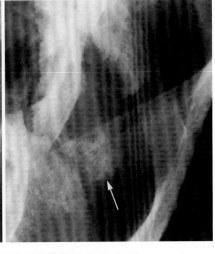

图 1-276 左 . T_{11} 球状棘突形似肿块；右 . 细致观察可明确之

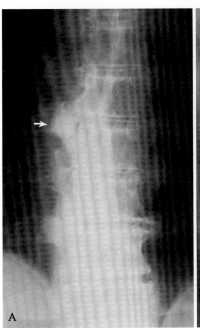 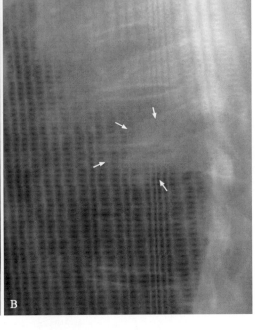

图 1-277 大骨赘形似纵隔肿块

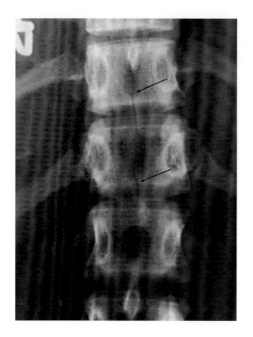

图 1-278　T₁₁、T₁₂ 脊柱裂

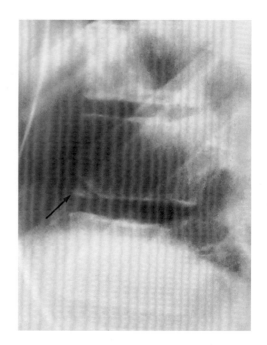

图 1-279　24 岁男性 T₁₀ 椎体边缘骨

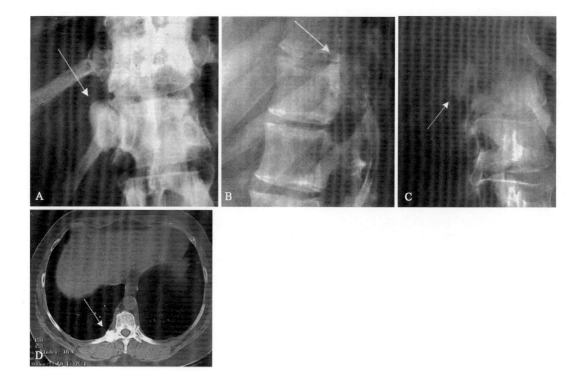

图 1-280　肋椎关节退变导致的肺部假性病变。A. 正位；B. 侧位；C. 斜位；D. CT 扫描（引自：Leibowitz RT，Keats TE：Degeneration of the costovertebral articulation：A cause of pulmonary pseudolesion. Emerg Radiol 10：250，2004.）

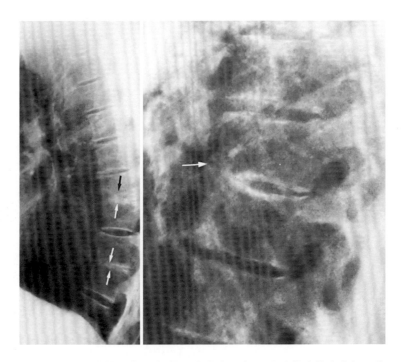

图 1-281　2 例胸椎分节不全,椎间盘发育不全,勿与脊椎炎性病变相混淆

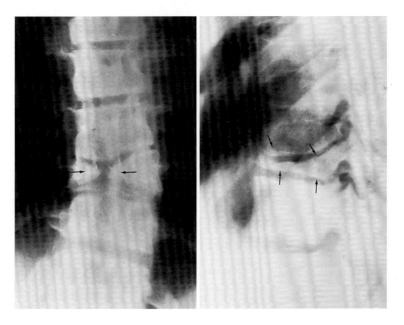

图 1-282　先天性蝴蝶椎。注意:邻近椎体发育过度

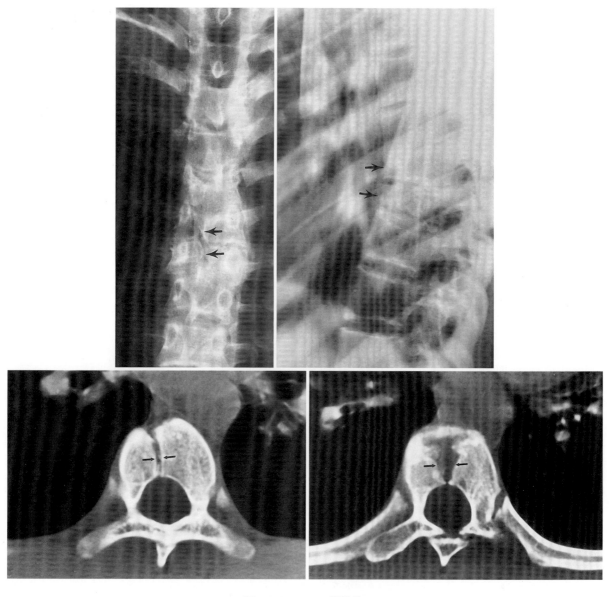

图 1-283　T$_6$、T$_7$ 蝴蝶椎

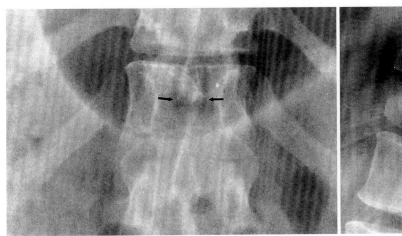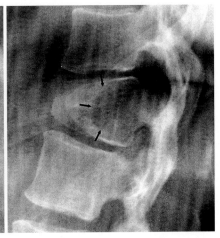

图 1-284　T₁₂蝴蝶椎,侧位投照似透亮病灶

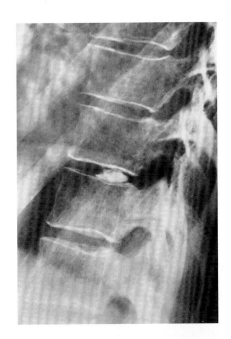

图 1-285　年轻人无症状髓核钙化。如发生于儿童颈椎则可伴有临床症状和体征,但具有自限性(引自:Melnick JC,Silverman FN:Intervertebral disk calcification in childhood. Radiology 80:399,1963.)

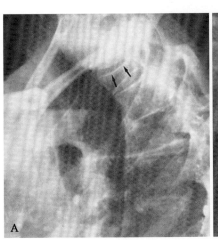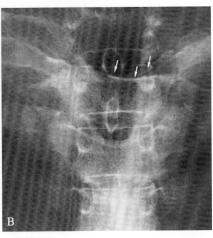

图 1-286　胸椎假性骨折。A.肩盂重叠在胸椎上似椎体压缩性骨折;B.胸骨柄上缘重叠影似 T₂ 骨折

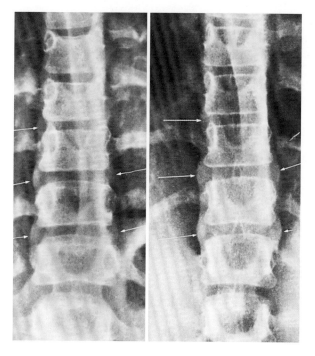

图 1-287　2 例关节突关节形似纤维环膨出或椎旁肿块

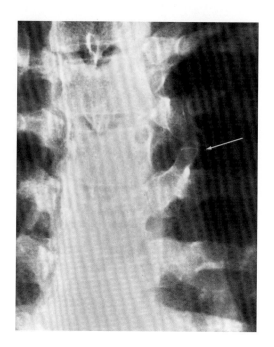

图 1-288　T₃ 与 T₄ 横突间异常关节

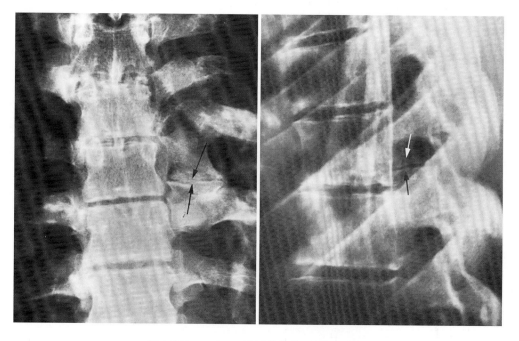

图 1-289　T₅ 与 T₆ 间异常关节,侧位亦可见

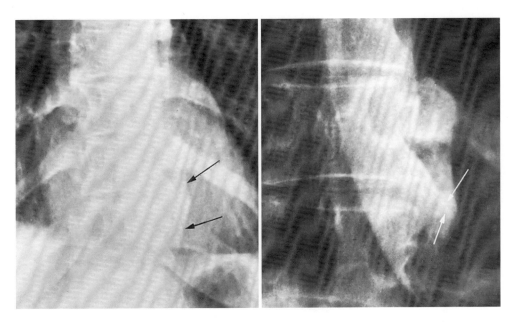

图 1-290　左．T₁₁与 T₁₂横突间异常关节，被误为纵隔肿块；右．点片显示异常关节

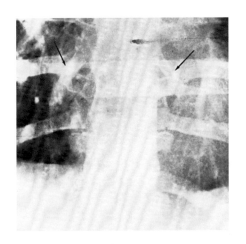

图 1-292　T₉双侧茎突

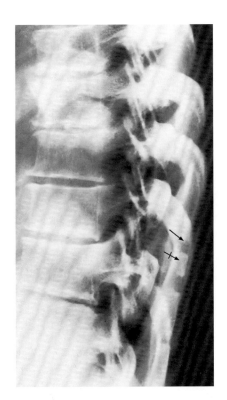

图 1-291　棘突重叠(◄+)似肋骨破坏性病变(◄—)

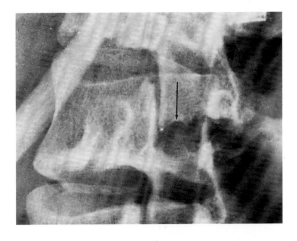

图 1-293　T₁₂下关节突发育性切迹,为该处常见变异

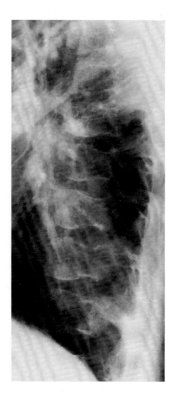

图 1-294　15 岁男孩胸椎脊索残迹

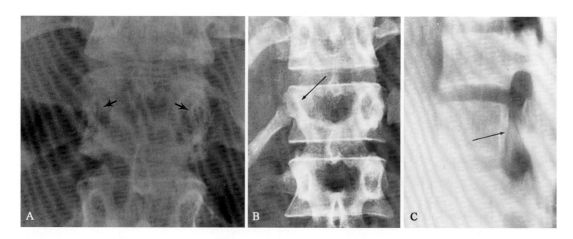

图 1-295　A. T$_{12}$ 靶状椎弓根，由椎弓根下外侧结节重叠影导致；B. T$_{12}$ 椎弓根缺如。正位片未见椎弓根环状
影；C. T$_{12}$ 椎弓根缺如。分层摄影未见椎弓根（其上下椎弓根正常）（引自：Ehara S，et al：Target ped-
icle of T12：Radiologic-anatomic correlation. Radiology 174：871，1990；Manaster BJ，Norman A：CT
diagnosis of thoracic pedicle aplasia. J Comput Assist Tomogr 7：1090，1983；Lederman RA，Kaufman
RA：Complete absence and hypoplasia of pedicles of the thoracic spine. Skeletal Radiol 15：
219，1986.）

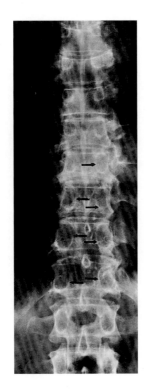

图 1-296　胸椎巨大椎弓根

第三节　腰　椎

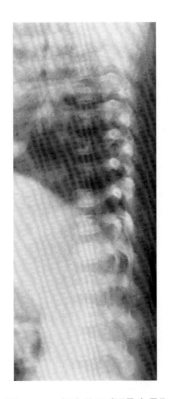

图 1-297　新生儿正常"骨内骨"

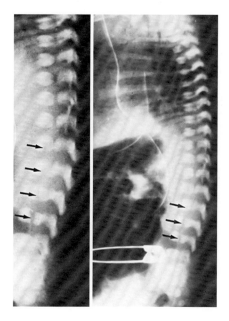

图 1-298 2 例新生儿椎体冠状裂。多见于男性腰椎

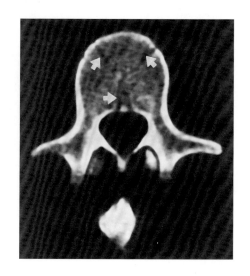

图 1-299 CT 显示的腰椎椎体正常血管沟

图 1-300 腰椎骨岛（引自：Resnik D,et al:Spinal enostosis［bone islands］. Radiology 147:373,1983.）

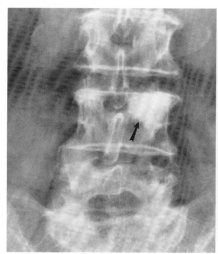
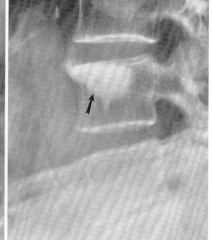

图 1-301 腰椎骨岛

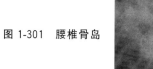
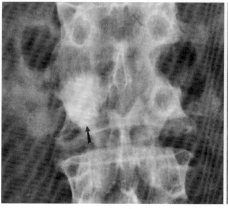
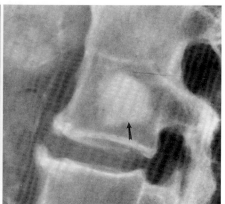

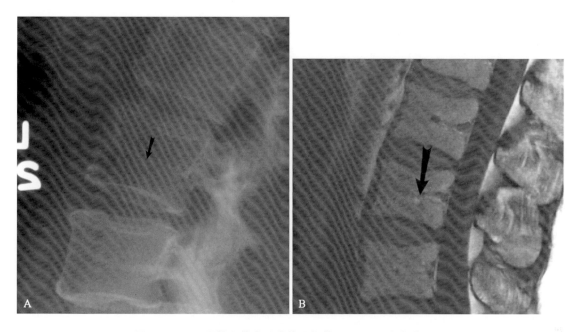

图 1-302　A. 腰椎血管沟形成的硬化带；B. MRI T₁ 加权像证实

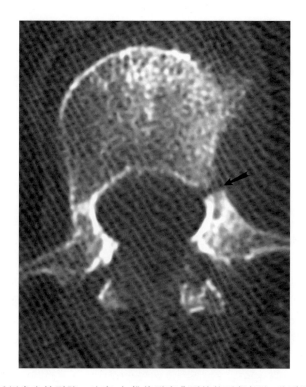

图 1-303　CT 扫描示椎体左后侧发育性裂隙。注意：与椎体脱离典型的偏后部相比，此裂隙位置靠前。此征可能无临床意义，勿误为创伤性椎弓根骨折（引自：Johansen JG, et al: Retrosomatic clefts: Computed tomographic appearance. Radiology 148:472,1983.）

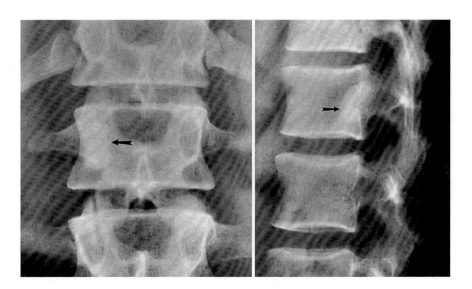

图 1-304 腰椎骨岛，正位似椎弓根硬化

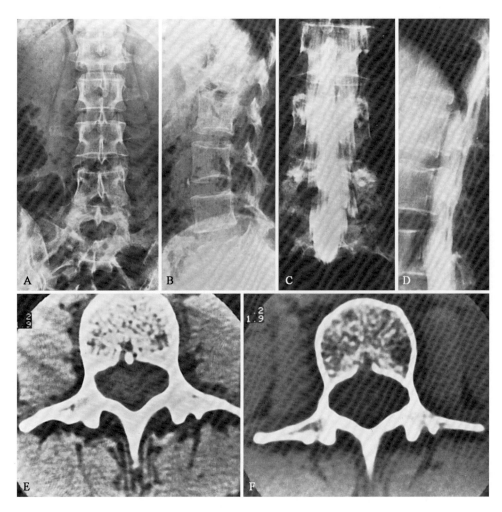

图 1-305 先天性胸腰段椎管扩大，无神经症状与体征。A 和 B. 平片见椎管宽大，椎弓根细小；C 和 D. 脊髓造影示巨大硬膜囊；E 和 F. CT 扫描示宽大椎管（引自：Patel NP, et al：Radiology of lumbar vertebral pedicles：Variants, anomalies and pathologic conditions. Radiographics 7：101，1987.）

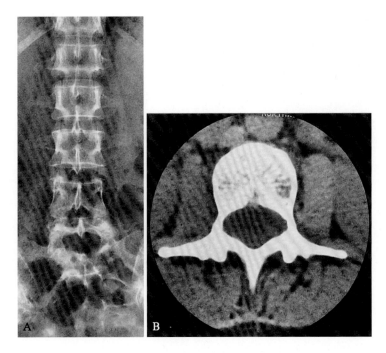

图 1-306 另例椎弓根细小,正常变异。A. 前后位片示全腰椎椎弓根平直伴内缘凹进,椎弓根间距增宽;B. CT 扫描 L₂ 示椎弓根窄细,椎管内无肿块。脊髓造影示大硬膜囊(引自:Atlas S,et al:Roentgenographic evaluation of thinning of the lumbar pedicles. Spine 18:1190,1993.)

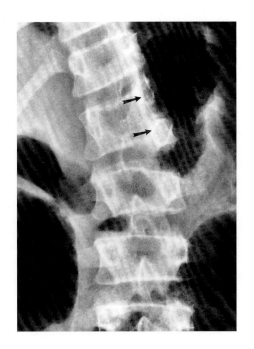

图 1-307 L₁ 双椎弓根

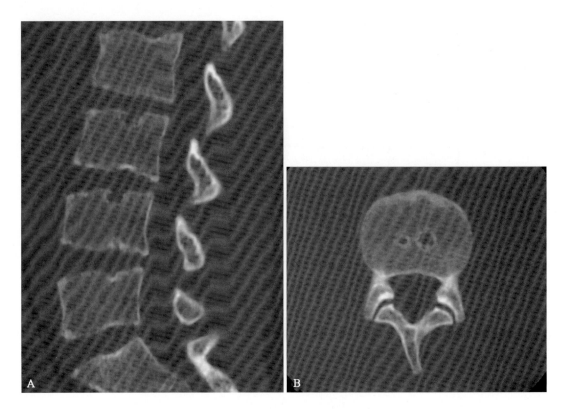

图 1-308　CT 扫描示脊索残迹

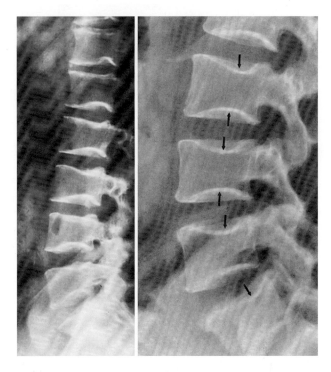

图 1-309　两侧脊索残迹造成的"气球"样椎间盘(引自:Tsuji H,et al:Developmental "balloon" discs of the lumbar spine in healthy subjects. Spine 10:907,1985.)

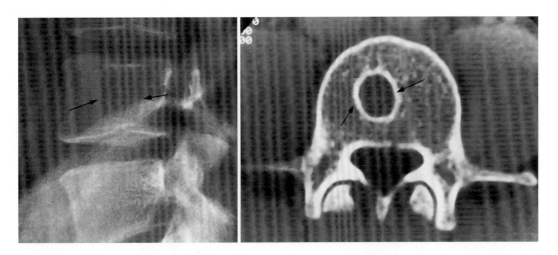

图 1-310　L₄ 椎体内透亮影,可能为脊索残迹

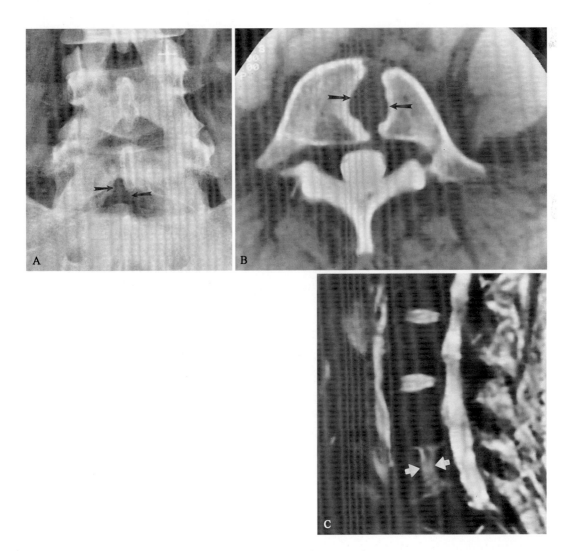

图I-311　L₅ 椎体脊索残迹。A. 前后位片示椎体缺损;B. CT 扫描示椎体中央缺损;C. MRI T₂ 加权像示缺损区高信号

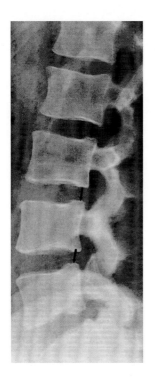

图 1-312　腰椎椎体上终板后部轮廓异常

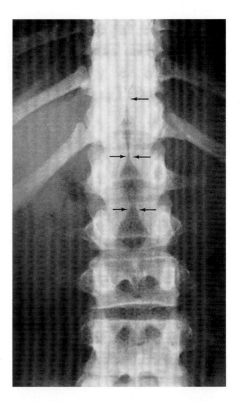

图 1-313　下胸椎及上腰椎椎弓闭合不全

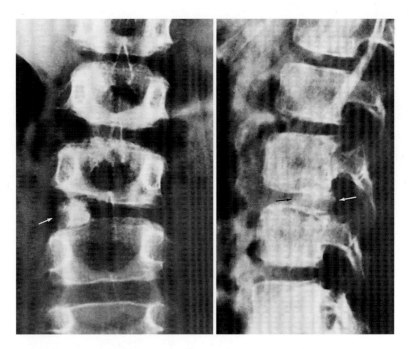

图 1-314　被误为钙化椎间盘的部分半椎体。注意邻近椎体畸形

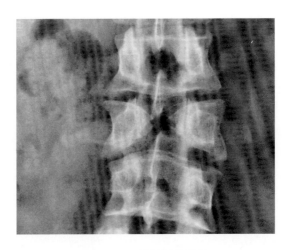

图 1-315 "蝴蝶"状腰椎

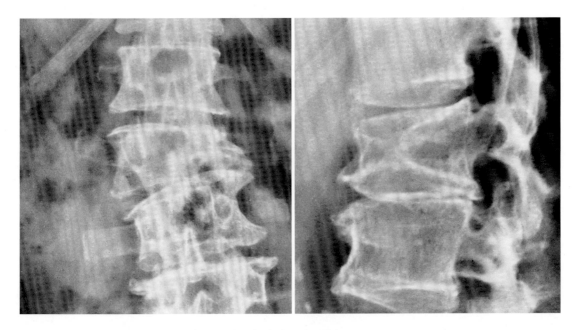

图 1-316 椎体左侧发育不良。注意左侧椎弓根发育不良 (引自:McMaster MJ,David CV:Hemivertebra as a cause of scoliosis. A study of 104 patients. J Bone Joint Surg 68:588,1986.)

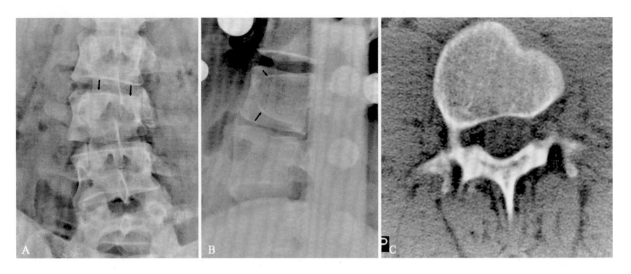

图 1-317　侧位投照椎体发育不良有特征性表现。A. 前后位；B. 侧位；C. CT 扫描

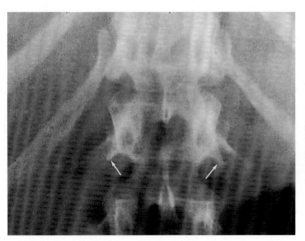

图 1-318　L₁ 双侧茎突

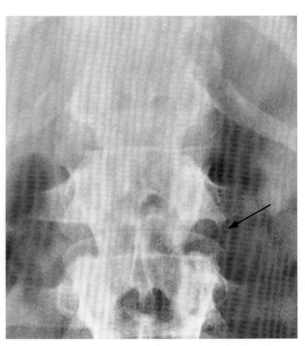

图 1-319　L₁ 单侧茎突

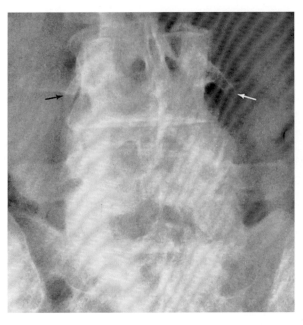

图 1-320 L₄ 双侧茎突。此突起始自上关节面后基底部

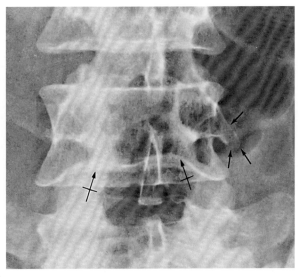

图 1-321 L₄ 单侧茎突（◄—）。注意：L₄ 下终板呈"丘比特弓"样（◄+），为正常变异（引自：Dietz GW，Christensen EE：Normal "Cupid's bow" contour of the lower lumbar vertebrae. Radiology 121:577，1976.）

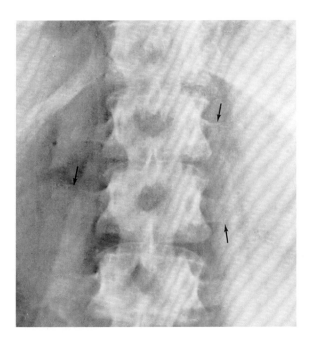

图 1-322 腰大肌重叠影造成横突形似骨折

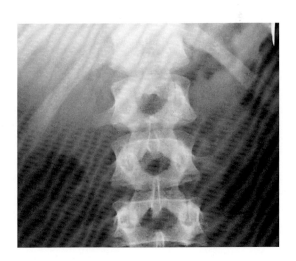

图 1-323 L₁ 左侧横突缺如

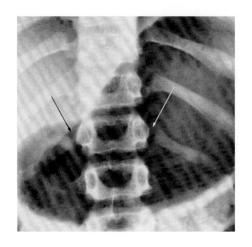

图 1-324　L₁与双侧肋骨不连

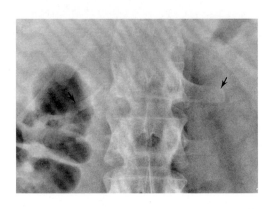

图 1-325　L₁发育性不对称,右侧为肋骨,左侧为横突

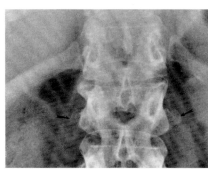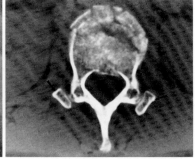

图 1-326　L₁横突与椎体不连。注意起源处椎弓薄弱。此患者为急性椎体骨折

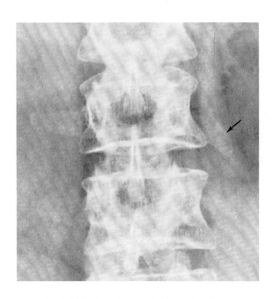

图 1-327　L₃横突下垂,易被误为骨折

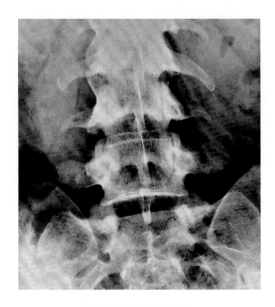

图 1-328　横突下垂

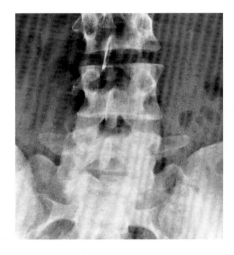

图 1-329 L₄ 左侧横突先天性缺如

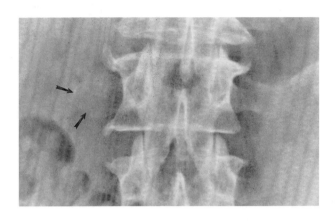

图 1-330 双侧横突不对称,右侧肥大

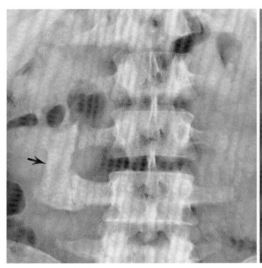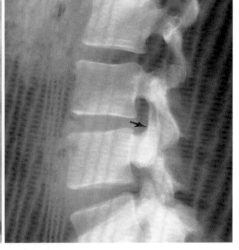

图 1-331 L₃、L₄ 横突间发育性骨桥

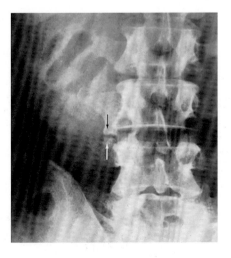

图 1-332 L₃、L₄ 横突间异常关节

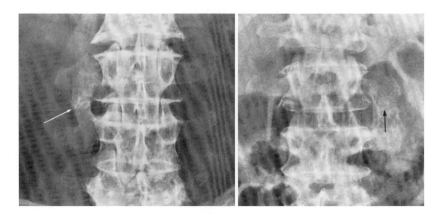

图 1-333　另两例 L₃、L₄ 横突间假关节（引自：Yoslow W，Becker MH：Osseous bridges between the transverse processes of the lumbar spine：Report of three cases and review of the literature. J Bone Joint Surg Am 50：513，1968.）

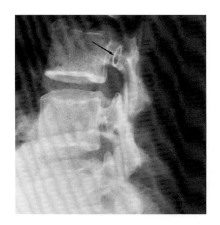

图 1-334　L₃ 横突切面观

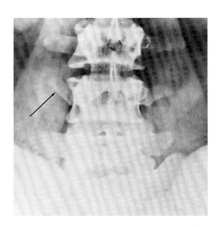

图 1-335　L₄ 横突上翘

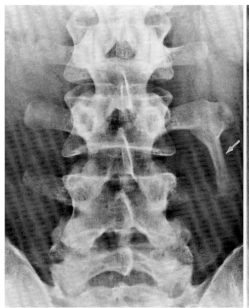

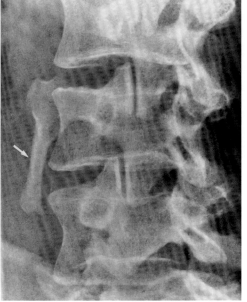

图 1-336　腰肋（引自：Dr. Gary M. Guebert.）

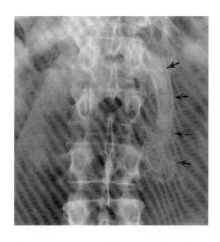

图 1-337 L₁、L₂、L₃ 间大骨桥似腰肋,患者无外伤史

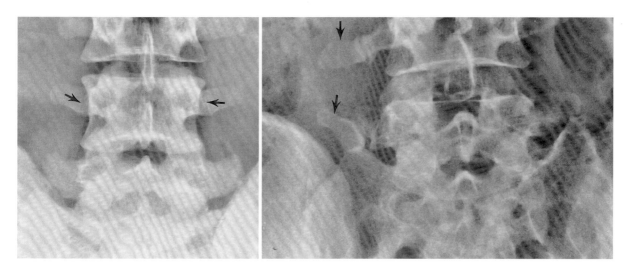

图 1-338 2 例腰肋

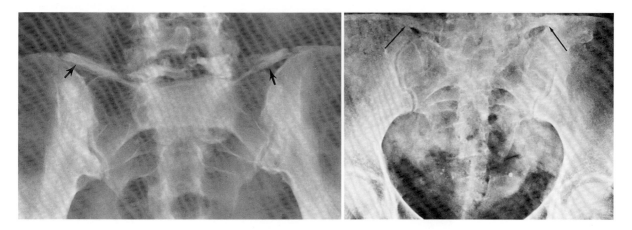

图 1-339 2 例髂腰韧带严重钙化

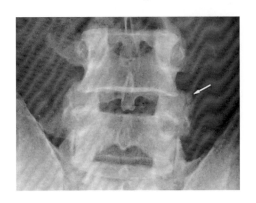

图1-340　L₅上关节突末端未融合的二次骨化中心

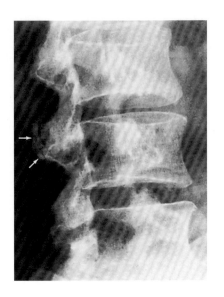

图1-341　L₄乳头状骨突

图1-342　L₄上关节突未融合的骨突

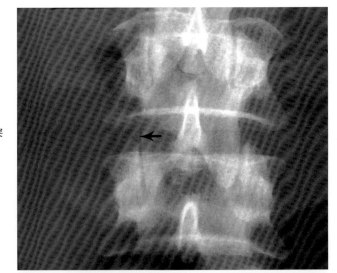

图1-343　L₃下关节突末端未
融合的骨化中心，
勿误为骨折。A.
前后位；B. 斜位

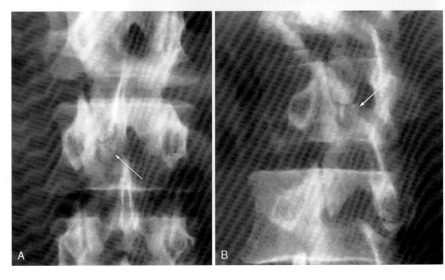

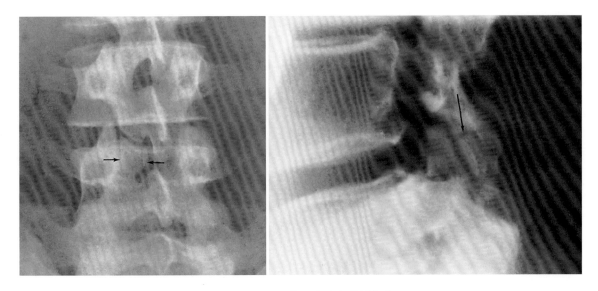

图 1-344 L₃ 下关节突未融合的骨化中心

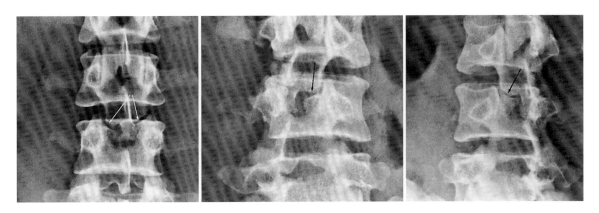

图 1-345 L₃ 双侧下关节突未融合的骨化中心

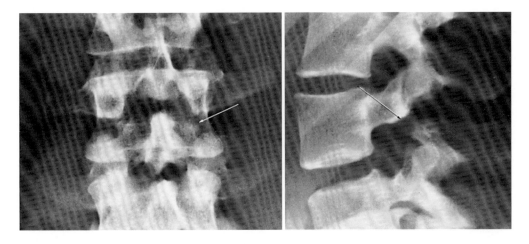

图 1-346 L₃ 下关节突缺如(引自:Arcomano JP,Karas S:Congenital absence of the lumbosacral articular processes. Skeletal Radiol 8:133,1982; Phillips MR,Keagy RD:Congenital absence of lumbar articular facets with computerized axial tomography documentation. Spine 13:676,1988.)

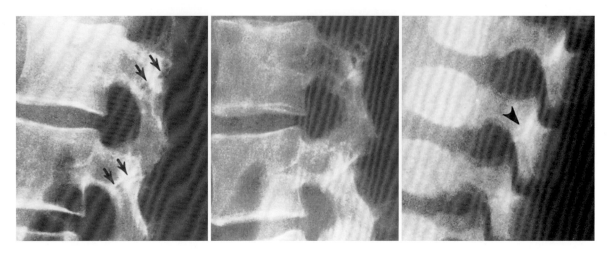

图 1-347　标准侧位显示 L₂、L₃ 假性椎弓崩裂，为横突重叠所致。左．标准侧位；中．小角度倾斜投照此现象消失；右．新生儿假性椎弓崩裂（引自：El-Khoury GY，et al：Normal roentgen variant：Pseudospondylolysis. Radiology 139：72，1981.）

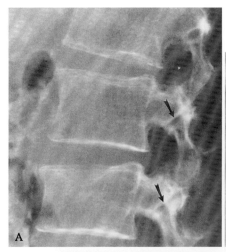

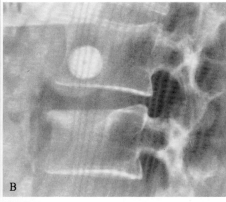

图 1-348　因摄片时轻微旋转造成的 54 岁男性 L₂、L₃ 假性椎弓崩裂（A），纠正体位后消失（B）

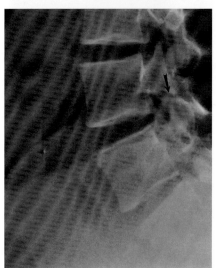

图 1-349　髂骨嵴重叠影造成的 L₄ 假性椎弓崩裂

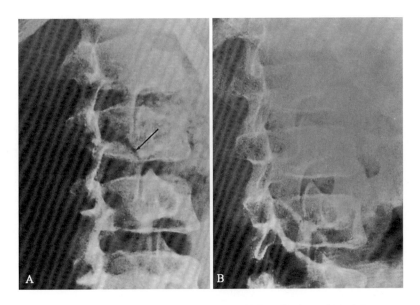

图 1-350　A. 肠内气体影造成的 L₂ 假性椎弓崩裂;B. 复查消失

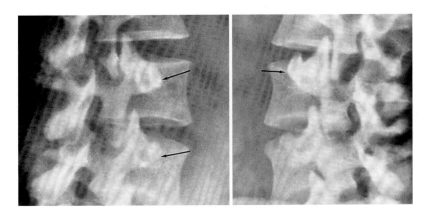

图 1-351　向下方突出的横突末端与椎弓根重叠形成的"猪嘴"样椎弓根(引自:Dr. W.E. Litterer.)(引自:Patel NP,et al:Radiology of lumbar vertebral pedicles:Variants,anomalies,and pathologic conditions. Radiographics 7:101,1981.)

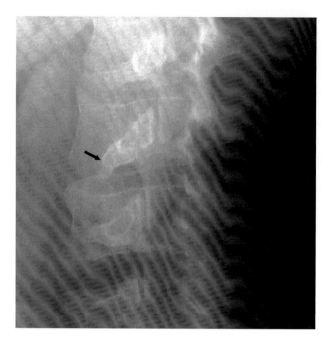

图 1-352　L₃"象鼻"样椎弓根

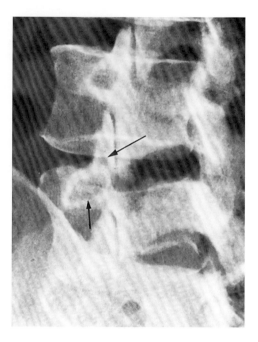

图 1-353　双眼苏格兰狗征。第 2 只眼由突出的乳状突形成（引自：Resnik CS, et al：The two-eyed Scotty dog：A normal anatomic variant. Radiology 149：680,1983.）

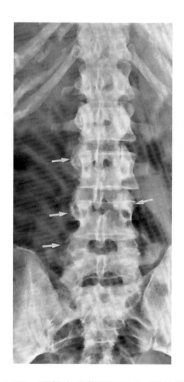

图 1-354　腰椎小关节面不对称,形似肿块

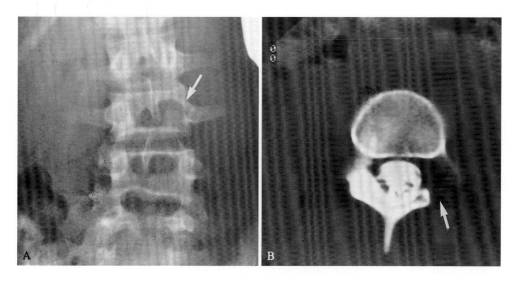

图 1-355　L₃ 左侧椎弓根先天缺如。A. 平片；B. CT 扫描（引自：Wortzman G，Steinhardt Ml：Congenitally absent lumbar pedicle：A reappraisal. Radiology 152：713，1984.）

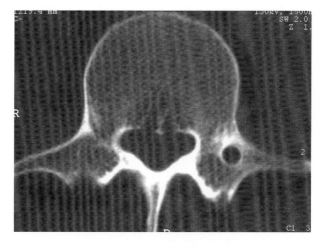

图 1-356　腰椎椎弓异常空洞

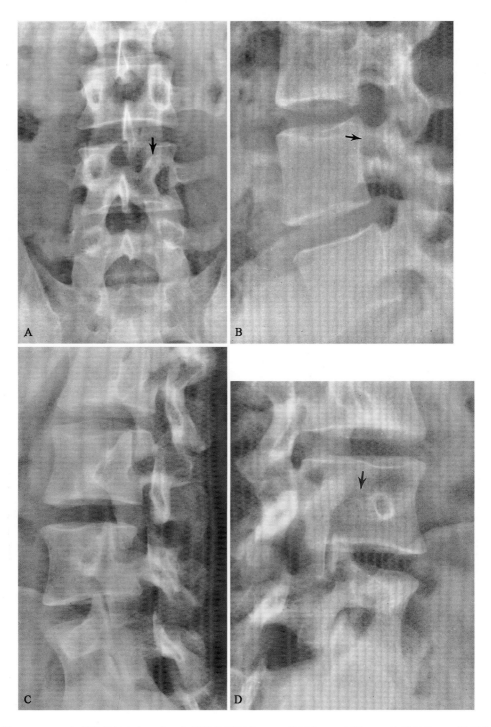

图 1-357　L₄ 左侧椎板缺如(➝)。右侧椎弓根肥大。A. 前后位；B. 侧位；C. 右后斜位；D. 后斜位

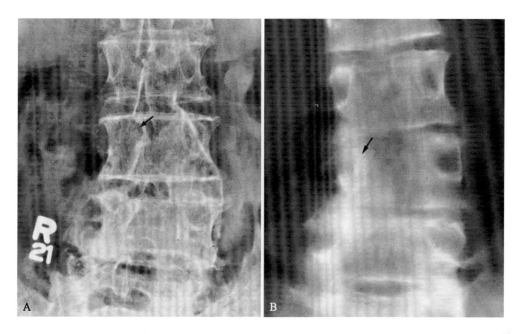

图 1-358 A. 脊柱侧弯导致 L$_4$ 右侧椎弓根假性破坏;B. 分层摄影示椎弓根完整

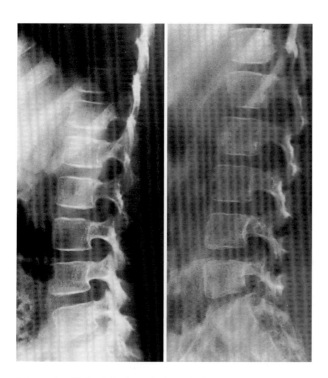

图 1-359 椎体后缘扇形应为正常变异,尤其是在儿童。左 . 6 岁儿童;右 . 10 岁儿童

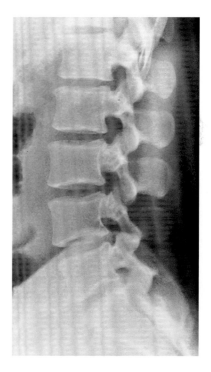

图 1-360 21 岁无临床症状男性椎体扇形后缘,此变异亦可见于椎管狭窄的病人

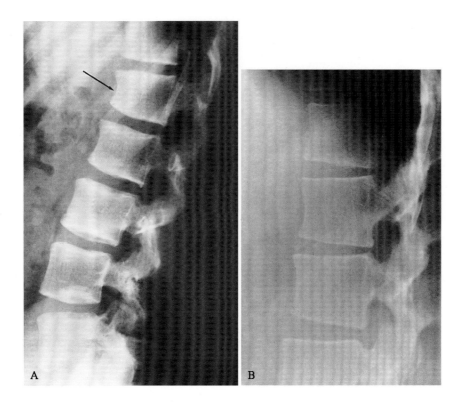

图 1-361 A. T$_{12}$ 与 L$_1$ 椎体常呈楔形；B. 另一例 T$_{12}$、L$_1$ 和 L$_2$ 椎体正常楔形变

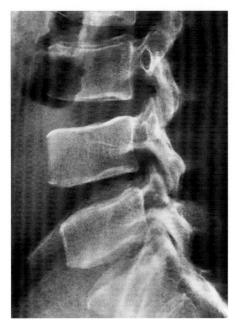

图 1-362 长腰椎

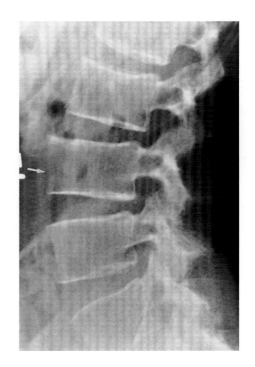

图 1-363 大腰椎

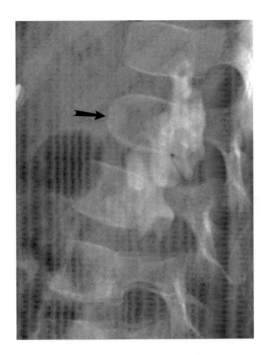

图 1-364　3 岁小儿 L₁ 球状椎体

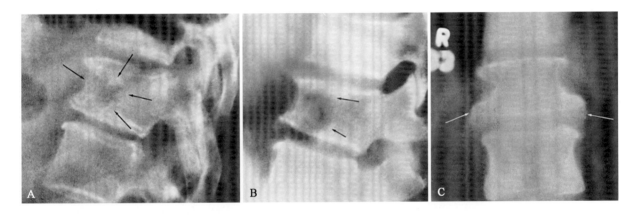

图 1-365　椎体不规则骨质疏松,形似病理性破坏。A. 平片;B 和 C. 分层摄影(引自:Wagner A:"Spurious" defect of the lumbar vertebral body. AJR Am J Roentgenol 135:1095,1980.)

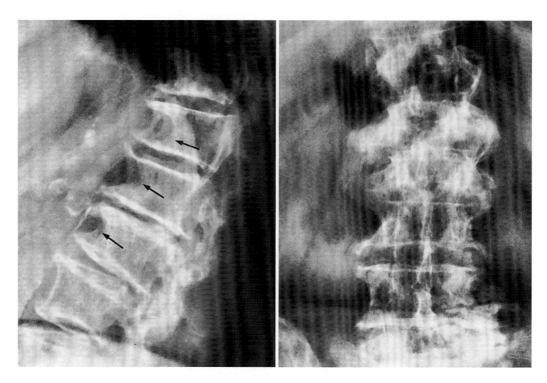

图 1-366　83 岁女性腰椎多发假性缺损

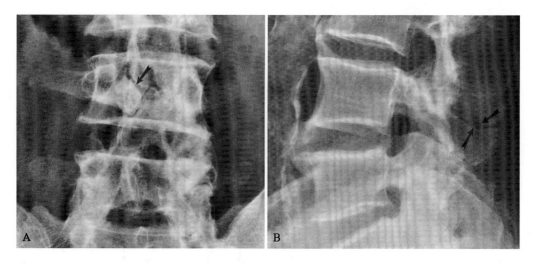

图 1-367　L₄ 棘突裂

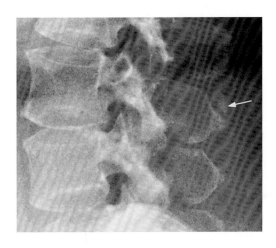

图 1-368　81 岁男性棘间韧带钙化,为老年人正常衰老现象,勿误为撕脱骨折(引自:Scapinelli R:
Localized ossifications in the supraspinous and interspinous ligaments of adult man. Rays
13:29,1988.)

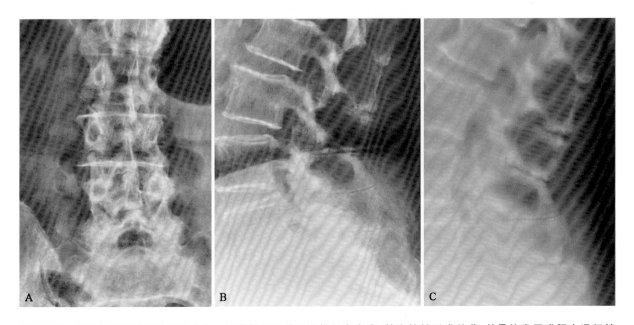

图 1-369　老年人腰椎棘突退行性改变。因脊柱明显前凸和椎间盘变窄,棘突接触形成关节,并最终发展成肥大退行性
病变,被称为“接吻棘突”或 Baastrup 病,可有症状。A. 前后位示棘突肥大,尤其是 L₄ 棘突;B. 后方的假关节
和肥大的棘突形成罕见的征象,勿误为骨破坏;C. 分层摄影示棘突边缘骨质硬化,末关节部分相对透亮(引
自:Jacobson HG,et al:The “swayback” syndrome. Am J Roentgenol Radium Ther Nucl Med 79:677,1958.)

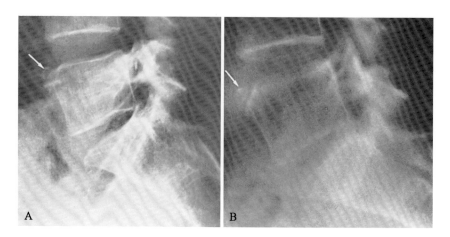

图 1-370　未融合的二次骨化中心（椎缘骨）似 L₅ 骨折。A. 平片；B. 体层摄影。有证据表明椎缘骨是椎间盘疝的结果（引自：Kozlowski K：Anterior intravertebral disc herniations in children：Unrecognized chronic trauma to the spine. Australas Radiol 23：67，1979；Henales V，et al：Intervertebral disc herniations［limbus vertebrae］in pediatric patients：Report of 15 cases. Pediatr Radiol 23：608，1993.）

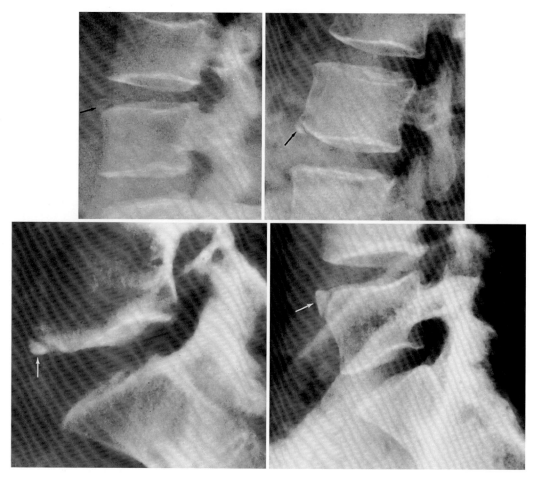

图 1-371　另一例腰椎未融合的二次骨化中心（椎缘骨）

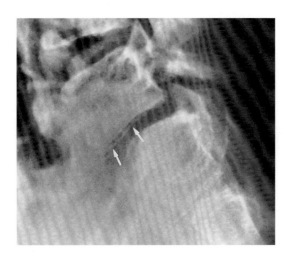

图 1-372　8 岁女孩 L₅ 完整环状骨突

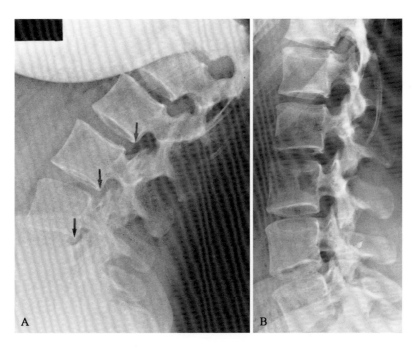

图 1-373　A. 伸展位诸腰椎椎体依次向后退;B. 中立位排列恢复正常

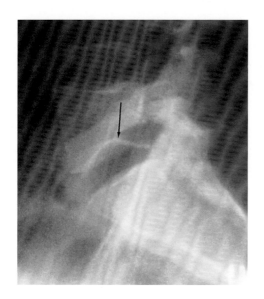

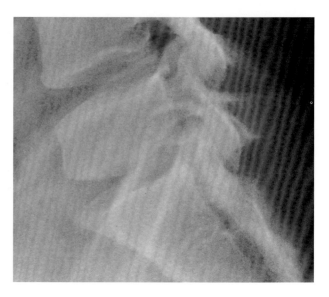

图 1-374 L$_5$ 楔形变及下终板弓形变,正常变异非病理表现(引自:Dietz GW,Christensen EE:Normal "Cupid's bow" contour of the lower lumbar vertebrae. Radiology 121:577,1976.)

图 1-375 L$_5$ 楔形变,无外伤史、未见骨折

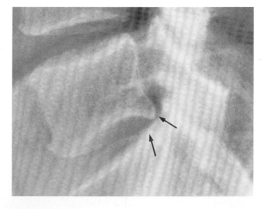

图 1-376 L$_5$ 明显向 S$_1$ 后方滑脱。通常是因为摄片位置不正造成,也有一些是因为骶椎上缘前后径比 L$_5$ 的前后径小所致。椎体前缘关系较为可靠(引自:Melamed A,Ansfield DJ:Posterior displacement of lumbar vertebrae. Am J Roentgenol Radium Ther Nucl Med 58:307,1947.)

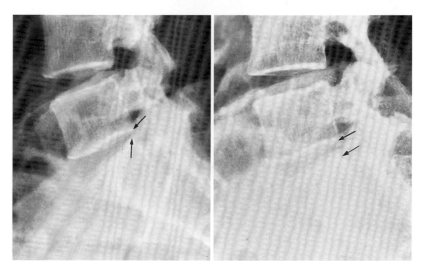

图 1-377 左. 旋转致 L$_5$ 貌似向 S$_1$ 后方滑脱;右. 标准侧位显示关系正常

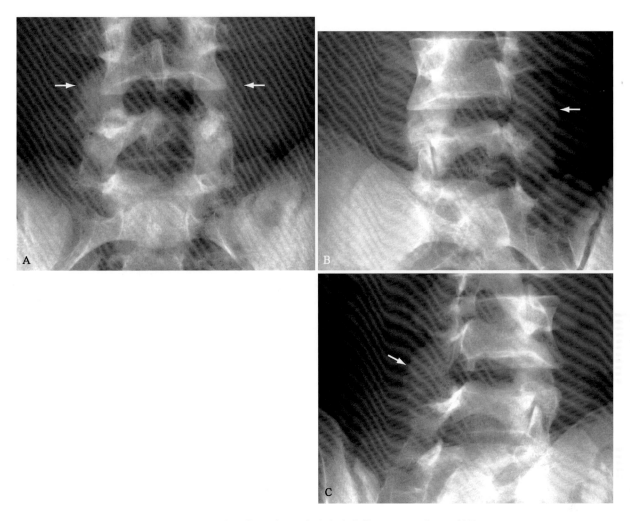

图 1-378　20 岁男性 L₄ 与 L₅ 发育中大关节面。A. 正位；B. 斜位

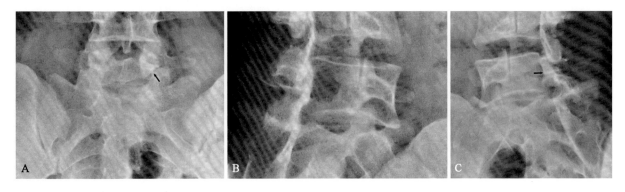

图 1-379　L₅ 左侧假性峡部裂，有图 C 中所示的短小下关节突所致。A. 前后位；B. 左斜位；C. 右斜位

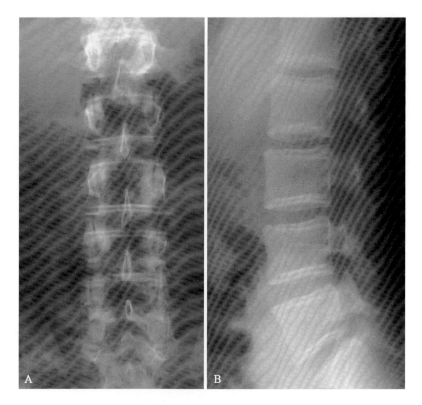

图 1-380　16 岁男孩生长停滞线

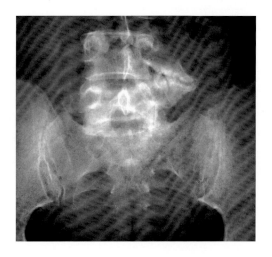

图 1-381　L$_4$、L$_5$ 横突间关节

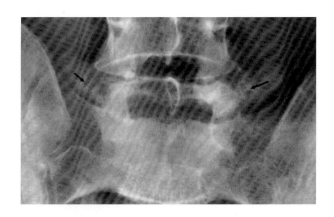

图 1-382　L$_5$ 异常肋骨

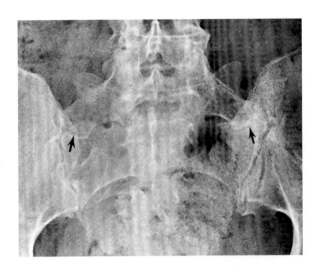

图 1-383　L₅ 双侧骶化,并与骶骨形成假关节

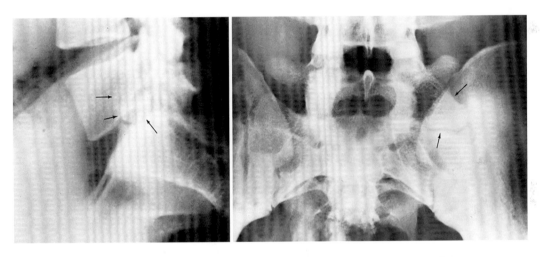

图 1-384　L₅ 左侧骶化,注意侧位投照时的额外高密度。假关节勿误为骨折

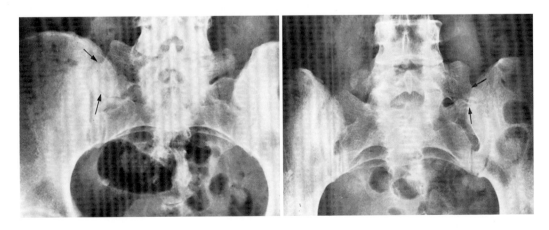

图 1-385　另 2 例 L₅ 与骶骨间异常关节。这种解剖排列可导致出现临床症状(引自:Jonsson B,et al:Anomalous lumbosacral articulations and low back pain:Evaluation and treatment. Spine 14:831,1989.)

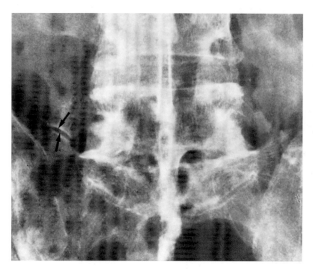

图 1-386 L₅ 横突与骶骨间异常关节

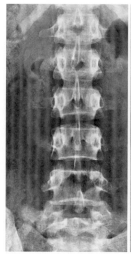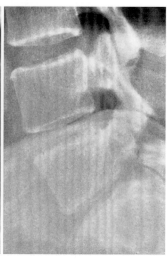

图 1-387 有移行椎的患者腰骶椎间盘常比无移行椎者明显狭窄,此并非意味着椎间盘变性。本例为有 6 个腰椎的患者(引自:Nicholson AA,et al: The measured height of the lumbosacral disc in patients with and without transitional vertebrae. Br J Radiol 61:454,1988.)

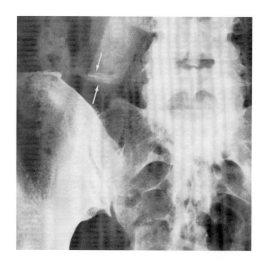

图 1-388 髂腰韧带钙化

第四节　骶　椎

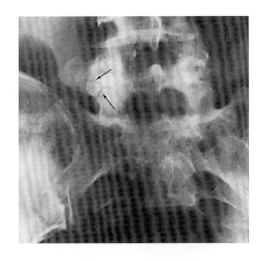

图 1-389　S_1 上关节突未融合的骨化中心

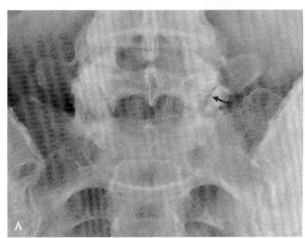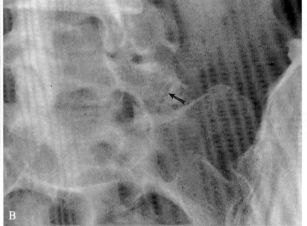

图 1-390　另一例 S_1 上关节突未融合的骨化中心，勿误为骨折。A. 前后位；B. 右斜位

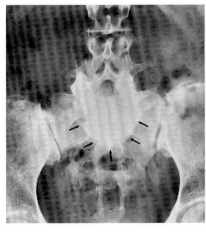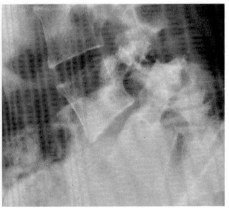

图 1-391　正位投照时明显的腰段脊柱前凸，类似于 L_5 向前滑脱产生的"拿破仑帽子征"

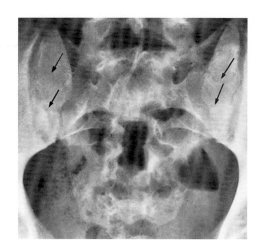

图 1-392　15 岁男孩骶椎翼

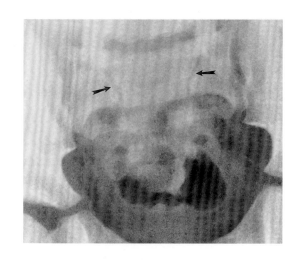

图 1-393　3 岁幼儿骶骨翼与骶骨体部之间的软骨
联合,通常在 1—7 岁闭合

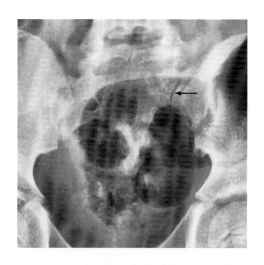

图 1-394　9 岁男孩仍存在如图 1-393 的情况

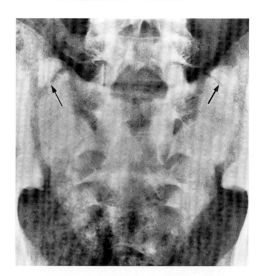

图 1-395　15 岁男孩骶骨翼副骨化中心

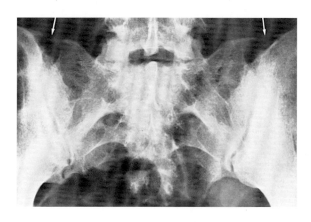

图 1-396　骶骨"天使翼",由骶髂韧带钙化导致

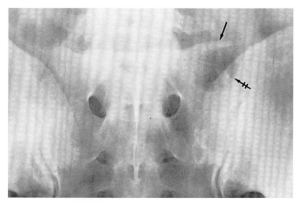

图 1-397　骶髂韧带钙化(◄—)。注意其下方骶椎疑似破
坏性病变,为结肠内气体重叠影导致(◄卅)

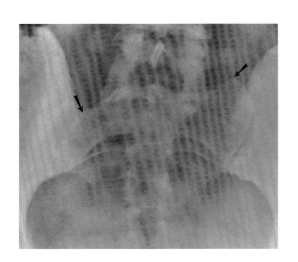

图 1-398 S₁右侧翼缺如

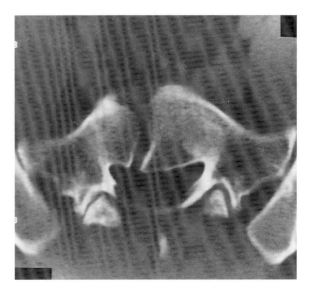

图 1-399 S₁中央裂,应为脊索残迹

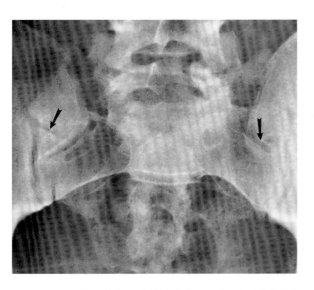

图 1-400 骶骨附件与骶骨体未融合,形成"副骶髂关节"

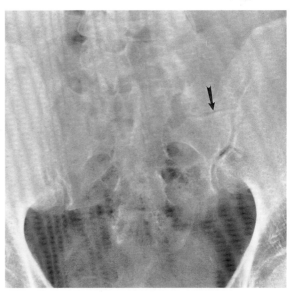

图 1-401 单侧"副骶髂关节"

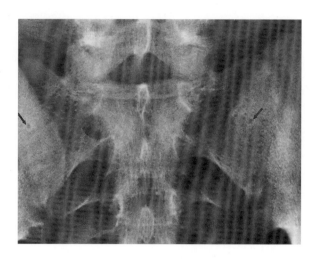

图 1-402　8 岁男童骶骨翼营养孔

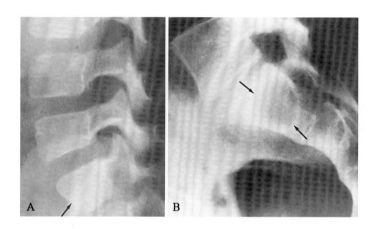

图 1-403　S_1 正常变异。A. 2 岁男孩骨密度增高,易被误为骨质硬化;B. 青年人骶骨假性囊肿,为大量骨松质导致,S_2 似有同样表现

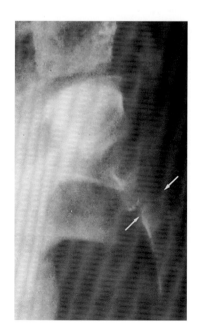

图 1-404　儿童骶骨假性骨折。此在儿童第 2、3 骶椎并不罕见

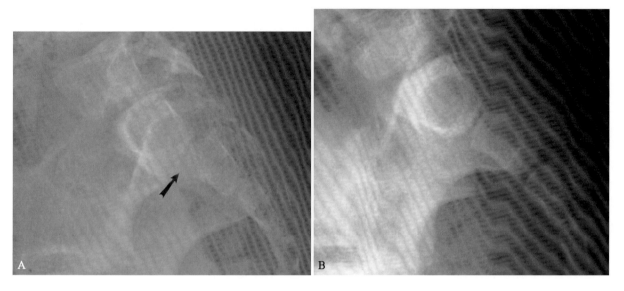

图 1-405　A. 旋转导致的骶椎假性骨折；B. 标准侧位示顺位正常

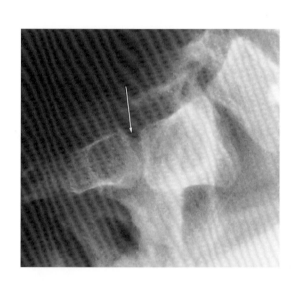

图 1-406　第 1、2 骶椎间后方间隙增宽，为发育中变异，勿误为破坏性病变（引自：Cacciarelli AA：Posterior widening of the S1-S2 interspace in children：A normal variant of sacral development. AJR Am J Roentgenol 129：305，1977.）

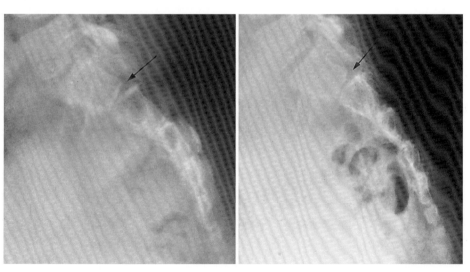

图 1-407　左. 13 岁男孩第 1、2 骶椎间后方间隙增宽，被误诊为骨折；右. 3 个月后随访未见异常

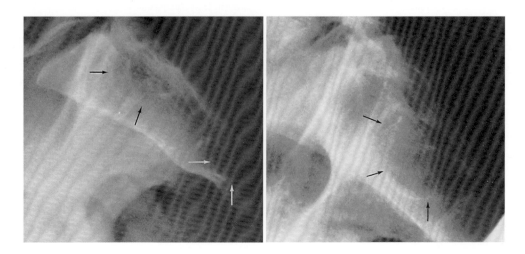

图 1-408　骶椎明显的囊性病变,由骶孔导致(引自:Kreyenbuhl W,Hessler C:A variation of the sacrum on the lateral view. Radiology 109:49,1973.)

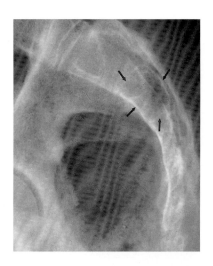

图 1-409　另一例如图 1-408 的囊性变

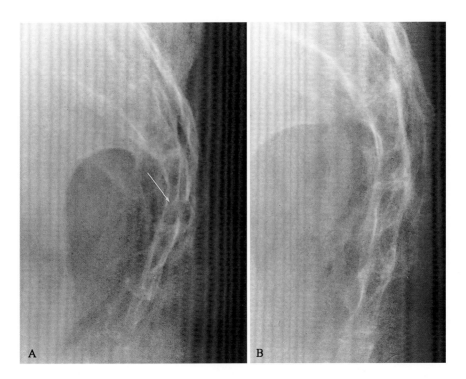

图 1-410　A. 骶孔及旋转造成的假性破坏性病变；B. 标准侧位显示无异常

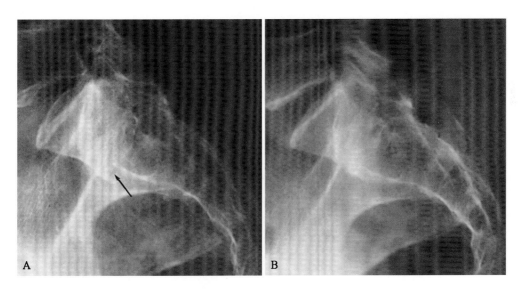

图 1-411　A. 旋转造成的假性骨折；B. 重复摄片显示无异常

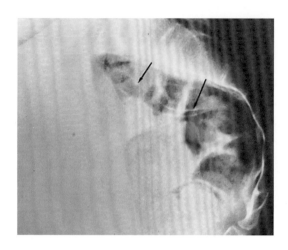

图 1-412　骶骨深部异常曲线形成边缘呈壳状的假性扩张性病变,CT 扫描未见骶骨内病变

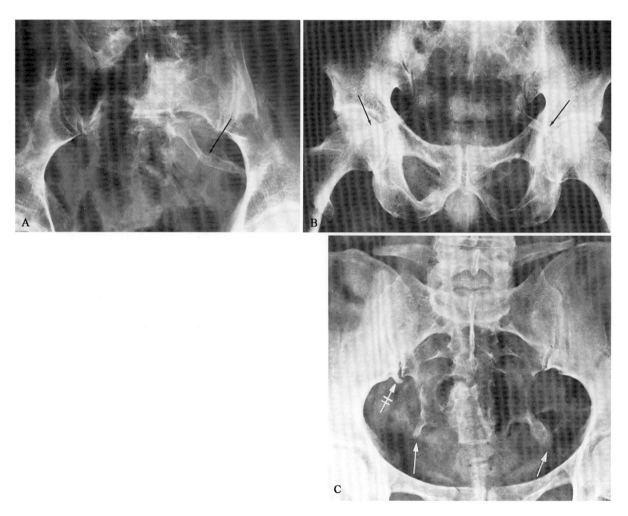

图 1-413　骶肋(◄—)。A. 单侧;B. 双侧;C. 双侧且不对称。注意髂腰韧带钙化以及右侧骶髂关节的髂骨骨刺(◄╫)(引自:Halloran W:Sacral ribs. Q Bull Northwest Univ Med School 34:304,1960.)

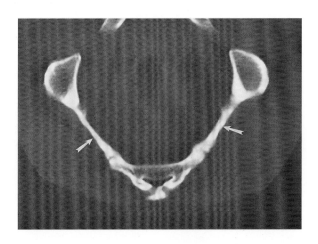

图 1-414　CT 示骶肋

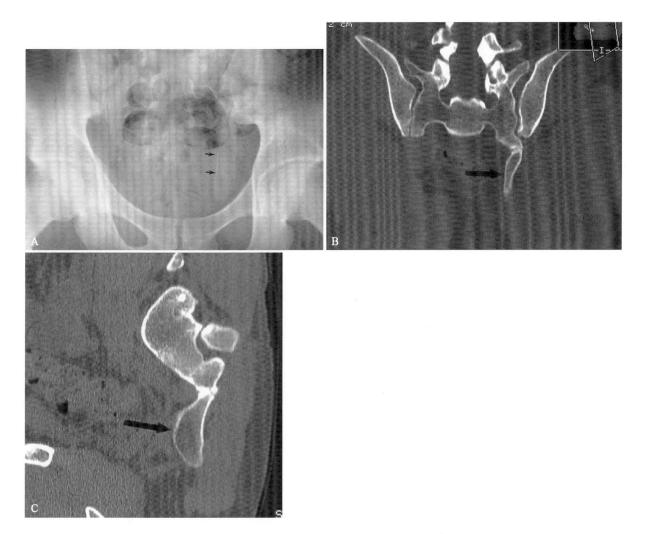

图 1-415　骶肋。A. 平片；B. CT 冠状面；C. CT 矢状面

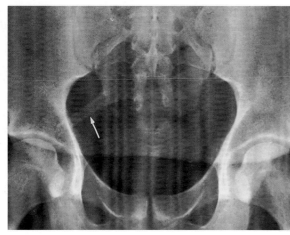
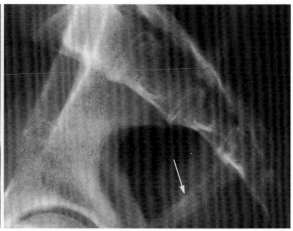

图 1-416　侧位片亦见单侧骶肋

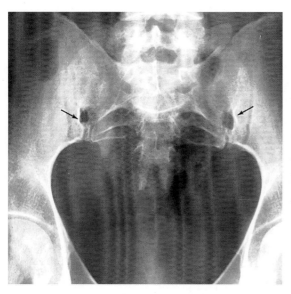

图 1-417　骶骨正常的圆孔状影

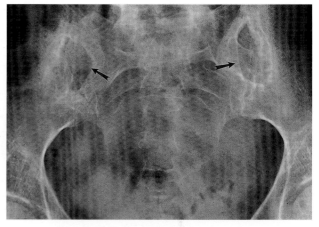

图 1-418　骶骨翼发育中缺损

图 1-419　骶孔导致的骶骨翼假性破坏性病变。肠内气体也可导致同样的假象。A. 平片；B. 分层摄影

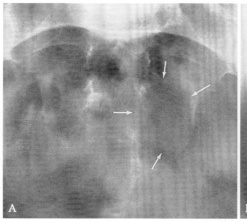
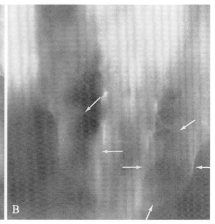

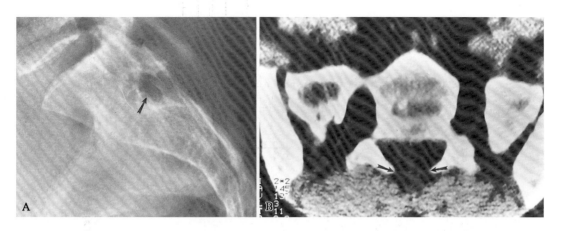

图 1-420　S_1 隐性脊柱裂造成的骶骨假性破坏性病变。A. 侧位；B. CT 扫描

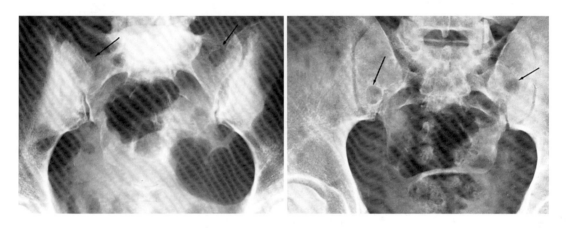

图 1-421　2 例骶翼孔导致的疑似破坏性病变

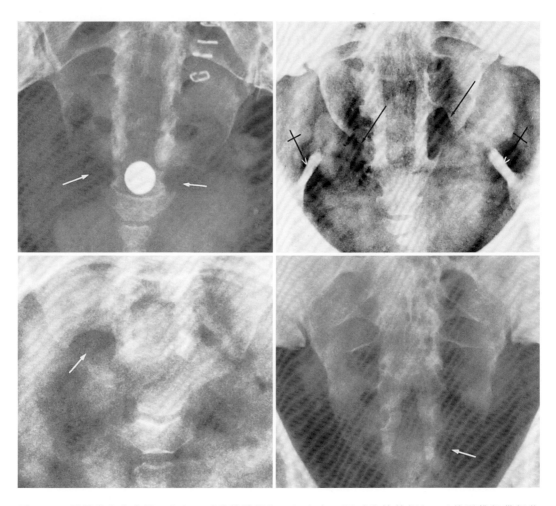

图 1-422　骶骨发育中变异。上左．对称性缺损（←—）；上右．不对称性缺损（←—）伴骶椎韧带钙化（←＋）；下．其他不对称性缺损

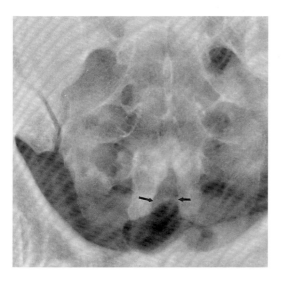

图 1-423　骶管开放

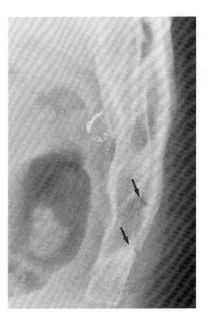

图 1-424　骶椎融合线类似骨折

第五节 尾 骨

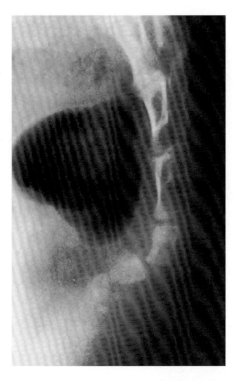

图 1-425　尾骨正常前屈。尾骨位置本身不足以作为判断损伤的证据(引自:Postacchini F,Massobrio M:Idiopathic coccygodynia:Analysis of fifty-one operative cases and a radiographic study of the normal coccyx. J Bone Joint Surg Am 65:1116,1983.)

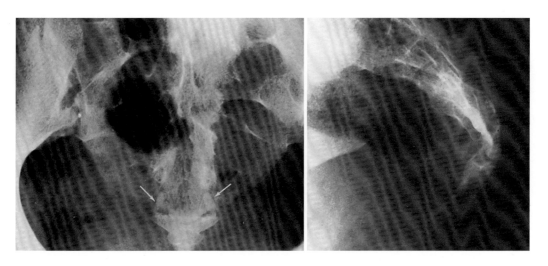

图 1-426　尾骨前屈。注意骶骨末端的后弓易被误为骨折(◀━)

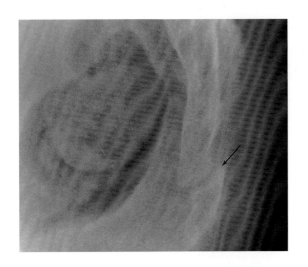

图 1-427 尾骨位于骶骨末端后部，为正常变异而非脱位

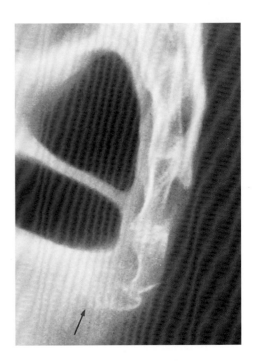

图 1-428 尾骨明显前屈

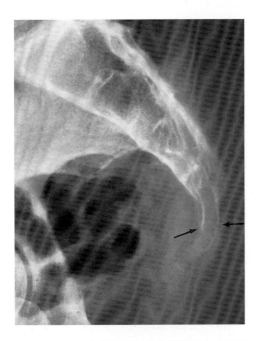

图 1-429 骶骨末节与尾骨结合处易被误为骨折

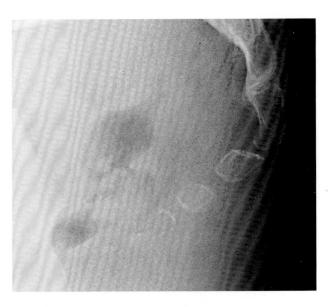

图 1-430 "漂浮尾骨"

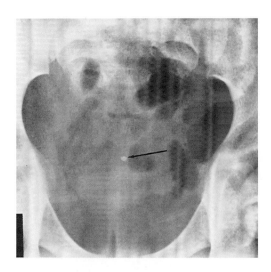

图 1-431　10 岁男孩第 1 尾骨骨化中心,勿误为结石或肠石

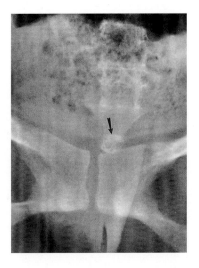

图 1-432　尾骨轴位观,类似结石

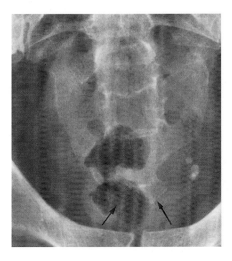

图 1-433　先天性尾骨分叉

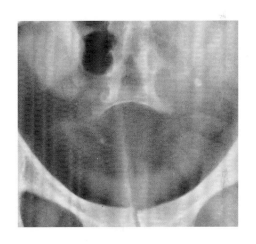

图 1-434　先天性尾骨缺如伴骶骨远端发育异常

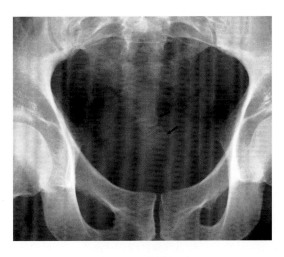

图 1-435　尾骨侧凸

第六节　骶髂关节

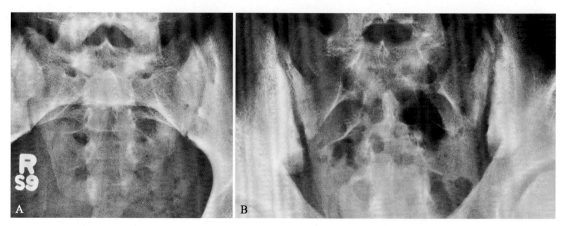

图 1-436　正常青少年骶髂关节宽且不规则。这些正常改变勿与骶髂关节炎混淆。A. 骨盆标准前后位；B. 球
　　　　管与头侧成 30°角（Ferguson 位）

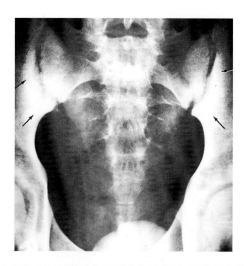

图 1-437　14 岁男孩正常骶髂关节硬化与不规则，类似强直性脊柱炎表现

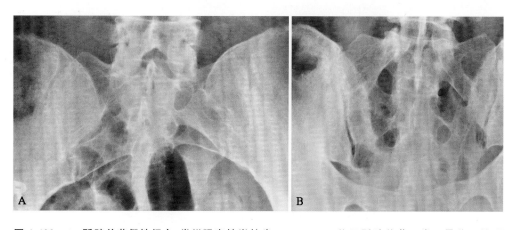

图 1-438　A. 骶髂关节假性闭合，类似强直性脊柱炎；B. Ferguson 位示骶髂关节正常。骨盆正位观
　　　　有时不能完全体现骶髂关节的真实情况

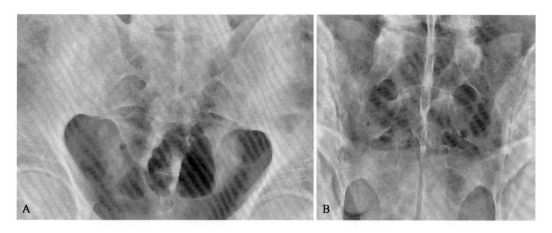

图 1-439　A. 基于骶髂关节的表现误诊为强直性脊柱炎；B. Ferguson 位示无异常

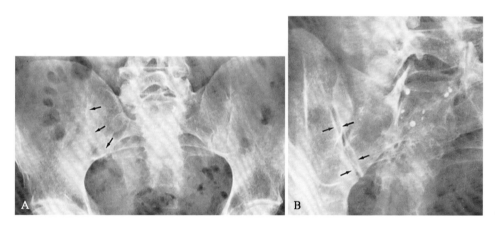

图 1-440　A. 轻度旋转致骶髂关节假性闭合；B. 骶髂关节斜位摄影示正常

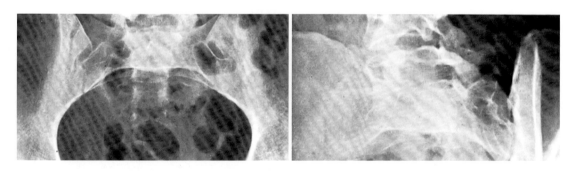

图 1-441　左．左侧骶髂关节显似缺如，因左侧关节面倾斜所致；右．斜位投照示左侧骶髂关节完整正常

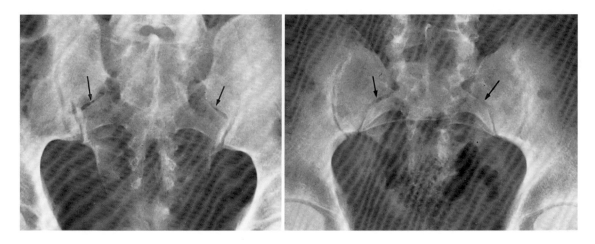

图 1-442　2 例双侧副骶髂关节（引自：Ehara S，et al：The accessory sacroiliac joint：A common anatomic variant. AJR Am J Roentgenol 150：857，1988.）

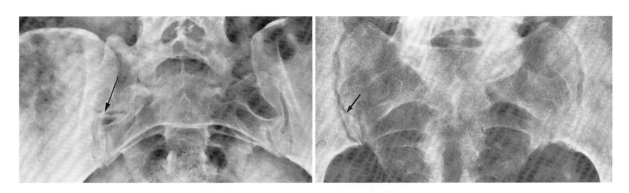

图 1-443　单侧副骶髂关节，可被误为骨折

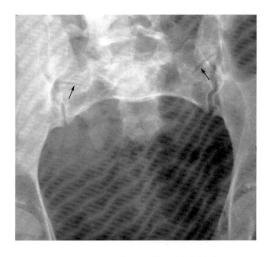

图 1-444　极度明显的副骶髂关节

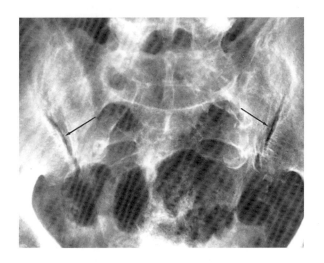

图 1-445　骶髂关节真空现象

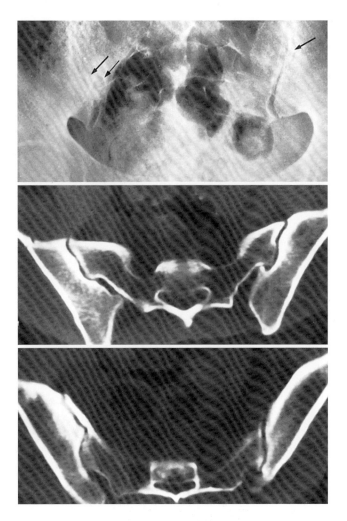

图 1-446　骶髂关节发育不对称(上)。CT 扫描更清楚地显示了正常的双侧不对称(中和下)

第2章

骨盆带

第一节　髂　骨

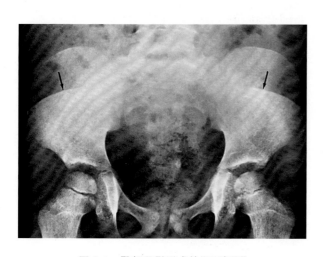

图 2-1　臀部阴影形成的"双髂翼"

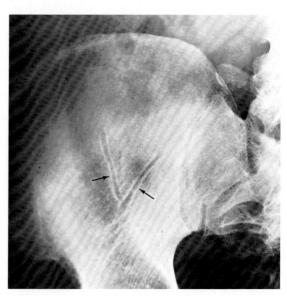

图 2-2　髂骨营养动脉沟

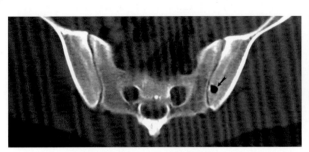

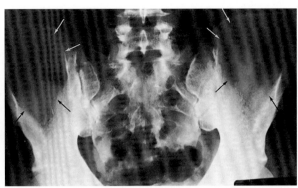

图 2-3　18 岁女性 CT 扫描见左侧髂骨内空气囊泡（引自：
Hall FM, Turkel D：Case report 526：Intraosseous
pneumocyst of the ilium. Skeletal Radiol 18：127,
1989；Hertzanu Y, Bar-Ziv J：Case report 606：
Gas-filled subchondral cyst of ilium secondary to os-
teoarthritis of the sacroiliac joint. Skeletal Radiol
19：225,1990.）

图 2-4　髂窝正常透亮影,似骨溶解性病变

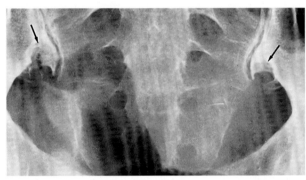

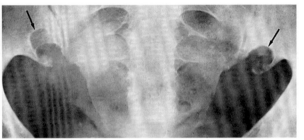

图 2-5　耳前（盂旁）沟。此为在应力作用下前骶髂韧带附着处骨质吸收,是女性骨盆的特征,不一定有临床症状。较深
的耳前沟只见于经产妇（引自：Dee PM：The preauricular sulcus. Radiology 140：354,1981；Schemmer D,et al：Ra-
diology of the paraglenoid sulcus. Skeletal Radiol 24：205,1995.）

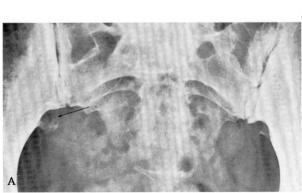

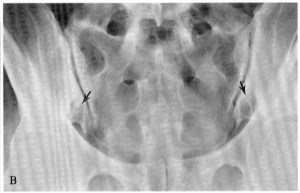

图 2-6　A. 与对侧不对称的耳前沟；B. Ferguson 位盂旁沟似破坏性病变

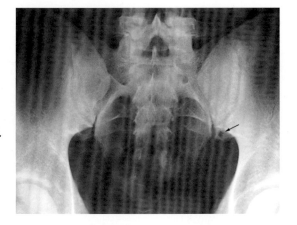

图 2-7　25 岁男性双侧髂骨孔

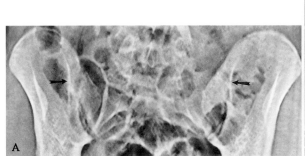

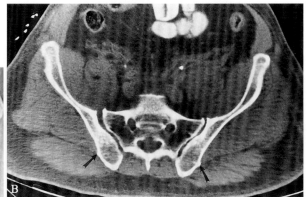

图 2-8　A. 臀大肌与竖脊肌附着点间嵴;B.CT 扫描示嵴的位置

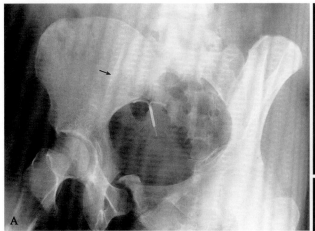

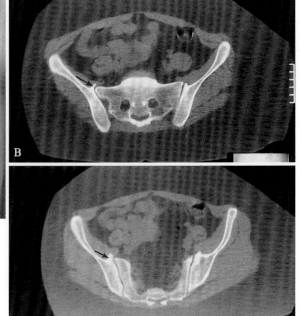

图 2-9　髂骨线状致密影(A),CT 扫描示髂骨内侧刺样嵴(B 和 C),此为髂肌的起点(引自:Dr. L.M. Boolkin.)

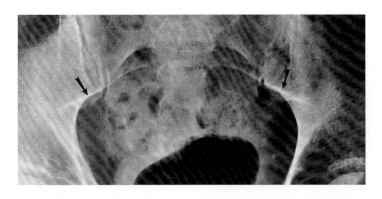

图 2-10 致密白线应为坐骨大孔的顶部

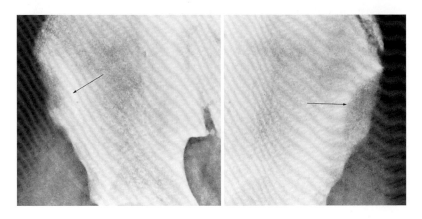

图 2-11 见于青少年的髂骨不规则骨化,为缝匠肌起点,这些区域类似破坏性病变

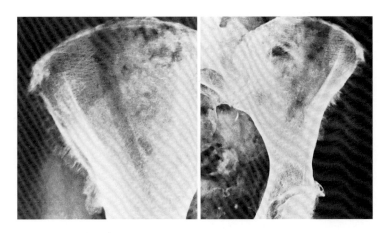

图 2-12 见于老年人的髂骨刺样肌肉附着处

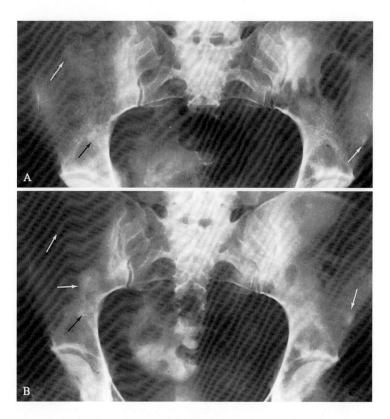

图 2-13　正常男性发育中的骨岛。A、B 两片拍摄时间间隔为 4 年(引自:Blank N,Lieber A:The significance of growing bone islands. Radiology 85:508,1965.)

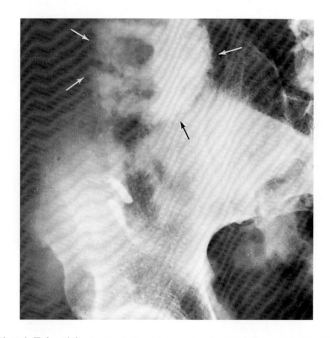

图 2-14　60 岁男性巨大骨岛(引自:Smith J:Giant bone islands. Radiology 107:35,1973; Ehara S,et al: Giant bone island:Computed tomography findings. Clin Imaging 13:231,1989.)

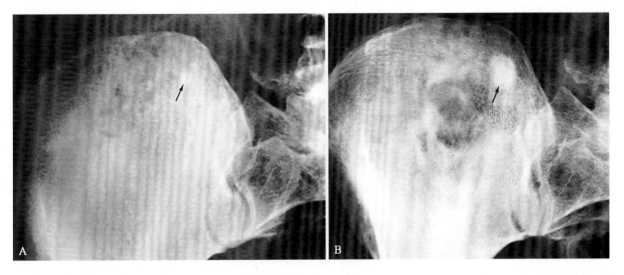

图 2-15　髂骨骨岛。髂骨中常见,可生长,偶尔也可消失。无临床意义。A. 年轻女性髂骨骨岛;B. 9 年后骨岛增大(引自:Kim SK,Barry WF Jr:Bone islands. Radiology 90:77,1968.)

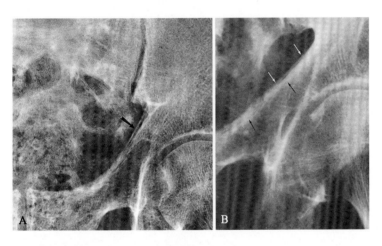

图 2-16　2 例骨盆缘正常老年性改变,易被误为骨膜炎或 Paget 病

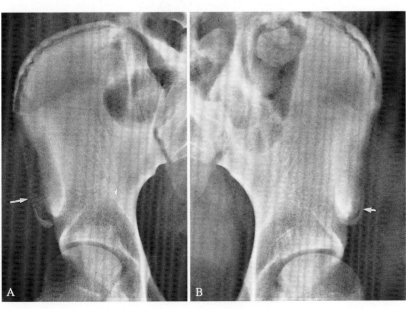

图 2-17　15 岁男孩骨盆"耳",为髂骨骨突向尾端延伸所致

图 2-18　如前图髂骨骨突部分闭合,勿误为外伤

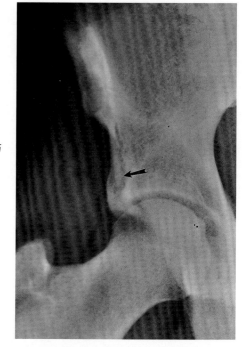

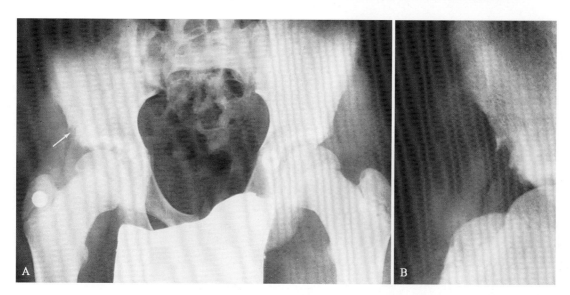

图 2-19　A. 少年髂前下棘不规则,为股直肌牵拉所致,勿误为肿瘤;B. 局部放大摄影,注意肌平面未受影响(引自:Murray RO,Jacobson HG:The Radiology of Skeletal Disorders,2nd ed. London,Churchill Livingstone,1977.)

图 2-20　24 岁骨盆骨折男性髂前下棘骨盆"耳"
　　　　(◀━)和已愈合的撕脱伤(◀+)

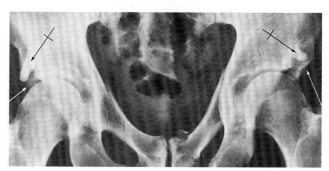

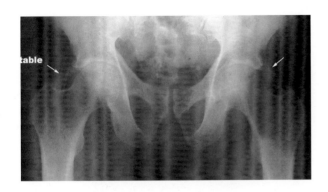

图 2-21　起自髋臼边缘的副件

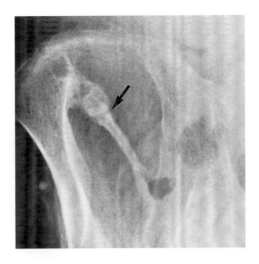

图 2-22　髂肋（骨盆指），为发育中变异，注意假关节形成（引自：Greenspan A，Norman A：The "pelvic digit"：An unusual developmental anomaly. Skeletal Radiol 9：118，1982.）

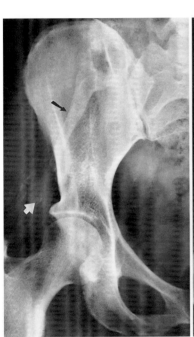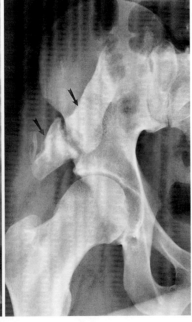

图 2-23　另两例骨盆指（引自：Granieri GF，Bacarini L：The pelvic digit：Five new examples of an unusual anomaly. Skeletal Radiol 25：723，1996.）

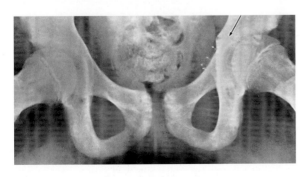

图 2-24　8 岁女孩髂骨与坐骨间软骨联合不匀称闭合，被误诊为骨折

第二节 耻骨与坐骨

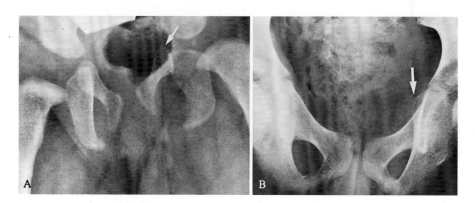

图 2-25 旋转导致正常幼稚型骨盆形似坐骨内缘突起及三角软骨骨折。A. 婴儿;B. 儿童(引自:Shipley RT,et al: Artifact of projection simulating a pelvic fracture. AJR Am J Roentgenol 141:479,1983.)

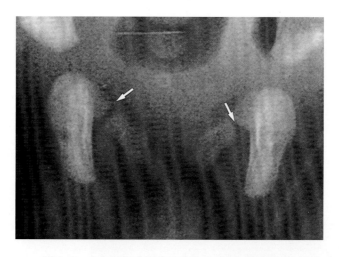

图 2-26　3日龄婴儿耻骨双骨化中心(亦见图 2-27)

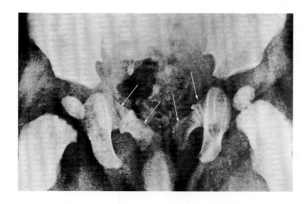

图 2-27　3月龄婴儿耻骨双骨化中心。此表现勿误为儿童受虐后改变(引自:Caffey J,Madell SH:Ossification of the pubic bones at birth. Radiology 67:346,1956.)

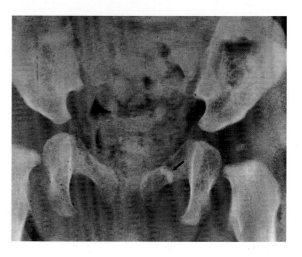

图 2-28　单侧耻骨双骨化中心

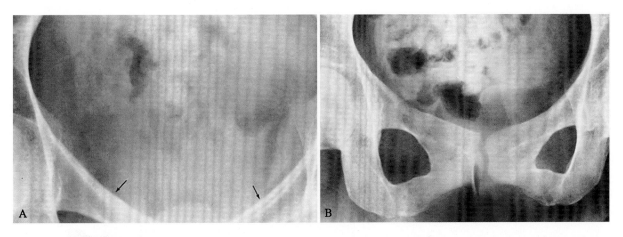

图 2-29　向头侧成角投照可使耻骨上支呈双重轮廓,可被误为骨膜增生。A. 显著向头侧成角投照;B. 垂直投照则仅见
　　　　单个轮廓

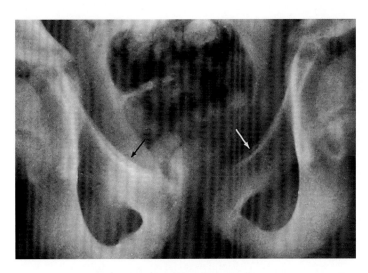

图 2-30　向头侧成角投照导致的 8 岁男孩耻骨上支形似骨膜增生

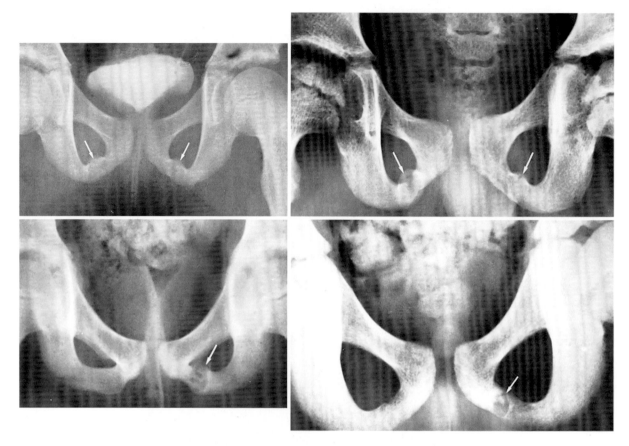

图 2-31 坐骨与耻骨间软骨正常的变异或不对称闭合均为正常现象,勿误为骨软骨瘤病

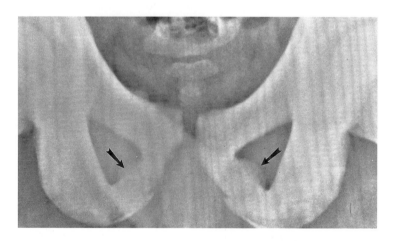

图 2-32 15 岁健康男孩坐骨耻骨软骨联合延迟闭合,此软骨联合通常在 4－8 岁闭合

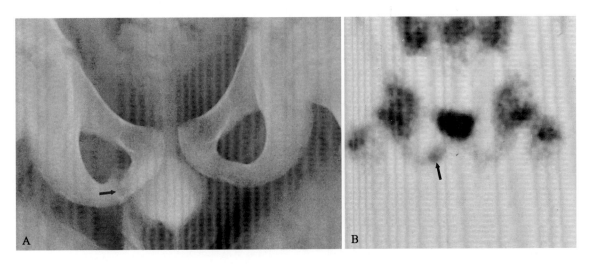

图 2-33　6 岁男孩坐骨耻骨软骨联合开放,被误为破坏性病变。A. 平片;B. 核素扫描

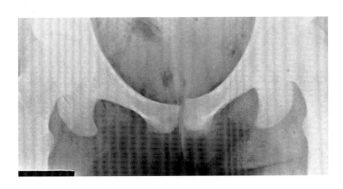

图 2-34　健康女性未发育完全的闭孔环

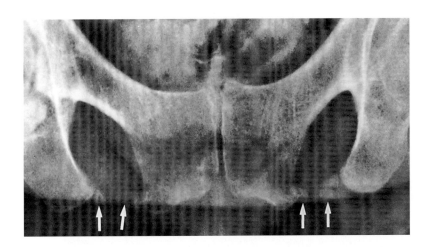

图 2-35　72 岁女性坐骨耻骨软骨联合闭合不全。注意副骨化中心 (箭头) (引自:Sandomenico C,Tamburrini O:Bilateral accessory ossification center of the ischiopubic synchondrosis in a female infant: Follow-up for over a three-year period. Pediatr Radiol 10:233,1981.)

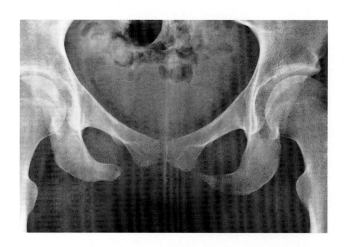

图 2-36　21岁健康女性坐骨耻骨软骨联合未闭合

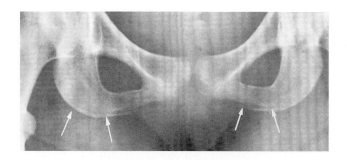

图 2-37　20 岁女性正常坐骨骨突

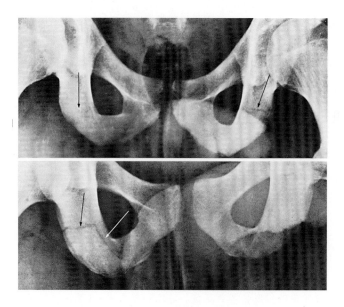

图 2-38　青少年坐骨骨突正面观似骨折

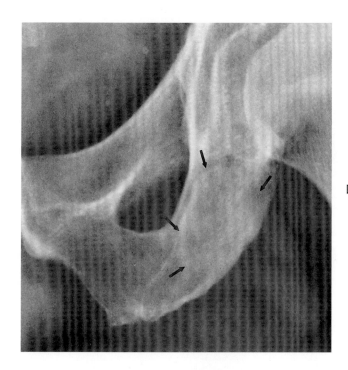

图 2-39　闭合了的坐骨骨突

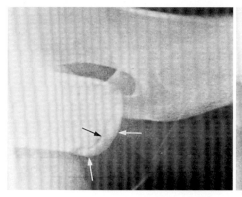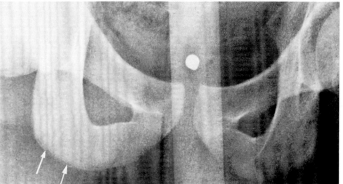

图 2-40　13 岁男孩髋部侧位投照罕见的坐骨骨突（左），前后位（右）投照仅见骨突边缘

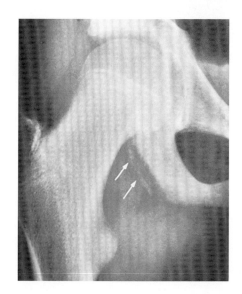

图 2-41　12 岁男孩显著的坐骨骨突，无症状

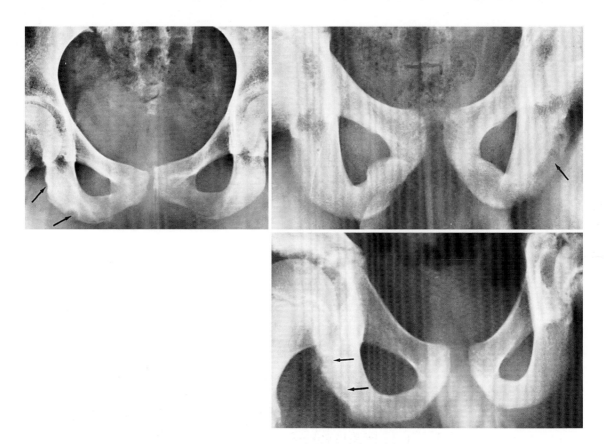

图 2-42 青少年坐骨不规则骨化。常不对称,且随年龄增长而消失,为腘绳肌牵拉骨突所致

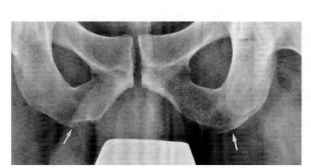

图 2-43 26 岁男性融合的坐骨骨突

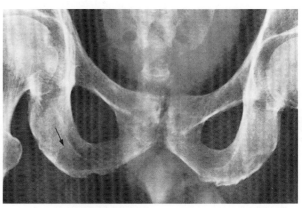

图 2-44 坐骨结节所致的坐骨假性破坏性病灶,对侧表现较轻

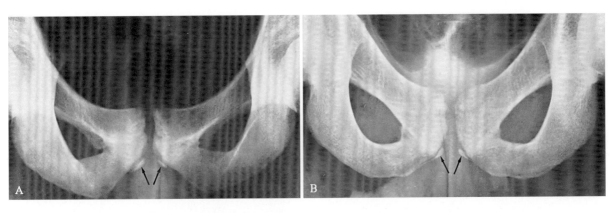

图 2-45　耻骨联合处副骨化中心。A. 19 岁男性;B. 20 岁男性

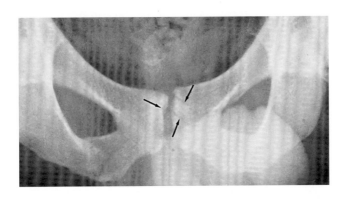

图 2-46　22 岁男性耻骨联合处内侧面不规则嵴

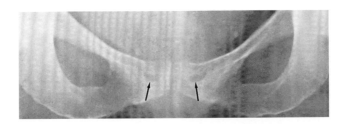

图 2-47　耻骨上支下方局部骨质稀疏致耻骨联合处假性囊状影

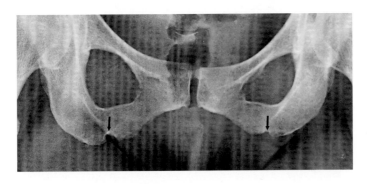

图 2-48　已闭合的坐骨耻骨联合处发育中切迹

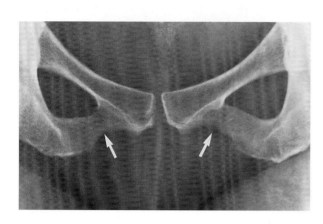

图 2-49　耻骨下支窝

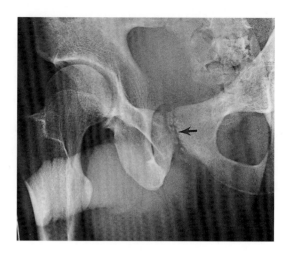

图 2-50　18 岁女性耻骨联合正常发育中不规则改变

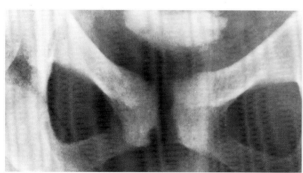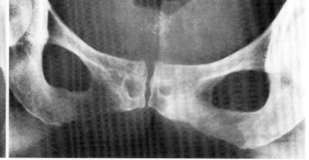

图 2-51　耻骨联合产后改变

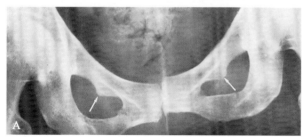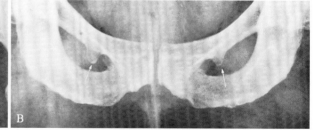

图 2-52　耻骨骨突为常见的发育中变异。图 A 中耻骨联合排列不齐为产后改变

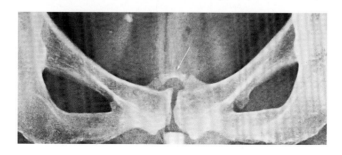

图 2-53　42 岁女性耻骨上韧带钙化

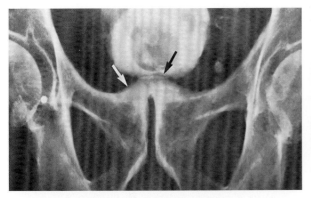

图 2-54 74 岁男性耻骨上韧带钙化

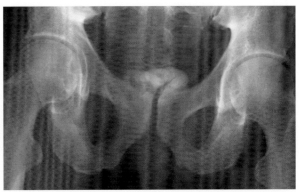

图 2-55 75 岁男性耻骨上韧带广泛钙化

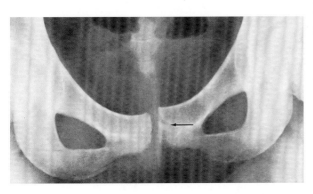

图 2-56 14 岁女孩耻骨联合排列不齐,为正常现象。作为位置的标志,耻骨联合下缘较上缘更为可靠。注意耻骨联合左侧边缘处的副骨化中心,青少年中常见(←)(引自:Vix VA,Ryu CY:The adult symphysis pubis:Normal and abnormal. Am J Roentgenol Radium Ther Nucl Med 112:517,1971.)

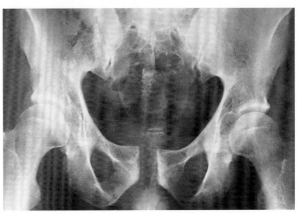

图 2-57 罕见的年轻男性先天性宽耻骨联合,无外伤史及发育缺陷(引自:Muecke EC,Currarino G:Congenital widening of the pubic symphysis:Associated clinical disorders and roentgen anatomy of affected bony pelves. Am J Roentgenol Radium Ther Nucl Med 103:179,1968.)

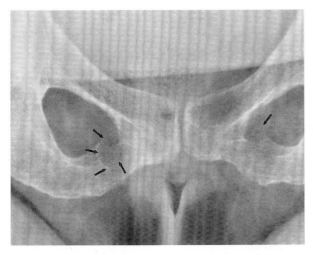

图 2-58 闭孔内骨突导致的耻骨假性囊肿,对侧亦见

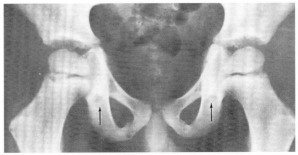

图 2-59 坐骨内散在透亮区,部分有耻骨阴影重叠导致,常见于儿童和成人

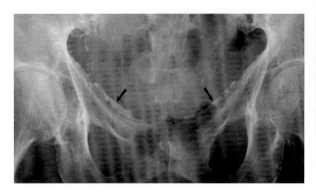

图 2-60　Cooper 韧带显著钙化

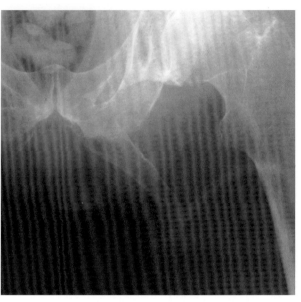

图 2-61　常见于骑马者外展肌骨化

第三节　髋　臼

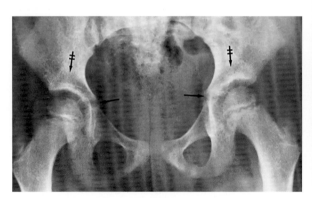

图 2-62　7 岁女孩正常髋臼前突 (←)，此为 4—12 岁儿童的正常现象。注意髋臼上部正常斑片状透亮区 (←╫) (引自：Alexander C：The aetiology of primary protrusio acetabuli. Br J Radiol 38：567，1965.)

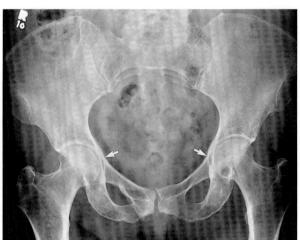

图 2-63　髋臼轻度前突可视为正常变异。髋臼线中点与同侧髂坐骨线间距离在女性可达到 6mm，在男性可达到 3mm 或更多 (引自：Resnick D：Diagnosis of Bone and Joint Disorders，3rd ed. Philadelphia，WB Saunders，1995.)

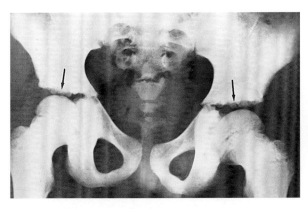

图 2-64　儿童髋臼顶部正常的不规则表现,7—12 岁可为正常表现

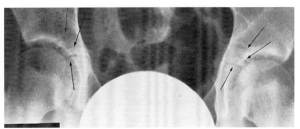

图 2-65　12 岁女孩髋臼软骨样条纹,为青少年髋臼常见表现

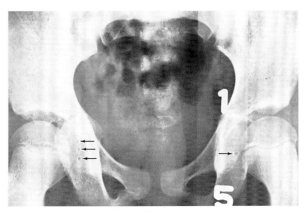

图 2-66　正常营养孔,右侧多发,左侧仅 1 个

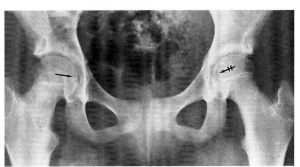

图 2-67　髋臼营养血管窝(◄—)。若完全重叠于股骨头上则类似破坏性病灶(◄╫)

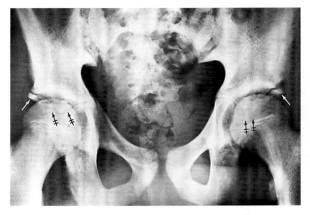

图 2-68　14 岁男孩髋臼上部副骨化中心(髋臼上缘骨)(◄—)。注意略下位置亦有骨化中心(◄╫)。这些骨化中心通常与髂骨邻近部分牢固融合(引自:Silverman FN,Kuhn J:Caffey's Pediatric X-Ray Diagnosis,9th ed. St. Louis,Mosby,1993.)

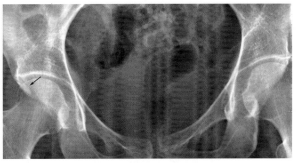

图 2-69　40 岁男性右侧髋臼上缘骨

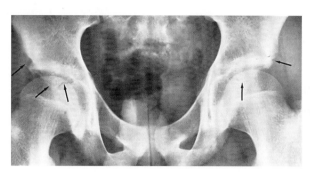

图 2-70　青少年二次骨化中心与髋臼部分融合

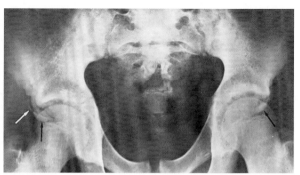

图 2-71　另一例 14 岁女孩髋臼多发副骨化中心

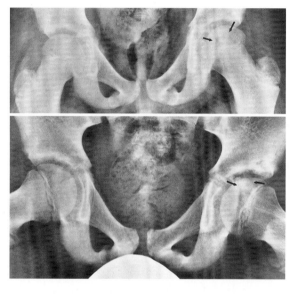

图 2-72　6 岁女孩髋臼二次骨化中心不规则闭合导致左侧
股骨头异常表现

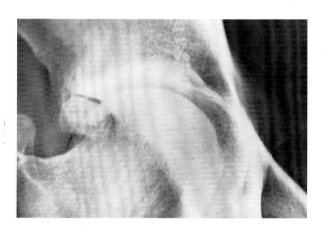

图 2-73　持续至成年的髋臼上缘骨,这种永存的骨化中心
形成的小骨通常称为髋臼骨

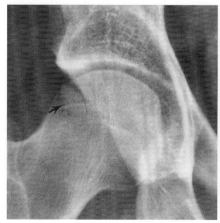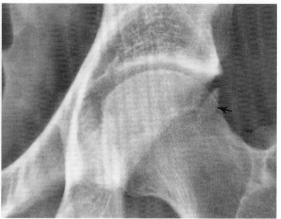

图 2-74　25 岁男性双侧髋臼上缘骨

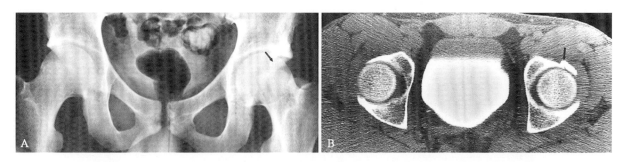

图 2-75　A. 永存髋臼上缘骨被误诊为骨折；B. CT 示髋臼前唇小骨

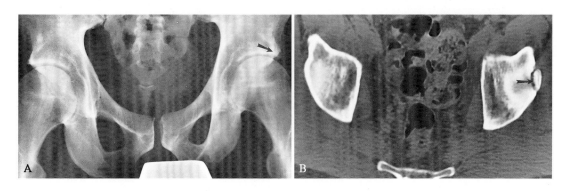

图 2-76　平片(A)和 CT 扫描(B)所示髋臼骨

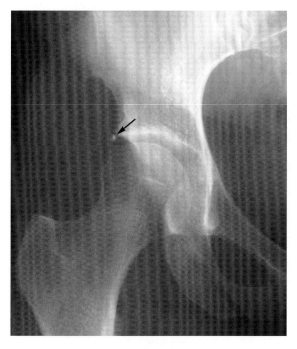

图 2-77　小髋臼骨

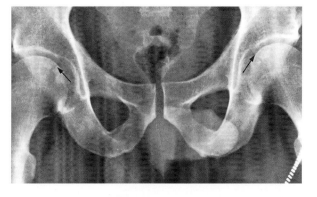

图 2-78　40 岁男性髋臼骨化中心未完全闭合，似骨折

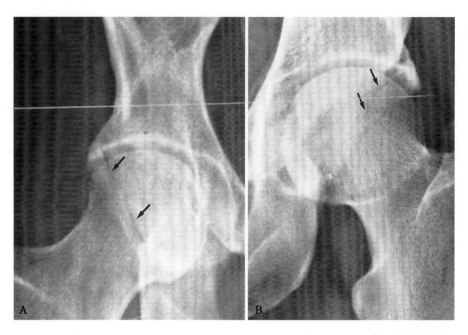

图 2-79　A. 另一例 32 岁女性,髋臼后唇副骨化中心形似骨折;B. 对侧同样表现但不明显

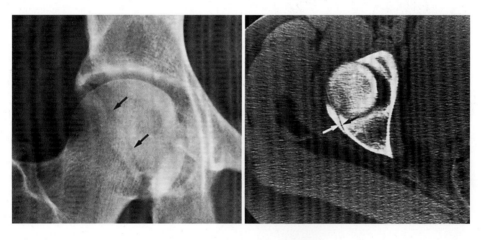

图 2-80　前图表现经 CT 证实

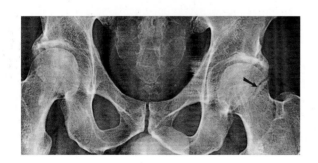

图 2-81　左侧未融合的骨突

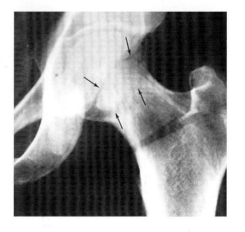

图 2-82　髋臼后缘巨大副骨

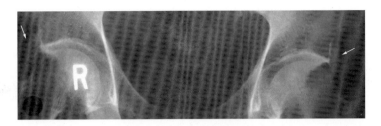

图 2-83　髋臼缘巨大牵拉骨突

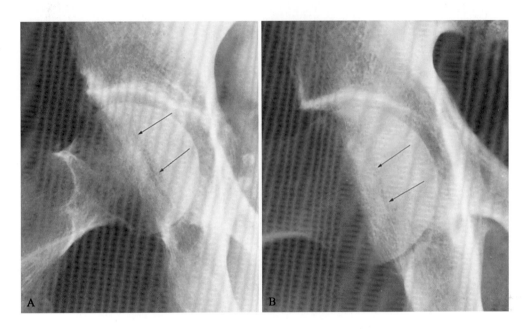

图 2-84　2 例髋臼前后唇间透亮区类似髋臼后壁骨折(亦见图 2-79 至图 2-82)

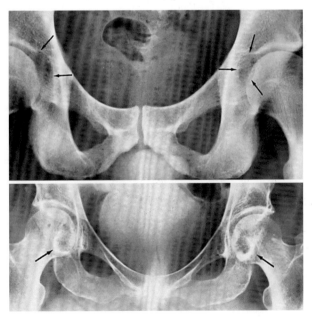

图 2-85　投照导致的髋臼显示骨质缺损,非解剖改变

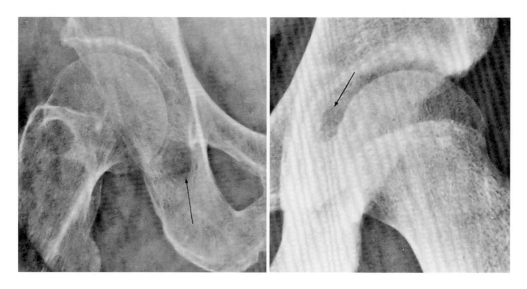

图 2-86　另 2 例髋臼窝，勿误为病理性改变。两侧的对称性有助于诊断

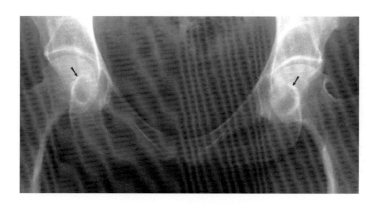

图 2-87　髋臼明显的透光性

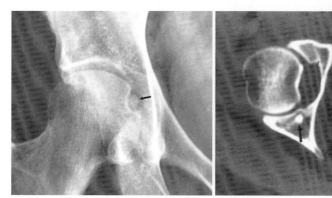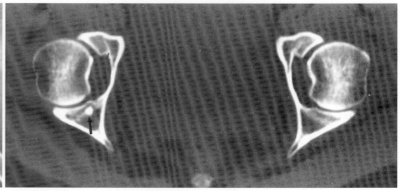

图 2-88　坐骨骨岛类似凹陷性病变

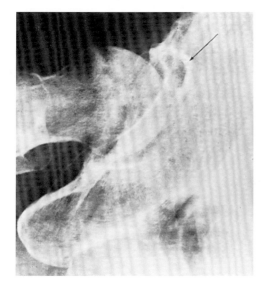

图 2-89　髋侧位投照时髋臼上缘形似囊肿

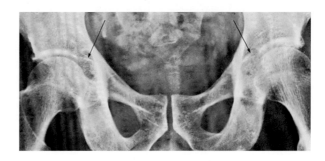

图 2-90　正常人髋臼顶可不对称

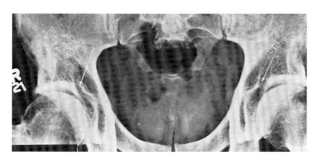

图 2-91　髋臼上切迹为髋臼顶副窝所致，并无意义（引自：Johnstone WH，et al：The anatomic basis for the superior acetabular roof notch "Superior acetabular notch". Skeletal Radiol 8：25，1982．）

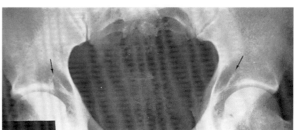

图 2-92　髋臼顶部明显的切迹

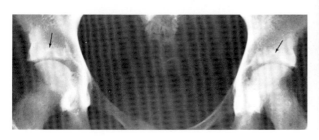

图 2-93　年轻女性髋臼顶部罕见的外侧第二切迹（引自：Dr. W. B. Guilford.）

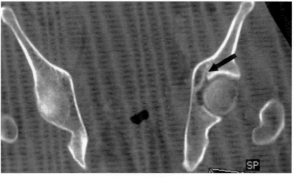

图 2-94　CT 扫描示髋臼上切迹

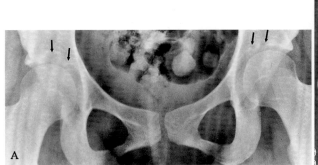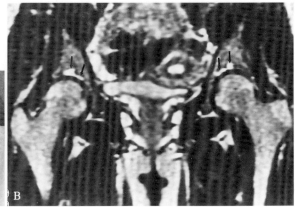

图 2-95 MRI 显示的髋臼切迹。A. 平片；B. T$_2$WI 显示切迹内液体信号，与预期相符

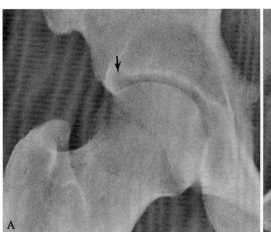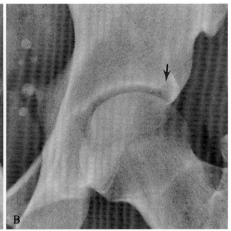

图 2-96 双侧髋臼外侧切迹

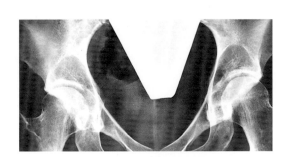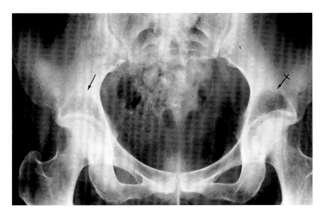

图 2-97 髋臼上方大的三角形透光区。两侧密度的轻微差别是由旋转造成,坐骨大孔的不对称证明有旋转

图 2-98 髋臼上方正常的三角形透光区(◄—),一般双侧对称。较大的透亮影由转移性肿瘤导致(◄+)。注意:拍片时无旋转

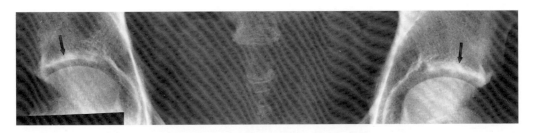

图 2-99　30 岁男性髋臼顶密度正常不对称,勿误为退行性关节炎。注意:关节宽度对称

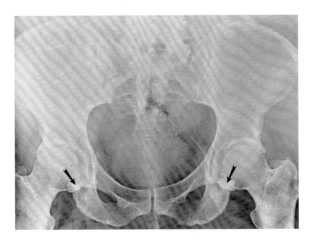

图 2-100　髋臼下唇硬化,但病人并无退行性关节疾病

第3章

肩胛带与胸廓

第一节　肩　胛　骨

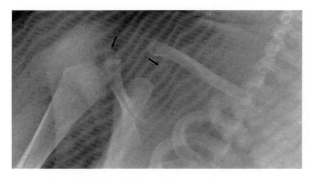

图 3-1　1 月龄婴儿肩峰与喙突骨化中心过早出现。喙突通常到 3 个月或更晚方可见，而肩峰的二次骨化中心通常到 10—12 岁出现

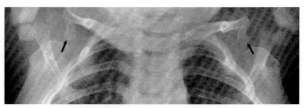

图 3-2　2 岁儿童的喙突表现为孤立骨

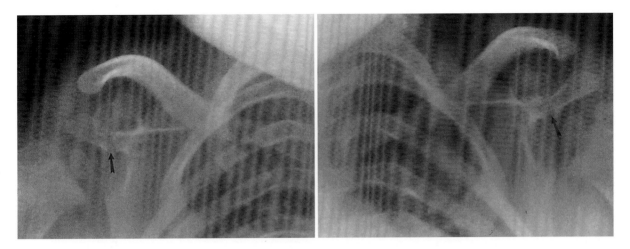

图 3-3　1 岁女孩发育中的肩峰似孤立骨化中心,勿误为虐待儿童所致的肩峰骨折(引自:Currarino G,Prescott P:Fractures of the acromion in young children and a description of a variant in acromial ossification which may mimic a fracture. Pediatr Radiol 24:251,1994.)

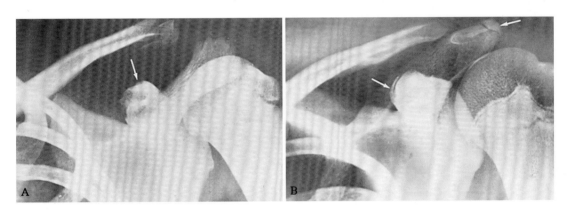

图 3-4　发育中喙突的正常表现。A. 13 岁男孩二次骨化中心出现前的表现;B. 15 岁男孩肩峰与喙突的二次骨化中心

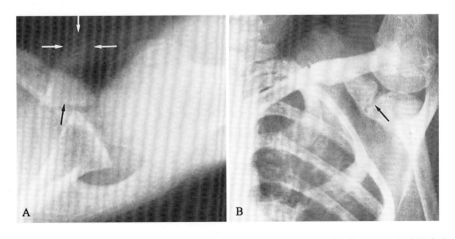

图 3-5　年轻人喙突骨化中心融合前的表现,需与骨折鉴别。A. 腋位投照;B. 上臂抬高位

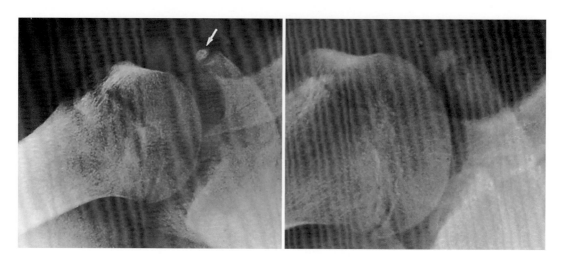

图 3-6 2 例喙突顶端第二骨突

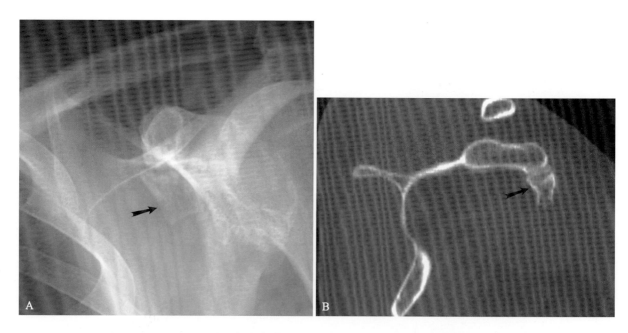

图 3-7 喙突远端未融合的骨化中心。A. 平片；B. CT 扫描

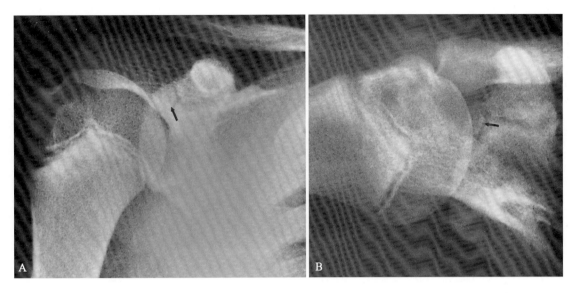

图 3-8　14 岁男孩喙突基部软骨结合处副骨化中心。A. 前后位 ; B. 上臂外展位

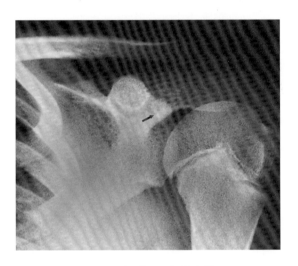

图 3-9　如图 3-8 相同表现

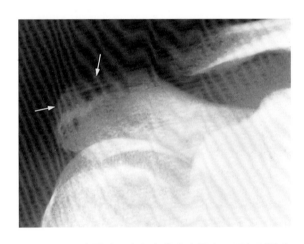

图 3-10　13 岁男孩正在闭合的肩峰骨突。不规则的肩峰外缘为正常表现。婴幼儿肩峰远端骨化不规则的表现可能被误为虐待儿童的证据 (引自 : Kleinman PK, Spevak MR : Variations in acromial ossification simulating infant abuse in victims of sudden infant death syndrome. Radiology 180 : 185, 1991.)

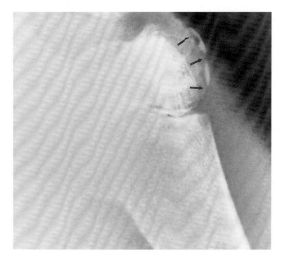

图 3-11　12 岁男孩肩峰不规则,被误为病理性改变

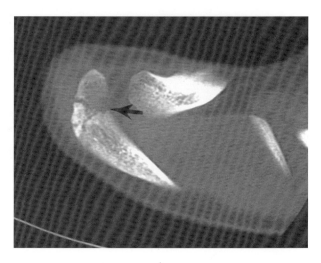

图 3-12　CT 扫描显示 12 岁女孩肩峰骨突多个骨化中心

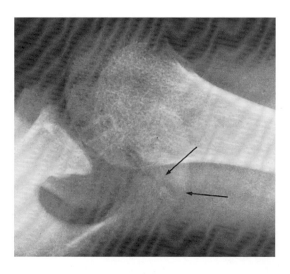

图 3-13　14 岁男孩肩峰骨突腋位观,此骨突在 18—20 岁闭合

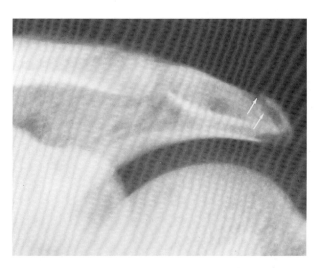

图 3-14　18 岁男性肩峰二次骨化中心闭合线痕迹

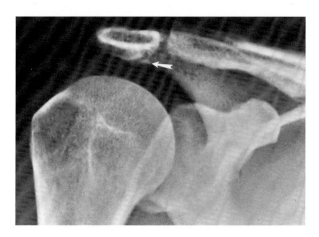

图 3-15　38 岁男性肩峰未融合的副骨化中心

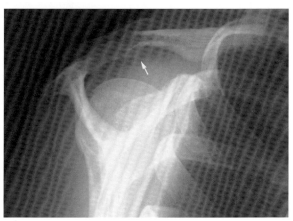

图 3-16　38 岁男性肩峰未融合的副骨化中心

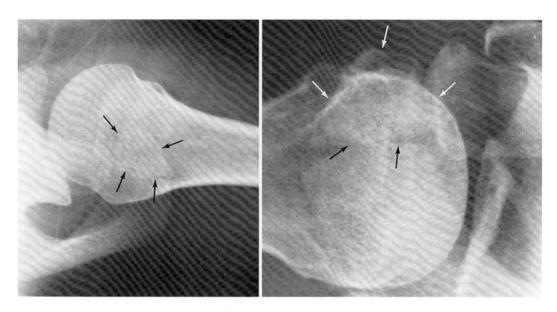

图 3-17　2 例肩峰骨。为二次骨化中心持续至成人后形成的游离骨,腋位投照时常被误为肩峰骨折。通常为双侧,但非绝对(引自:Park JG,et al:Os acromiale associated with rotator cuff impingement:MR imaging of the shoulder. Radiology 193:255,1994; Edelson JG,et al:Os acromiale:Anatomy and surgical implications. J Bone Joint Surg Br 75:551,1993.)

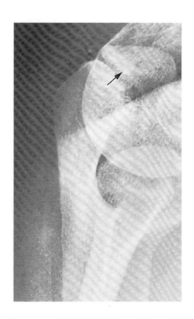

图 3-18　肩胛骨切线位显示的肩峰骨

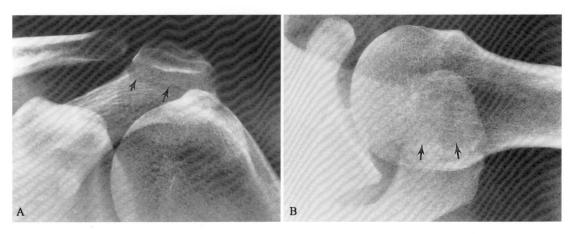

图 3-19　A. 前后位示肩峰骨,似骨折;B. 腋位投照示肩峰骨

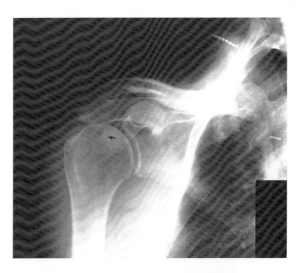

图 3-20　正位示喙突未融合的副骨突

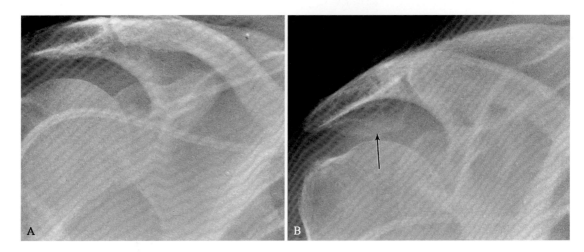

图 3-21　投照位置导致的肩峰假性骨刺。A. 前后位;B. 脊柱后突位(引自:Cone RO Jr,et al:Shoulder impinge-
ment syndrome:Radiographic evaluation. Radiology 150:29,1984; Jim YF,et al:Shoulder impingement
syndrome. Skeletal Radiol 21:449,1992.)

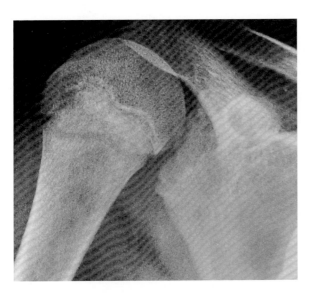

图 3-22 13 岁男孩二次骨化中心发育前肩关节盂正常的
不规则表现

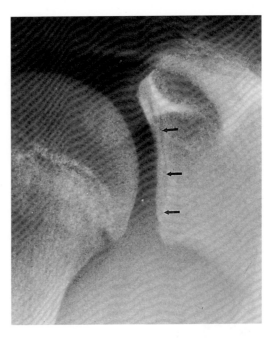

图 3-23 10 岁男孩肩关节盂环状骨突

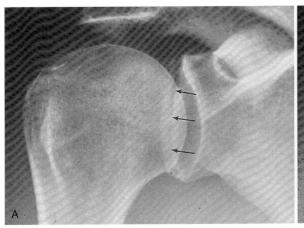

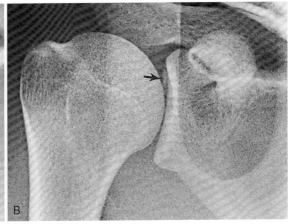

图 3-24 2 例成人关节盂环状骨突残迹

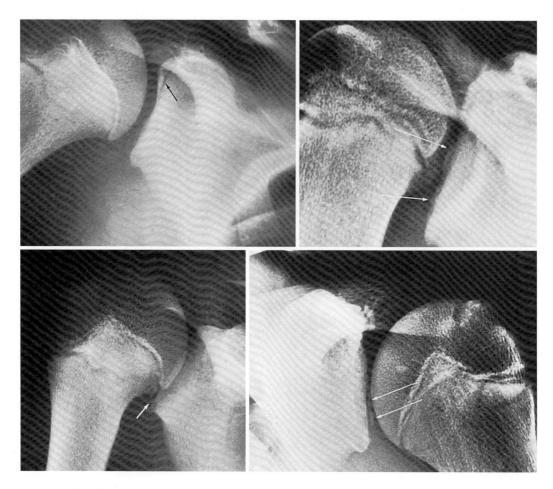

图 3-25　肩关节盂二次骨化中心,勿误为骨折(引自:Ogden JA,Phillips SB:Radiology of postnatal skeletal development. VII:The scapula. Skeletal Radiol 9:157,1983.)

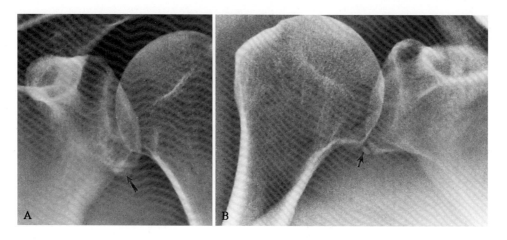

图 3-26　肩关节盂窝下缘小骨,为环状骨突的残迹。A. 32 岁男性;B. 57 岁男性

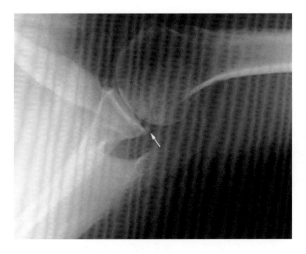

图 3-27　永存的肩关节盂骨突

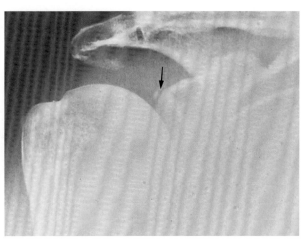

图 3-28　成人肩关节盂上缘小骨,可被误为肱二头肌长头腱钙化

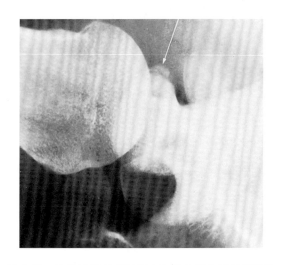

图 3-29　轴位见肩关节盂骨突未融合部分似骨折碎片

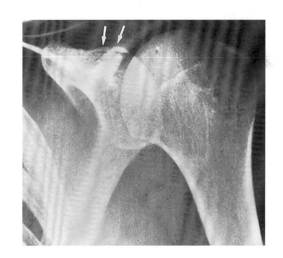

图 3-30　成人永存的肩关节盂骨突

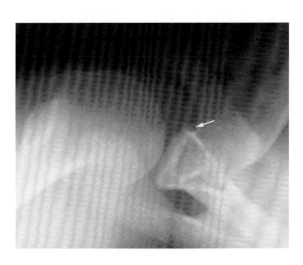

图 3-31　肩关节盂前缘小骨

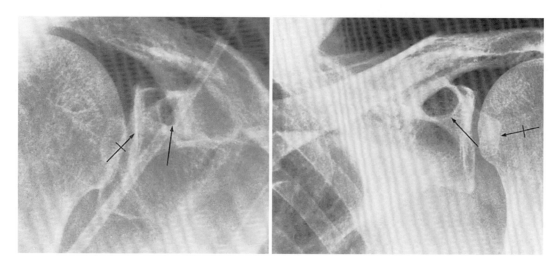

图 3-32　喙突底端投影(◄—)致肩甲颈明显透亮区。注意喙突尖端位置(◄+)

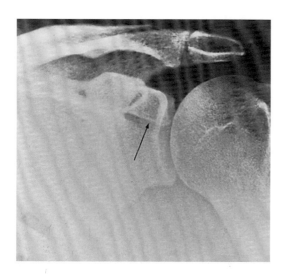

图 3-33　肩斜位投照所见喙突

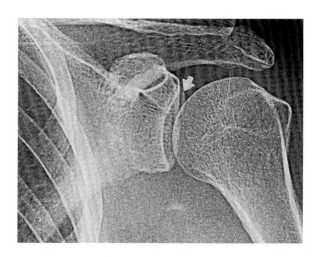

图 3-34　喙突投影于关节盂外,形似骨折

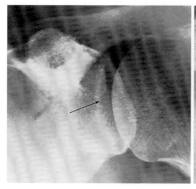
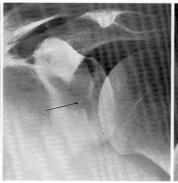
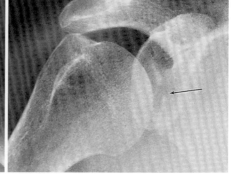

图 3-35　3 例关节盂发育性缺陷。与髋臼切迹起源相似

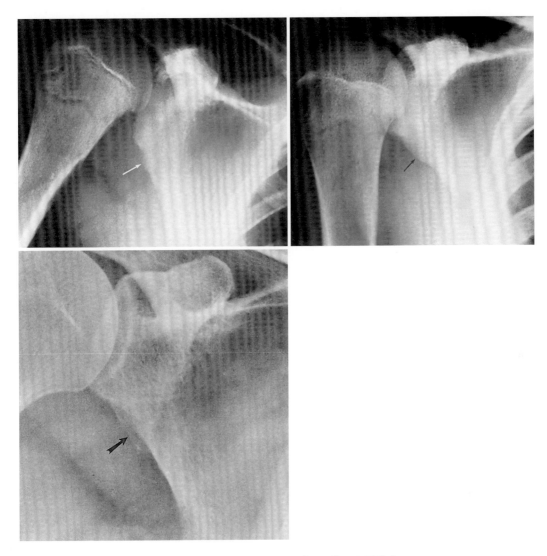

图 3-36　肩胛颈下缘正常骨赘,可被误为骨膜炎

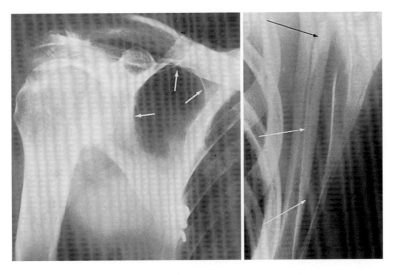

图 3-37　肩胛翼正常透光区,类似囊性病灶

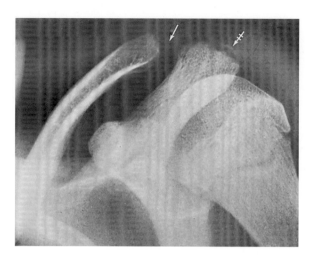

图 3-38　14 岁女孩正常的较宽肩锁关节伴明显排列不齐（←—）。如不与对侧对照，易误为肩锁关节分离。注意：肩峰末端的二次骨化中心（◄╫）

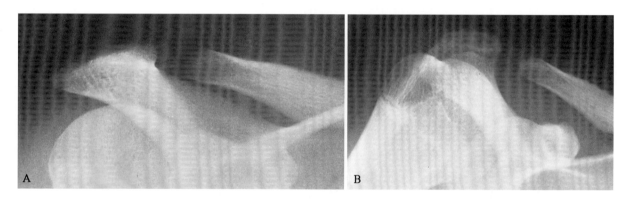

图 3-39　由于投照体位导致的肩锁关节明显增宽。A. 前后位加内旋位；B. 30°右后斜位加外旋位

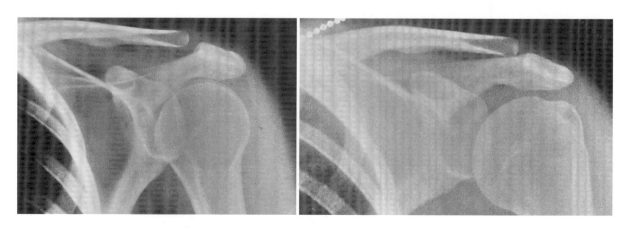

图 3-40　与前图相同现象。注意右图中肩峰与锁骨明显排列不齐

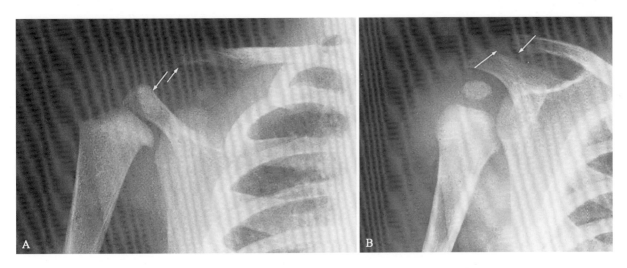

图 3-41　儿童上臂位置不同产生的肩锁分离假象。A. 外旋位；B. 内旋位

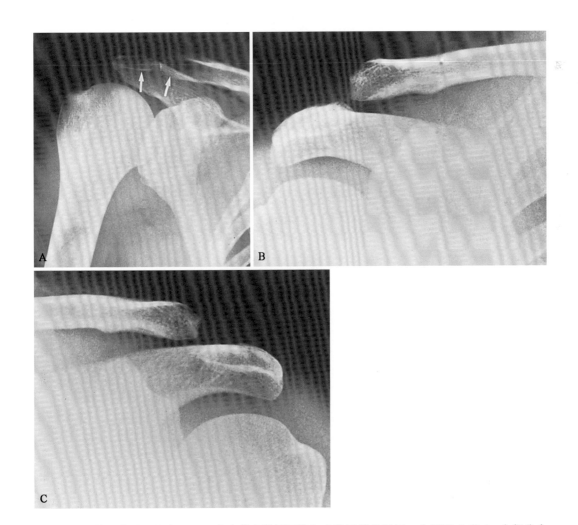

图 3-42　肩锁关节的形状变异。A. 大多数人锁骨下缘与肩峰下缘处于同一水平面；B 和 C. 小部分人锁骨末端位于肩峰之上（如此例）或之下，可被误为肩锁分离。因此双侧对照非常重要（引自：Urist MR：Complete dislocations of the acromioclavicular joint. J Bone Joint Surg 28：813，1946；Pettrone FA，Nirschl RP：Acromioclavicular dislocation. Am J Sports Med 6：160，1978. ）

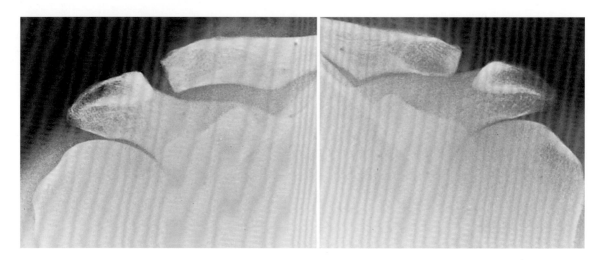

图 3-43　一例罕见的正常人肩锁关节宽度超出文献记载的正常范围。双侧检查可避免误判（引自：Petersson CJ，Redlund-Johnell I：Radiographic joint space in normal acromioclavicular joint. Acta Orthop Scand 54：431，1983；Kern JW，Harris JH Jr：Case 752：Normal variant of the acromion simulating grade I acromioclavicular separation. Skeletal Radiol 21：419，1992.）

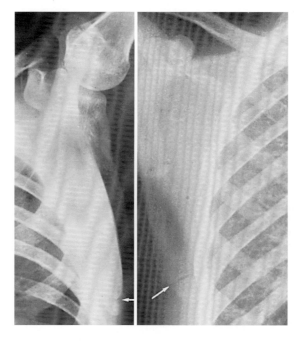

图 3-44　2 例 16 岁男孩肩胛下角二次骨化中心（肩胛下骨），通常于 20 岁前融合

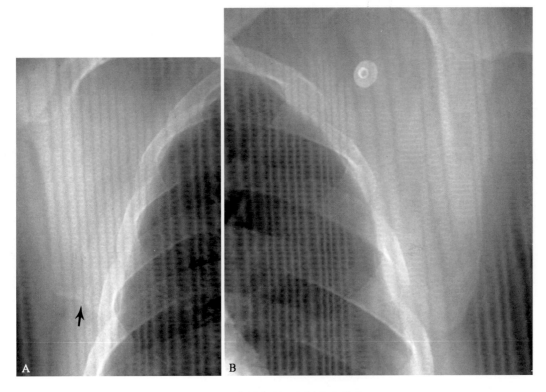

图 3-45　右侧肩胛下角骨突未发育

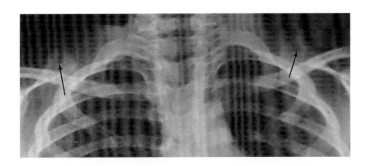

图 3-46　肩胛骨上缘发育性切迹样缺损

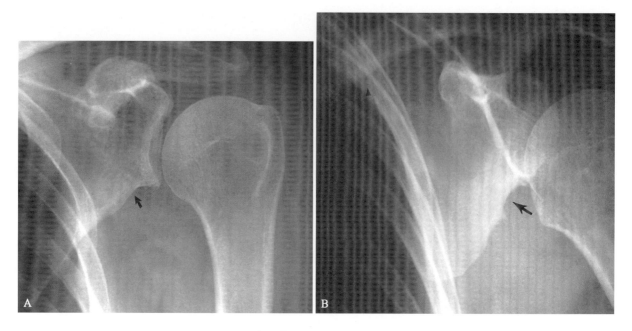

图 3-47 肩胛骨外侧缘切迹，内旋位最明显

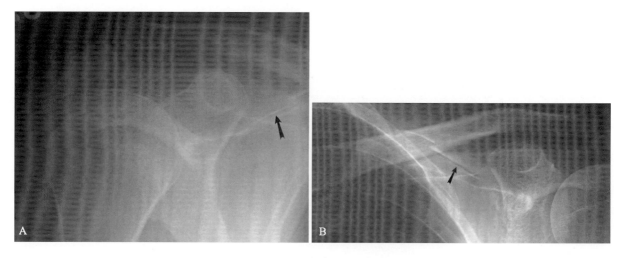

图 3-48 双侧肩胛骨上缘形似骨折

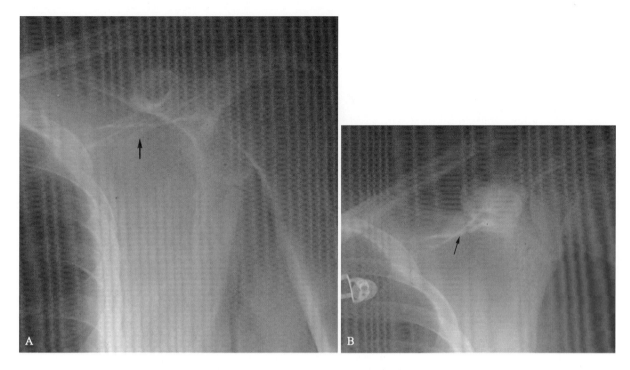

图 3-49 两例肩胛冈影似骨折

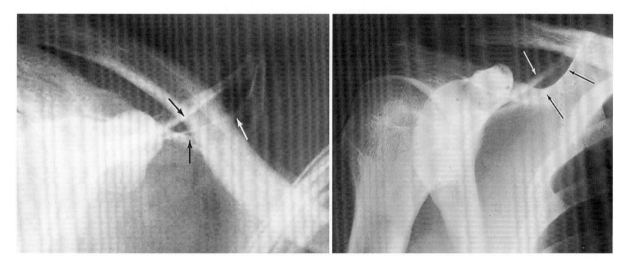

图 3-50 卡环状的肩胛骨上缘形成一假孔。薄骨形成的冈上窝形似缺失(引自:Goldenberg DB,Brogdon BG:Congenital anomalies of the pectoral girdle demonstrated by chest radiography. J Can Assoc Radiol 18:472,1967.)

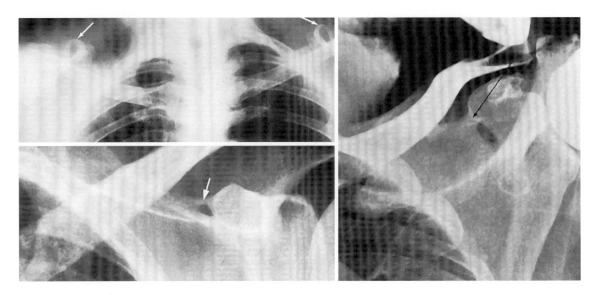

图 3-51　肩胛横上韧带钙化（引自：Kohler A, Zimmer EA: Borderlands of Normal and Early Pathologic Findings in Skeletal Radiography, 4th ed. New York, Thieme, 1993.）

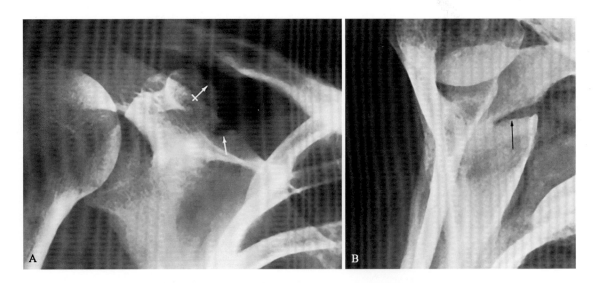

图 3-52　肩胛骨上缘深切迹(◄—)。注意：图 A 中喙锁关节部分形成(◄+)

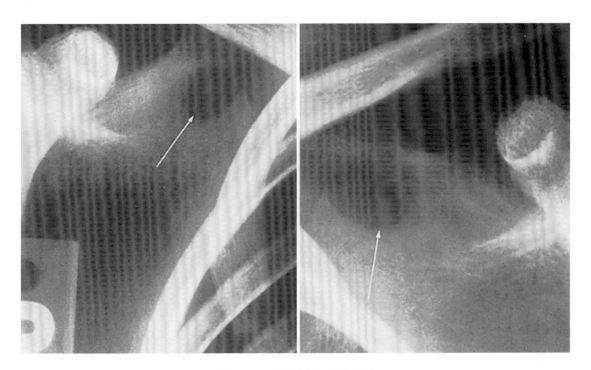

图 3-53　肩胛骨上部孔样缺损

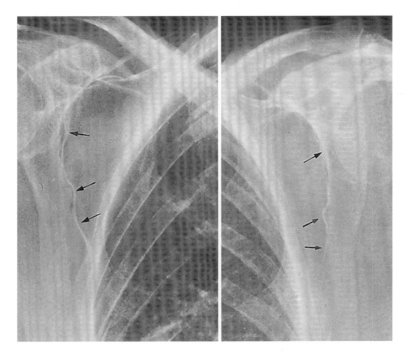

图 3-54　肩胛窝边缘硬化

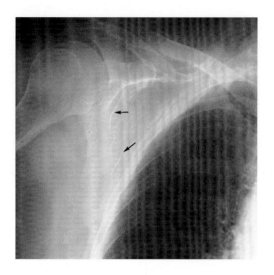

图 3-55   图 3-54 中硬化边缘不规则

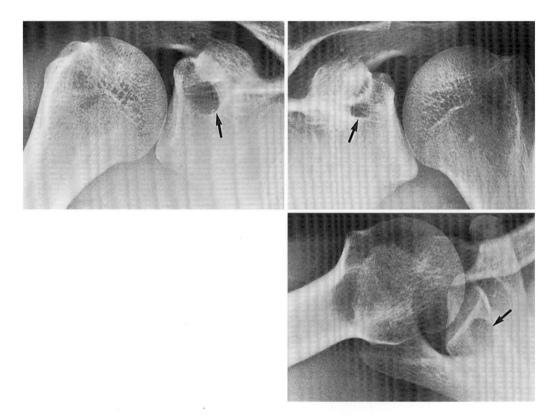

图 3-56   肩胛颈正常透光区,似破坏性病变。此透光区可能是因喙突重叠于肩胛盂边缘的骨松质导致

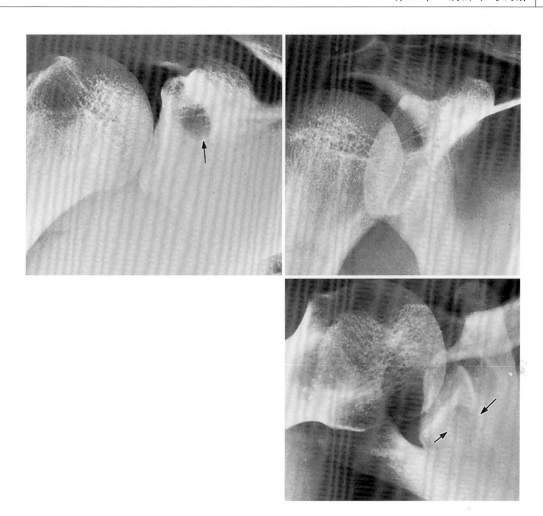

图 3-57　前述现象的实例,被误为病变。注意:直立正位投照未见此现象(右上图)

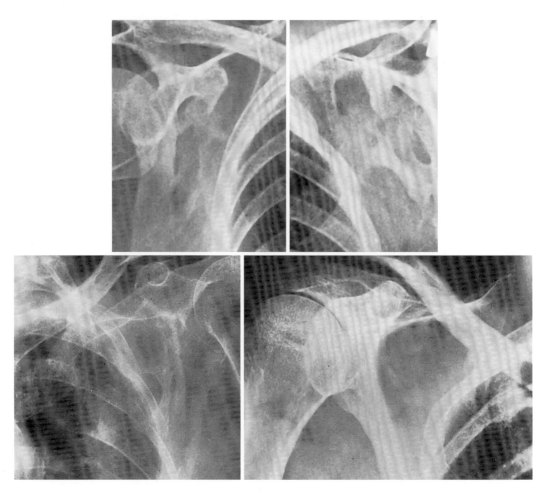

图 3-58 肩胛骨发育缺损,可被误为病理性改变(引自:Cigtay OS,Mascatello VJ:Scapular defects:A normal variation. AJR Am J Roentgenol 132:239,1979; Pate D,et al:Scapular foramina. Skeletal Radiol 14:270,1985.)

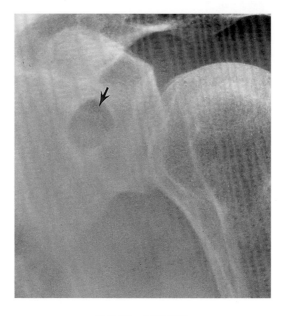

图 3-59 肩胛颈窝

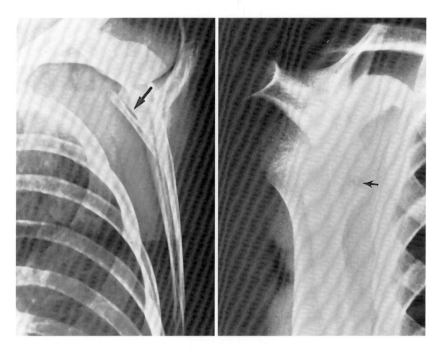

图 3-60　肩胛骨游离缘重叠影,似肩胛骨骨折

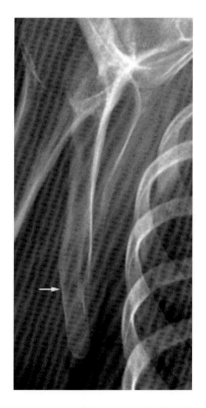

图 3-61　肩胛骨远端外侧缘正常折曲

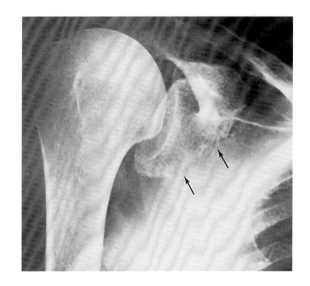

图 3-62　骨小梁排列方式导致的形似肩胛颈骨折

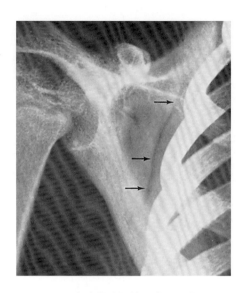

图 3-63　胸壁脂肪褶皱似肩胛骨骨折线

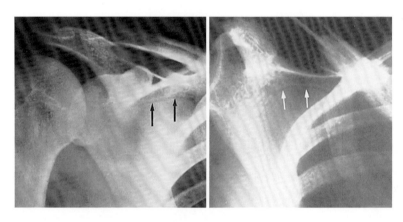

图 3-64　2 例肩胛骨血管沟,可被误为骨折

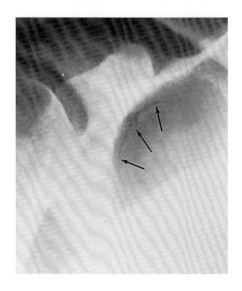

图 3-65　肩胛翼明显的血管沟

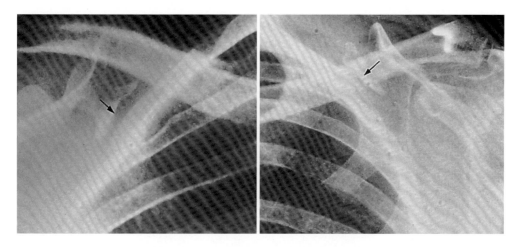

图 3-66 2 例肩胛骨与相邻肋骨形成关节

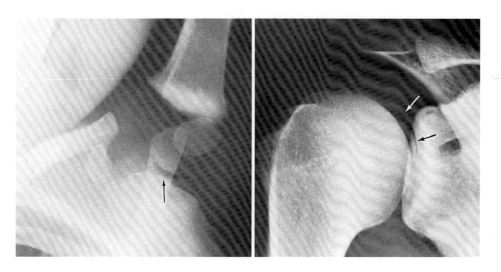

图 3-67 肩关节内正常的"真空"现象

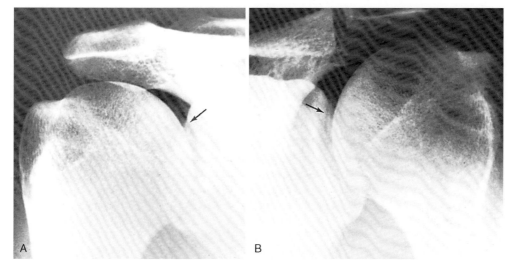

图 3-68 双侧肩关节内"真空"现象。当这种透亮影重叠在骨上时(如图 B)可被误为骨折

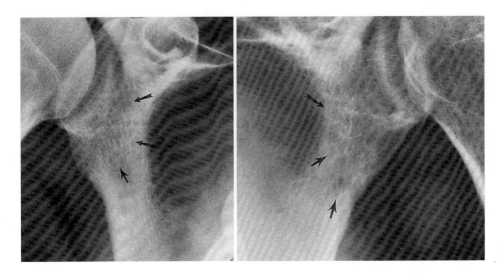

图 3-69　肩胛骨骨小梁明显增粗

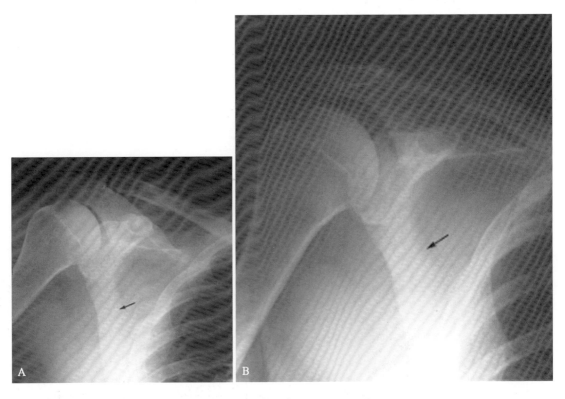

图 3-70　2 例肩胛骨外侧缘密度增高

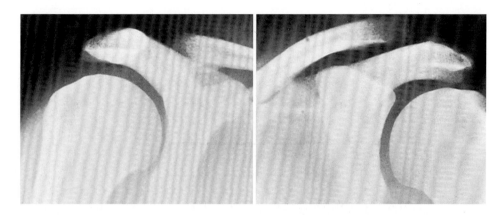

图 3-71　肩胛骨发育不良,肩锁关节宽,关节窝大而浅(引自:Resnick D,et al:Bilateral dyspla-
sia of the scapular neck. AJR Am J Roentgenol 139:387,1982; Trout TE,Resnick D:
Glenoid hypoplasia and its relationship to instability. Skeletal Radiol 25:37,1996.)

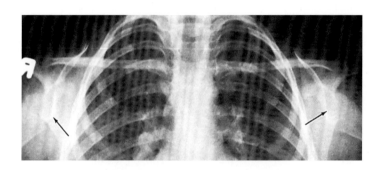

图 3-72　儿童双臂常规位胸片可有类似肩关节脱位的表现

第二节　锁　骨

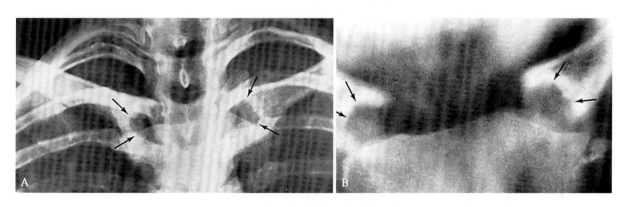

图 3-73　18 岁男性锁骨内端正常的不规则表现。在发育成熟前可被误为病理改变。A. 平片;B. 分层摄影

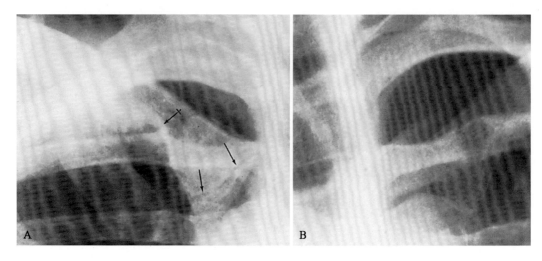

图 3-74　21 岁男性锁骨内端二次骨化中心不对称性闭合。A. 骨突未闭合(◀━);B. 骨突闭合。注意:
　　　　图 A 中深菱形窝(◀+)

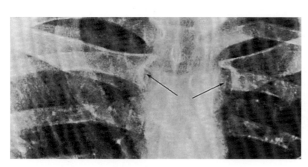

图 3-75　正常成人锁骨内端发育不全

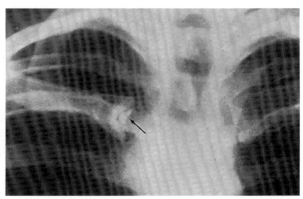

图 3-76　锁骨内端未闭合的骨化中心,形成一游离小骨。
　　　　与对侧比较,锁骨内端呈幼稚的杯口状

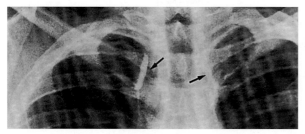

图 3-77　41 岁健康男性锁骨内端硬化

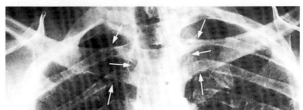

图 3-78　罕见的双侧锁骨内端肥大伴关节面杯口状改变

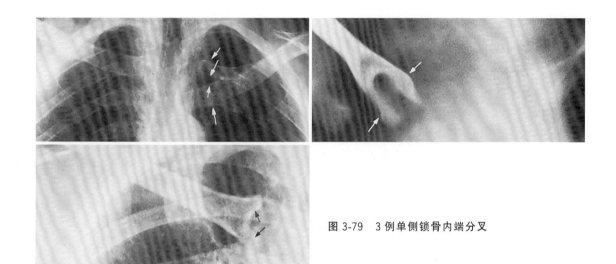

图 3-79　3 例单侧锁骨内端分叉

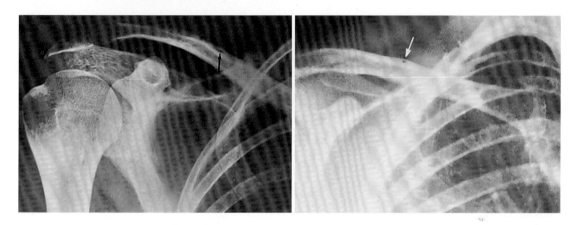

图 3-80　2 例中段锁骨上神经管

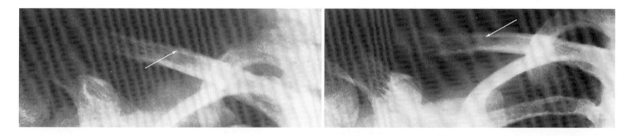

图 3-81　5 岁男孩中段锁骨上神经管被误为骨折

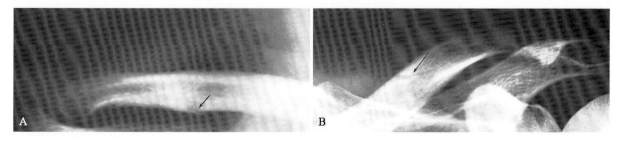

图 3-82　锁骨滋养孔通常位于锁骨后面,难以观察到,但有时可在锁骨下缘显示(引自:Ogden JA,et al:Radiology of post-natal skeletal development. III:The clavicle. Skeletal Radiol 4:196,1979.)

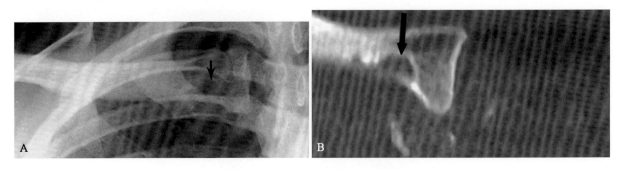

图 3-83 菱形窝。A. 平片；B. CT 扫描

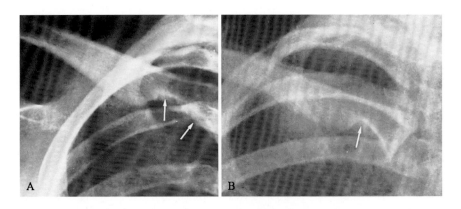

图 3-84 菱形窝，为位于第 1 肋和锁骨间的菱形韧带附着点。注意其可形似骨质破坏

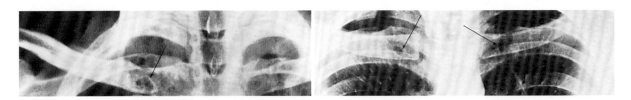

图 3-85 菱形窝形似肺空洞病灶

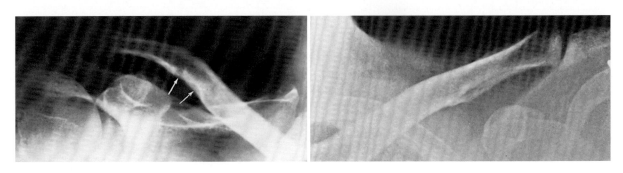

图 3-86 喙锁韧带附着沟

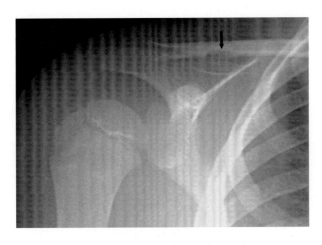

图 3-87　6 岁幼儿喙锁韧带附着沟

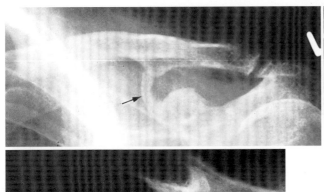
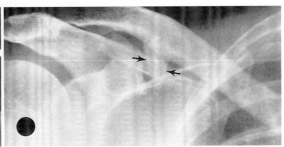

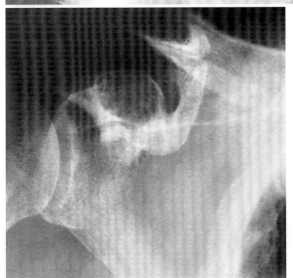

图 3-88　3 例喙锁韧带骨化

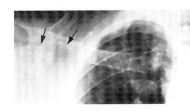
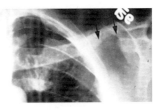

图 3-89　锁骨远端深窝提示三角肌起始处

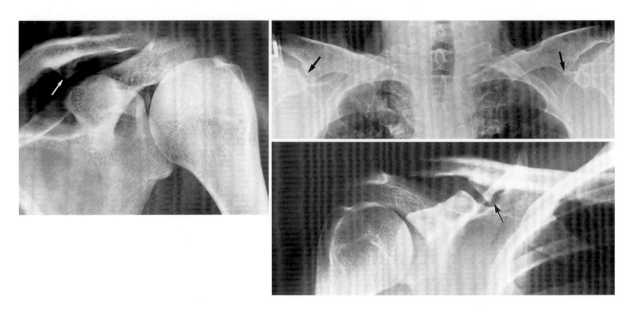

图 3-90　3 例喙锁关节,为喙锁韧带发育异常的关节,常无临床意义(引自:Haramati N,et al:Coraco-clavicular joint:Normal variant in humans. Skeletal Radiol 23:117,1994.)

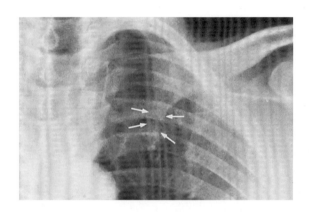

图 3-91　锁骨与第 1 肋前面之间形成的异常肋锁关节(引自:Redlund-Johnell I:The costoclavicular joint. Skeletal Radiol 15:25,1986.)

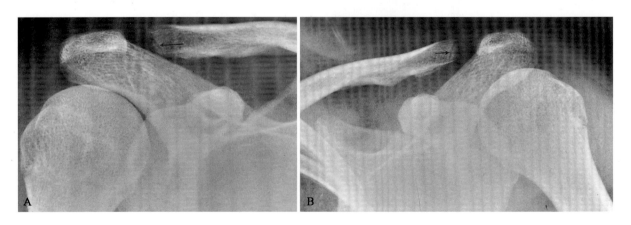

图 3-92　16 岁男孩双侧锁骨远端形似骨折

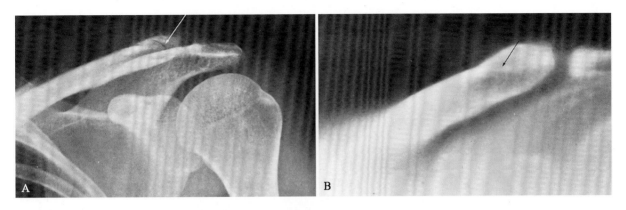

图 3-93　锁骨远端骨翼形似骨折。A. 平片；B. 分层摄影

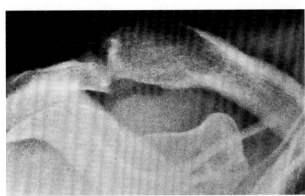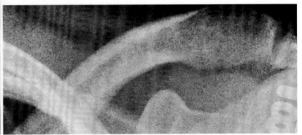

图 3-94　双侧锁骨远端肥大，因含大量松质骨，形似囊样病变

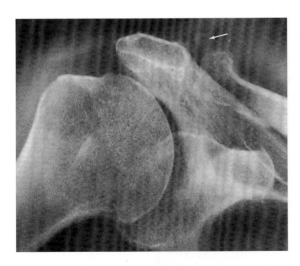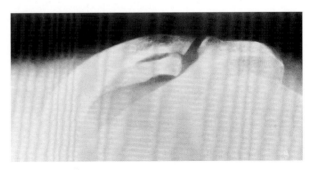

图 3-95　肩锁关节副小骨　　　　　　　　图 3-96　锁骨远端双支

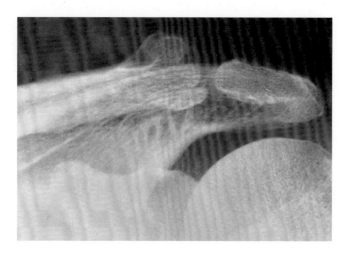

图 3-97　锁骨远端罕见外形

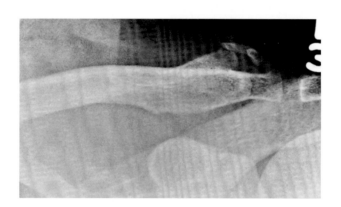

图 3-98　锁骨远端部分分支

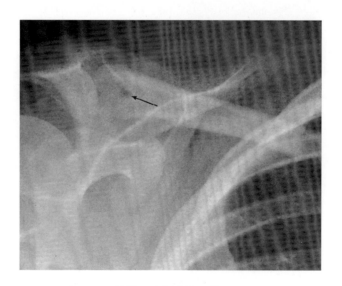

图 3-99　锁骨远端鱼嘴样形状,双侧均见

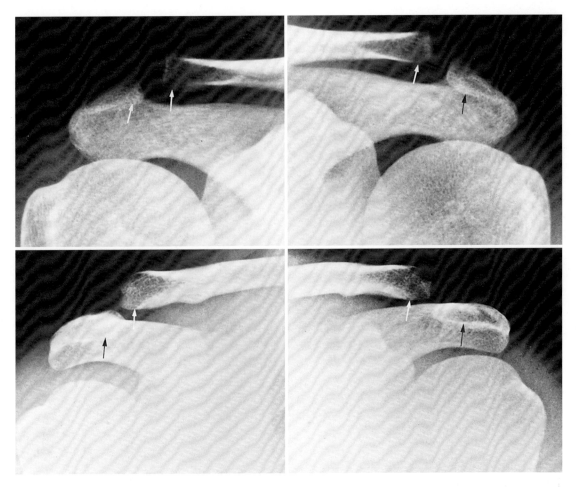

图 3-100　肩峰与锁骨排列变异很大。81% 的人锁骨下缘与肩峰下缘平齐,7% 的锁骨突出于肩峰,7% 的锁骨低于肩峰,两者重叠的 5%。故应常规行双侧检查。上．双侧锁骨远端均偏向头侧;下．明显与图 3-99 有相同的表现(引自:Keats TE,Pope TL Jr:The acromioclavicular joint:Normal variation and diagnosis of dislocation. Skeletal Radiol 17:159,1988.)

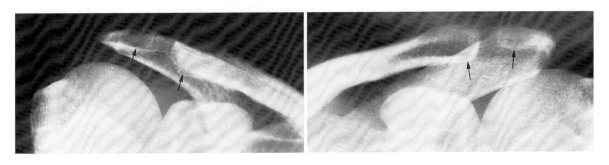

图 3-101　双侧锁骨远端均偏于尾侧

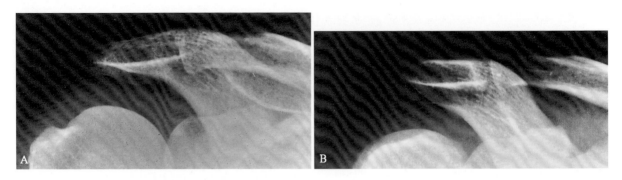

图 3-102　右后斜位外旋时锁骨远端明显下移(A)，前后位内旋时肩峰与锁骨位置正常(B)。这种现象是由于锁骨缩短并与肩峰重叠所致

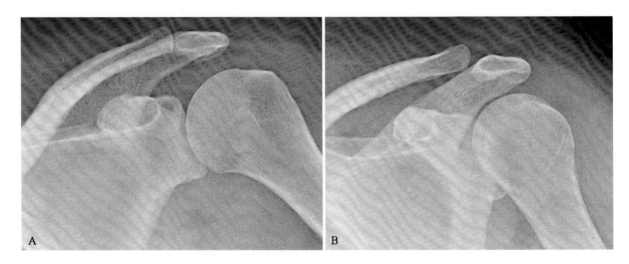

图 3-103　肩关节旋转时锁骨明显变位。A. 外旋位;B. 内旋位

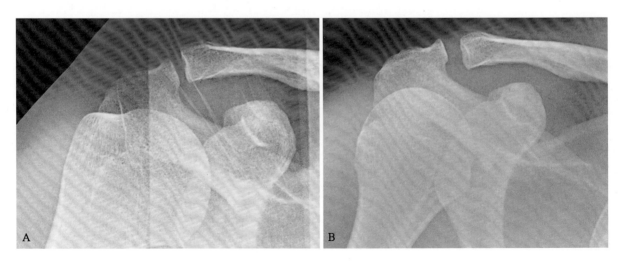

图 3-104　肩关节旋转致肩锁关节距离明显变位。A. 外旋位;B. 内旋位

第三节　胸　骨

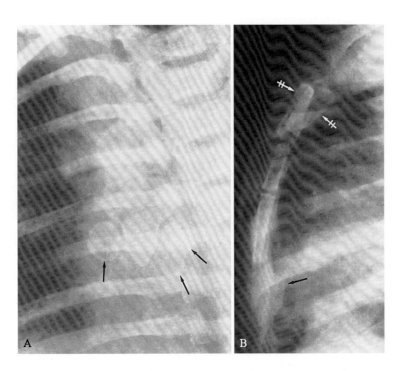

图 3-105　胸骨发育变异。5 个月女婴胸骨体副骨化中心（◄—）。侧位投照显示这些副骨化中心以及胸骨柄双骨化中心（◄╫）（引自：Ogden JA，et al：Radiology of postnatal skeletal development. II：The manubrium and sternum. Skeletal Radiol 4：189，1979.）

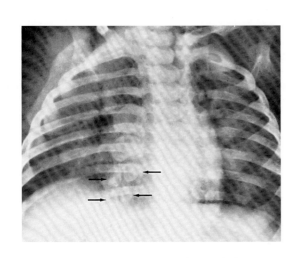

图 3-106　11 个月女婴胸骨体下部多骨化中心（◄—）

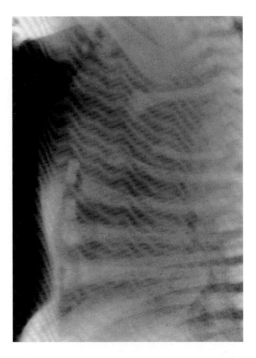

图 3-107　新生儿胸骨柄骨化中心延迟出现

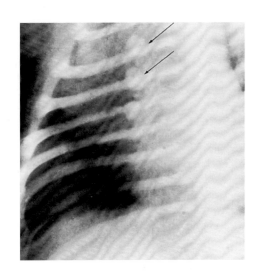

图 3-108　投照位置不正致胸骨骨化中心与肋骨重叠,形似正在愈合的肋骨骨折

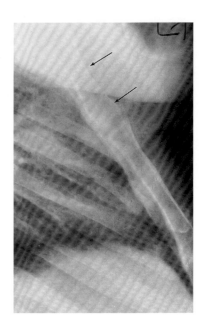

图 3-109　5 月龄正常男婴胸骨柄双骨化中心。常见于 Down 综合征,但也可为正常变异

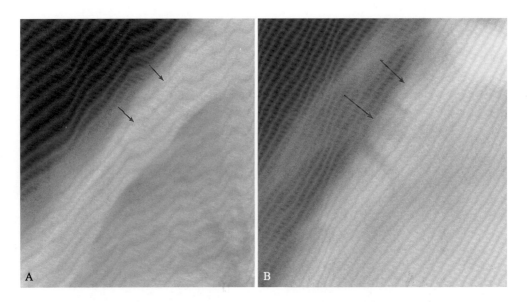

图 3-110　13 岁男孩胸骨柄双骨化中心,被误为骨折。A. 平片;B. 分层摄影

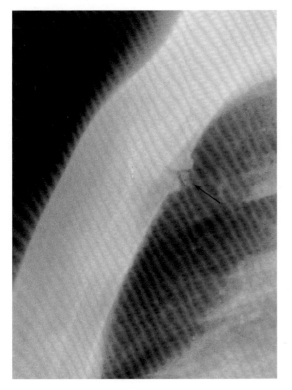

图 3-111　胸骨体柄结合处的小骨,可能源于退化

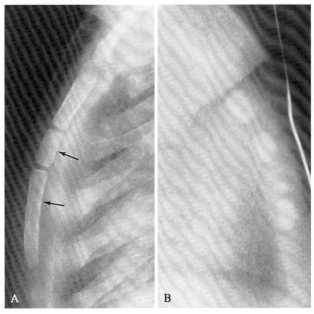

图 3-112　胸骨发育中变异。A. 胸骨体只有两个中心;B. 胸骨体骨化中心大小明显不同

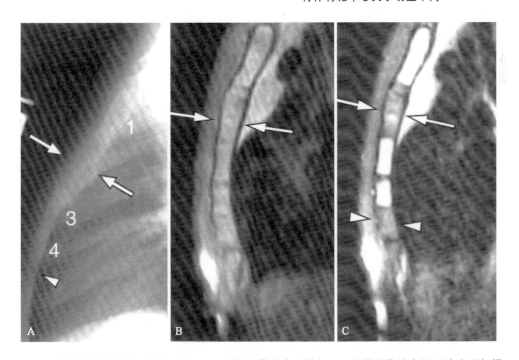

图 3-113　2 岁儿童胸骨发育性无骨化中心。A. 平片示骨化中心缺如;B. 矢状位快速自旋回波序列扫描;C. 矢状位 T_2 加权快速自旋回波扫描(引自:Rush WJ,et al"Missing" sternal ossification center:Potential mimicker of disease in young children. Radiology 224:120,2002.)

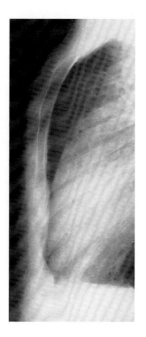

图 3-114　30 岁男性胸骨不分节,可能因骨化中心融合过早

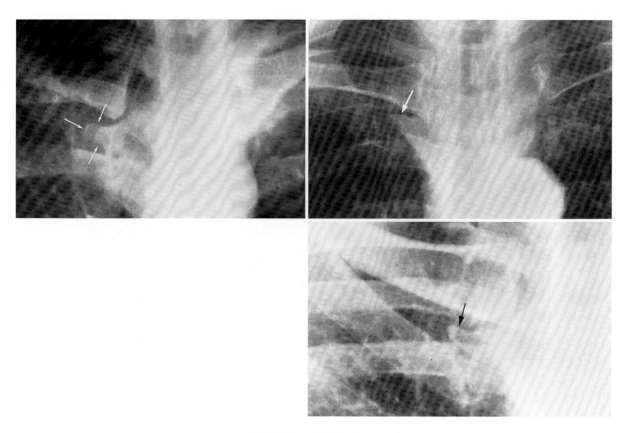

图 3-115　3 例胸骨上突

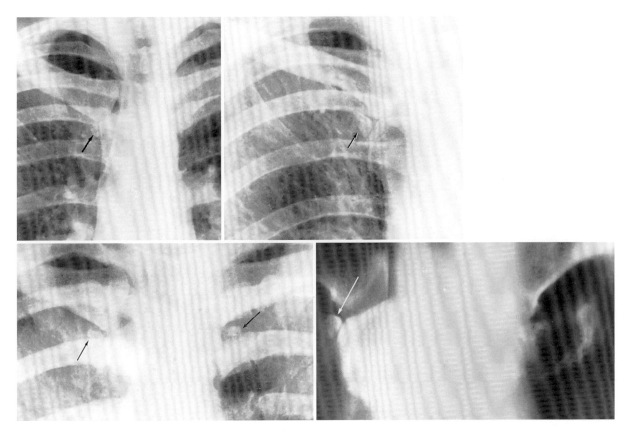

图 3-116 成人胸骨上骨（引自：Brown WH：Episternal bones：A case report. Radiology 75：116，1960；Stark P，et al：Episternal ossicles. Radiology 165：143，1987.）

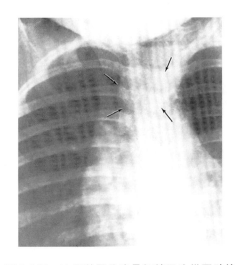

图 3-117 11 月龄婴儿胸骨柄被误为纵隔肿块

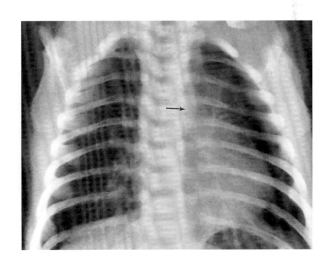

图 3-118 投照时轻度旋转致胸骨柄形似肿块

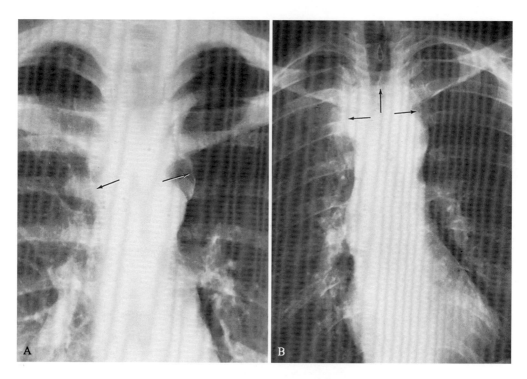

图 3-119　2 例成人胸骨柄形似纵隔肿块。注意图 A 中胸骨柄边缘硬化,类似肿块边缘钙化

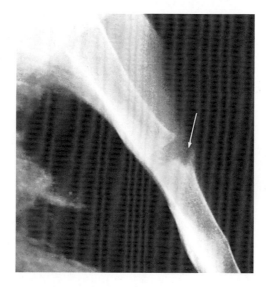

图 3-120　青年男性胸骨柄体结合处胸骨体上缘发育不规则。此类缺陷类似脊柱的 Schmorl 结节(引自:Kohler A, Zimmer EA:Borderlands of Normal and Early Pathologic Findings in Skeletal Radiography,4th ed. New York,Thieme,1993.)

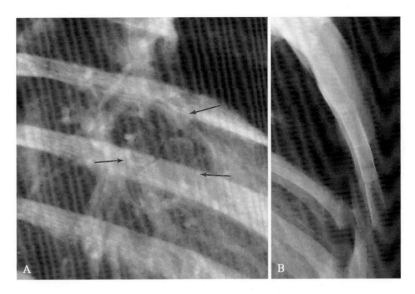

图 3-121　11 岁男孩胸骨各节发育异常,无序排列。A 斜位;B. 侧位

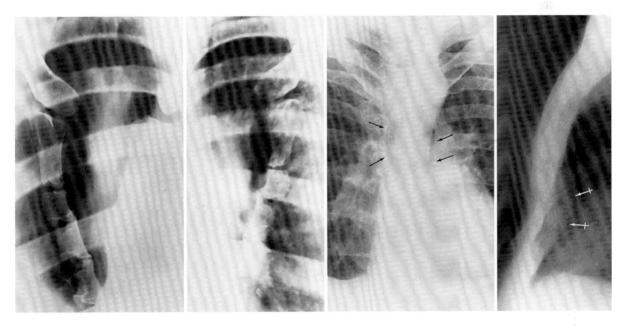

图 3-122　罕见的先天性胸骨分裂。注意正位片中线部位的透亮区(◀—)及侧位片中的类肿块影(◀+)(引自:Dr. W. P. Brown.)(Ref:Larsen LL,Ibach HF:Complete congenital fissure of the sternum. Am J Roentgenol Radium Ther Nucl Med 87:1062,1962.)

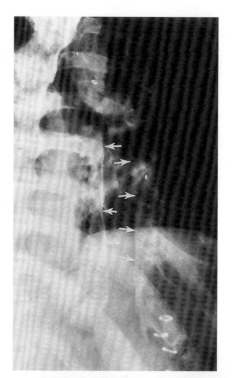

图 3-123　胸骨分裂

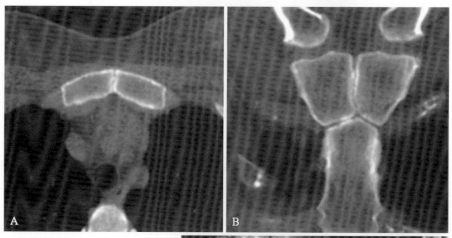

图 3-124　胸骨分裂。A. 轴位 CT 扫描；B. 斜位冠状 CT 重建；C. 右斜位容积 CT[引自：Han DH，Ahn MI，et al：An asymptomatic young woman with abnormal manubrium sterni：Diagnosis and discussion. Skeletal Radiol (2009) 38：1009. With kind permission from Springer Science ＋ Business Media.]

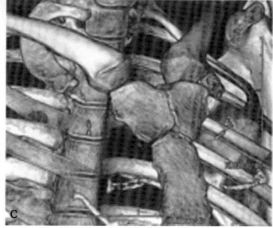

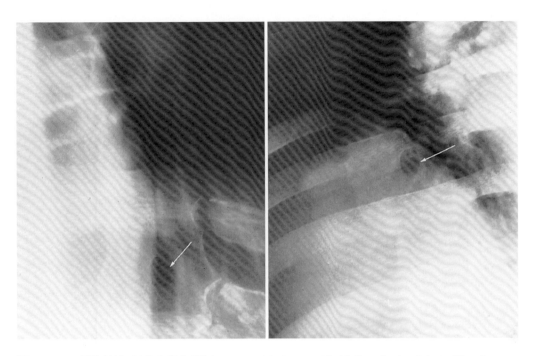

图 3-125 2 例胸骨孔,无临床意义(引自:Resnik CS,Brower AC:Midline circular defect of the sternum.
Radiology 130:657,1979.)

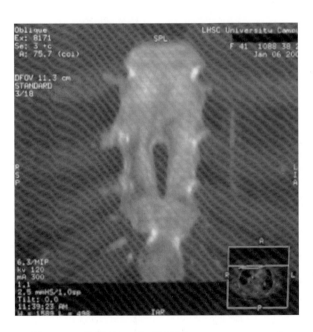

图 3-126 胸骨孔 CT 扫描(引自:Dr. D.B. Bach.)

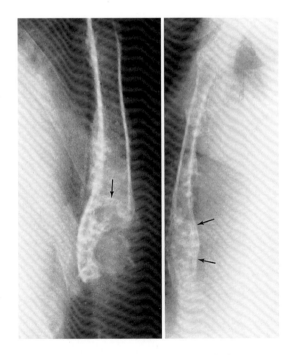

图 3-127 剑突形状变异及肋软骨钙化,形似胸骨破坏性
或肿瘤性病灶,特别是当此处有症状时(引自:
Keats TE:Four normal anatomic variations of im-
portance to radiologists. Am J Roentgenol Ra-
dium Ther Nucl Med 78:89,1957.)

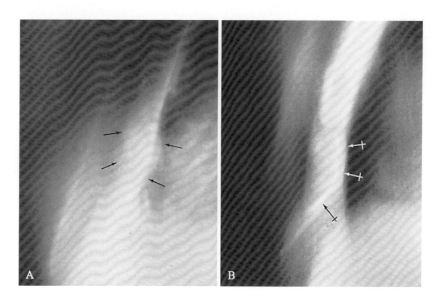

图 3-128　A. 平片。剑突与肋软骨钙化 (◀━━) 致类似胸骨肿块；B. 分层摄影。剑突后凸 (◀━) 也导致产生此误诊的表现

A, Plain film. Simulated mass lesion of the sternum produced by the xiphoid process and calcified costal cartilage (◀━)

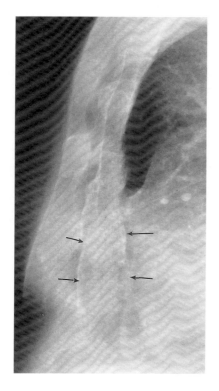

图 3-129　肋软骨形似剑突肿块

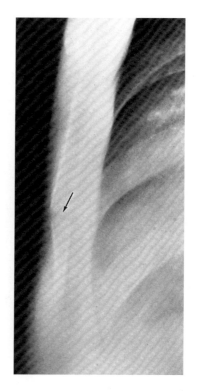

图 3-130　剑突与胸骨体正常连接处，勿误为骨折

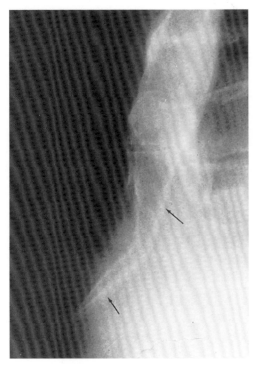

图 3-131 剑突明显前屈

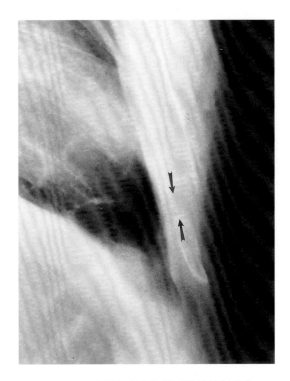

图 3-132 胸骨与剑突间的裂隙似骨折脱位

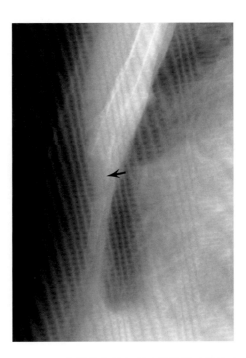

图 3-133 25 岁男性胸骨与剑突间隙似破坏性病变

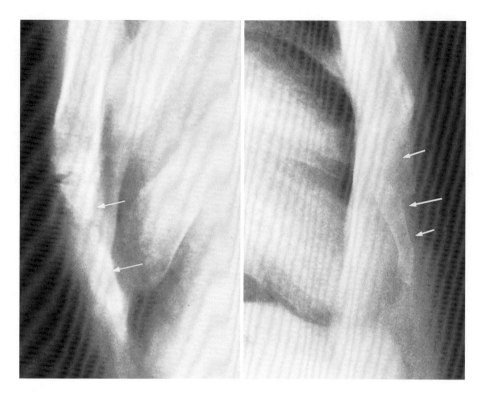

图 3-134　罕见的分割状剑突

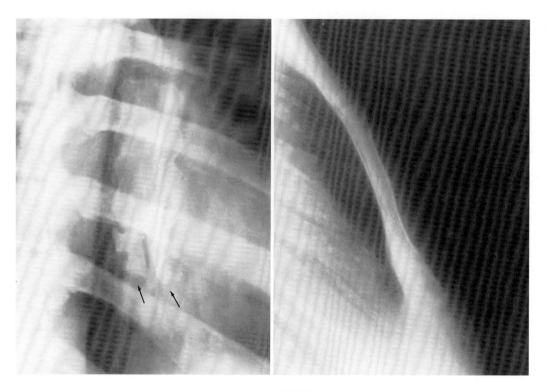

图 3-135　剑突裂

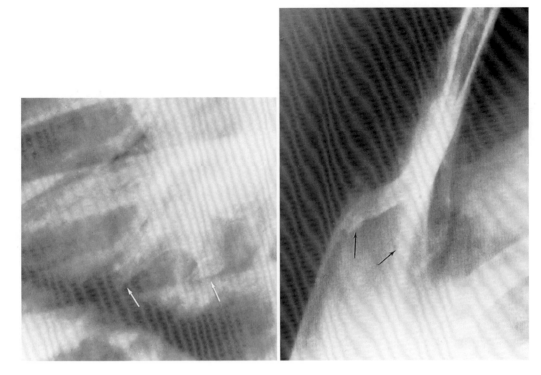

图 3-136 剑突裂,一支指向前方

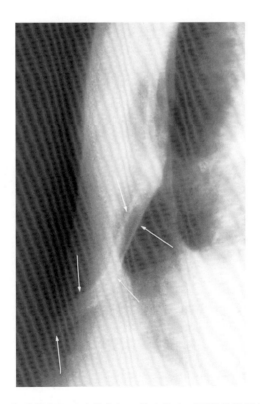

图 3-137 剑突过长并指向前方。此型剑突可以连接良好。临床检查时可触及明显的上腹部肿块(引自:Sanders PC,
Knight RW:Radiologic appearance of the xiphoid process presenting as an upper abdominal mass. Radiology
141:489,1981.)

第四节　肋　骨

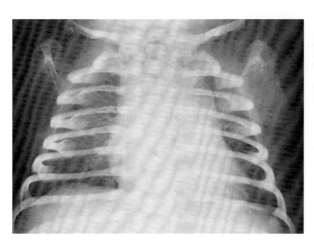

图 3-138　前凸位投照,肋骨前端杯口状表现

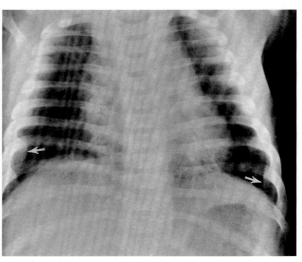

图 3-139　8 个月婴儿肋骨前端大,形似胸膜外肿块

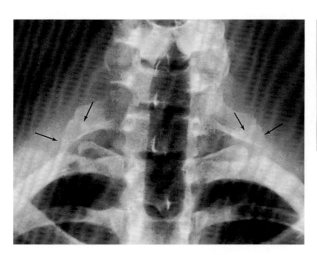

图 3-140　成人发育良好的颈肋

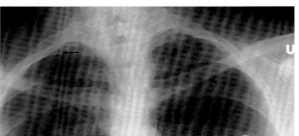

图 3-141　右侧第 1 肋发育不全

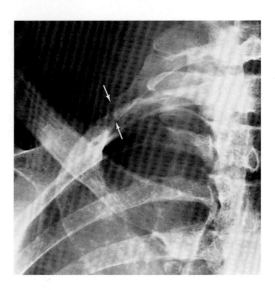

图 3-142　颈肋远端与额外骨性附件形成关节

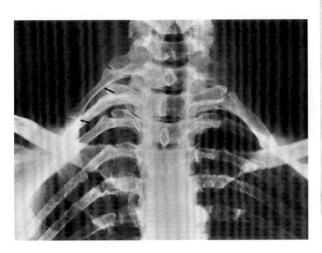

图 3-143　右侧颈肋与第 1 肋形成关节

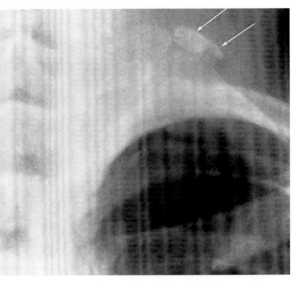

图 3-144　第 1 胸椎横突副肋

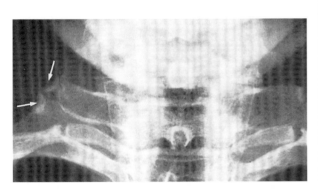

图 3-145　第 1 胸椎横突与第 1 肋韧带钙化相接

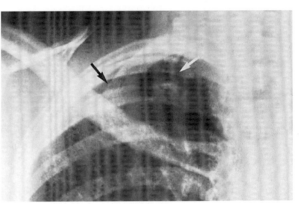

图 3-146　患者临床表现为右锁骨上硬块,因第 1、2 肋骨排列异常导致。此变异可凸出锁骨上窝形成假肿块(引自:Fakhry SM,Thomas CG Jr:Pseudotumor of the supraclavicular fossa. South Med J 79:822, 1986.)

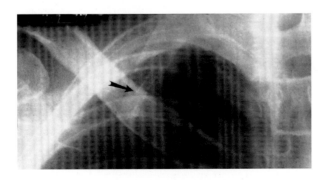

图 3-147　第 1 肋重复

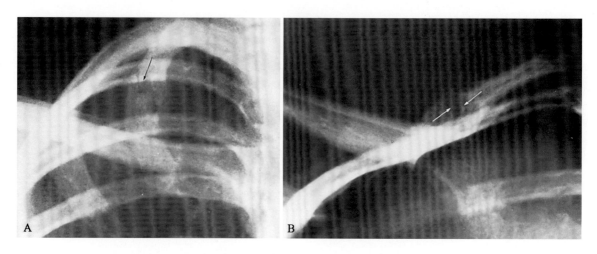

图 3-148　第 1 肋骨异常连接。图 A 中类似骨折,图 B 中类似肿块

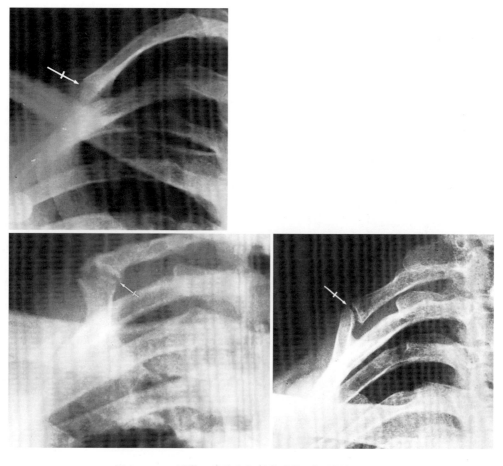

图 3-149　3 例第 1 肋骨中部异常连接,类似骨折(◄+)

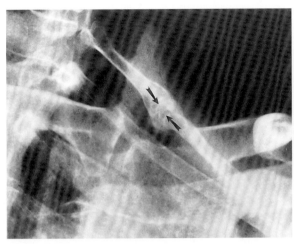
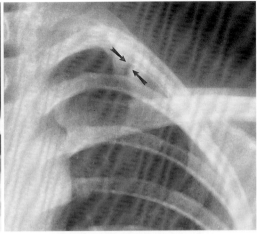

图 3-150　2 例左侧第 1 肋骨异常连接

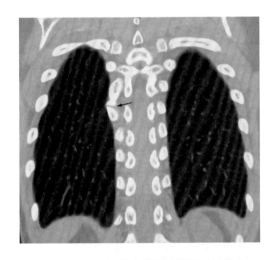

图 3-151　CT 扫描示肋骨后部形成假关节

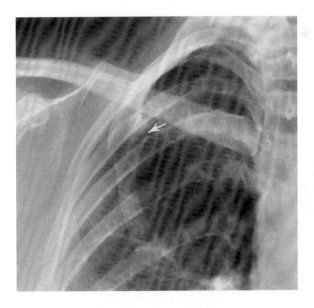

图 3-152　第 2 肋骨连接

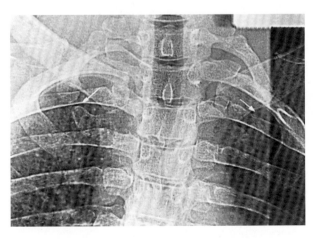

图 3-153　双侧第 1 肋软骨与肋骨不连

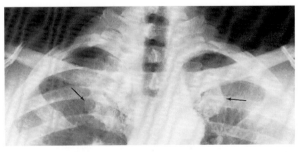

图 3-154　第 1 肋骨发育性缺如。注意：即使无肋骨，第 1
肋软骨也已形成（◄—）

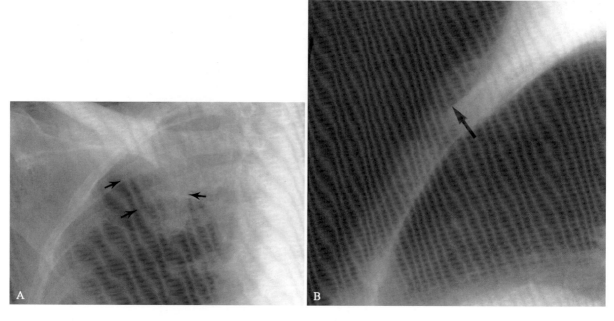

图 3-155　第 1 肋软骨过度生长,凸向前方

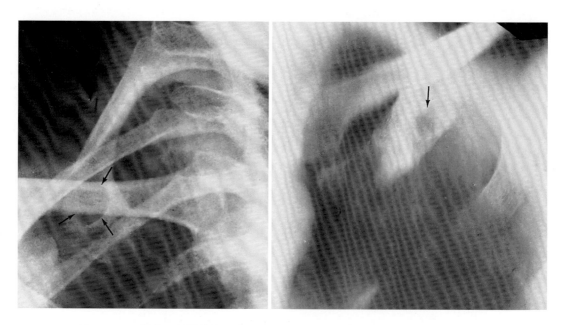

图 3-156　2 例第 1 肋骨前端透亮区,可见于单侧或双侧,位置固定,勿误为骨破坏

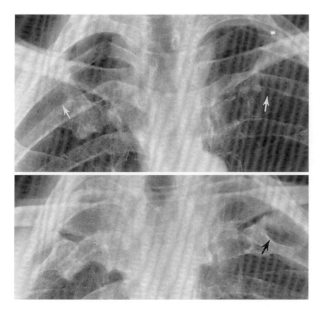

图 3-157　如图 3-156 所示的第 1 肋前端较大透亮影

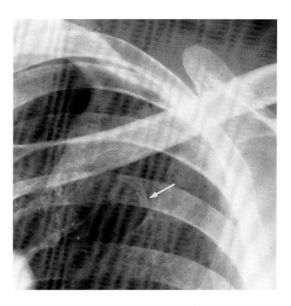

图 3-158　第 1 肋骨前部骨刺样突起

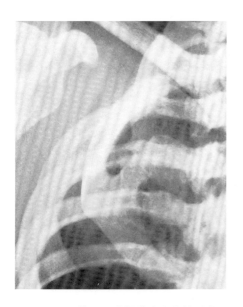

图 3-159　第 1、2 肋骨前端发育性融合

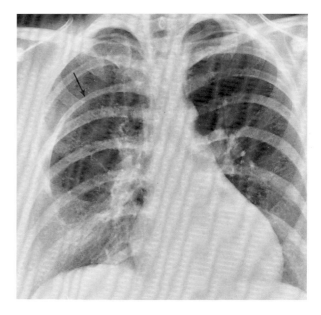

图 3-160　右侧第 5 肋发育异常,形似气胸

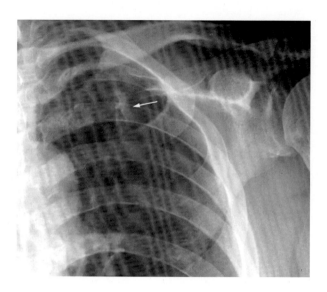

图 3-161　第 2、3 肋骨前部桥接

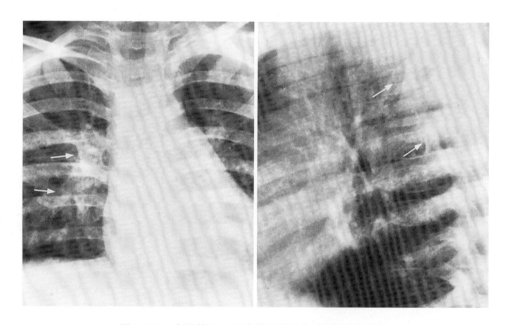

图 3-162　右侧第 5、6、7 肋骨后部融合,侧位片中亦见

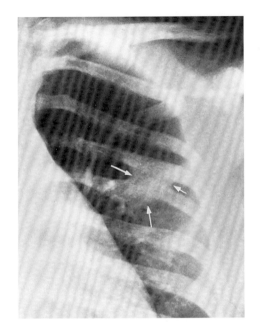

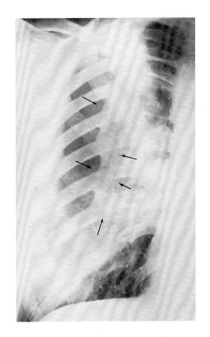

图 3-163　12 岁男孩第 4、5 肋骨后部融合

图 3-164　后肋广泛发育性融合

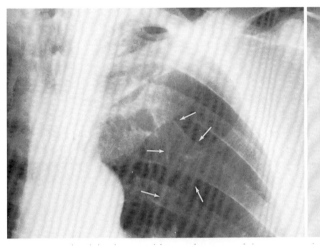

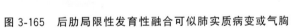

图 3-165　后肋局限性发育性融合可似肺实质病变或气胸

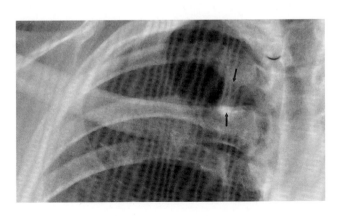

图 3-166　第 3、4 肋骨后部间的骨桥

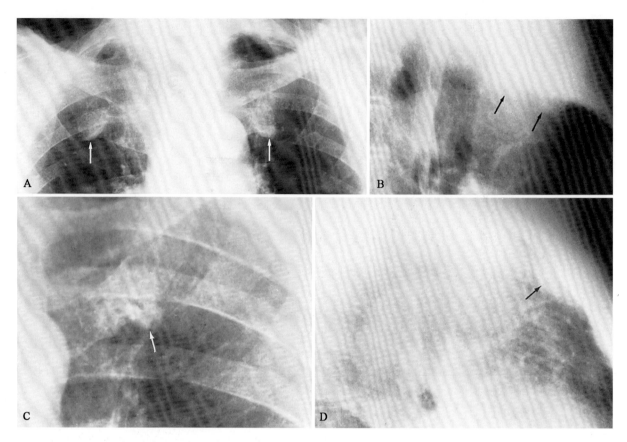

图 3-167 正侧位投照见钙化的巨大肋软骨,形似胸内病变。A 和 B. 74 岁男性;C 和 D. 58 岁男性。第 1 胸肋关节可为软骨联合或骨连接,关节腔可显现在第 1 胸肋关节的外侧(引自:Schils JP,et al:Sternocostal joints:Anatomic, radiographic and pathologic features in adult cadavers. Invest Radiol 24:596,1989.)

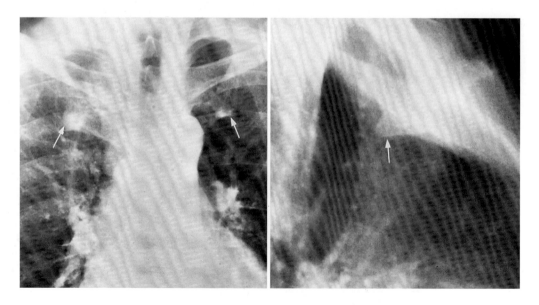

图 3-168 第 1 肋软骨异常肥大,侧位投照显示其明显向胸腔内突入

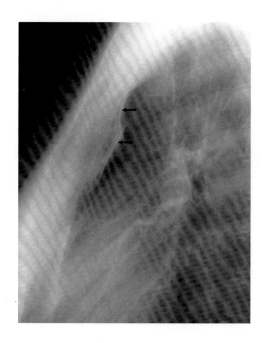

图 3-169　与图 3-168 类似,但更明显

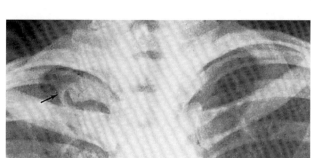
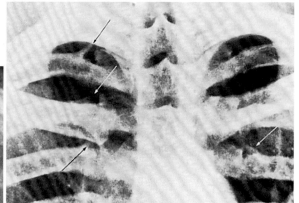

图 3-170　肋椎关节处发育性骨刺

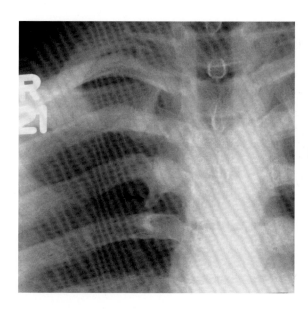

图 3-171　第 4 肋椎关节下方骨刺

图 3-172 肋锁关节。此关节是锁骨内侧端与第 1 肋骨间韧带连接的一种变异（引自：Red-lund-Johnell I：The costoclavicular joint. Skeletal Radiol 15：25，1986.）

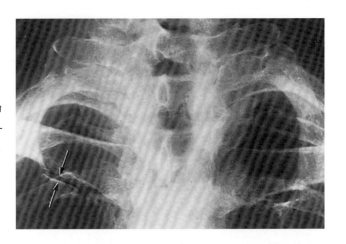

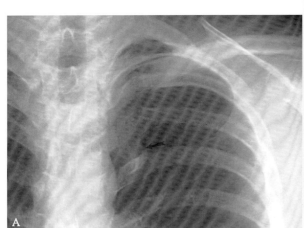

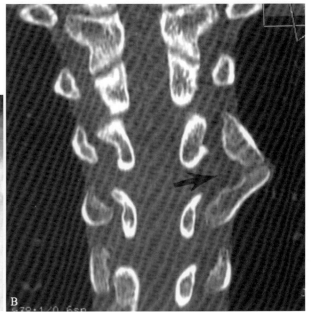

图 3-173 第 4、5 肋骨间形成关节。A. 平片；B. CT 扫描

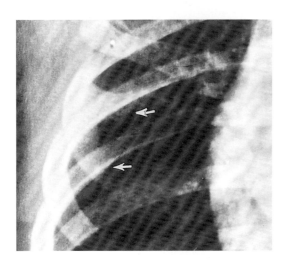

图 3-174 第 4 肋骨前端分叉

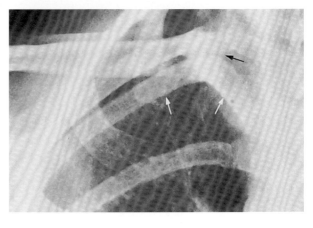

图 3-175 第 4 肋后部（白箭头）与第 3 肋（黑箭头）融合并明显向头侧成角

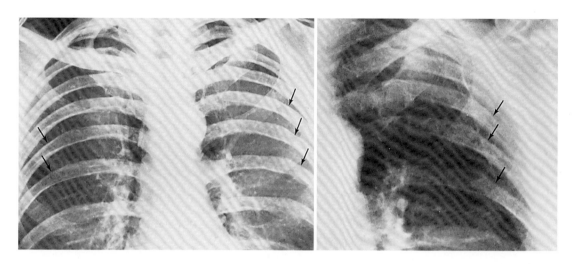

图 3-176　2 例肋骨假性侵蚀。肋骨上缘的骨缺失可见于多种病理过程,特别是结缔组织病,亦可见于正常老
　　　　　年人(引自:Keats TE:Superior marginal rib defects in restrictive lung disease. Am J Roentgenol Ra-
　　　　　dium Ther Nucl Med 124:449,1975.)

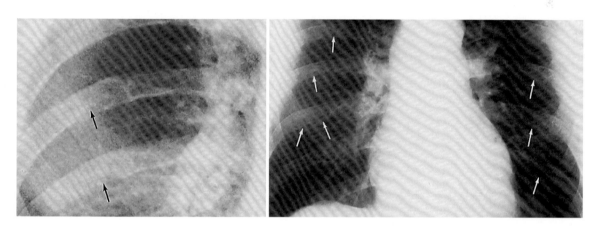

图 3-177　2 例中部肋骨后部下缘类似骨质破坏。此变异常见,为肋骨下缘骨薄翼所致

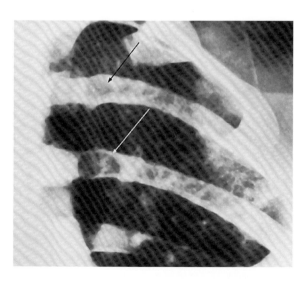

图 3-178　骨松质导致的肋骨近端假性囊肿

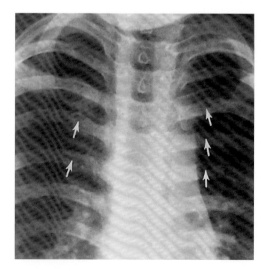

图 3-179　肋骨近端结节透亮影

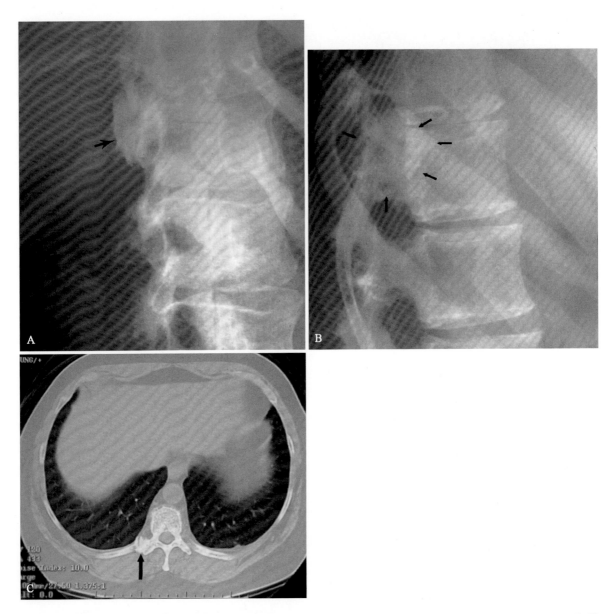

图 3-180　肋椎关节软骨退变,侧位投照与椎管重叠影可被误为实质病变。A. 斜位投照;B. 侧位投照;C. CT 扫描
(引自:Leibowitz RT,Keats TE:Degeneration of the costovertebra articulation:A cause of pulmonary pseudole-
sion. Emerg Radiol 10:250,2004.)

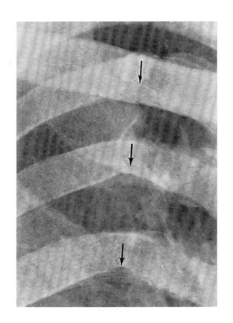

图 3-181 肋骨颈部曲度过大,类似肋骨切迹

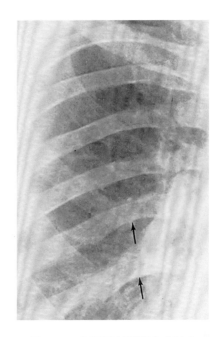

图 3-182 下部肋骨颈部曲度过大

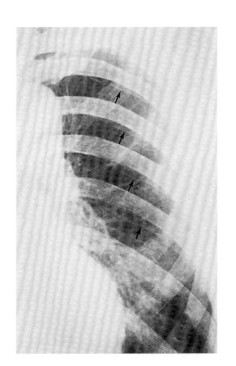

图 3-183 薄骨翼所致的肋骨下缘伴随影

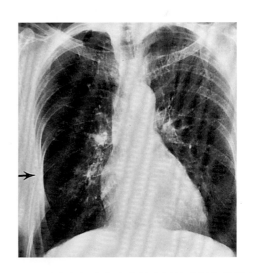

图 3-184 胸廓中部轮廓发育性变异伴肋骨褶皱样态。此变异可能缘于发育性短肋,常见于第 6、7、8 肋[引自:Sheflin JR:Short rib(s). AJR Am J Roentgenol 165:1548,1995.]

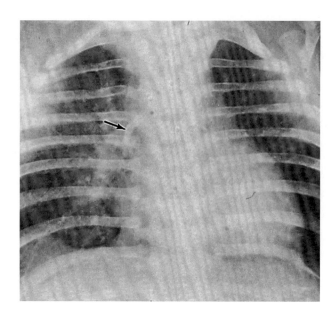

图 3-185　胸内肋。为罕见变异,无临床意义(引自:Weinstein AS,Mueller CF:Intrathoracic rib. Am J Roentgenol Radium Ther Nucl Med 94:587,1965.)

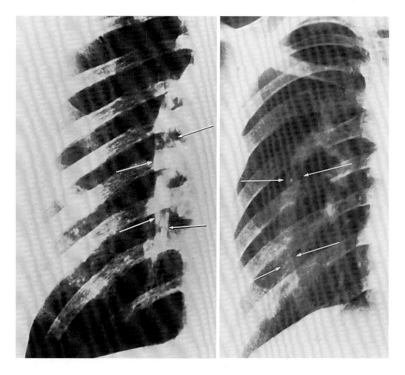

图 3-186　另两例胸内肋

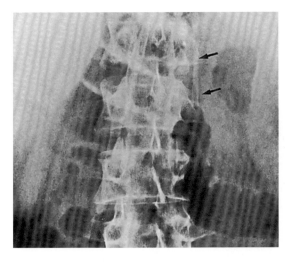

图 3-187　腹内肋

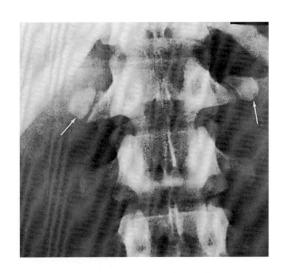

图 3-188　第 12 肋发育异常

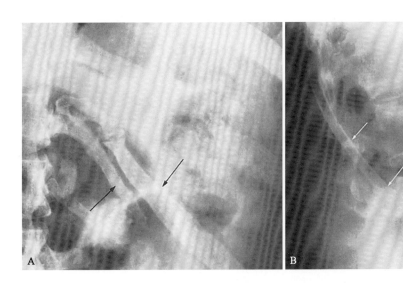

图 3-189　A. 左侧双第 11 肋；B. 明显进入腹腔

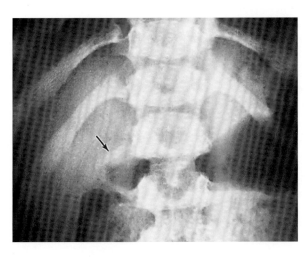

图 3-190　第 12 肋单侧发育

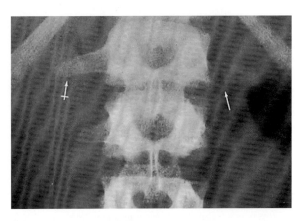

图 3-191　第 12 肋单侧发育，形似骨折（◀━）。注意：对侧横突过长（◀━）

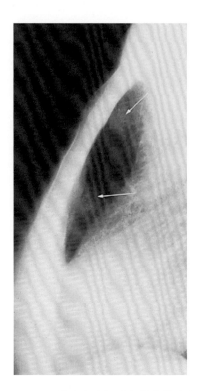

图 3-192　前肋末端似肺内结节样病变

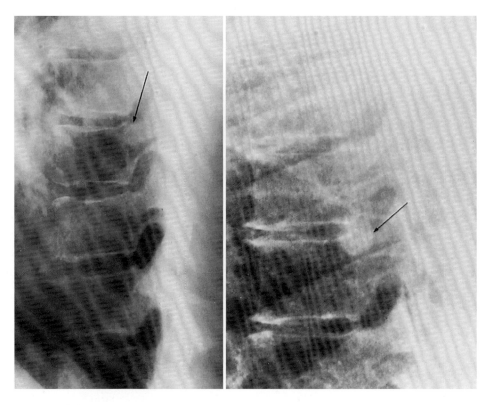

图 3-193　2 例脊椎横突似肺内结节 (引自 : Shortsleeve MJ, Foster SC : Pulmonary pseudonodule. Radiology 131 : 311, 1979.)

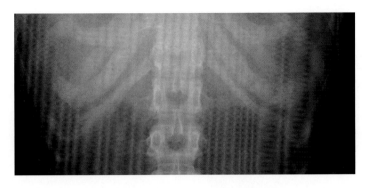

图 3-194　28 岁女性显著的肋软骨钙化

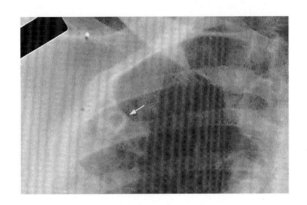

图 3-195　环状肋软骨钙化,似肺内空洞病变

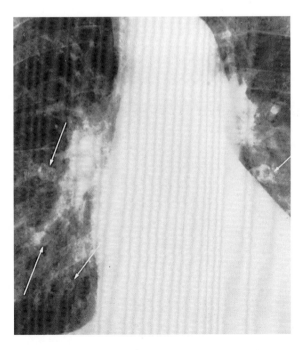

图 3-196　环状肋软骨钙化,似肺内空洞病变

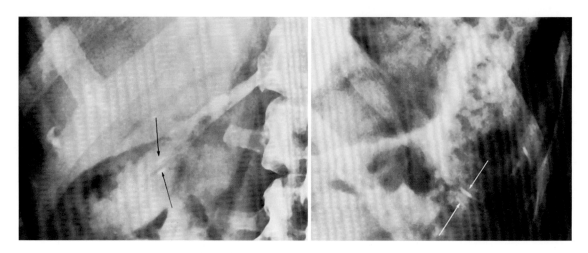

图 3-197　肋软骨钙化形似血管钙化

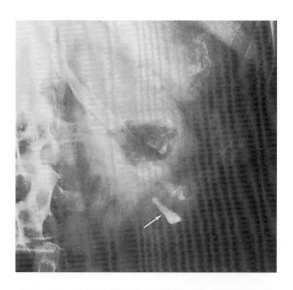

图 3-198　肋骨线型钙化,重叠于左肾,形似肾结石

第4章

上 肢

第一节 肱 骨

一、肱骨近端部分

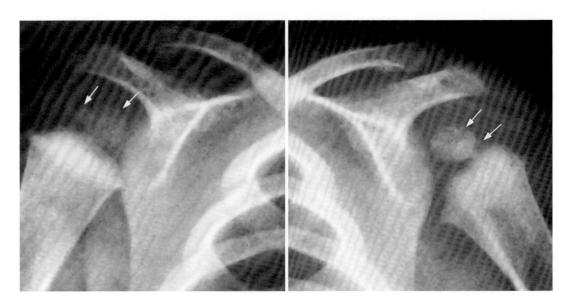

图 4-1　13 月龄幼儿双侧肱骨头重复骨骺

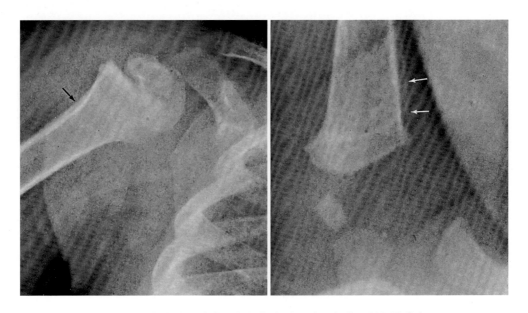

图 4-2　2 例新生儿臂外旋或上举时,肱二头肌间沟阴影似骨膜炎

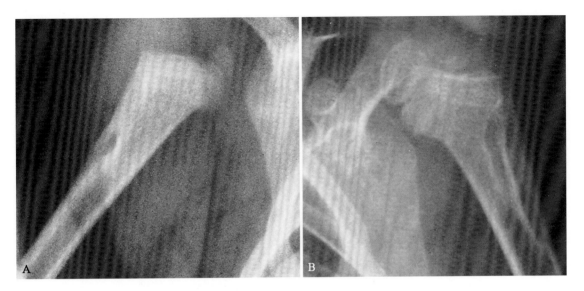

图 4-3 深肱二头肌间沟可被误为异常。A. 7 月龄婴儿;B. 2 岁小儿

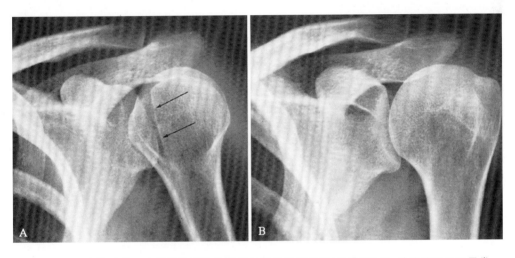

图 4-4 A. 内旋时肱二头肌间沟产生的阴影勿误为嵌插骨折(马槽征);B. 外旋位显示无异常

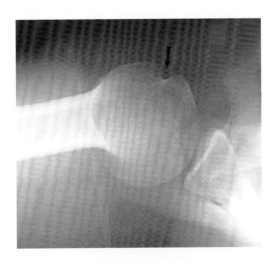

图 4-5 肱二头肌间沟导致的疑似 Hill-Sachs 畸形

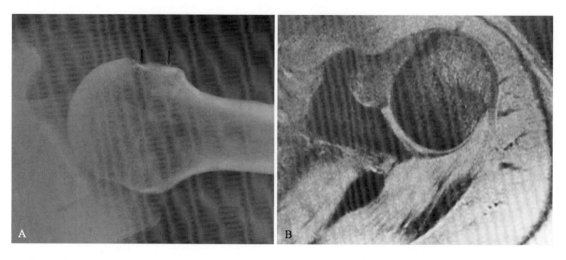

图 4-6　A. 轴位投照肱骨头前方可类似反向的 Hill-Sachs 嵌插骨折；B. MR T$_2$ 加权像示无异常

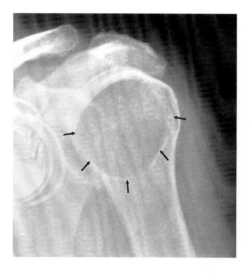

图 4-7　肱骨头内旋位时可有类似囊肿样表现

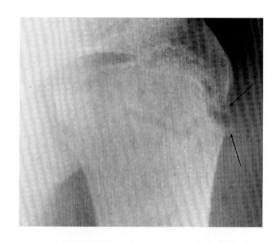

图 4-8　16 岁男孩鸟嘴形骨骺线。这种突起,特别是骨骺处的,亦可见于其他部位,勿误为撕脱伤(引自:Keats TE,Harrison RB:The epiphyseal spur. Skeletal Radiol 5:175,1980.)

图 4-9　17 岁男孩肱骨近端正常骨骺线。A. 外旋位；B. 内旋位。B 图中骨骺线常被误为骨折

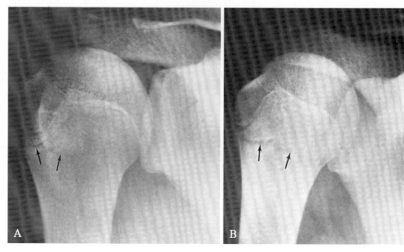

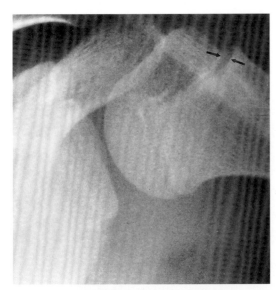

图 4-10　正常较宽的骨骺线外侧,勿误为骨折

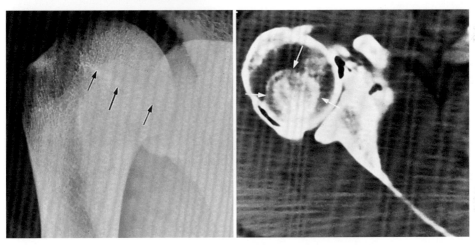

图 4-11　18 岁男性闭合的骨骺线,CT 表现为假性病变

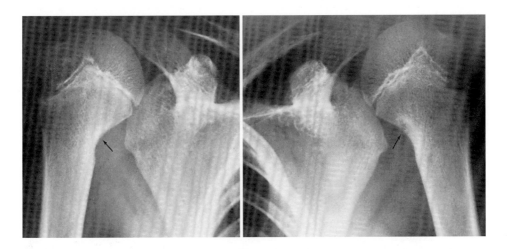

图 4-12　11 岁男孩双侧上肱骨切迹。见于 10—16 岁生长阶段。可类似肱骨远端、桡骨远端、股骨远端和胫骨近端的皮质病变

（引自:Ozonoff MB,Ziter FM Jr:The upper humeral notch:A normal variant in children. Radiology 113:69,1974.）

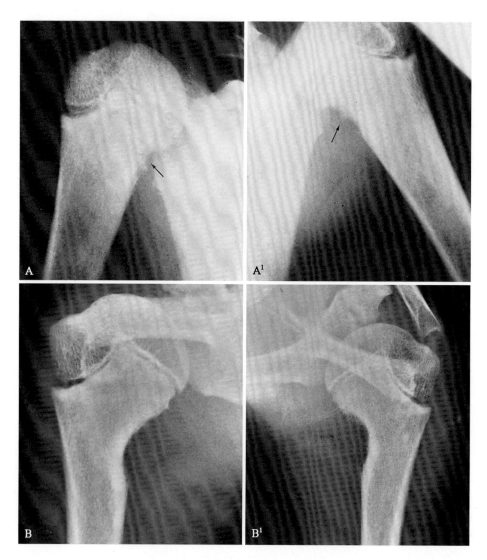

图 4-13　另几例肱骨上切迹。A 和 A^1. 12 岁男孩；B 和 B^1. 12 岁女孩。注意：此变异非常类似恶性病变

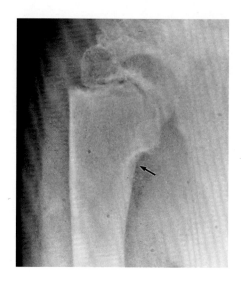

图 4-14　7 岁男孩很深的上肱骨切迹

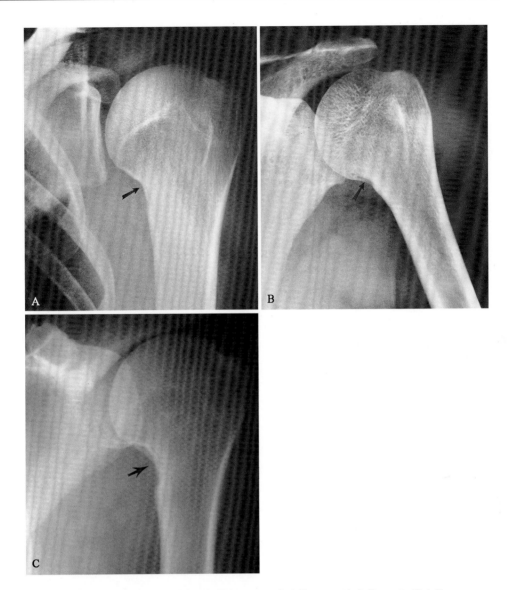

图 4-15　成人上肱骨切迹的残迹。A. 28 岁女性；B. 29 岁女性；C. 35 岁女性

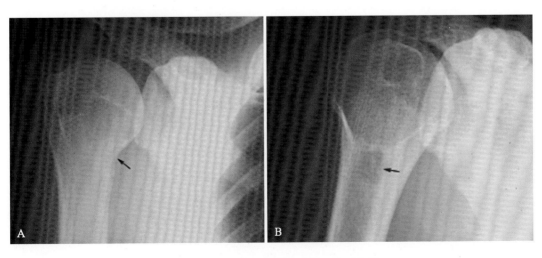

图 4-16　内旋位上肱骨切迹显示为透亮影

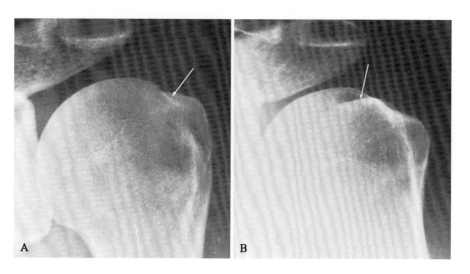

图 4-17　A. 外旋位肱骨大结节类似骨折；B. 内旋位未见骨折

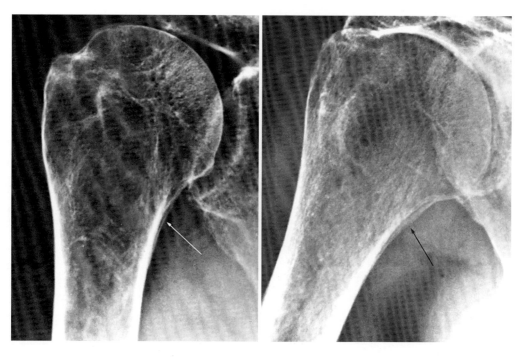

图 4-18　2 例肱骨颈皮质影似骨膜炎表现

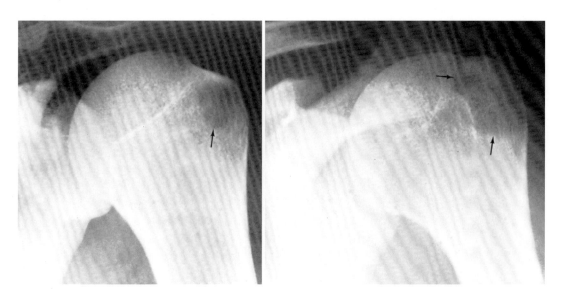

图 4-19　肱骨大结节类似骨质破坏。因此区域骨松质量少导致。图 4-20 核磁成像可证实（引自：Resnick D，Cone RO 3rd：The nature of humeral pseudocysts. Radiology 150：27，1984．）

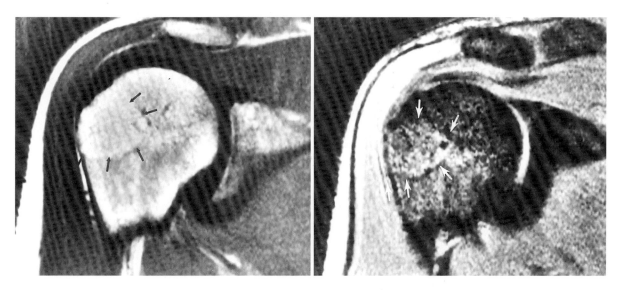

图 4-20　肩关节 MR T_1 与 T_2 加权像显示肱骨大结节区域骨松质导致如图 4-19 表现

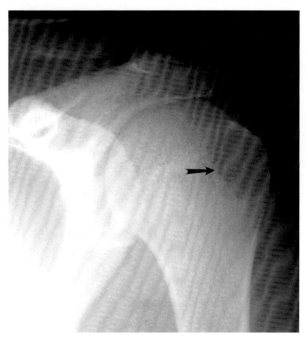

图 4-21　一例肱骨大结节显著假囊肿

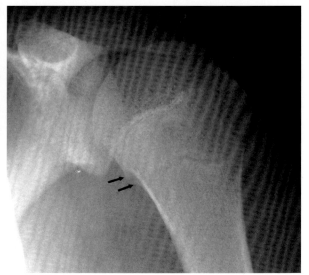

图 4-22　15 岁男孩骨骺和干骺端骨突起

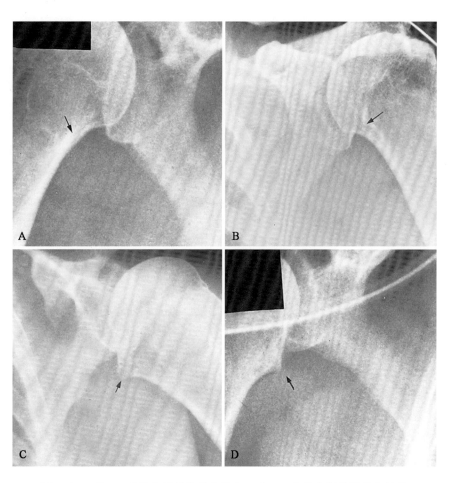

图 4-23　A 和 B. 外旋位所见肱骨小结节;C 和 D. 内旋位所见肱骨小结节

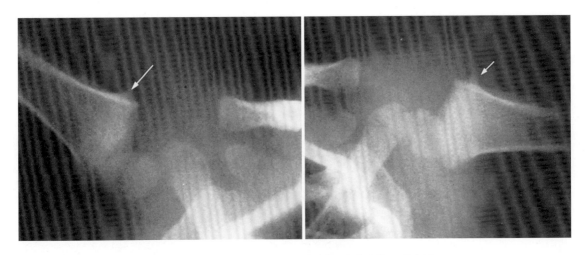

图 4-24　19 个月幼儿干骺端骨突起,为发育期正常变异

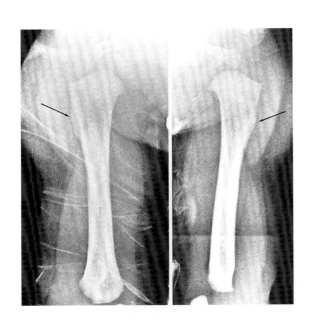

图 4-25　2 月龄婴儿三角肌附着处骨皮质增厚

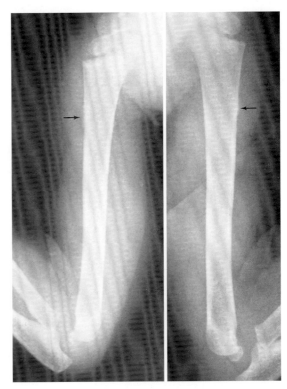

图 4-26　20 个月幼儿三角肌肌腱附着处骨皮质增厚,似骨膜炎表现

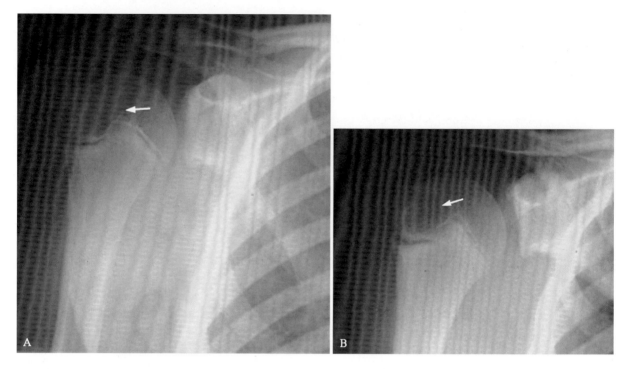

图 4-27　12 岁男孩肱骨假囊肿

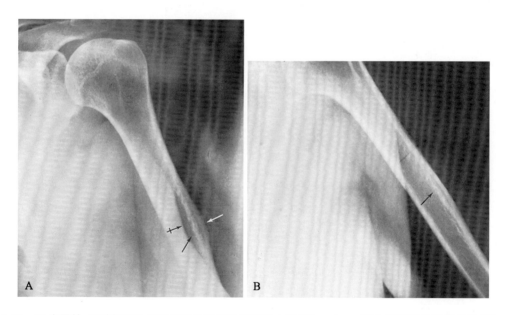

图 4-28　50 岁男性,两种投照位置示明显的三角肌附着处皮质影(◀—)。A 图内侧阴影为软组织皱褶(◀+)

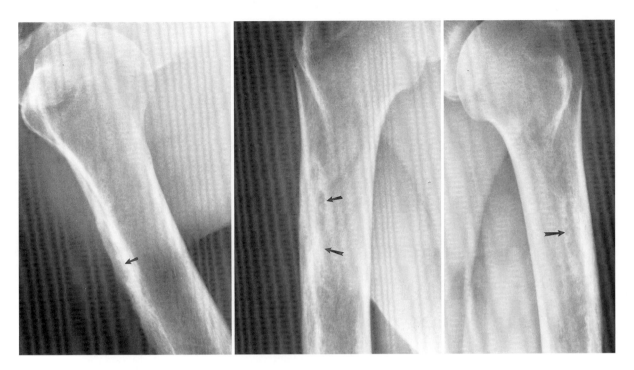

图 4-29　双侧罕见的明显的三角肌附着处

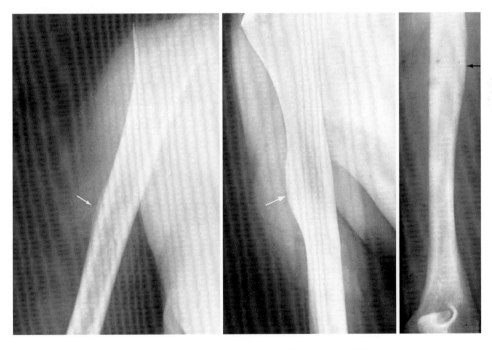

图 4-30　明显的三角肌附着处产生的局限性皮质增厚

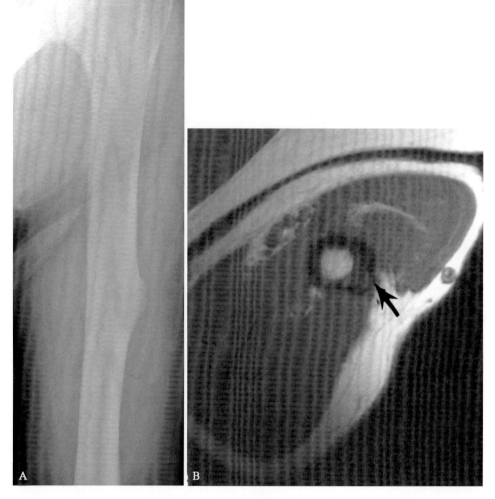

图 4-31　磁共振成像证实的三角肌附着处。A. 平片；B. T$_1$ 加权像

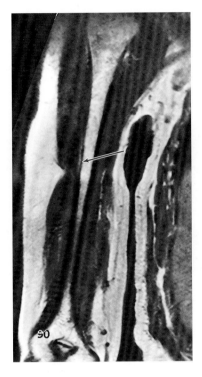

图 4-32　MR T₁ 加权像所示的三角肌附着处

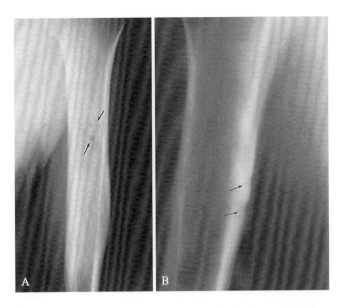

图 4-33　胸大肌附着处造成的透亮区。A. 平片；B. 分层摄影（引自：Brower AC：Cortical defect of the humerus at the insertion of the pectoralis major. AJR Am J Roentgenol 128：677，1977.）

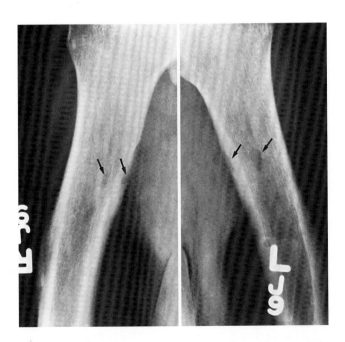

图 4-34　肌肉发达的 19 岁男性双侧肱骨表现，与图 4-33 相同

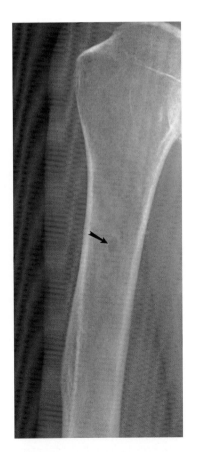

图 4-35　胸大肌附着处不连续

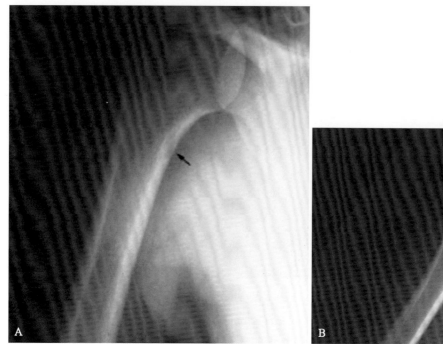

图 4-36　喙肱肌附着处

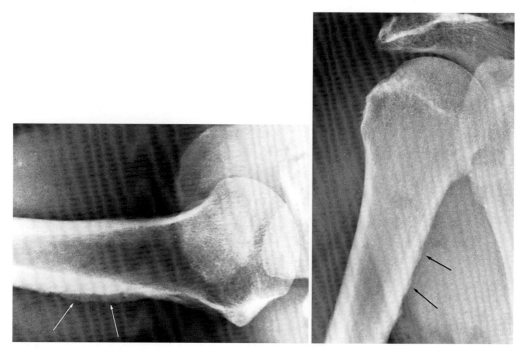

图 4-37　55 岁男性背阔肌附着处内后侧皮质增厚

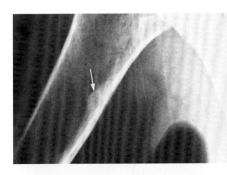
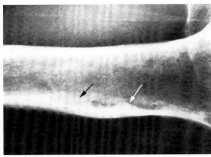

图 4-38　68 岁男性背阔肌附着处骨内膜增厚

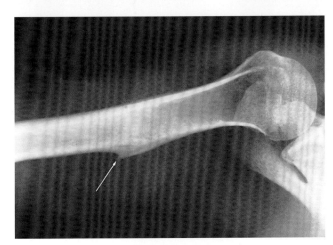

图 4-39　背阔肌骨刺样附着处

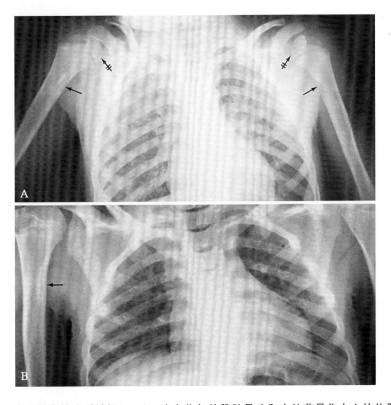

图 4-40　A. 4 岁儿童肱骨良性皮质缺损(◀—)。注意此年龄段肱骨头和大结节骨化中心的位置及表现(◀╫);
B. 5 年后,左侧肱骨皮质缺损消失,右侧残留硬化瘢痕

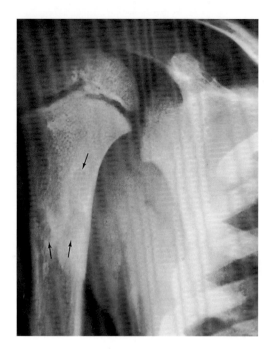

图 4-41　肱骨近端多发性良性皮质缺损,这些纤维性病变可为单发或多发,无临床意义(引自:Silverman FN,Kuhn J:Caffey's Pediatric X-Ray Diagnosis,9th ed. St. Louis,Mosby,1993.)

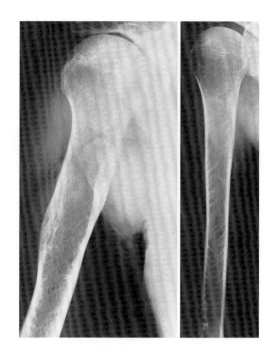

图 4-42　2 例肱骨髓腔骨小梁"鱼脊样"排列

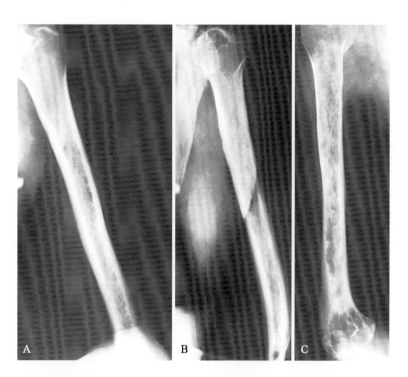

图 4-43　A 和 B. 26 岁女性左侧肱骨"鱼脊样"排列的髓腔;C. 其右侧肱骨外科颈骨折石膏固定后 2 周。注意:此患者这种髓内骨小梁特有的骨质缺失形态,类似转移瘤或多发性骨髓瘤(引自:Keats TE,Harrison RB:A pattern of posttraumatic demineralization of bone simulating permeative neoplastic replacement:A potential source of misinterpretation. Skeletal Radiol 3:113,1978.)。仔细观察可见此类侵蚀性骨质疏松有小的皮质透亮影,这有助于与恶性肿瘤浸润相鉴别(引自:Helms CA,Munk PL:Pseudopermeative skeletal lesions. Br J Radiol 63:461,1990.)

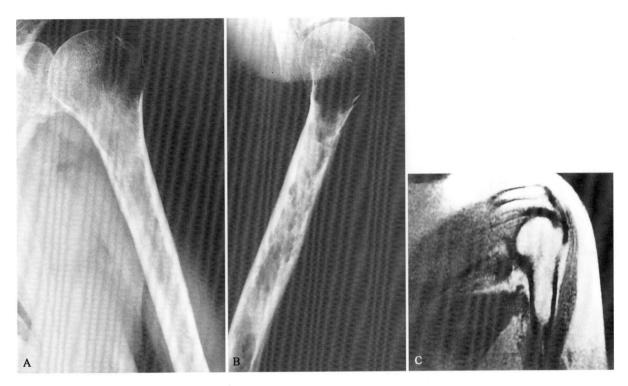

图 4-44　A 和 B. 另一例"侵袭性"骨质疏松,为 50 岁女性,近期因脑瘤制动;C. MR T₁ 加权像示骨髓腔正常脂肪影

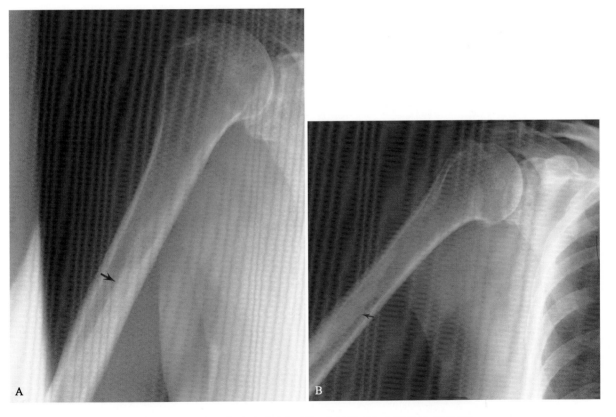

图 4-45　68 岁女性肱骨髓腔内硬化,亦见于老年人股骨(如图 5-70)

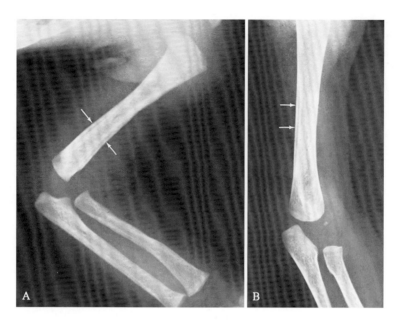

图 4-46　两例婴儿生理性"骨膜炎"。A. 3 月龄婴儿；B. 8 月龄婴儿。此现象不见于 1 月龄以内，一般双侧对称，但不一定呈同心性，常只见于一个位置（引自：Shopfner CE：Periosteal bone growth in normal infants：A preliminary report. Am J Roentgenol Radium Ther Nucl Med 97：154，1966.）

二、肱骨远端部分

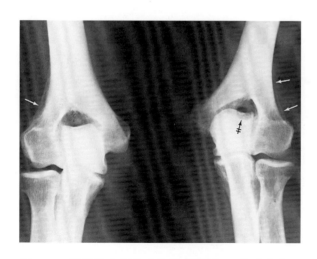

图 4-47　肱骨外上髁上方正常薄骨翼，似骨膜炎表现（◀━）。注意鹰嘴窝已穿透（◀╫）

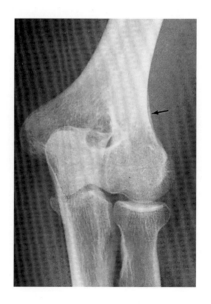

图 4-48　另一例肱骨外上髁骨翼，形似骨膜炎

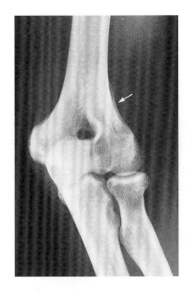

图 4-49　外上髁骨翼,形似骨皮质骨折

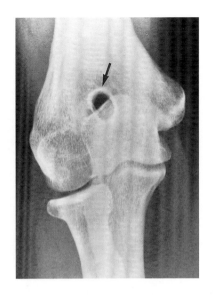

图 4-50　鹰嘴窝边缘明显硬化

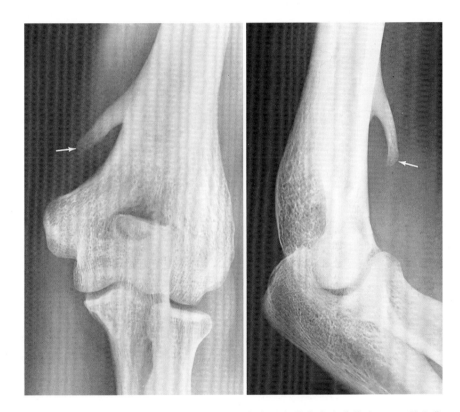

图 4-51　髁上骨突。此残留结构多无症状,在欧洲人种中发生率约为 1%。骨突典型地指向远端(引自:Barnard LB,McCoy SM:The supracondyloid process of humerus. J Bone Joint Surg Am 28:845,1946.)

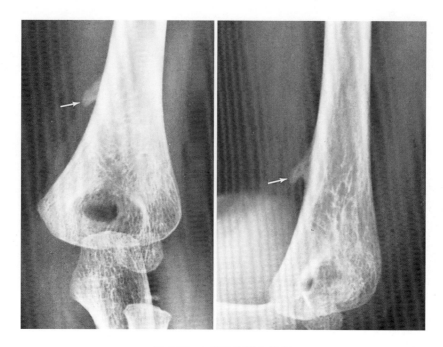

图 4-52   4 岁男孩髁上骨突

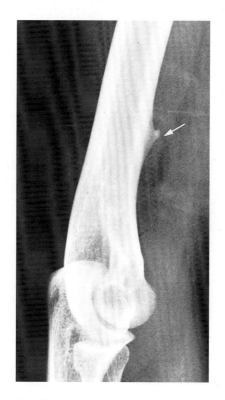

图 4-53   髁上骨突指向头侧,而非像常见的那样指向尾侧

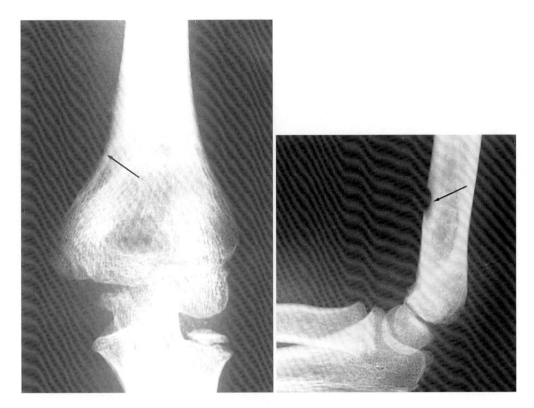

图 4-54　肱骨内侧发育性骨皮质切迹,无临床意义,解剖起源不明

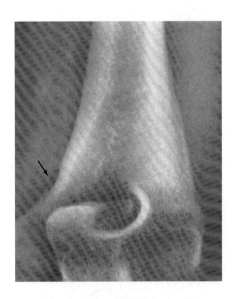

图 4-55　另一例肱骨皮质切迹

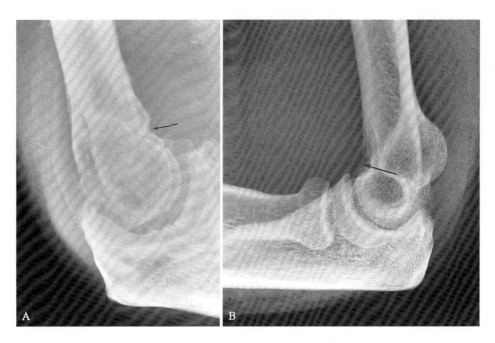

图 4-56　两例肱骨远端前侧皮质的小凹陷,可能是发育性的

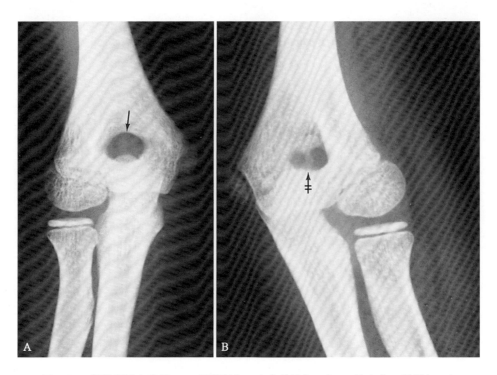

图 4-57　鹰嘴窝形态变异。A. 鹰嘴窝为一完的孔(◄─);B. 孔内有一骨桥(◄╫)

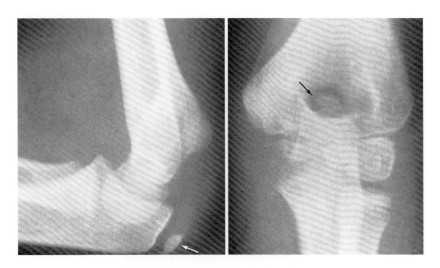

图 4-58　7 岁女孩鹰嘴突骨化中心,形似滑车上窝骨或骨折

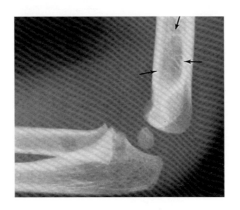

图 4-59　侧位投照时,肱骨远端正常的骨质稀疏可类似囊肿样病变

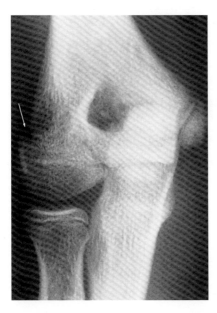

图 4-60　12 岁男孩骨骺线上部明显骨不连续,此为青春期长骨干骺端发育变异。与肱骨近端、桡骨远端、股骨远端以及胫骨近端的皮质病变相似。可被误为骨骺分离或肱骨破坏性病变(引自: Silberstein MJ,et al:Some vagaries of the capitellum. J Bone Joint Surg Am 61:244,1979.)

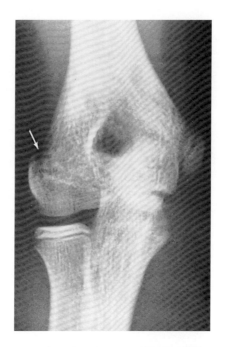

图 4-61　图 4-60 的骨不连续现象于该男孩 16 岁时仅剩细微表现,说明此现象为短暂性的

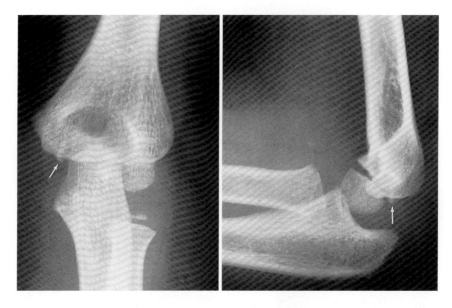

图 4-62　6 岁女孩肱骨滑车骨化中心的早期表现。滑车骨化中心很少如本例这样早于内上髁骨化中心出现 (引自:Resnik CS,Hartenberg MA:Ossification centers of the pediatric elbow:A rare normal variant. Pediatr Radiol 16: 254,1986.)

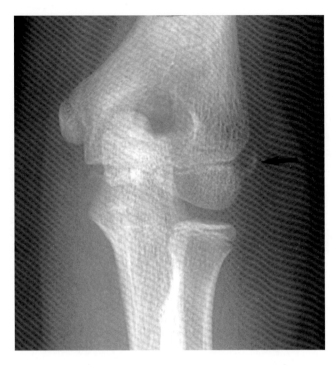

图 4-63　一例儿童肱骨外上髁骨化中心的正常位置,似撕脱性骨折

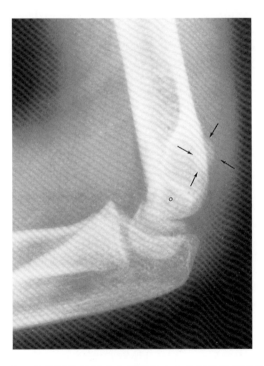

图 4-64　7 岁男孩肱骨内上髁骨化中心的正常表现及位置

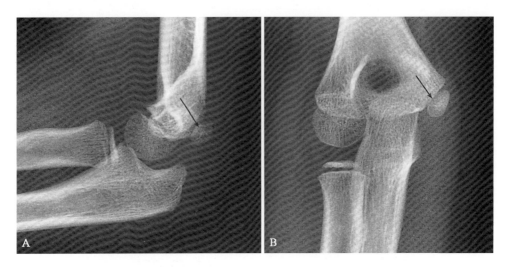

图 4-65　A. 投照位置不佳导致肱骨内上髁骨化中心似脱位；B. 正位投照。注意：无伴随骨化中心脱位的内侧血肿

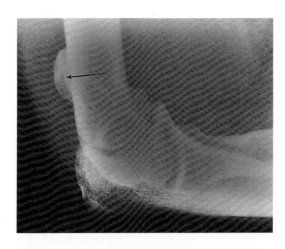

图 4-66　侧位投照位置不佳时见成人肱骨内上髁

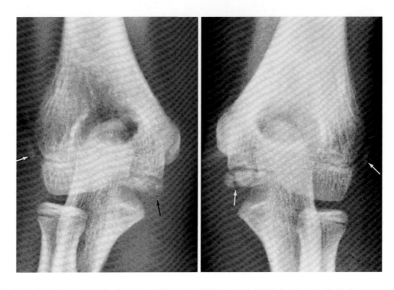

图 4-67　10 岁女孩肱骨远端骨化中心正常的不规则影及假性骨折表现。注意此表现并无双侧对称性

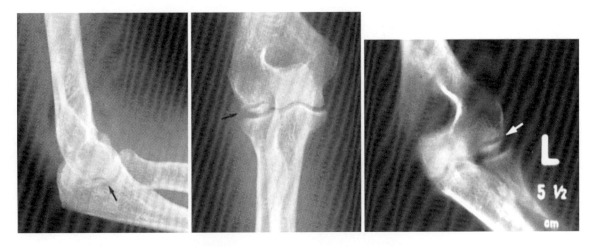

图 4-68　成人永存的肱骨小头骨骺。左和中．平片；右．分层摄影

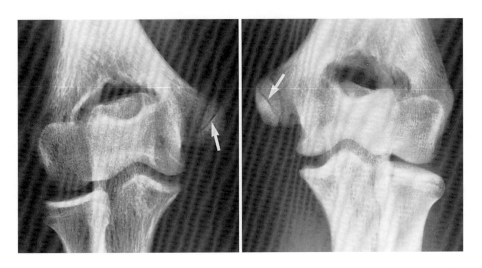

图 4-69　15 岁男孩双侧肱骨内上髁骨骺裂隙。因左侧骺裂被误为骨折，左肘关节被制动了两周（引自：Harrison RB，Keats TE：Epiphyseal clefts. Skeletal Radiol 5：23，1980．）

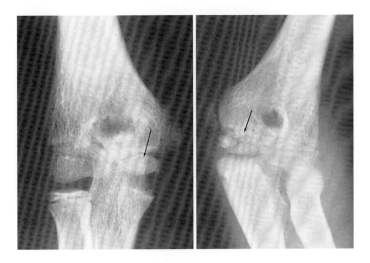

图 4-70　少女肱骨滑车骨化中心明显不对称

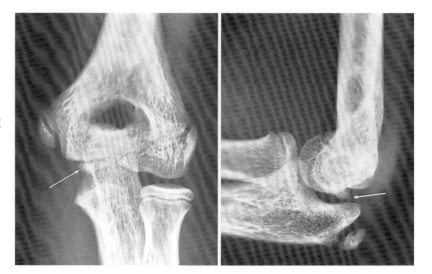

图 4-71 一例滑车骨骺在侧位投照时可被误为骨折

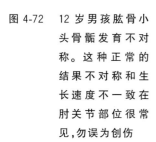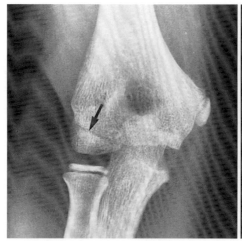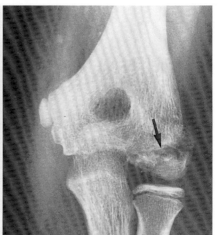

图 4-72 12 岁男孩肱骨小头骨骺发育不对称。这种正常的结果不对称和生长速度不一致在肘关节部位很常见,勿误为创伤

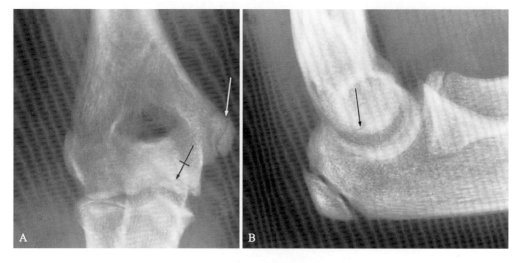

图 4-73 A. 14 岁男孩骨化中心与肱骨骨壁之间的生长板透亮影重叠造成肱骨内上髁骨化中心骨折的假象(◄—)。注意:轻微屈肘导致的滑车不寻常表现(◄+);B. 侧位投照可见滑车透亮的生长板

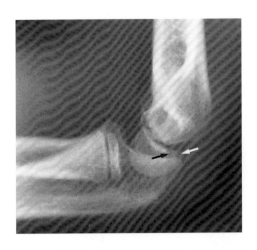

图 4-74　肱骨小头正常不规则骨化,勿误为骨折

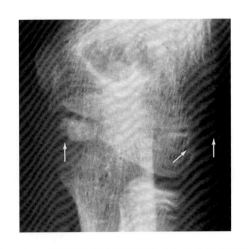

图 4-75　11 岁男孩肱骨远端骨化中心多处类似骨折,这种不规则骨化很常见

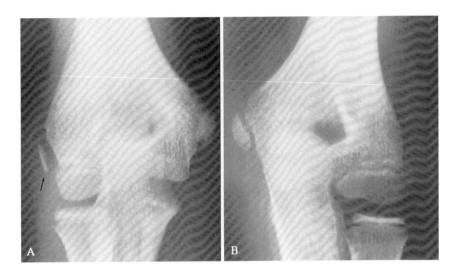

图 4-76　A 和 B:骨化中心发育的正常不对称性。注意 B 图中 11 岁女孩肱骨外上髁骨化中心缺如(引自:Silberstein MJ,et al:Some vagaries of the lateral epicondyle. J Bone Joint Surg Am 64:444,1982.)

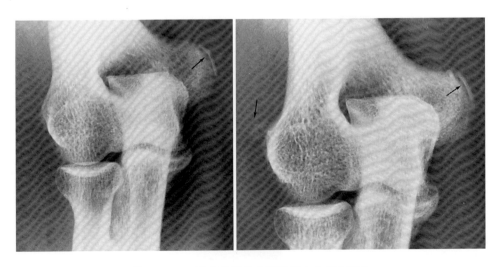

图 4-77　44 岁女性肱骨上髁骨化中心闭合不全

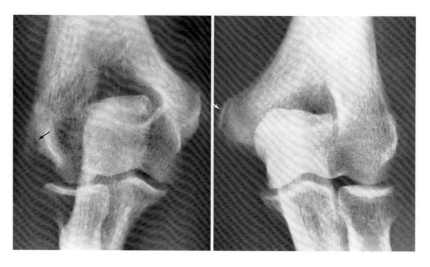

图 4-78　54 岁女性肱骨上髁骨化中心闭合不全

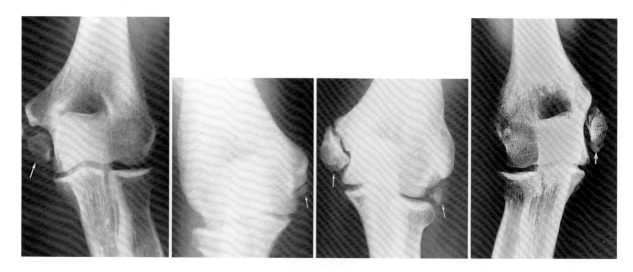

图 4-79　几例成人骨化中心闭合不全

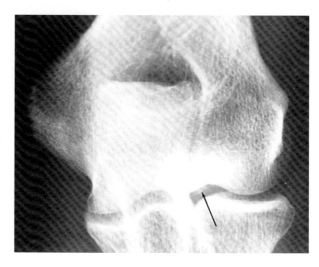

图 4-80　肱骨下关节面中间隆凸

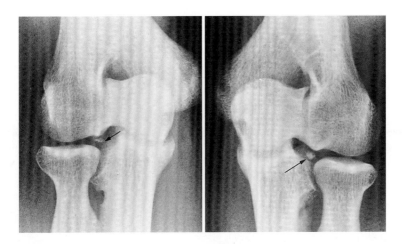

图 4-81　双侧与肱骨关节面相连的小骨。可能是肱骨中间隆凸的骨化中心。关节造影显示它们外被透明软骨

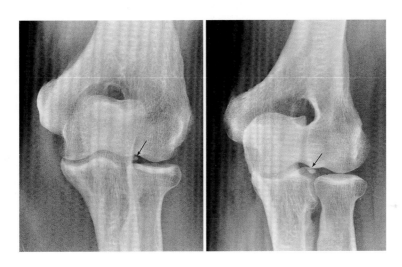

图 4-82　另一例与图 4-80 相同的表现

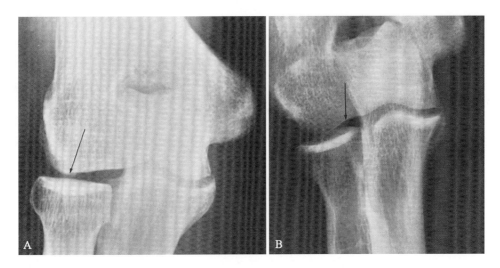

图 4-83　2 例肱骨外髁滑车旁小骨［引自：Schwartz GS：Bilateral antecubital ossicles (fabella cubiti) and other accessory bones of the elbow. Radiology 69：730, 1957.］

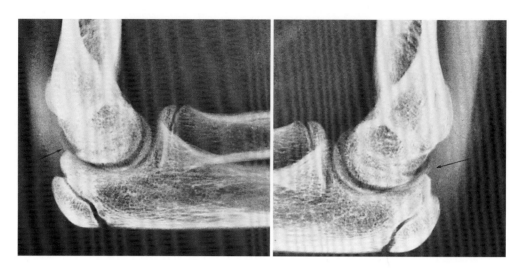

图 4-84　11 岁男孩骨刺样阴影,可能为肱骨小头的边缘

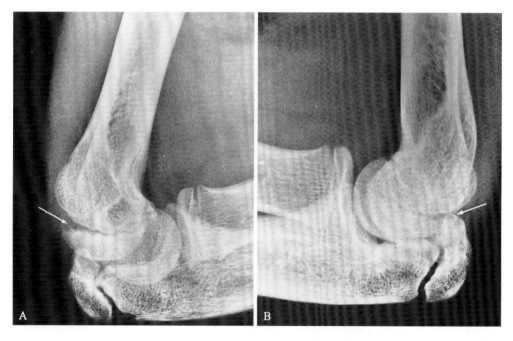

图 4-85　A.X 线束投射成角致滑车骨骺形似骨折;B. 对侧肘关节标准侧位投照有相似的透亮线但无类似的骨折

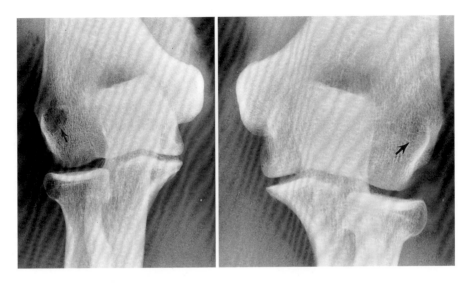

图 4-86　肱骨小头上方陷窝导致的干骺端环形透亮区

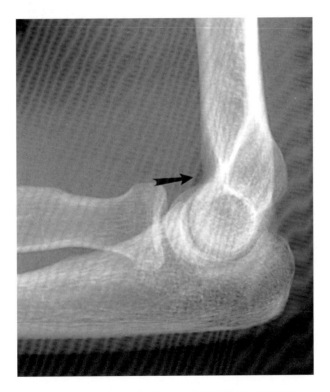

图 4-87　侧位投照肘关节上方正常透亮区,非脂肪垫

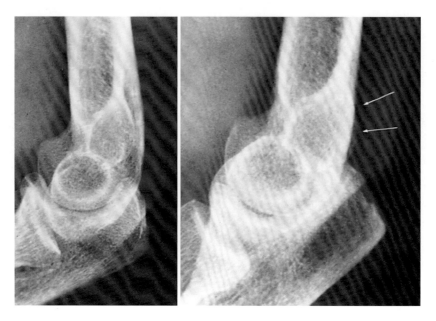

图 4-88 一些正常人在肘关节伸直时可见后方脂肪垫。左．部分屈曲;右．伸展

第二节 前 臂

一、前臂近端部分

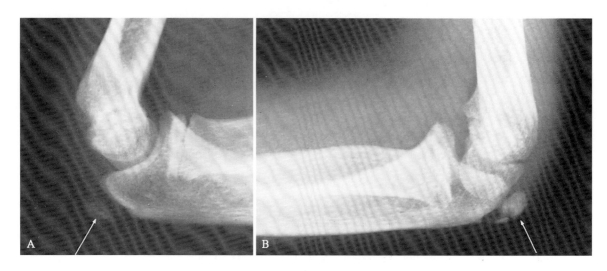

图 4-89 鹰嘴骨突正常不对称发育。注意 B 图中不规则骨化

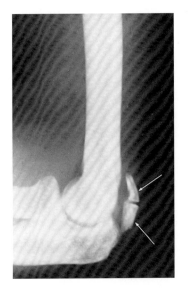

图 4-90 肘盖骨，肱三头肌肌腱内籽骨（引自：Kattan KR，Babcock DS：Case report 105：Bilateral patella cubiti. Skeletal Radiol 4：249，1979. ）

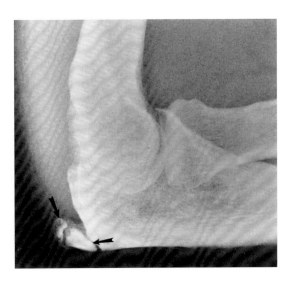

图 4-91 位置更靠下的肘盖骨

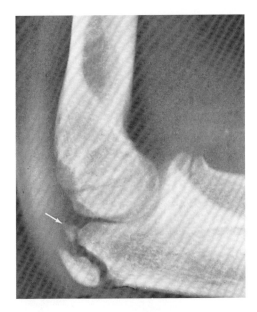

图 4-92 鹰嘴突游离的骨化核，并非骨折（引自：Silberstein MJ，et al：Some vagaries of the olecranon. J Bone Joint Surg Am 63：722，1981. ）

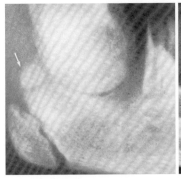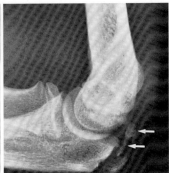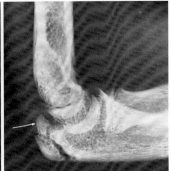

图 4-93 另几例鹰嘴突尖端游离骨化核

图 4-94　A. 青春期闭合中的鹰嘴骨化中心；B. 成人闭合不全的鹰嘴突骨化中心，非骨折

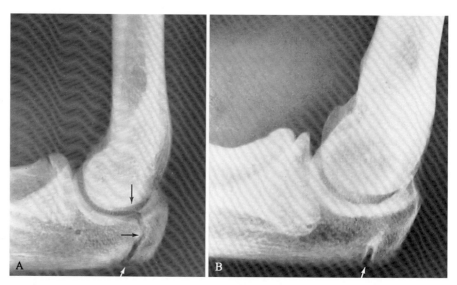

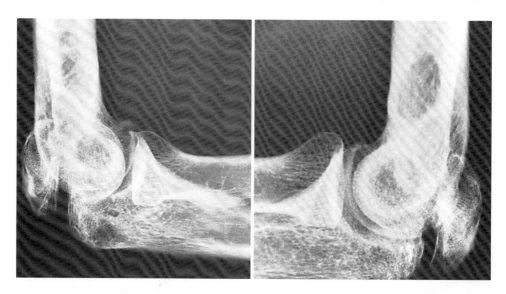

图 4-95　中年男性永存的鹰嘴未融合骨突

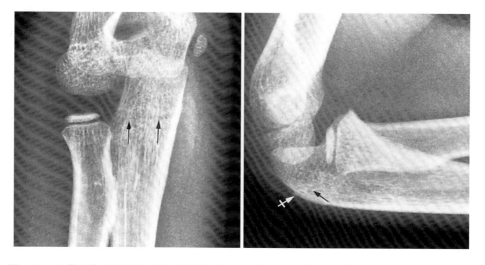

图 4-96　尺骨干骨小梁产生的尺骨假性骨折 (◀—) 和未骨化骨突远端下方的骨皮质骨赘 (◀+)

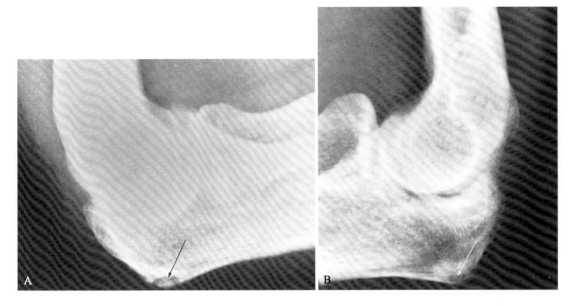

图 4-97　鹰嘴发育变异。A. 小骨；B. 骨窝

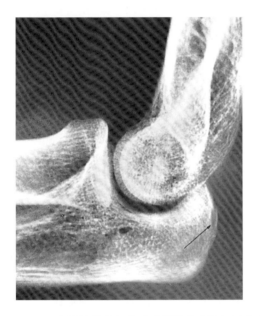

图 4-98　19 岁男性骨突闭合后残留的鹰嘴不规则痕迹

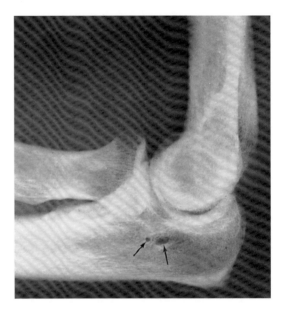

图 4-99　尺骨近端正常的滋养血管孔

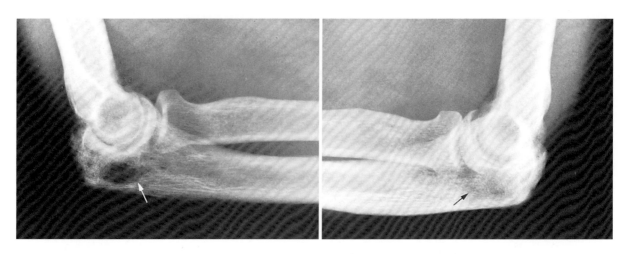

图 4-100　49 岁男性尺骨近端骨松质似破坏性病变

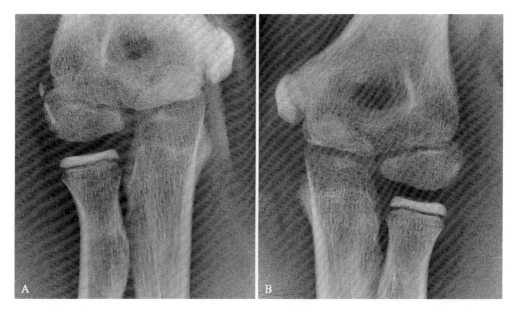

图 4-101　11 岁男孩桡骨小头骨骺正常的硬化表现

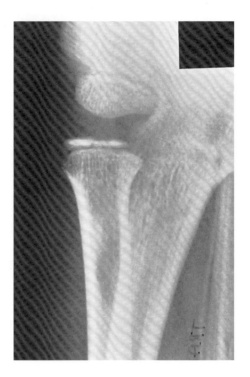

图 4-102　桡骨头骨骺裂隙（引自：Harrison RB,Keats TE:Epiphyseal clefts. Skeletal Radiol 5:23,1980.）

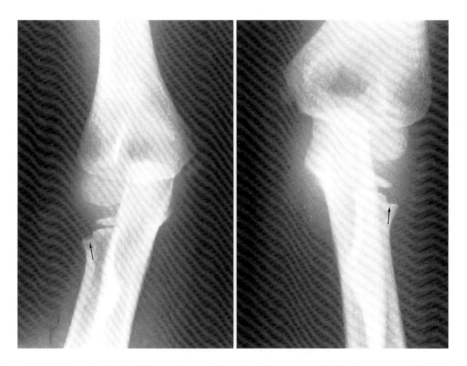

图 4-103　6 岁女孩桡骨干骺端外侧切迹，将在儿童发育过程中被填充、消失（参见图 4-104）

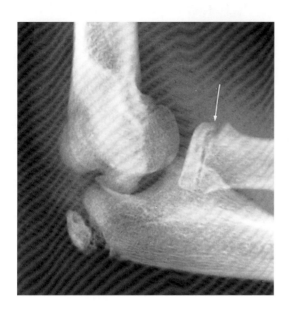

图 4-104 本图阐明图 4-103 中所见切迹闭合机制。切迹陷窝由桡骨头骨骺生长填充。同样的机制亦见于胫骨结节的发育过程（Ref：McCarthy SM，Ogden JA：Radiology of postnatal skeletal development. VI：Elbow joint，proximal radius and ulna. Skeletal Radiol 9：17，1982）

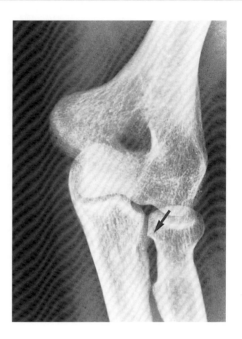

图 4-105 桡骨近端干骺端内侧小裂隙，无外伤史，勿误为骨折

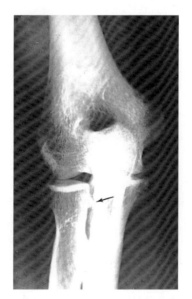

图 4-106 起自桡骨头的小骨刺

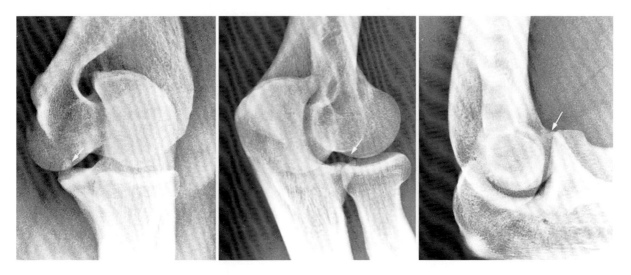

图 4-107　冠状突尖部副小骨。陈旧性撕裂伤也可表现为此种小骨(引自:Glajchen N,et al:Avulsion fracture of the sub-
lime tubercle of the ulna:A newly recognized injury in the throwing athlete. AJR Am J Roentgenol 170:627,1998.)

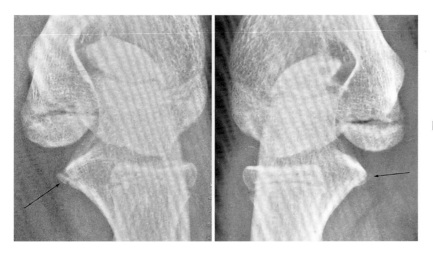

图 4-108　冠状突尖部副骨化中
心,可被误为骨折

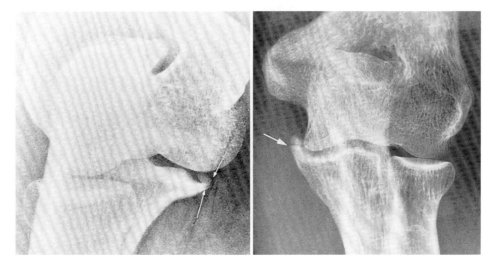

图 4-109　尺骨冠状突永存的骨化中心,形似骨折

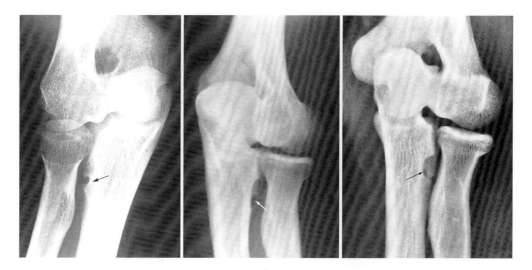

图 4-110 环状韧带附着点形成的尺骨窝,勿误为病变(引自:Schoneich R:Tuberositas radii varietat "Bandgruber." Rofo 149:675,1988.)

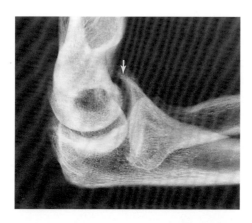

图 4-111 罕见的长冠状突,可能与应力有关

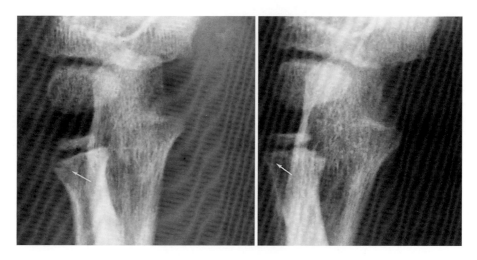

图 4-112 儿童桡骨近端干骺斜裂隙。此种斜裂隙是儿童骺线附近常见现象,勿误为干骺端骨折(引自:Silberstein MJ,et al:Some vagaries of the radial head and neck. J Bone Joint Surg Am 64:1153,1982.)

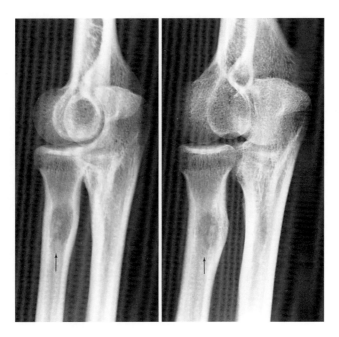

图 4-113　桡骨结节呈透亮区,两个投照位中均存在,可被误为骨破坏区

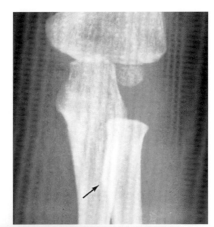

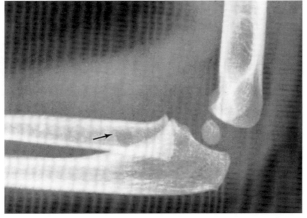

图 4-114　4 岁男孩桡骨结节,侧位投照时似局灶性破坏性病变

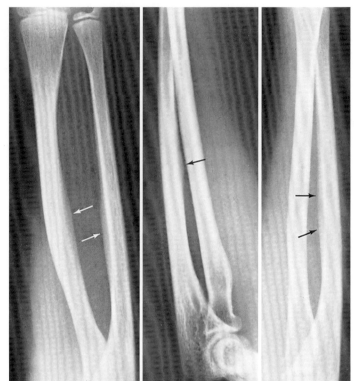

图 4-115　桡骨与尺骨骨间嵴常形成阴影,可被误为骨膜炎

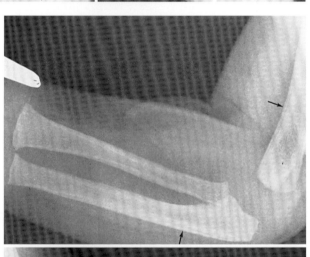

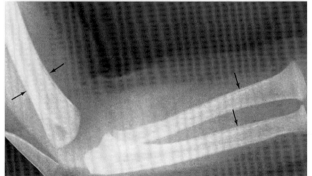

图 4-116　2.5 月龄婴儿生理性"骨膜炎",此现象在 1 月龄前并未见。呈对称性分布但不一定呈同心性,可仅见于一种投照位置 (引自 : Shopfner CE : Periosteal bone growth in normal infants : A preliminary report. Am J Roentgenol Radium Ther Nucl Med 97 : 154 , 1966.)

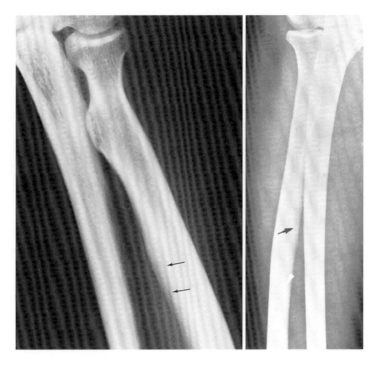

图 4-117 桡骨滋养管

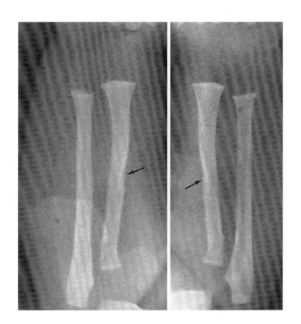

图 4-118 新生儿桡骨正常的波浪形轮廓,随年龄增长消失

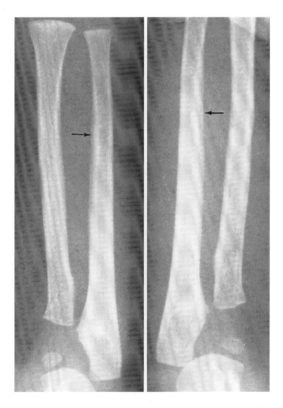

图 4-119 婴儿及稍大儿童可见尺骨远端皮质隧道,无临床意义(引自:Weiss C:Normal roentgen variant:Cortical tunneling of the distal ulna. Radiology 136:294,1980.)

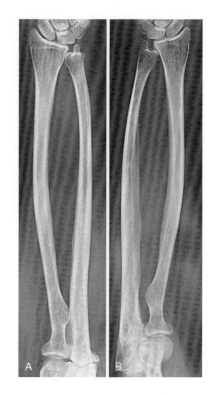

图 4-120　一例尺骨阴性变异患者,双臂尺桡骨均生理性弯曲

二、前臂远端部分

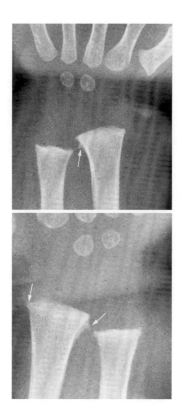

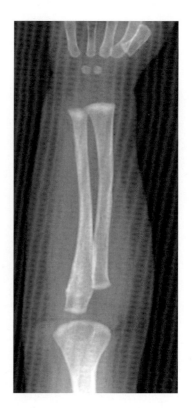

图 4-121　1 岁女孩桡骨远端干骺端正常小骨刺(引自:Kleinman PK,et al:Normal metaphyseal radiologic variant,not to be confused with findings of infant abuse. AJR Am J Roentgenol 156:781,1991.)

图 4-122　2 岁左右常见的暂时性钙化高密度区

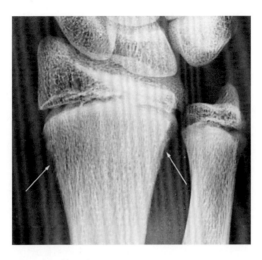

图 4-123　14 岁男孩干骺端正常的不规则,1 年后消失不见

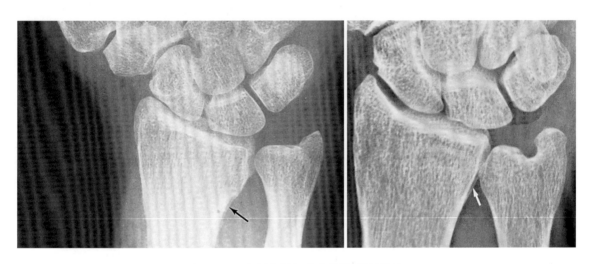

图 4-124　两例桡骨远端薄骨翼,似骨膜炎

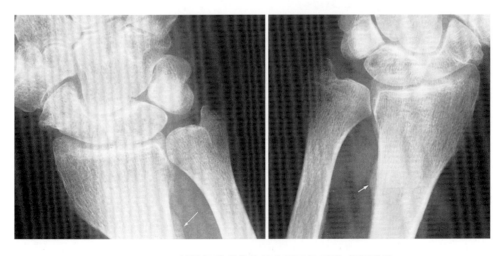

图 4-125　两例骨间膜附着处骨皮质不规则影,似骨膜炎

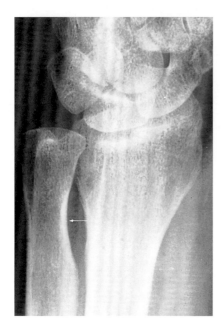

图 4-126　尺骨远端发育性凹陷

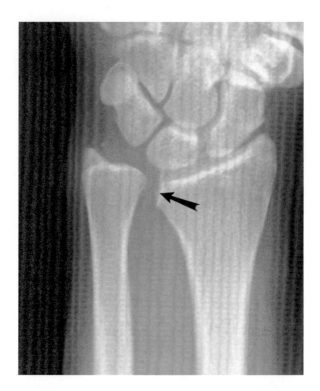

图 4-127　尺骨阳性变异,尺骨远端与桡骨间距宽

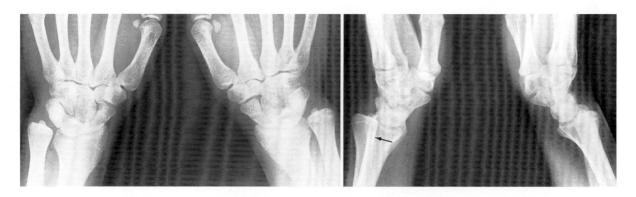

图 4-128　罕见长尺骨(尺骨阳性变异),如未注意双侧的对称性,可被误为远端尺桡关节脱位

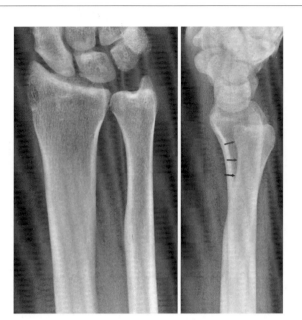

图 4-129　尺骨干弯曲导致侧位投照时似尺骨明显背侧脱位

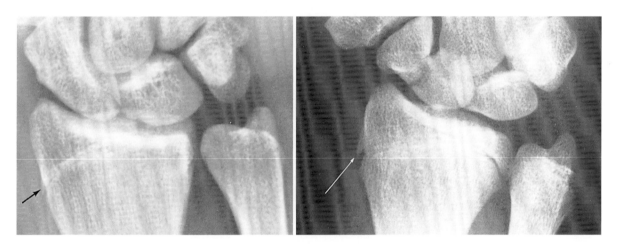

图 4-130　骺线处骨骺正常的骨刺样突出,似撕脱伤(引自:Keats TE,Harrison RB:The epiphyseal spur. Skeletal Radiol 5:
175,1980.)

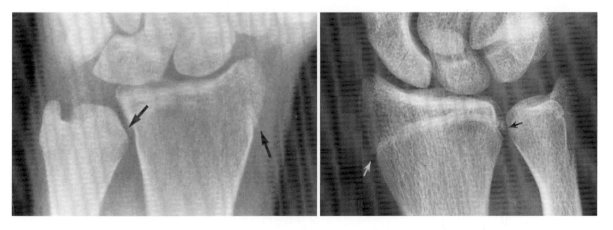

图 4-131　两例桡骨远端内外侧骨骺骨刺

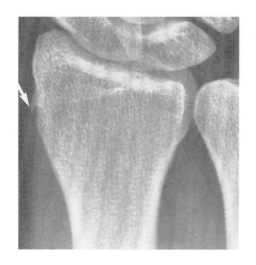 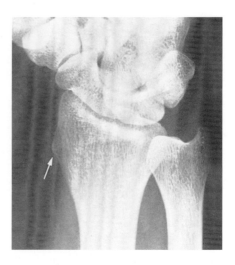

图 4-132　20 岁男性骺板闭合后残留的骨骺骨刺　　　　图 4-133　已闭合的骺板边缘,骨骺骨刺被误为撕脱骨折

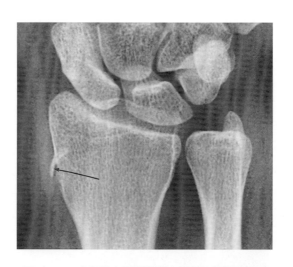

图 4-134　残留的大骨骺骨刺,可被误为撕脱骨折

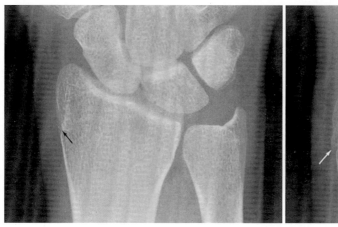 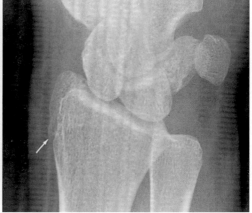

图 4-135　20 岁男性骨骺线残迹

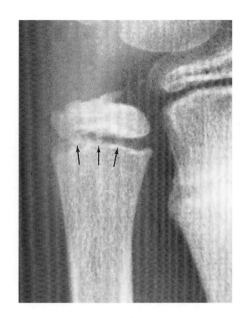

图 4-136　11 岁健康女孩尺骨骨骺软骨内的小骨刺，
　　　　　为正常表现，无临床意义

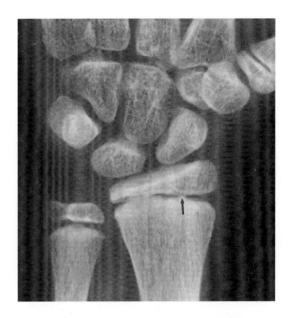

图 4-137　12 岁男孩桡骨骨骺软骨内的小骨刺

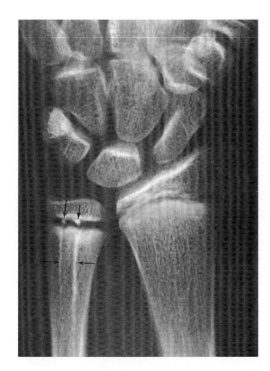

图 4-138　12 岁健康男孩尺骨骨骺软骨内小骨
　　　　　刺，伴骨干内长条纹

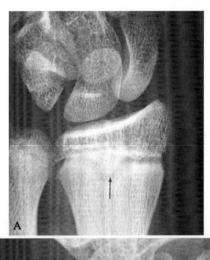

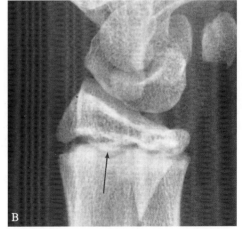

图 4-139　骨骺向骺板反向生长的"骨桩"。也
　　　　　可见于踝关节部位

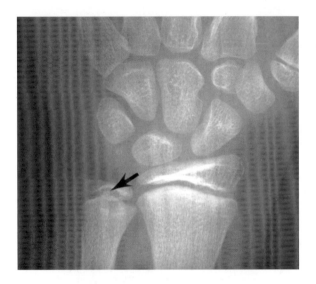

图 4-140　尺骨干骺端深入骺板内的"骨桩"

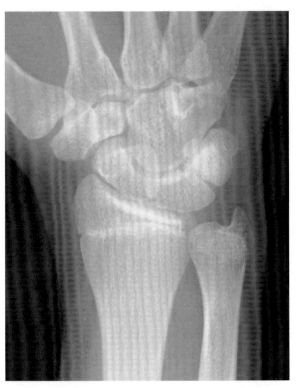

图 4-141　尺桡骨骺板闭合不调和是常见的,不能因此诊断为 Salter I 型骨折

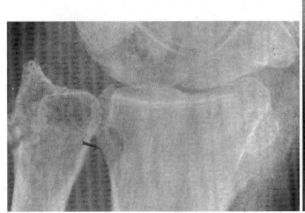

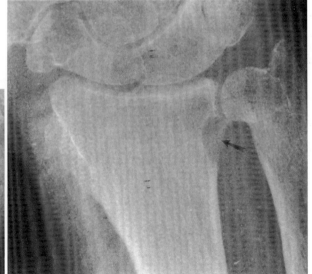

图 4-142　尺桡关节下方双侧对称性深窝,似侵袭性改变

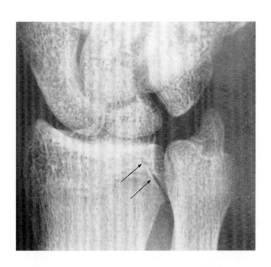

图 4-143　不同平面骺板的重叠影可造成类似桡骨骨骺骨折的假象

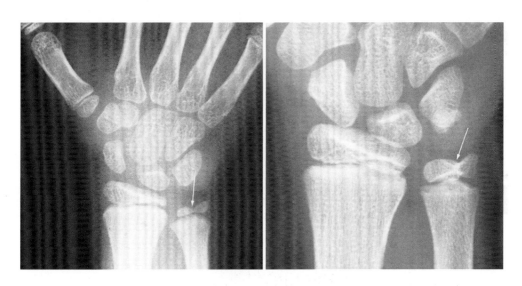

图 4-144　尺骨远端骨骺裂隙

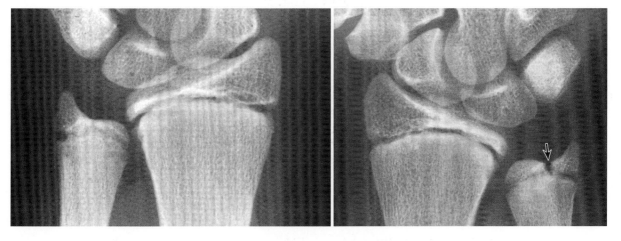

图 4-145　14 岁男孩单侧尺骨茎突骨骺裂隙

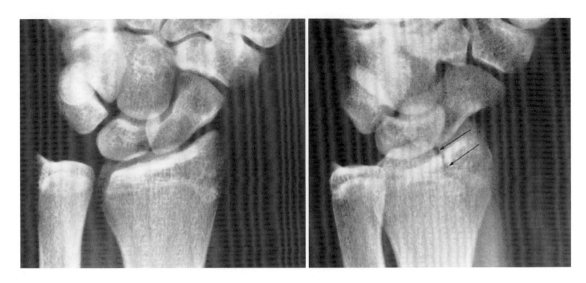

图 4-146　桡骨远端骨骺裂隙,仅见于斜位投照。任何骨骺或骨突均可源于多个中心(引自:Harrison RB,Keats TE:Epiphyseal clefts. Skeletal Radiol 5:23,1980.)

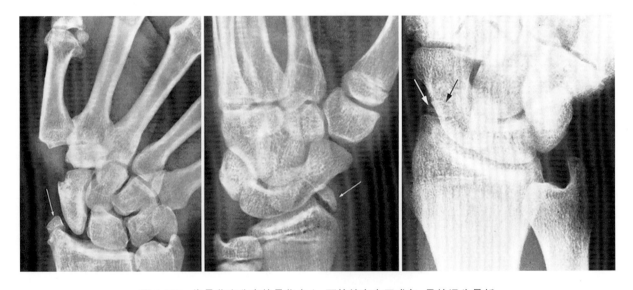

图 4-147　桡骨茎突分离的骨化中心,可持续存在至成年,易被误为骨折

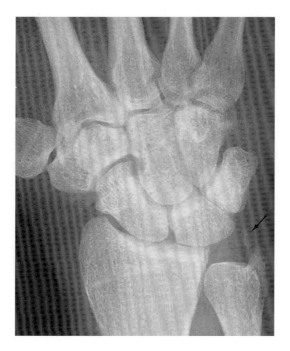

图 4-148　尺骨茎突端副小骨,勿误为骨折

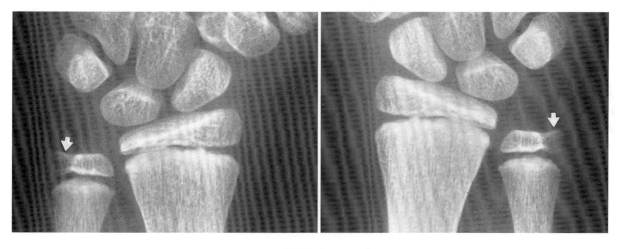

图 4-149　尺骨骺外侧罕见的透亮区

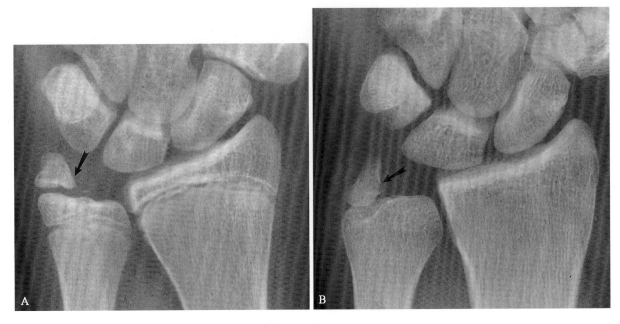

图 4-150　两例尺骨茎突骨化中心不联合。A. 15 岁 ;B. 27 岁

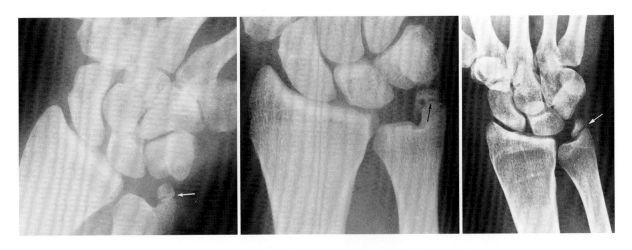

图 4-151　尺骨茎突副小骨与茎突形成关节

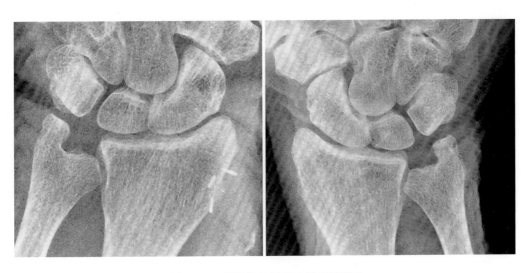

图 4-152 罕见的尺骨茎突长度及形状

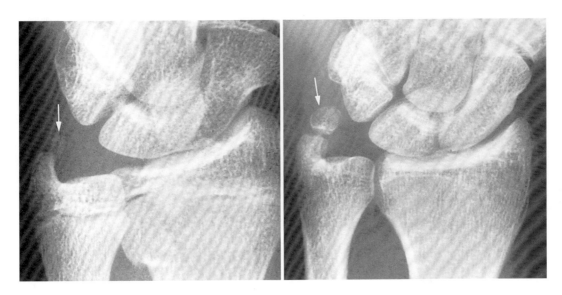

图 4-153 并非所有茎突小骨都起源于发育,有的可由创伤引起。左,16 岁时茎突骨折;右,26 岁时骨折碎片发育成一小骨

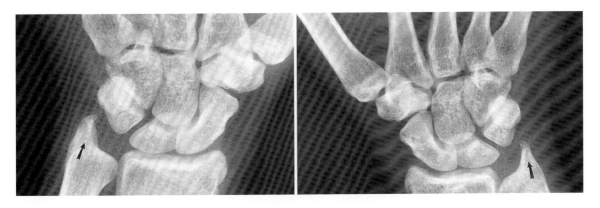

图 4-154 罕见的尺骨茎突形状

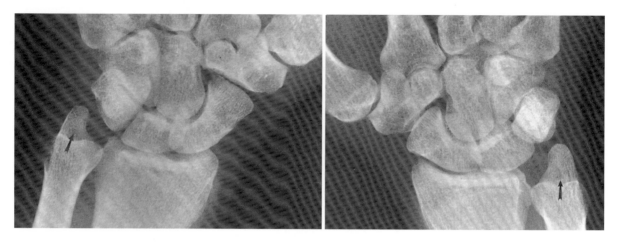

图 4-155　巨大茎突

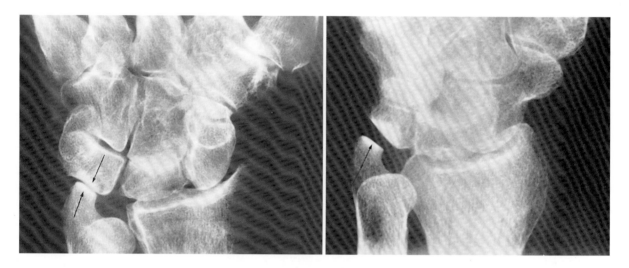

图 4-156　过长的茎突,与三角骨形成关节

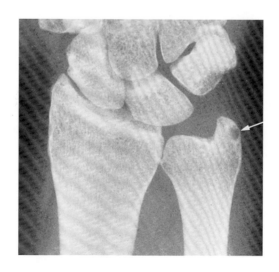

图 4-157　茎突环状阴影。相似阴影也可见于其他部位如腕、手部,可能是纤维性改变,无临床意义(参见图 4-240 和图 4-277)

第三节 手

一、腕 骨

(一)副小骨

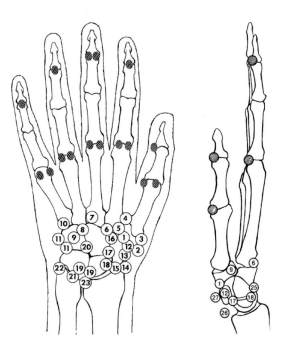

图 4-158 手部副小骨。阴影圈为籽骨(根据 Kohler 命名)(引自:Kohler A,Zimmer EA:Borderlands of the Normal and Early Pathologic Findings in Skeletal Roentgenology,4th ed. New York,Thieme,1993.)。小骨和腕部其他变异的 MRI 表现参见 Timins 著作(引自:Timins ME:Osseous anatomic variants of the wrist:Findings on MR Imaging. AJR Am J Roentgenol 173:339,1999.)

1. 大多角骨上骨
2. 钙化(滑囊、桡侧腕屈肌肌腱)
3. 大多角骨旁骨
4. 次大多角骨
5. 次小多角骨
6. 茎状骨
7. 格努伯瑞骨
8. 次头状骨
9. 偏钩骨
10. 韦萨留斯骨(籽骨)
11. 外尺骨
12. 外桡骨
13. 外伤性裂隙
14. 桡骨茎突永存骨化中心
15. 舟状骨与桡骨间的骨间骨(舟状旁骨)
16. 腕中骨
17. 下月骨
18. 上月骨
19. 月骨与三角骨间的副骨
20. 上锥骨
21. 三角小骨
22. 尺骨茎突永存骨化中心
23. 尺桡关节水平处小骨
25. 三角骨撕脱,非副小骨
26. 肌腱或滑囊钙化
27. 豌豆骨钙化

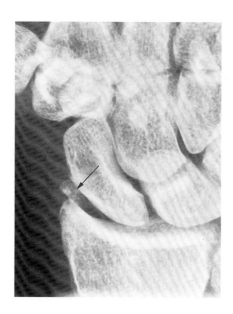

图 4-159　桡骨茎突副小骨,为永存骨化中心

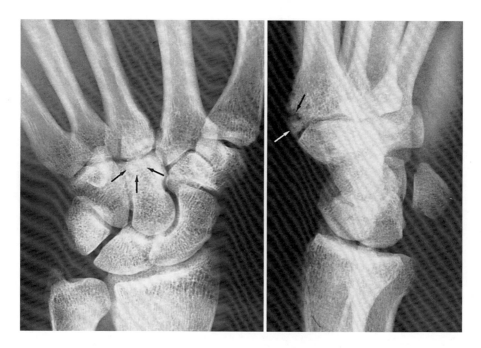

图 4-160　茎状骨,该小骨位于头状骨与第 2、3 掌骨基底部之间,并在手背部形成一小的固定隆起,可引起症状(引自:Bassoe E,Bassoe H:The styloid bone and carpe bossu disease. Am J Roentgenol Radium Ther Nucl Med 74:886,1955; and Conway WF,et al:The carpal boss:An overview of radiographic evaluation. Radiology 156:29,1985.)

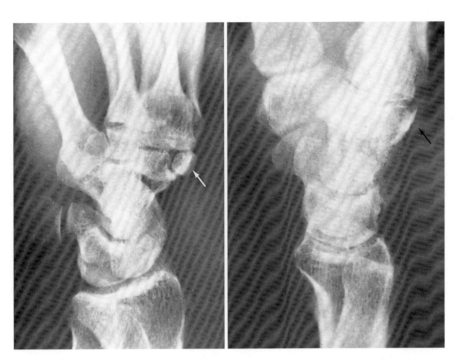

图 4-161　另两例茎状骨

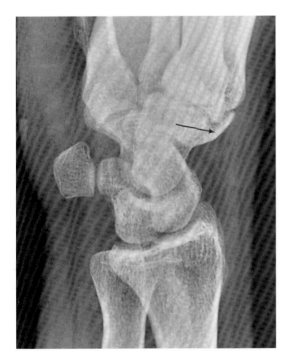

图 4-162　腕关节外斜位投照时,头状骨背面松弛,
　　　　　可形似骨折或茎状骨

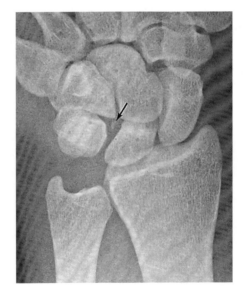

图 4-163　上三角骨,位于三角骨的桡背缘,
　　　　　大小因人而异

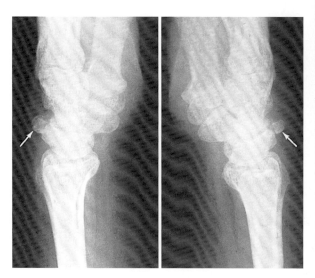

图 4-164 上月骨

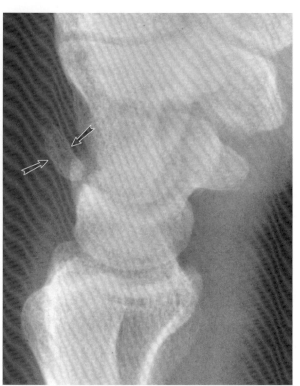

图 4-165 大的上月骨

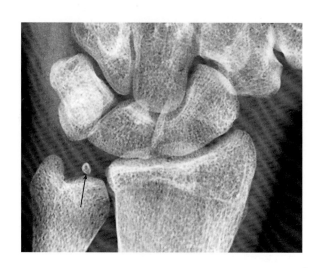

图 4-166 三角骨

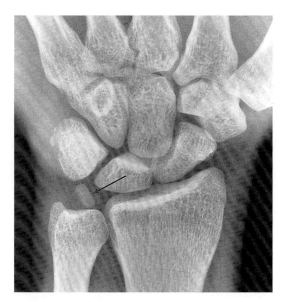

图 4-167 大的三角骨

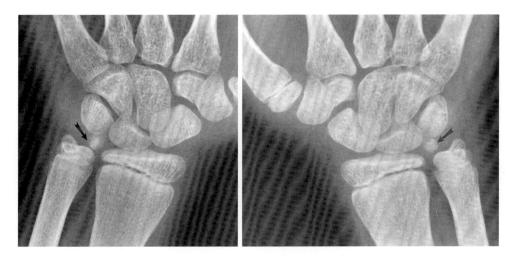

图 4-168　大的双侧三角骨

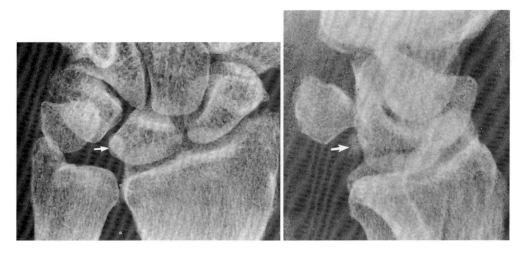

图 4-169　三角骨与月骨间的副骨

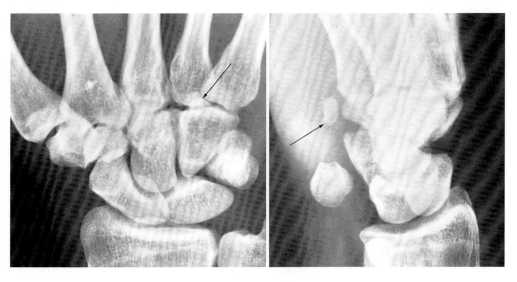

图 4-170　偏钩骨

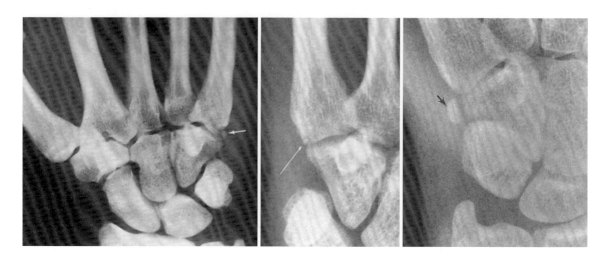

图 4-171 韦萨留斯骨

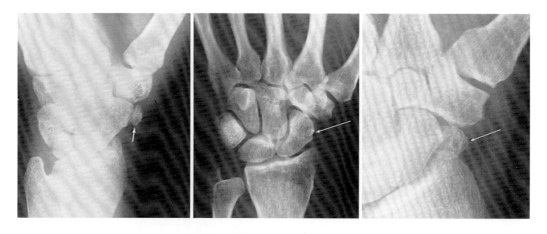

图 4-172 舟状骨结节的副骨化中心

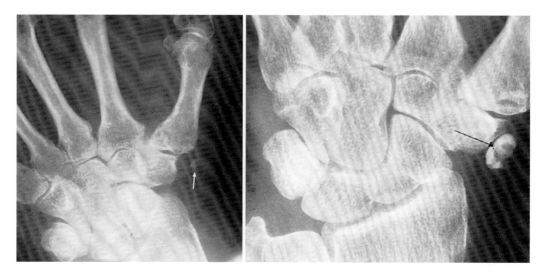

图 4-173 钙化小结节,可能位于拇长展肌肌腱内

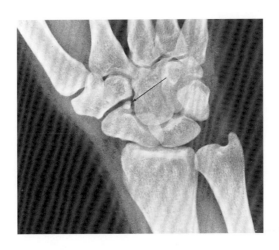

图 4-174　腕中骨

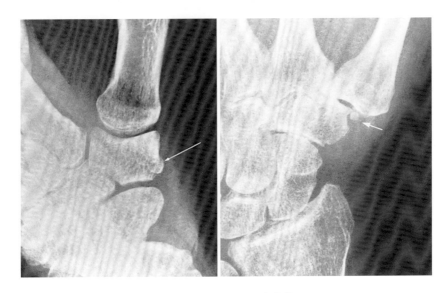

图 4-175　大多角骨旁小骨

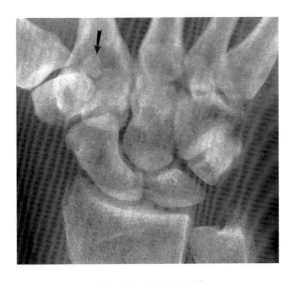

图 4-176　次大多角骨

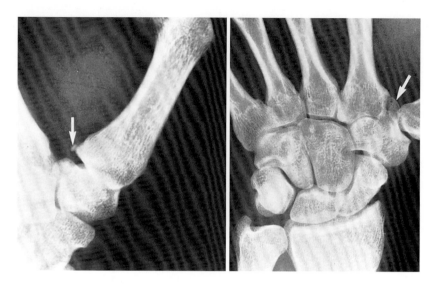

图 4-177　两例次大多角骨

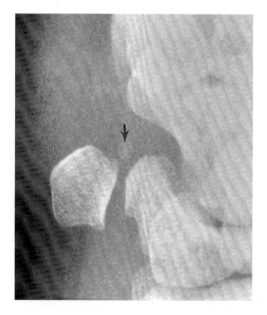

图 4-178　副豌豆骨

（二）腕骨概述

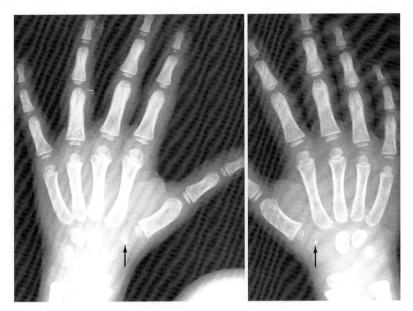

图 4-179　正常骨化中心发育不一定两侧对称,如本例 23 月龄幼儿

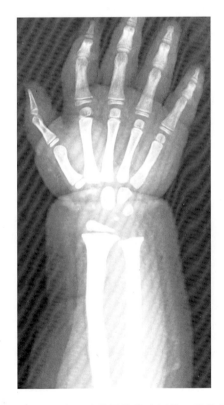

图 4-180　过度肥胖伴骨龄加快,此 2 岁男孩的骨龄约为同龄正常儿的 3 倍(引自:Silverman FN,
Kuhn J:Caffey's Pediatric X-Ray Diagnosis,9th ed. St. Louis,Mosby,1993.)

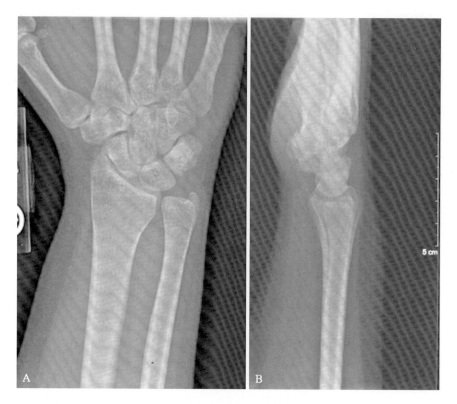

图 4-181　桡骨关节面倾斜角度大造成腕骨呈 V 形,形似马德隆(Madelung)畸形,但侧位投照尺骨位置正常,而不是像马德隆畸形时尺骨头向背侧翘起

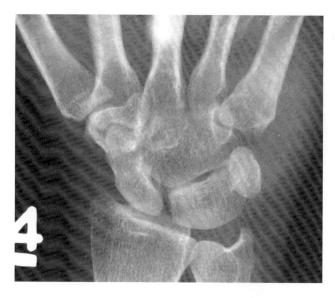

图 4-182　多块腕骨融合,包括月骨与三角骨、头状骨与钩状骨、大多角骨与小多角骨

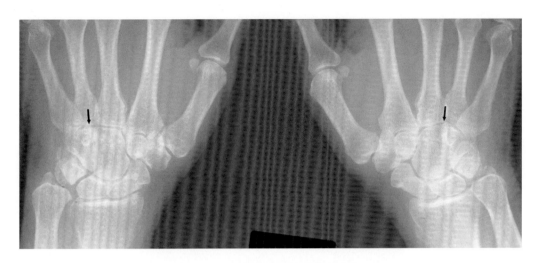

图 4-183　双侧头状骨与钩状骨均融合

(三)头状骨与月骨

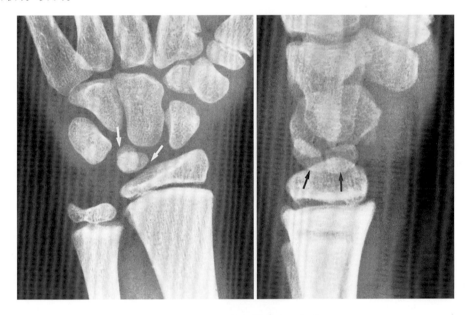

图 4-184　一儿童月骨分为两部分

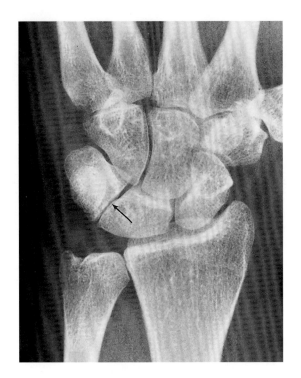

图 4-185　月骨与三角骨间不全骨联合

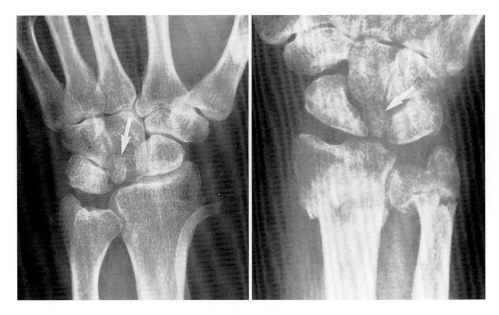

图 4-186　右腕骨折时偶然发现的双侧月骨发育不全

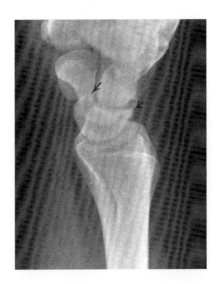

图 4-187　侧位投照时腕向背侧屈曲则类似月骨背侧不稳定,向掌侧屈曲则类似月骨掌侧不稳定

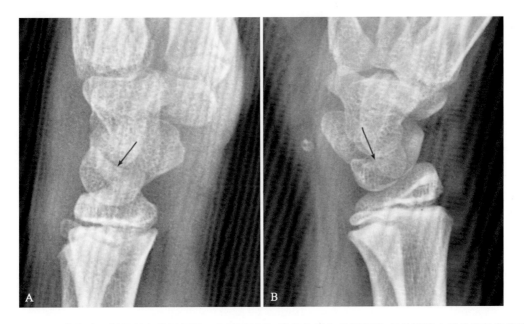

图 4-188　10 岁男孩双侧月骨向掌侧倾斜。右腕受过伤,注意月骨向掌侧倾斜,尽管事实上腕关节是背伸的

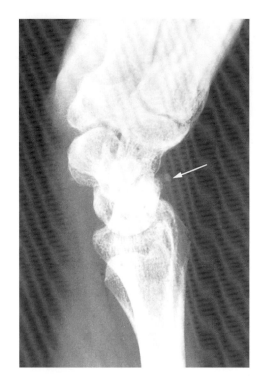

图 4-189　月骨上小骨

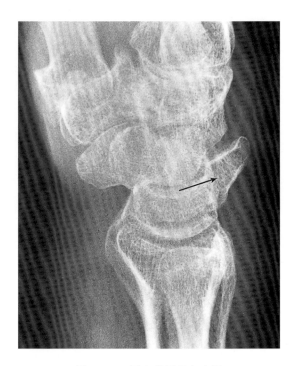

图 4-190　巨大的月骨上小骨

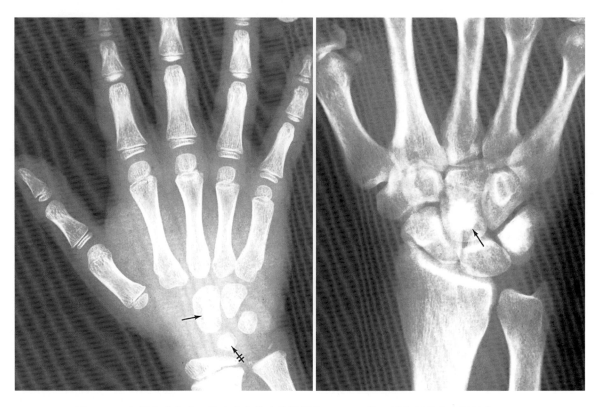

图 4-191　两例无症状也无临床意义的头状骨骨岛（◀—）。第一例中月骨也可见骨岛（◀╫）

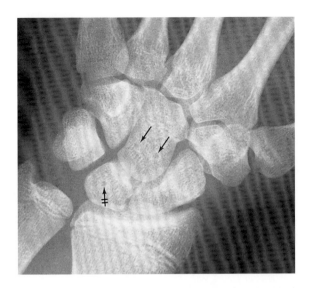

图 4-192　头状骨血管孔(◄—),月骨血管孔(◄╫)

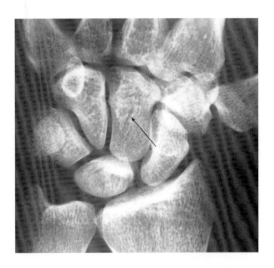

图 4-193　头状骨内透亮裂隙,形似骨折

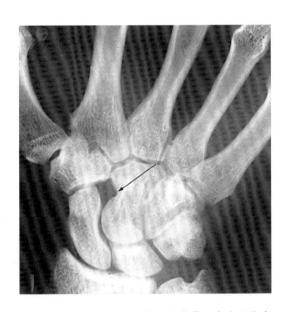

图 4-194　头状骨桡侧深窝。腕中骨可发生于此窝
　　　　　(参见图 4-174)

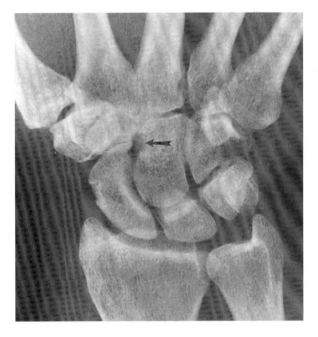

图 4-195　头状骨侧窝似骨质侵蚀

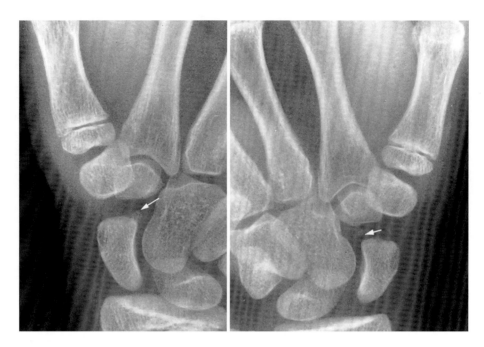

图 4-196　儿童双侧腕中骨

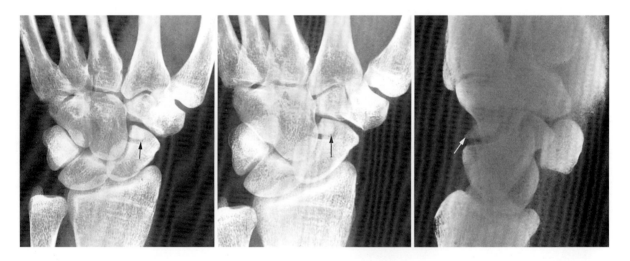

图 4-197　成人较大的腕中骨(引自:Gerscovich EO,Greenspan A:Case report 598:Os centrale carpi. Skeletal Radiol 19:
143,1990.)

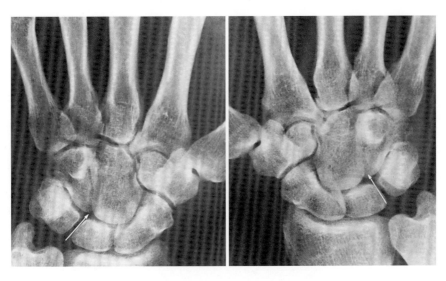

图 4-198　正常人头状骨与钩状骨之间的关节可显示不清,勿误认为是炎症性关节炎改变

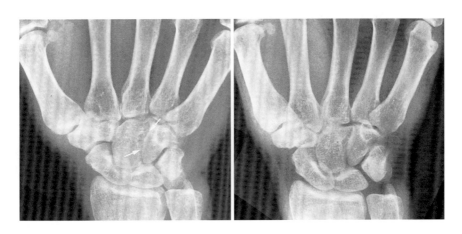

图 4-199　患者手不能伸直。左．显示似头状骨与钩状骨间关节消失,并注意:舟状骨与月骨假性重叠;右．位置改善后显示关系正常

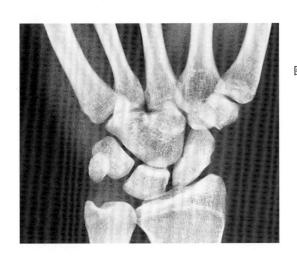

图 4-200　头状骨与钩状骨先天性融合。骨融合可为孤立的变异,也可为先天性畸形的表现。孤立变异的骨融合只累及同排腕骨,如三角骨与月骨、头状骨与钩状骨、大多角骨与小多角骨;而先天性畸形相关的骨融合则常为跨排的,如大多角骨与舟状骨(引自:Poznanski AJ:The hand in Radiologic Diagnosis, 2nd ed. Philadelphia, WB Saunders,1984.)

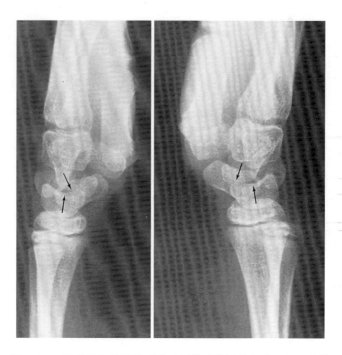

图 4-201　头状骨与月骨关系随手屈曲或伸展的程度不同而变化

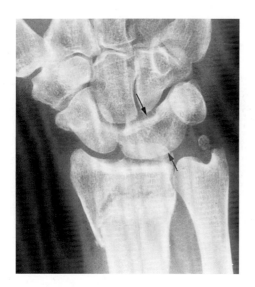

图 4-202　月骨与三角骨间先天性融合,可使舟-月间隙增宽,为正常变异(引自:Metz VM,et al:Wide scapholunate space in lunotriquetral coalition:A normal variant? Radiology 188:557,1993.)

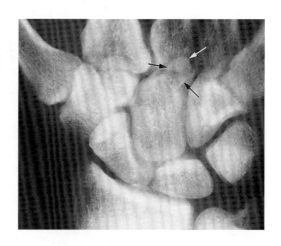

图 4-203　茎状骨(参见图 4-160 和图 4-161)

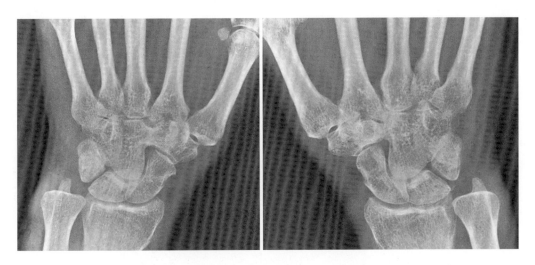

图 4-204　双侧头状骨、钩状骨及大小多角骨先天性融合

(四)钩状骨

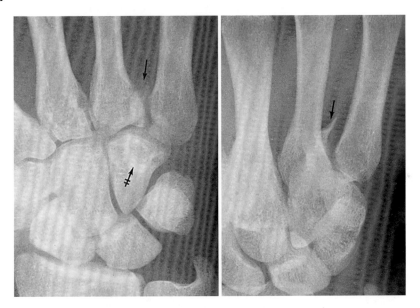

图 4-205　钩状骨钩突过长,为小指屈肌的起点(←)。注意:钩突基底部形成的囊性阴影(◄╫)

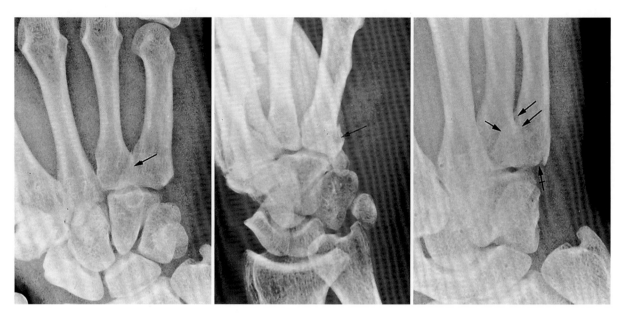

图 4-206　钩状骨钩突过长,被误诊为骨折(←)。第 5 掌骨基底部裂隙是正常的(←+)

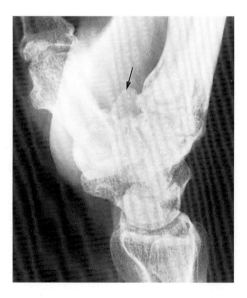

图 4-207　侧位投照时钩状骨的钩,勿误为次大多角骨

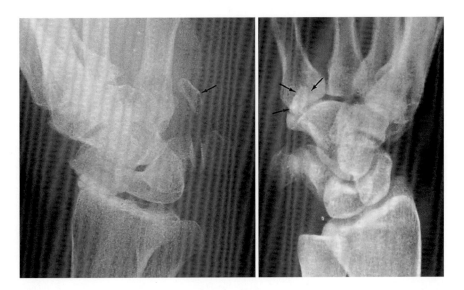

图 4-208 两例偏钩骨。钩状骨的钩可独立骨化,造成副骨或骨折的假象(引自:Kohler A,Zimmer EA:Borderlands of the Normal and Early Pathologic Findings in Skeletal Roentgenology,4th ed.New York,Thieme,1993.)

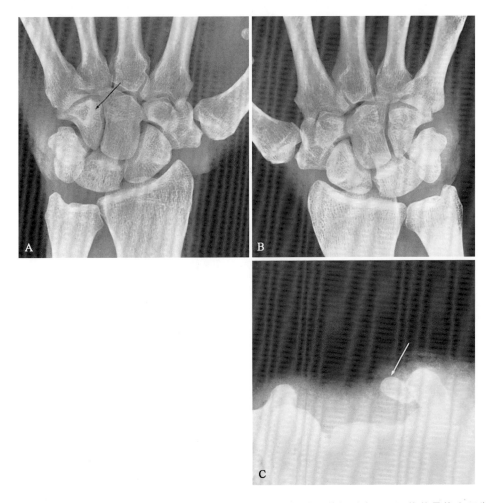

图 4-209 偏钩骨。A. 正常腕部;B. 钩突游离,环形影消失;C. 偏钩骨在腕管投照中显示。钩状骨钩突可先天性缺如,较少见(引自:Seeger LL,et al:Case Report 464:Bilateral congenital absence of the hook of the hamate. Skeletal Radiol 17:85,1988.)

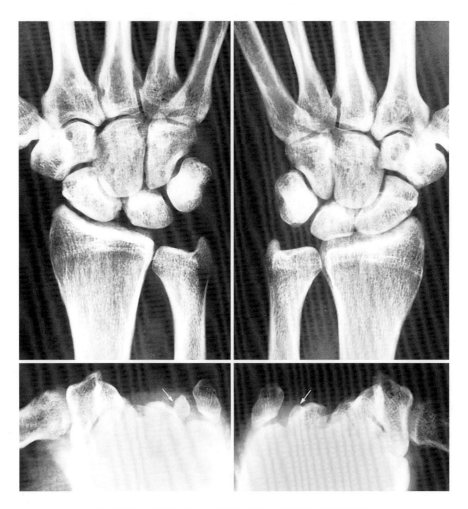

图 4-210　双侧偏钩骨。注意:正位投照时无钩突环形影

（五）大多角骨与小多角骨

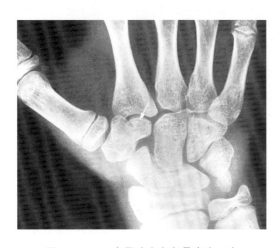

图 4-211　13 岁男孩小多角骨发育不良

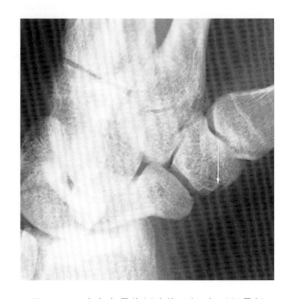

图 4-212　大多角骨桡侧边缘不规则,形似骨折

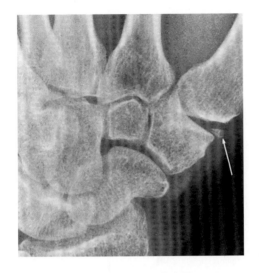

图 4-213　大多角骨旁骨

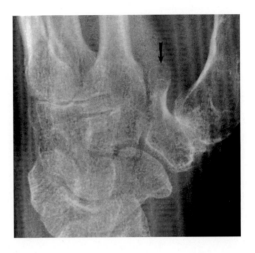

图 4-214　起自大多角骨的骨突（参见图 4-215）

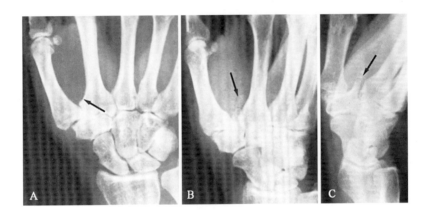

图 4-215　A～C. 副掌骨形成。B 图显示最佳，起自大多角骨

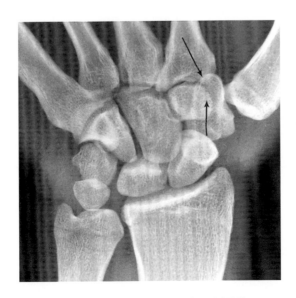

图 4-216　大多角骨内侧面向远侧延长

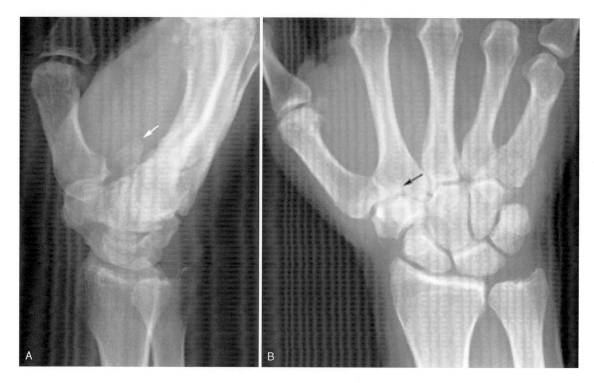

图 4-217　次大多角骨

（六）舟状骨

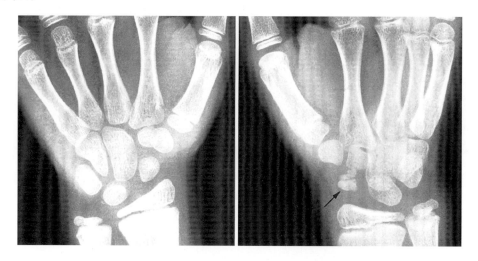

图 4-218　11 岁男孩单侧舟状骨多骨化中心发育

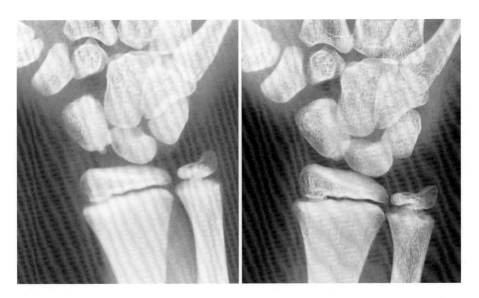

图 4-219 左.10 岁男孩舟状骨副骨化中心;右.5 个月后部分融合

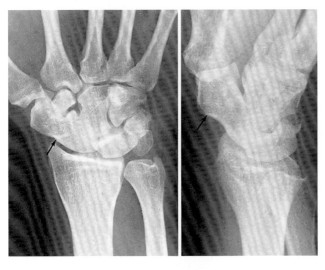

图 4-220 舟状骨与大多角骨先天性融合,并不少见,无临床意义(引自:O'Rahilly R:Survey of carpal and tarsal anomalies. J Bone Joint Surg Am 35:626,1953; Poznanski AJ:The Hand in Radiologic Diagnosis,2nd ed. Philadelphia,WB Saunders,1984.)

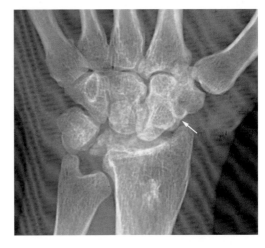

图 4-221 舟状骨与大小多角骨先天性融合。月骨无菌性坏死

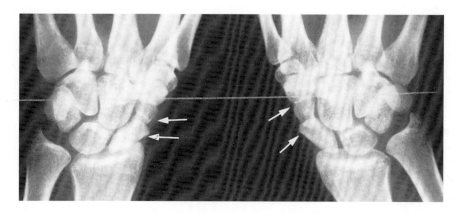

图 4-222 双侧双舟状骨[引自：Waugh RL，Sullivan RF：Anomalies of the carpus：With particular reference to the bipartite scaphoid (navicular)．J Bone Joint Surg Am 32：682，1950．]

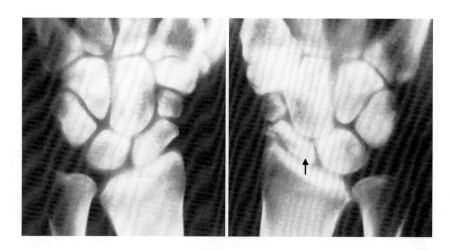

图 4-223 双侧双舟状骨，右侧舟状骨近端无菌性坏死(◄—)

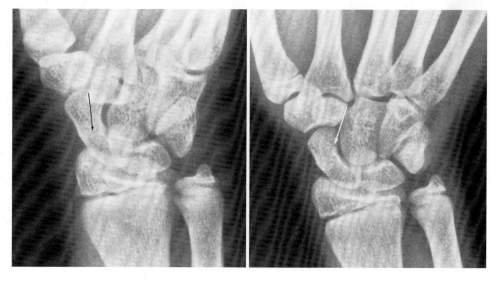

图 4-224 10 岁女孩舟状骨不完全裂隙，形似骨折

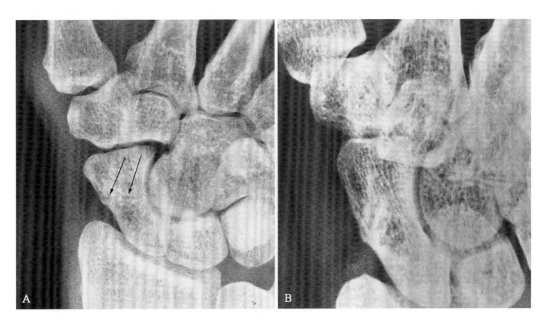

图 4-225 A. 骨小梁形态致假性舟状骨骨折;B. 舟状骨位投照,未见骨折

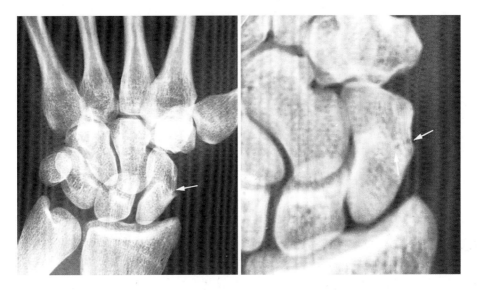

图 4-226 骨小梁形态类似舟状骨骨折。左. 后前位;右. 放大摄影

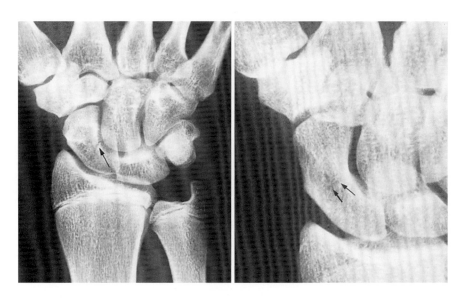

图 4-227　左．骨小梁形态类似舟状骨骨折；右．舟状骨位未见骨折，并明确假性骨折为骨小梁形态所致

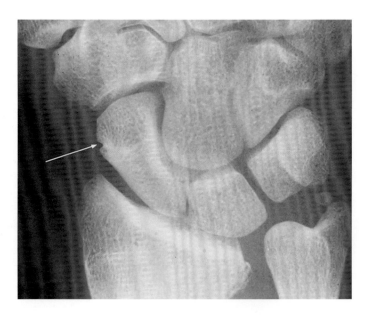

图 4-228　舟状骨桡侧发育性裂隙

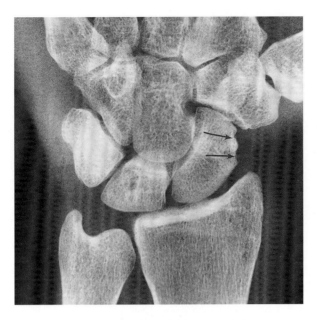

图 4-229　舟状骨桡侧缘正常波浪状

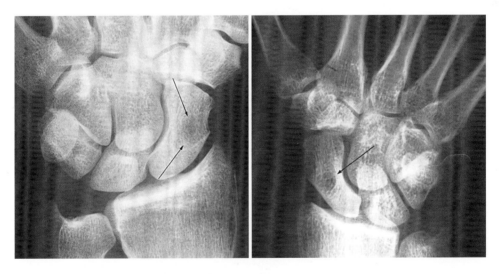

图 4-230　骨小梁形态似舟状骨囊肿。舟状骨位投照未见异常

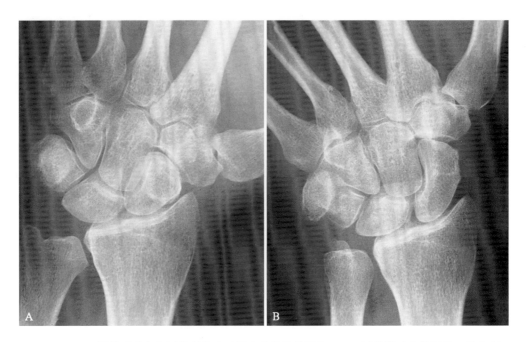

图 4-231　A. 摄片时腕向桡侧偏斜导致形似舟状骨旋转脱位；B. 尺侧偏斜时舟状骨的正常表现

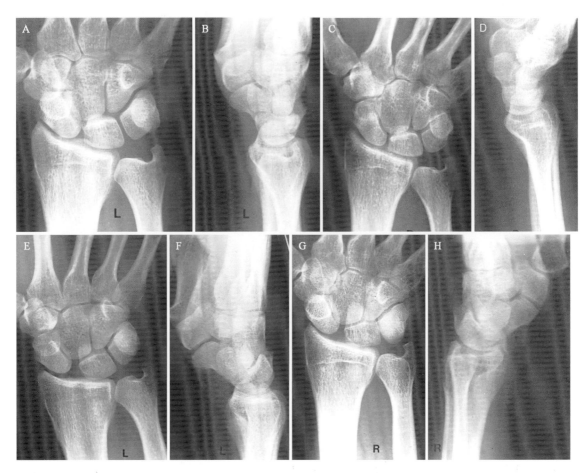

图 4-232　27 岁男性，随意运动时双侧舟状骨无痛性半脱位。A～D. 静止状态下的腕关节；E～H. 随意运动时双侧腕关节，舟状骨半脱位

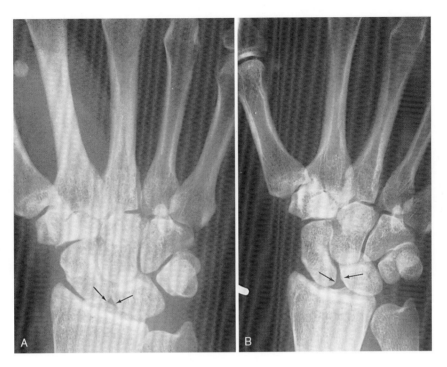

图 4-233　舟状骨与月骨间隙并非舟状骨旋转脱位的可靠标志,因为此间隙的宽度
与拇指位置有关。注意:两图中此间隙的变化

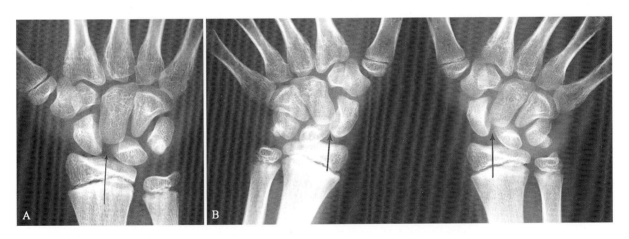

图 4-234　A.正常舟状骨与月骨间隙在儿童期较宽,随进一步生长而缩小;B.注意:腕部向尺侧偏斜时,此间隙缩小

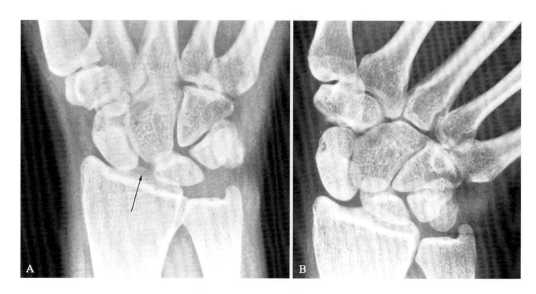

图 4-235　A. 正常舟状骨与月骨间隙可以较宽,并不代表创伤性分离;B. 尺侧偏斜位摄片,舟状骨的正常表现及舟-月间隙缩小

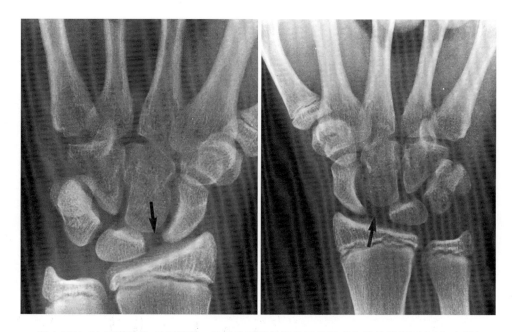

图 4-236　14 岁男孩舟-月间隙宽。此现象可能是继发于月骨或舟状骨发育不全(如本例)

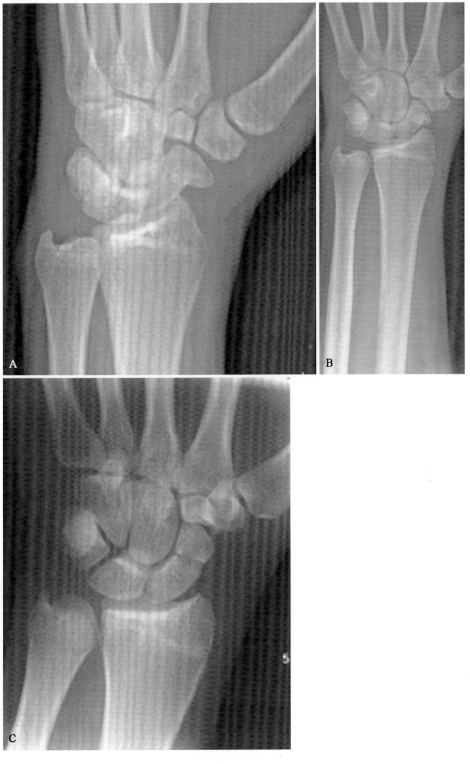

图 4-237 舟状骨异常形态(A 和 B),正位投照(C)形似骨折

（七）三角骨

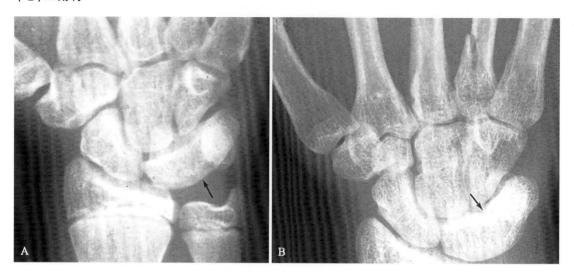

图 4-238　两例月骨与三角骨先天性融合,这是常见的融合部位。儿童期未完全融合的裂隙勿误为骨折(B)（引自:Carlson DH:Coalition of the carpal bones. Skeletal Radiol 7:125,1981; Resnik CS,et al:Incomplete carpal coalition. AJR Am J Roentgenol 147:301,1986.）

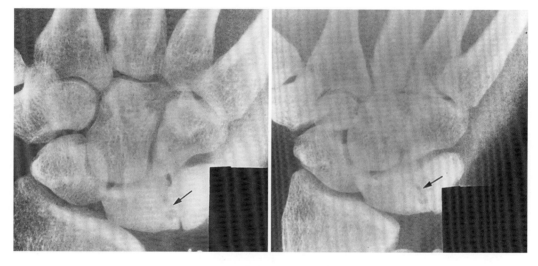

图 4-239　月骨与三角骨不全联合

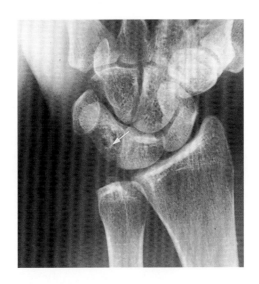

图 4-240　三角骨环状病变。应为纤维性改变,在手和腕部其他部位亦可见,无临床意义,需与职业性创伤引起的创伤性囊肿相鉴别

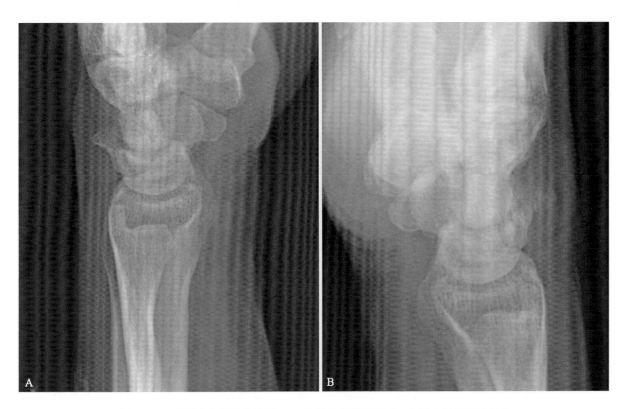

图 4-241　双侧三角骨异常外观。A. 左侧骨刺样突起;B. 右侧小骨似撕脱骨折

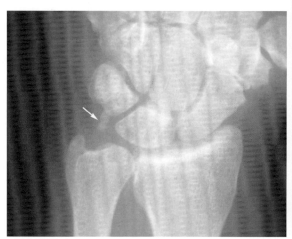

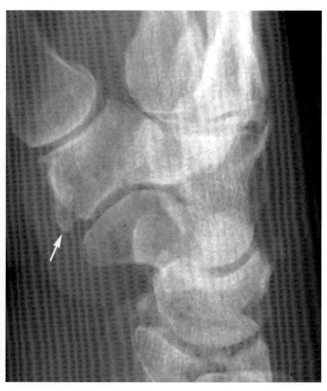

图 4-242　月骨与三角骨间副小骨

图 4-243　大多角骨异常外观

(八)豌豆骨

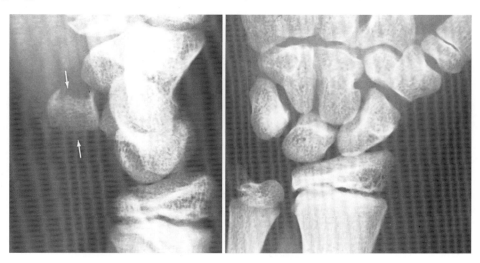

图 4-244　11岁男孩豌豆骨发育不规则,仅见于侧位投照

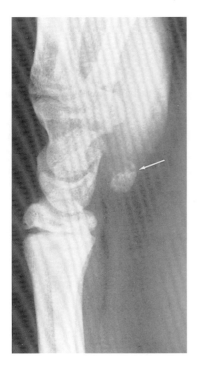

图 4-245　11 岁男孩豌豆骨发育不规则,形似骨折

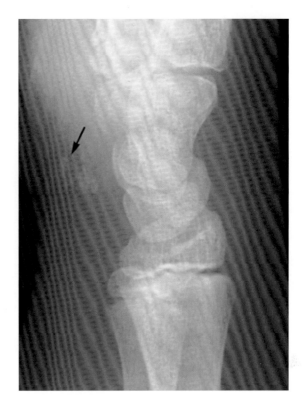

图 4-246　少年多中心骨化的豌豆骨

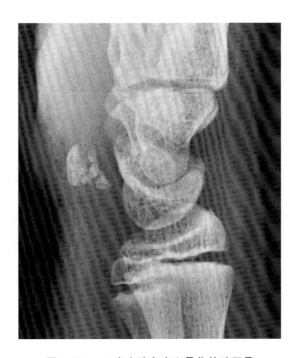

图 4-247　10 岁女孩多中心骨化的豌豆骨

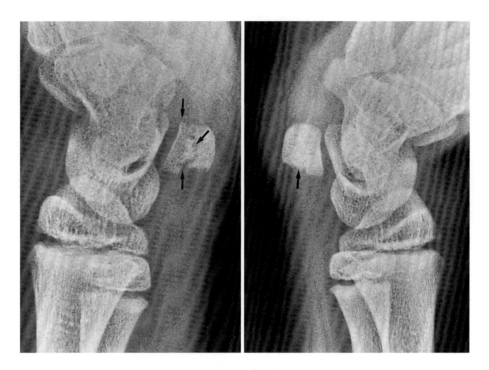

图 4-248　12 岁男孩豌豆骨发育不规则

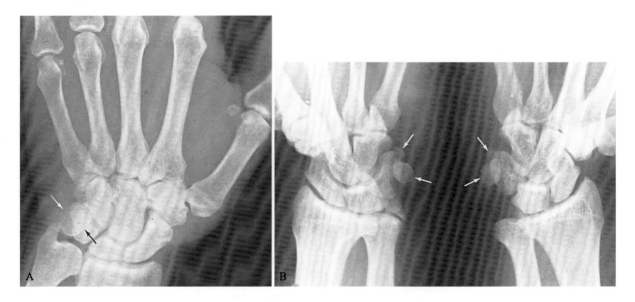

图 4-249　豌豆骨的变异。A. 大豌豆骨;B. 双豌豆骨

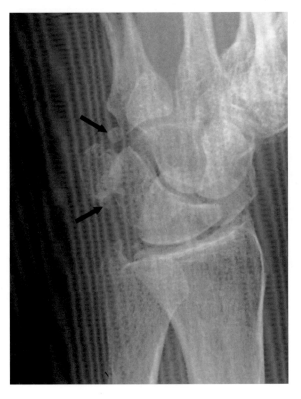

图 4-250　成人多中心骨化的豌豆骨

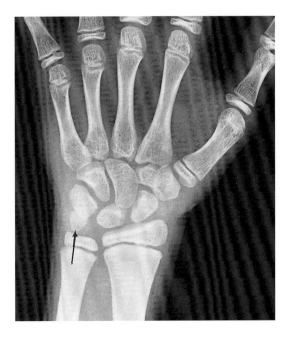

图 4-251　12 岁男孩豌豆骨位置过低

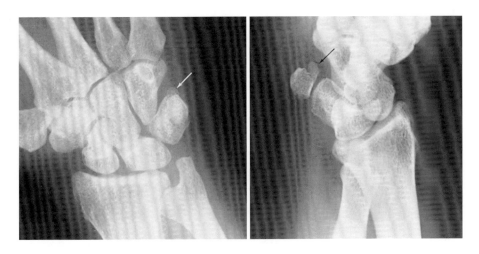

图 4-252　双豌豆骨

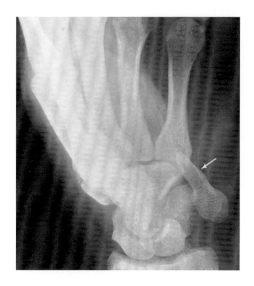

图 4-253　骨疣样突起,发育期变异

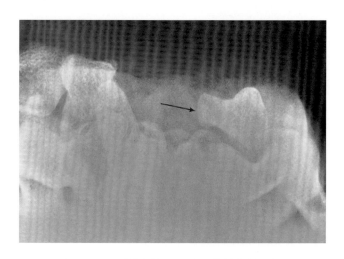

图 4-254　腕管位投照示豌豆骨骨疣样突起

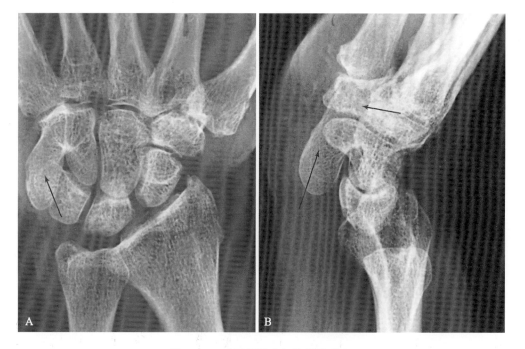

图 4-255　豌豆骨骨疣与钩状骨融合

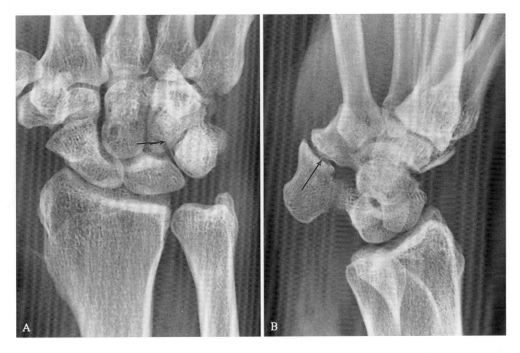

图 4-256　先天性三角骨与豌豆骨融合。豌豆骨与钩状骨形成假关节

二、掌　骨

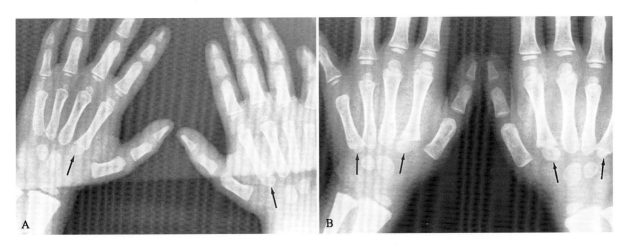

图 4-257　3 岁(A)和 4 岁(B)儿童掌骨基底部副骨化中心。通常无临床意义(引自:Ogden JA, et al:Ossification and pseudoepiphysis formation in the "nonepiphyseal" end of bones of the hands and feet. Skeletal Radiol 23:3,1994.)

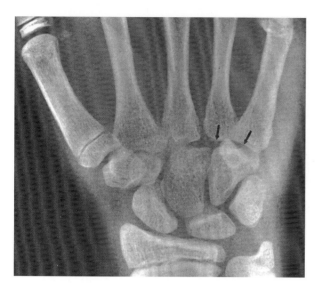

图 4-258　13 岁男孩腕掌关节极度通透,形似掌骨基底部脱位

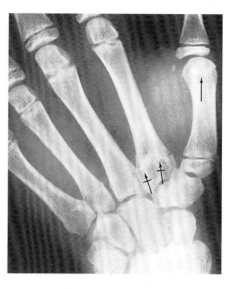

图 4-259　13 岁男孩第 1 掌骨远端副骨化中心(◀—),第 2 掌骨基底部副骨化中心(◀†)

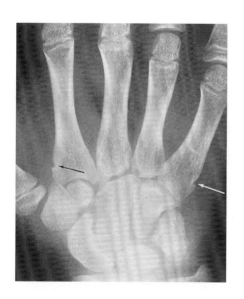

图 4-260　13 岁男孩二次骨化中心残迹

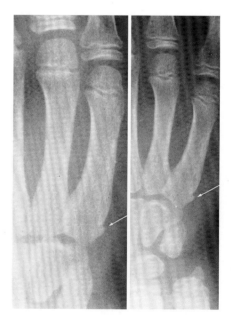

图 4-261　第 5 掌骨基底部尺侧裂隙,特别容易被误为骨折

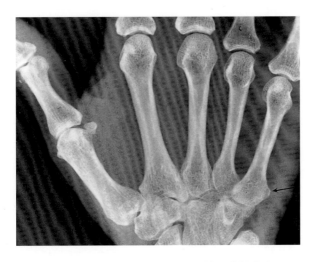

图 4-262　第 5 掌骨基底部发育性结节样隆突

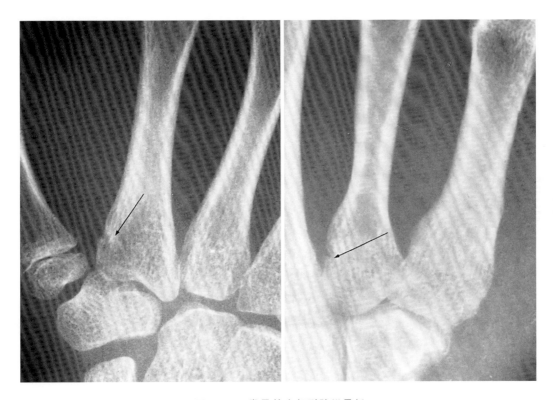

图 4-263　掌骨基底部裂隙似骨折

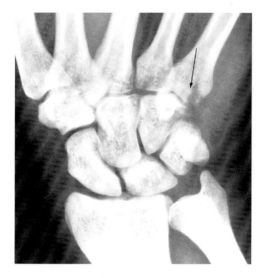

图 4-264 第 5 掌骨基底部陷窝,易被误为异常

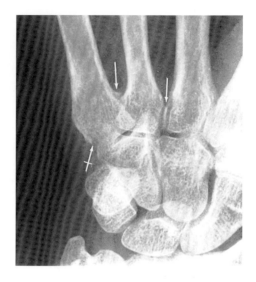

图 4-265 掌骨基底部重叠影(◀━),可被误为骨折。注意:第 5 掌骨基底部正常陷窝(◀┼)

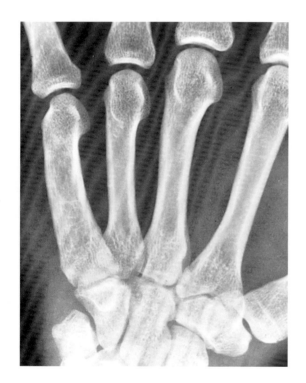

图 4-266 第 5 掌骨可比其他掌骨宽,形似异常

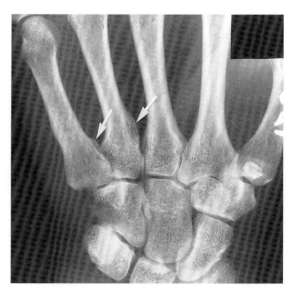

图 4-267 第 4、5 掌骨基底部皮质膨隆

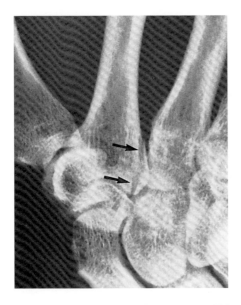

图 4-268 第 2、3 掌骨基底部重叠影形似骨折

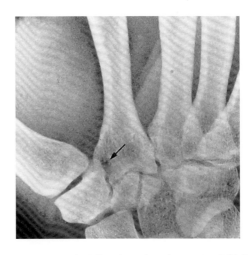

图 4-269 第 2 掌骨基底部正常透亮区,形似囊性病变

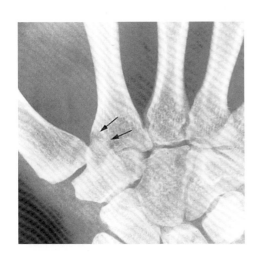

图 4-270 另一例与图 4-269 相同的改变

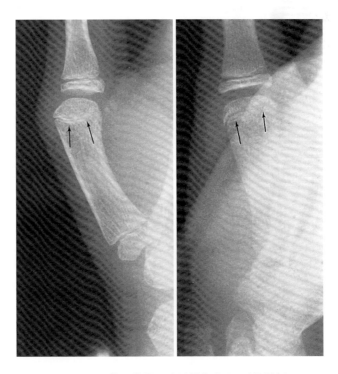

图 4-271 第 1 掌骨远端副骨化中心,形似骨折

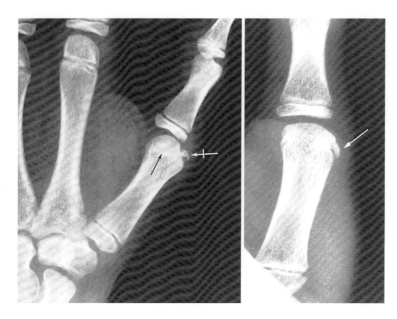

图 4-272　2 例第 1 掌骨远端副骨化中心伴内侧骨刺。骨骺刺为正常变异

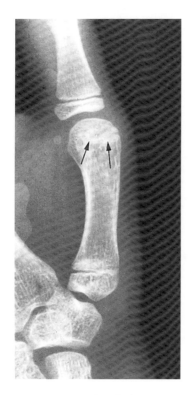

图 4-273　14 岁男孩第 1 掌骨远端正在闭合的副骨化中心

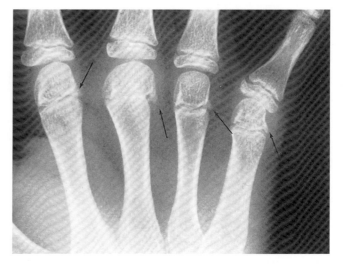

图 4-274　13 岁男孩掌骨头骨化中心边缘骨刺,为骨骺发育中的暂时现象(引自:Keats TE,Harrison RB:The epiphyseal spur.Skeletal Radiol 5:175,1980.)

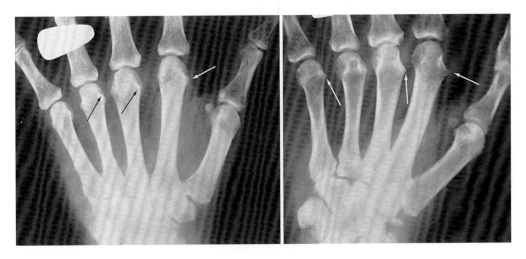

图 4-275 掌骨远端干骺桡侧明显的发育性骨刺样隆突

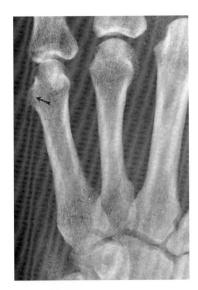

图 4-276 第 5 掌骨头骨刺样隆突,我们称之为"Keats 小结节"(参见图 4-290)

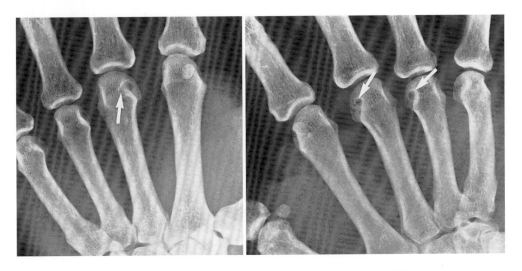

图 4-277 掌骨头环形影,可能为纤维性改变,无临床意义(参见图 4-240)

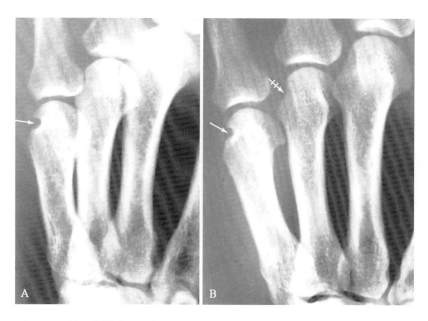

图 4-278　第 5 掌骨头正常加深了的坑样凹陷(◀━),非侵蚀性改变。B 图中第 4
掌骨头的凹陷是最为常见的样式(◀╫)

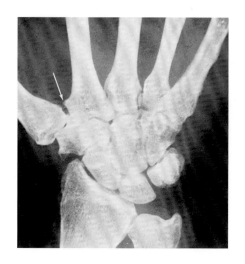

图 4-279　第 2 掌骨基底部桡侧发育性骨刺样突起

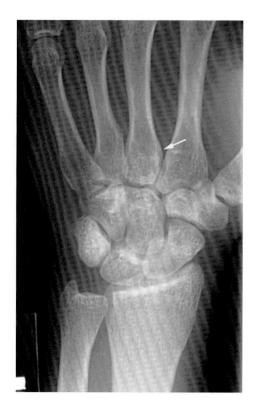

图 4-280　第 3 掌骨基底部骨疣

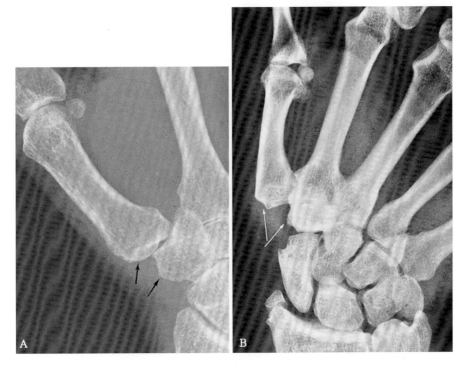

图 4-281　第 1 掌骨基底部与大多角骨之间的正常关系,常被误为半脱位。A. 拇指外
　　　　展;B. 拇指内收(引自:Lasserre C,et al:Osteoarthritis of the trapezio－meta-
　　　　carpal joint. J Bone Joint Surg Br 31:534,1949.)

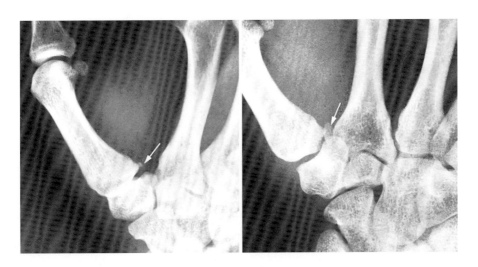

图 4-282　2 例次大多角骨

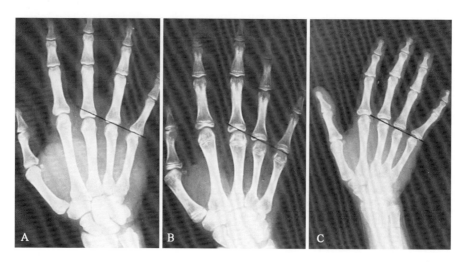

图 4-283 掌骨征。第 4、5 掌骨远端画一线，正常情况下不会与第 3 掌骨头相交。A. 正常；B. 界于正常与异常之间；C. 阳性。阳性见于某些性腺发育不全症，但也可为正常的变异，因此实用价值受限（引自：Bloom RA：The metacarpal sign. Br J Radiol 43：133，1970.）

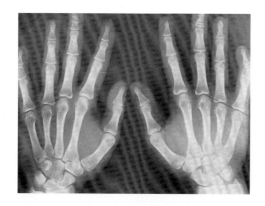

图 4-284 正常人第 4 掌骨短且掌骨征阳性，为家族特征，注意其第 5 指骨中节短，亦为家族特征

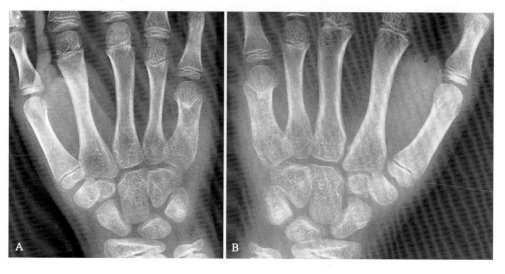

图 4-285 双侧第 5 掌骨短，为正常家族特征

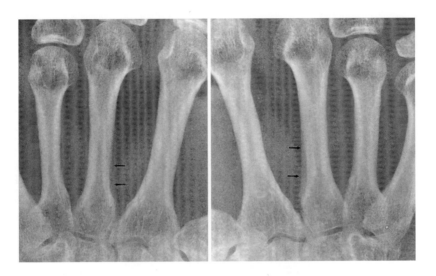

图 4-286　掌骨骨翼，勿误为骨膜炎

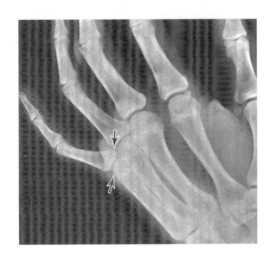

图 4-287　第 5 指过度外展斜位投照时，注意第 5 指骨近端与第 5 掌骨的关系，勿误为半脱位

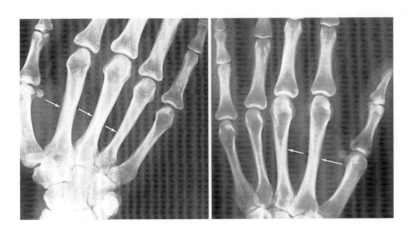

图 4-288　掌骨髓腔狭窄，无临床意义

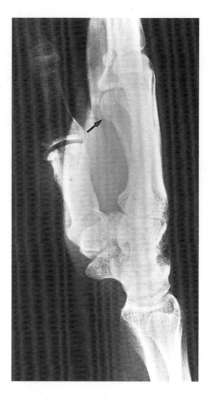

图 4-289 第 5 掌骨头正常的向掌位，勿误为外伤性移位

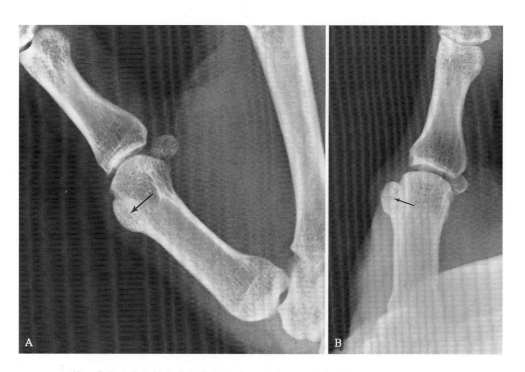

图 4-290 第 1 掌骨头发育性结节样变异，解剖结构起源不明，不要与无蒂的骨软骨瘤相混淆。在掌骨内外侧均可见。我们戏称之"Keats 大结节"

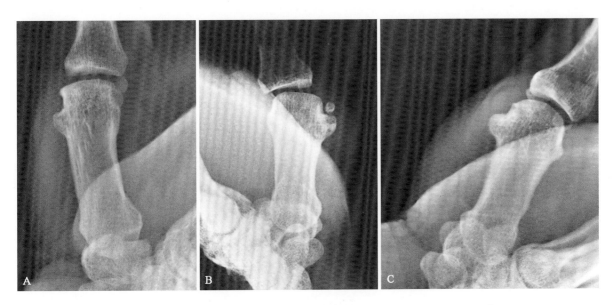

图 4-291　Keats 大结节变异。A. 类似骨软骨瘤；B. 伴一小骨；C. 双侧结节

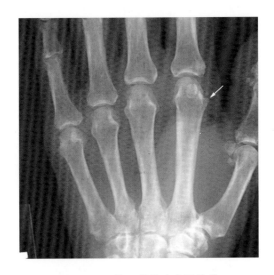

图 4-292　第 2 掌骨头类似结节

三、籽 骨

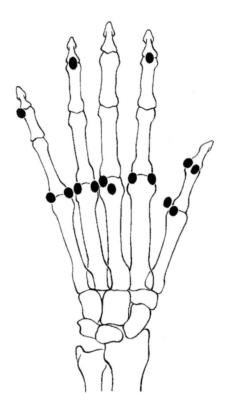

图 4-293　手部所有籽骨(Degen)

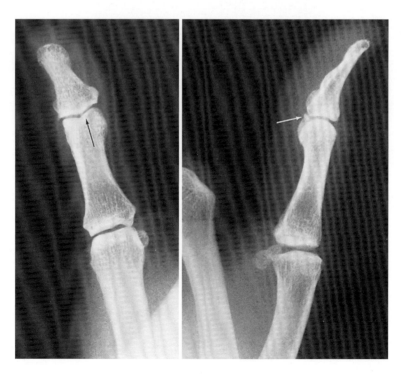

图 4-294　拇指指间关节籽骨

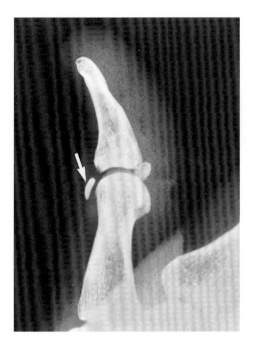

图 4-295　不常见的拇指指间关节背侧籽骨

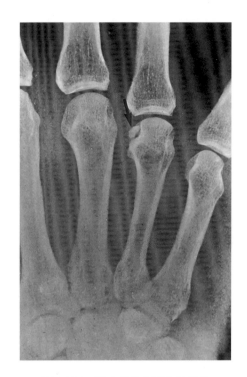

图 4-296　第 4 掌骨头孤立性籽骨

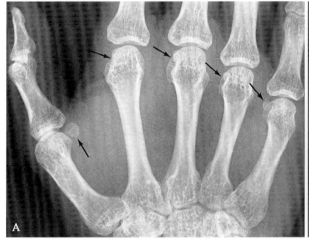

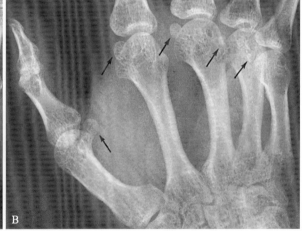

图 4-297　各掌骨头籽骨。A. 正位投照；B. 斜位投照

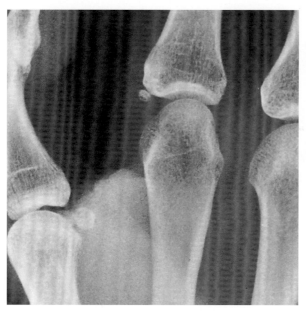

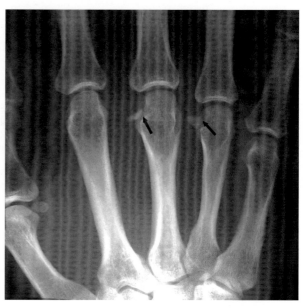

图 4-298　示指近节指骨基底部小骨,可能为籽骨　　　　图 4-299　第 3、4 掌骨头不寻常籽骨

四、指　骨

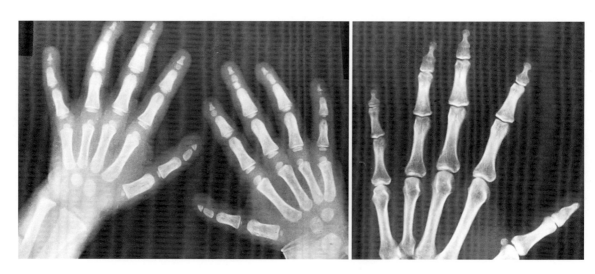

图 4-300　左.10 月龄健康幼儿远节指骨数量过多;右.同一人 19 岁时副骨化中心闭合(引自:Dr. N. Warn Courtney.)

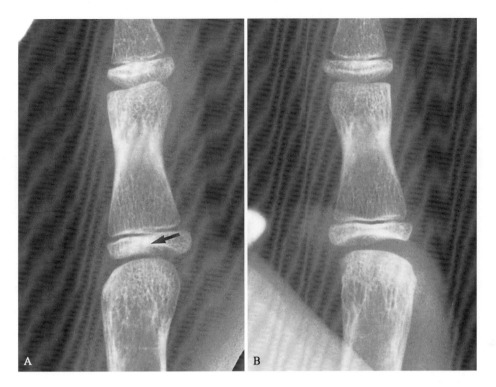

图 4-301　A. 斜位投照时拇指近节指骨骨骺裂隙；B. 正位投照时未见该裂隙（引自：Harrison RB，Keats TE：Epiphyseal clefts. Skeletal Radio 15：23，1980.）

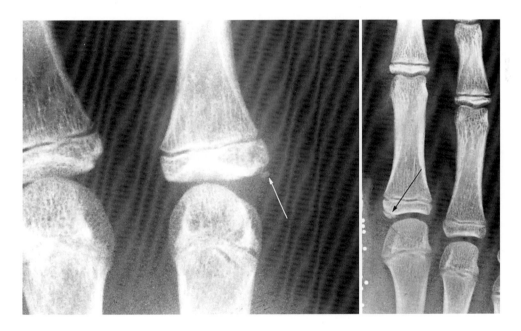

图 4-302　近节指骨骨骺副骨化中心，类似撕脱伤

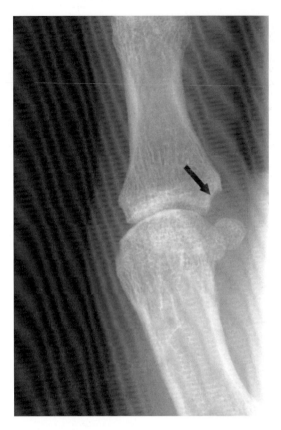

图 4-303　拇指近节指骨基底部小切迹,勿误为侵蚀
　　　　　性病变

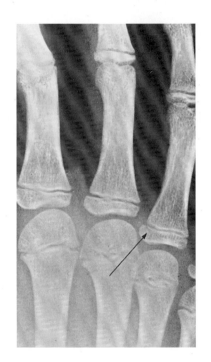

图 4-304　干骺端影叠加于骨骺产生 Mach 效
　　　　　应,形似骨折

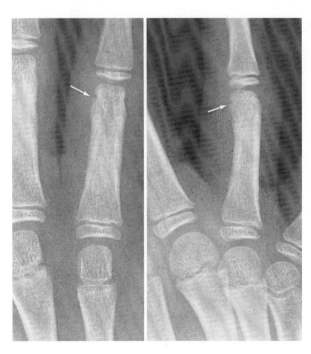

图 4-305　11 岁男孩第 4 指近节指骨头副骨化中心,可被
　　　　　误为骨折

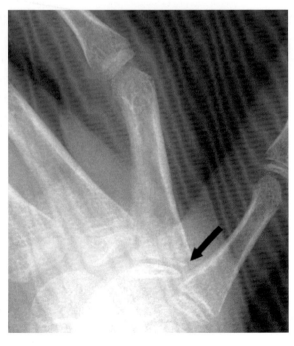

图 4-306　儿童第 4 指近节基底部骺线内骨结构(参见图
　　　　　4-329)

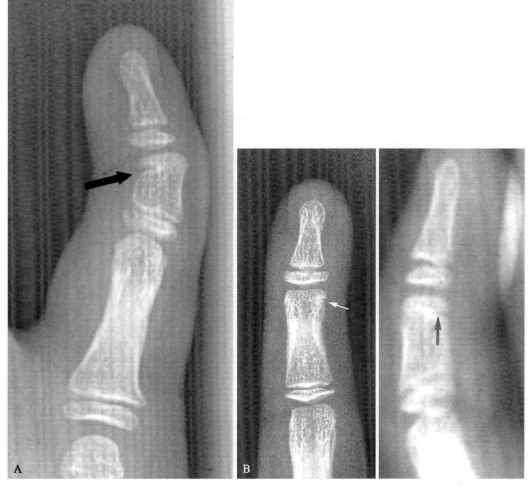

图 4-307　儿童中节指骨假骨骺

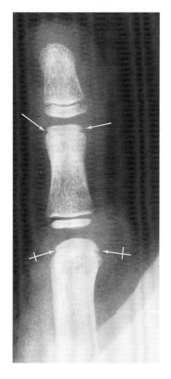

图 4-308　10 岁男孩拇指近节远端副骨化中心形成（◄—）。注意：掌骨远端也有类似情况（◄+）

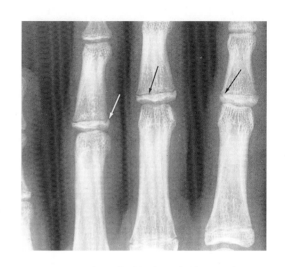

图 4-309　14 岁男孩骨骺中正常的透亮裂隙，可被误为骨折

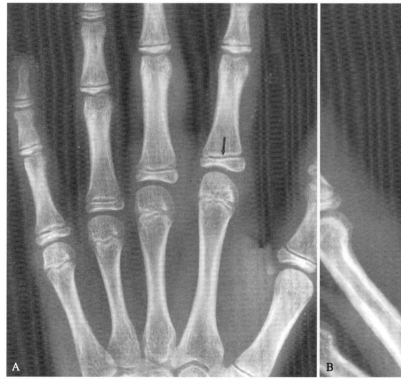

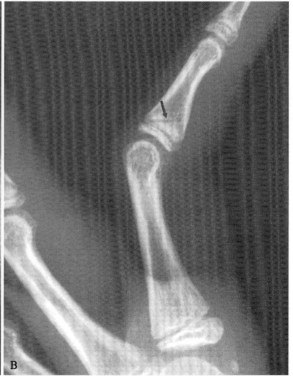

图 4-310　骨骺线在斜位投照时可被误为骨折。A. 正位；B. 斜位

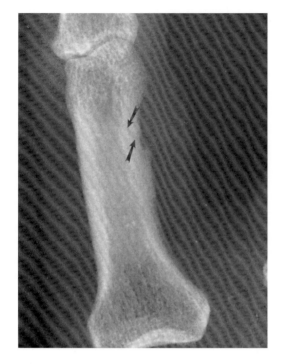

图 4-311 近节指骨滋养孔

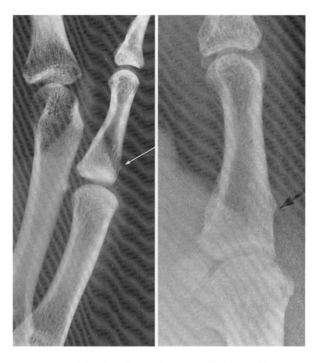

图 4-312 2 例拇指近节指骨皮质骨刺样骨赘,可能为拇短伸肌肌腱附着处

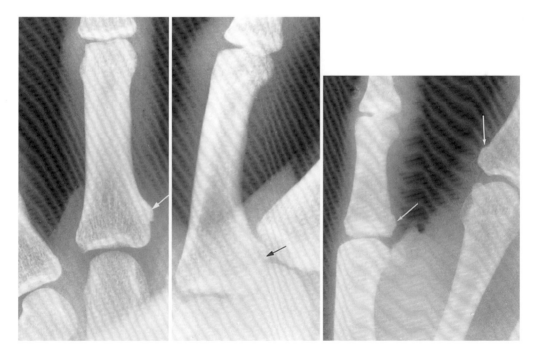

图 4-313 左和中. 偶然发现的第 4 指近节基底部小骨赘;右. 指骨基底部正常转子,勿误为隆凸骨折

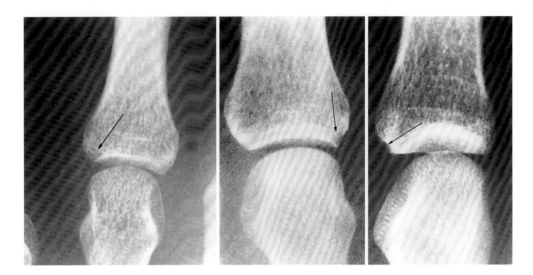

图 4-314 近节指骨基底部小切迹,勿误为关节炎侵蚀,关节炎侵蚀最先侵犯掌骨头(引自:Stelling CB,et al:Irregularities at the base of the proximal phalanges:A false indicator of early rheumatoid arthritis. AJR Am J Roentgenol 138:695,1982.)

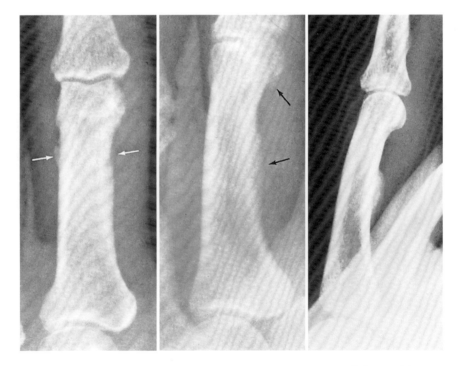

图 4-315 近节指骨因腱鞘附着形成的正常骨嵴与突起,形似骨膜炎或血肿钙化

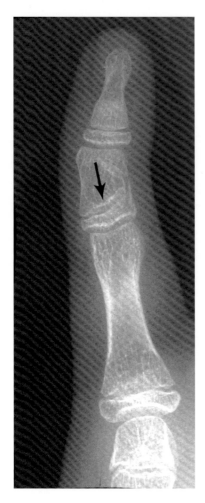

图 4-316　中节指骨发育不良,骺线倾斜似骨折

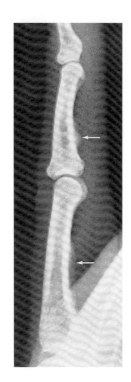

图 4-317　示指近节和中节掌侧不规则

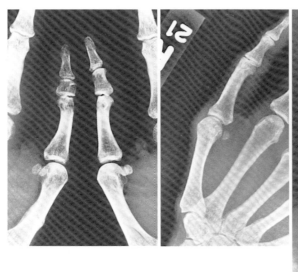

图 4-318　3 例拇指 3 节指骨(引自:Theander G,
Carstanm N:Triphalangism and pseudot-
riphalangism of the thumb in children. Acta
Radiol Diagn 20:223,1979.)

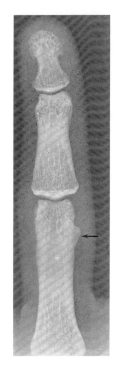

图 4-319　中指近节指骨头正常不规则增大,并非外生骨疣

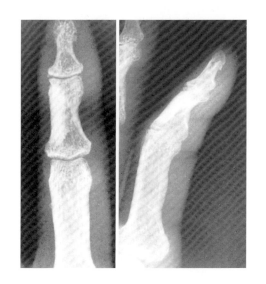

图 4-320　第 5 指中节骨质硬化

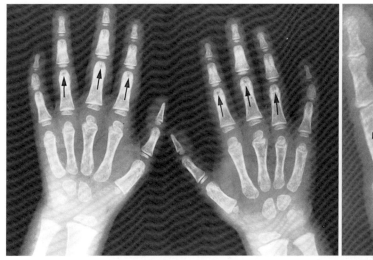
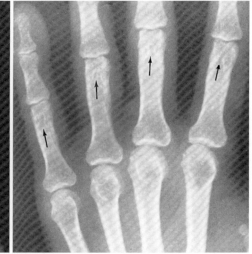

图 4-321　近节指骨头滋养孔。左．2 岁儿童;右．成人

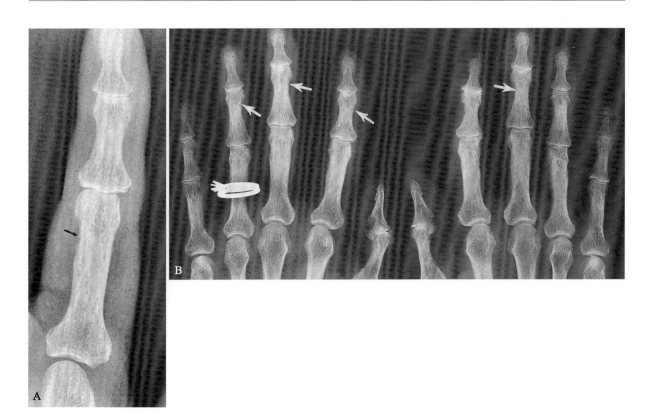

图 4-322　A. 近节指骨远端骨干外侧皮质变薄,形似骨质破坏,伴有骨质疏松;B. 其他手指也有类似表现

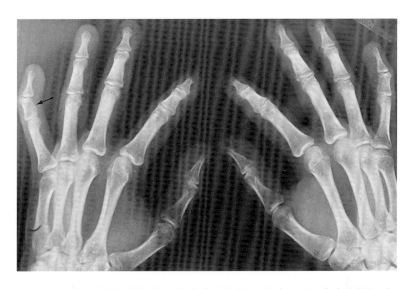

图 4-323　第 5 指骨中节指骨短常伴畸形综合征,但也可为正常家族特征,如
　　　　　本例 18 岁女性

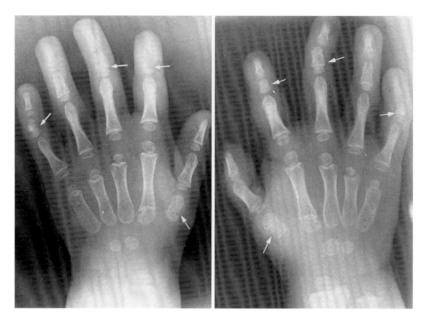

图 4-324 3 岁健康儿童第 1 掌骨及中节指骨发育异常,为其家族特征

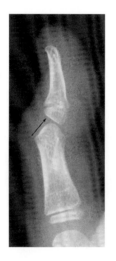

图 4-325 9 岁男孩拇指中节与远节指骨的正常关系。注意远节指骨基底部楔形骨骺

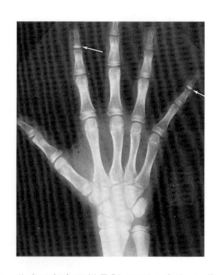

图 4-326 儿童手部象牙样骨骺,可孤立发生,无临床意义。多见于发育迟缓儿童(引自:Kuhns LR,et al:Ivory epiphyses of the hands. Radiology 109:643, 1973; Van der Laan JG,Thijn CJ:Ivory and dense epiphyses of the hand:Thiemann disease in three sisters. Skeletal Radiol15:117,1986.)

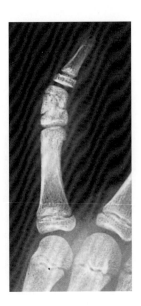

图 4-327　14 岁男孩第 5 指罕见的弯曲变形，其他未见异常

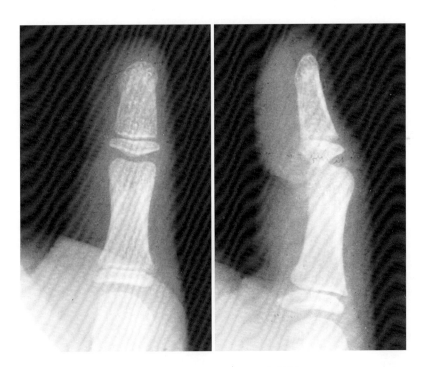

图 4-328　拇指基底部罕见大骨骺

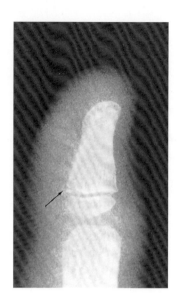

图 4-329　9 岁儿童拇指邻近远节指骨骺板的裂隙,勿误为骨折

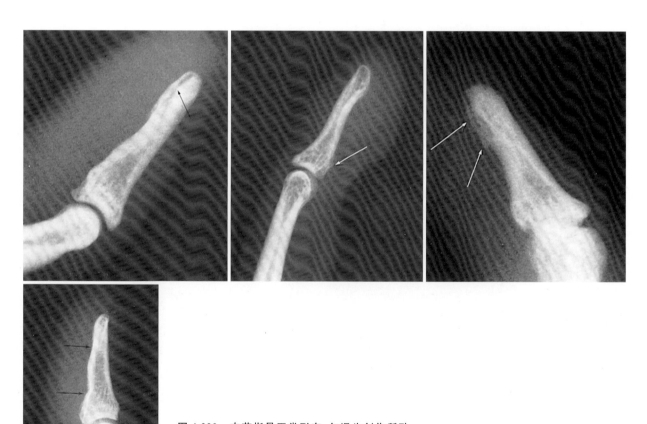

图 4-330　末节指骨正常形态,勿误为创伤所致

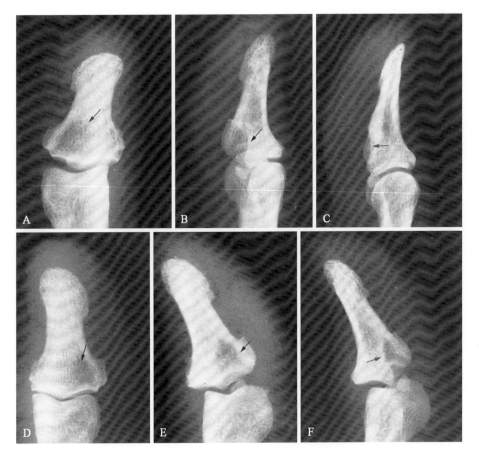

图 4-331　A 和 B. 拇指远节基底部陷窝,似破坏性病灶;C. 侧位示陷窝;D~F. 相同的表现亦见于对侧

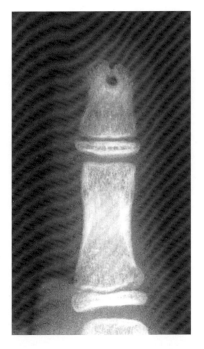

图 4-332　指骨末节分叉未成

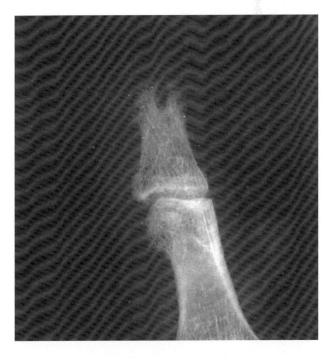

图 4-333　拇指末端指骨分叉

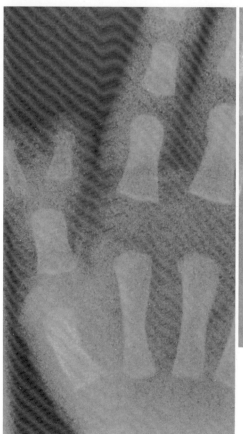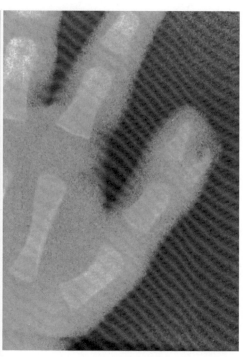

图 4-334 拇指末节双指骨

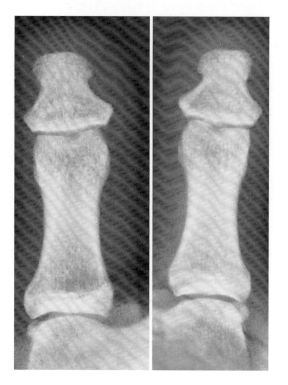

图 4-335 家族性宽拇指。拇指末节短、粗常见于畸形综合征,但亦可为正常的家族特征

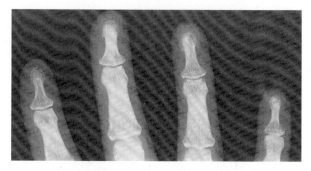

图 4-336 末节指骨硬化。常见于胶原性疾病,但也可发生于正常人,特别是 40 岁以上女性(引自 Goodman N:The significance of terminal phalangeal osteosclerosis. Radiology 89:709,1967.)。常始发于成年早期并随年龄增长而减轻(引自:Fischer E:Akroostiosklerose der finger, cine normale geschlects und altersabbangige endostale reaktion. Rofo 137:384,1982.)

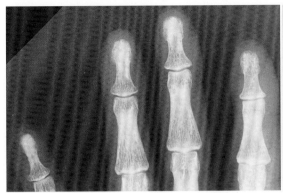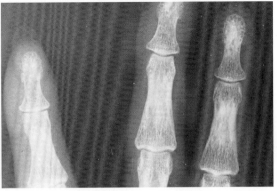

图 4-337　60 岁女性双侧末节指骨不同程度硬化

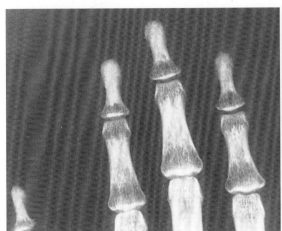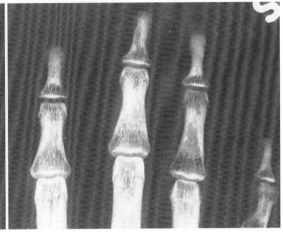

图 4-338　80 岁女性末节指骨持久性硬化

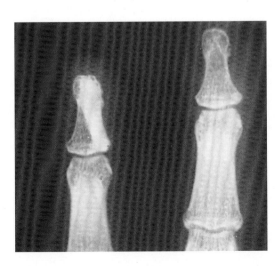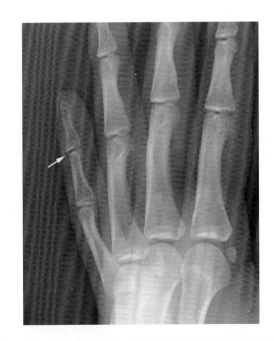

图 4-339　单个手指末节硬化　　　　　　　图 4-340　末节指骨基底部正常外形,可被误为愈合骨折

第5章

下 肢

第一节 大 腿

一、股骨头及髋关节

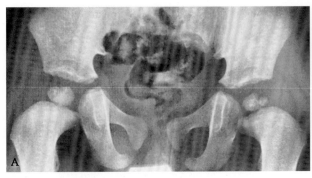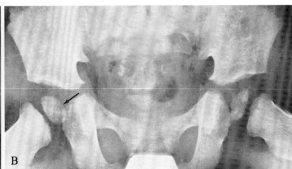

图 5-1 两岁 Perthes 病患儿,左侧股骨头缺血坏死,但右侧股骨头缺陷是发育性变异,非骨软骨炎。A. 髋关节正位;B. 髋关节外展位(引自:Katz JF:"Abortive" Legg-Calvé-Perthes disease or developmental variation in epiphysiogenesis of upper femur. J M Sinai Hosp N Y 32:651,1965.)

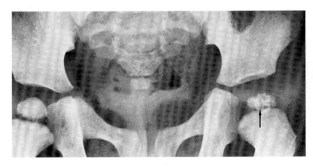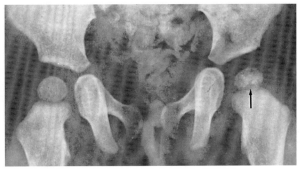

图 5-2 左侧股骨头骨化中心正常不规则钙化,此现象见于婴儿的单骨化中心,不一定是病态(引自:Silverman FN,Kuhn J:Caffey's Pediatric X-Ray Diagnosis,9th ed. St. Louis,Mosby,1993.)

图 5-3 10 月龄婴儿骨化中心点彩样表现,此种骨化中心随成长逐渐发育为正常外观(引自:Lemperg R,et al:Asymmetry of the epiphyseal nucleus in the femoral head in stable and unstable hip joints. Pediatr Radiol 1:191,1973.)

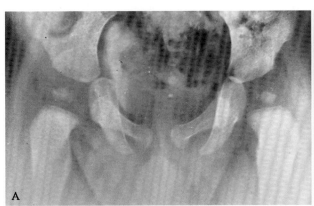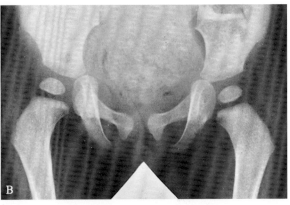

图 5-4 双侧股骨头骨骺点彩样表现,随生长发育逐步演变为正常外观。A. 18 月龄;B. 30 月龄

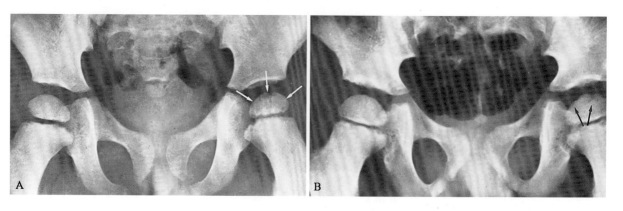

图 5-5　两例儿童股骨头正常发育性不规则，无髋关节症状。A. 3 岁男孩；B. 4 岁半男孩

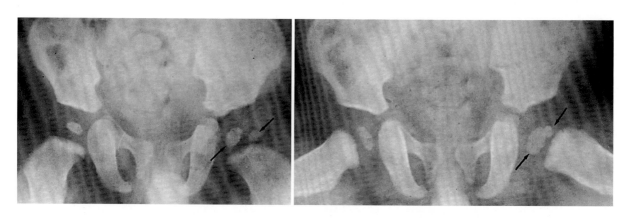

图 5-6　股骨头骨骺双骨化中心，为正常变异

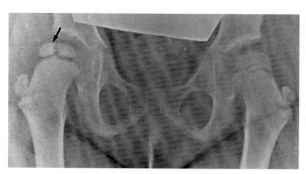

图 5-7　3 岁女孩股骨近端骨骺裂隙

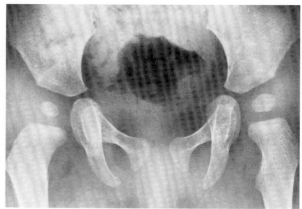

图 5-8　股骨头骨化中心正常大小不对称，并不一定是股骨头先天性脱位

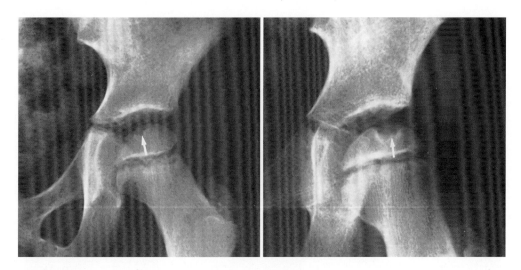

图 5-9 两例 9 岁儿童股骨头切迹。应为软骨性的,因为关节造影示此缺损不与关节腔相通。可见于 4 岁左右的儿童,经数月或数年后逐渐消失(引自:Ozonoff MB,Ziter FM Jr:The femoral head notch. Skeletal Radiol 16:19,1987.)

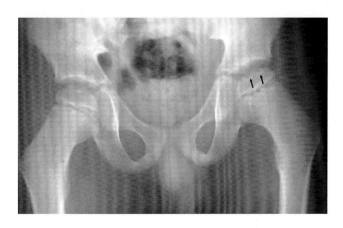

图 5-10 9 岁儿童左侧股骨头双切迹

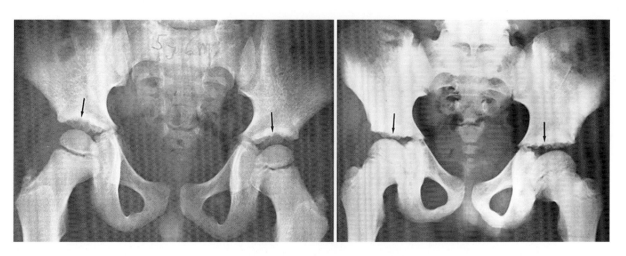

图 5-11 两例儿童髋臼顶正常的不规则,此现象 7—12 岁为正常

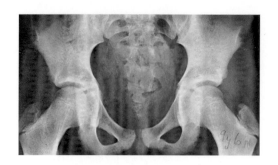

图 5-12　向骨盆内突出的髋臼，4—12 岁发育期
　　　　　正常表现

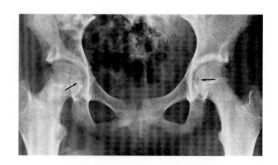

图 5-13　髋臼滋养孔处的陷窝，似股骨头破坏性
　　　　　病变

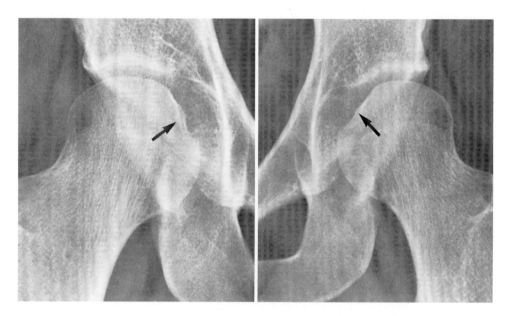

图 5-14　罕见的双侧股骨头大陷窝，可被误为剥脱性骨软骨炎

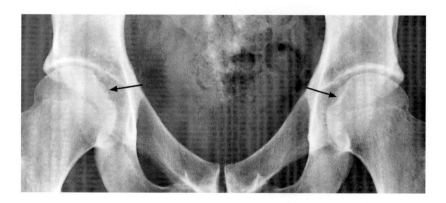

图 5-15　双侧股骨头陷窝不对称，为正常现象

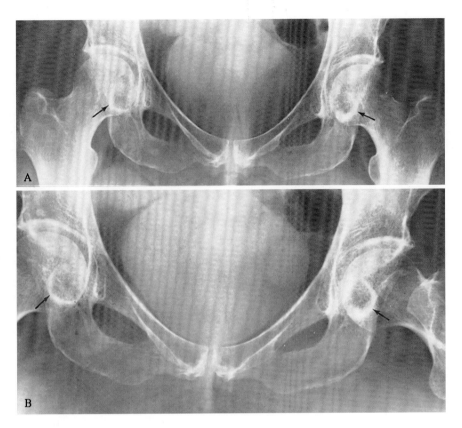

图 5-16 髋臼与股骨头重叠影形似股骨头破坏性病变。A. 髋关节正位；B. 髋关节外展位

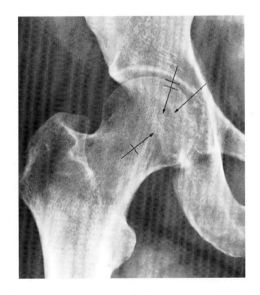

图 5-17 髋臼前唇(◄—)与后唇(◄+)之间的透亮区，形似股骨头透亮病灶(◄╫)

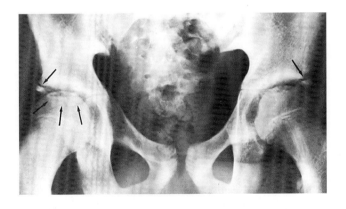

图 5-18 14 岁男孩髋臼骨化中心，形似股骨头骨折

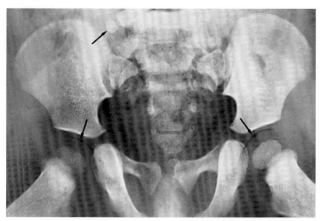

图 5-19　6 月龄男童髋关节正常的"真空"现象。上部箭头指示的是第 5 腰椎横突的副骨化中心

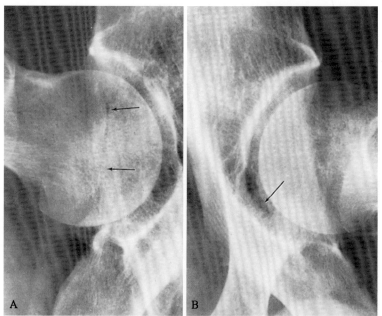

图 5-20　成人髋关节"真空"现象，注意 A 图中的透亮影似骨折线

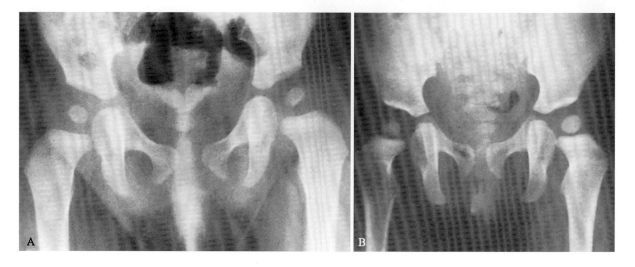

图 5-21　两例婴幼儿 Shenton 线并不可靠。A. 5 月龄婴儿；B. 1 岁幼儿。尤其注意图 A 中两线不对称

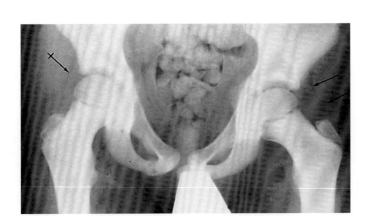

图 5-22　髋"关节囊"显示膨隆,似滑囊炎或关节积血,实为摄片时髋关节外展与外旋所致,如此例 6 岁男孩(←—)。注意对侧正常脂肪线(←+)(引自:Brown I:A study of the "capsular" shadow in disorders of the hip in children. J Bone Joint Surg Br 57:175,1975.)

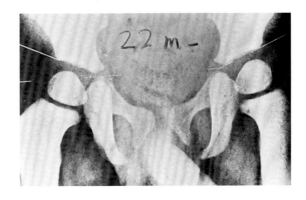

图 5-23　22 月龄幼儿大股骨头(引自:Dr. Clement Fauré.)

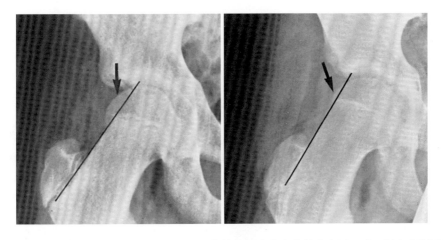

图 5-24　沿股骨颈引线检查股骨头骨骺滑脱时,引线切出的股骨头大小有较大变异。以 2 例青春期男孩的平片说明

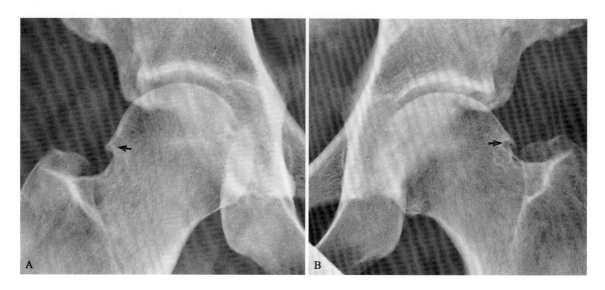

图 5-25　30 岁男性双侧已闭合骨骺边缘发育性骨刺,可能是骨骺刺的残迹

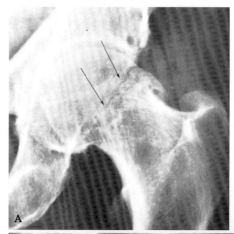

图 5-26　A. 股骨头肥大可造成股骨颈形似骨
　　　　折;B 和 C. 肥大股骨头的边缘造成
　　　　形似股骨颈骨折

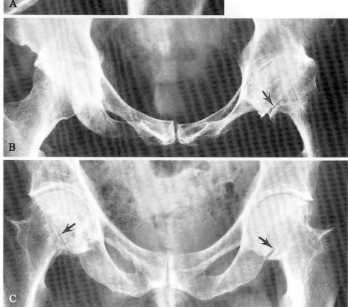

二、股 骨 颈

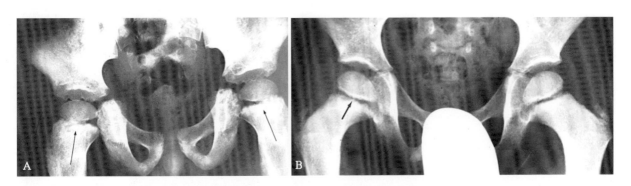

图 5-27 幼儿骺板干骺端正常骨质的不规则。A. 4 岁女孩;B. 5 岁男孩

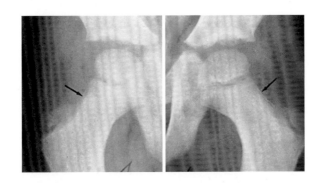

图 5-28 4 岁男孩股骨颈上方皮质正常的双重轮廓现象,为此年龄段正常表现

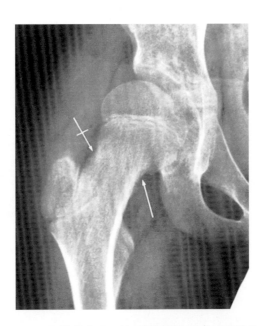

图 5-29 13 岁男孩股骨上段切迹(◀—)。同样的表现可见于股骨颈及其他干骺端处。随生长逐渐消失,无临床意义。另注意股骨颈上缘边界模糊(◀┼),也是此年龄段正常表现(引自:Ozonoff MB,Ziter FM Jr:The upper femoral notch. Skeletal Radiol 14:198,1985.)

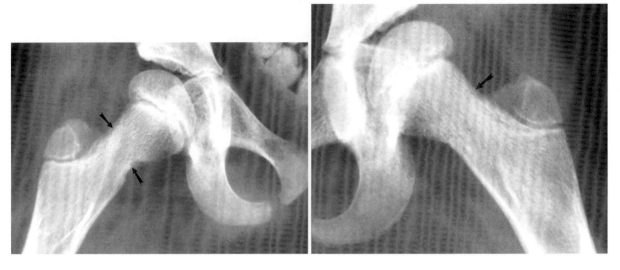

图 5-30　另例 12 岁男孩,与图 5-29 所述相同表现

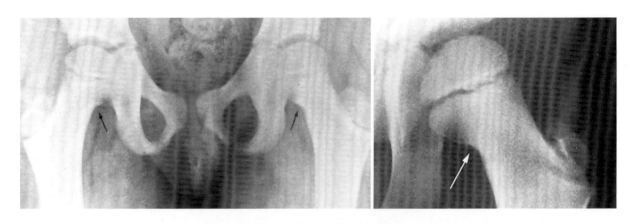

图 5-31　另两例股骨上段切迹

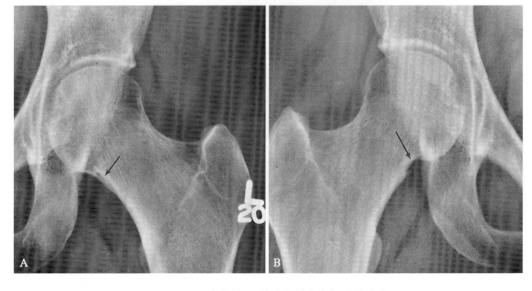

图 5-32　35 岁女性,可能为股骨上段切迹的残迹

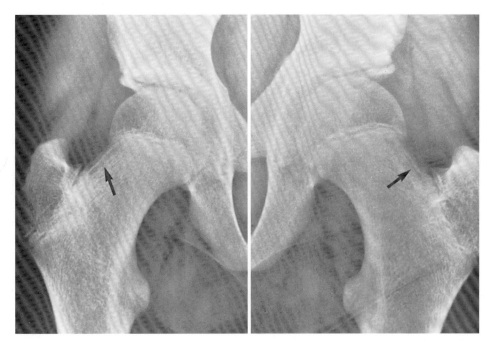

图 5-33　11 岁男孩股骨颈正常不规则及透亮影

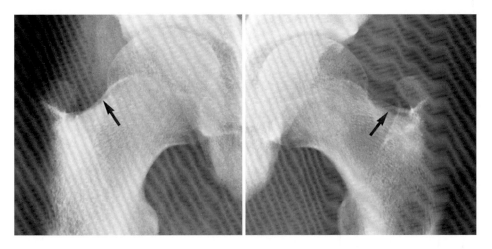

图 5-34　16 岁男孩股骨颈正常透亮影

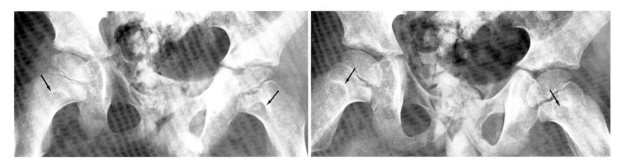

图 5-35　股骨颈正常透亮区(Ward 三角),为骨小梁成角所致

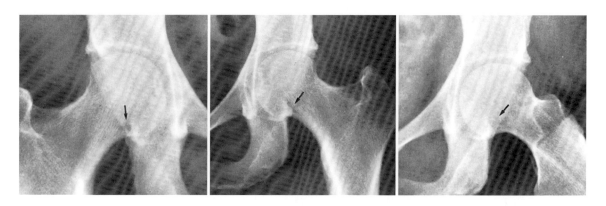

图 5-36　53 岁健康女性双侧股骨颈局限性骨小梁透亮区

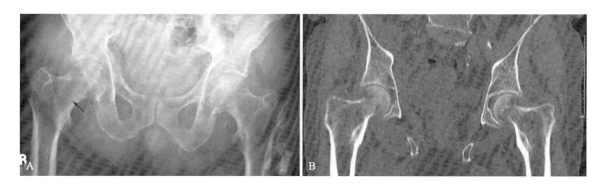

图 5-37　A. 骨质疏松时右侧股骨颈假性病灶；B. CT 扫描未见病变

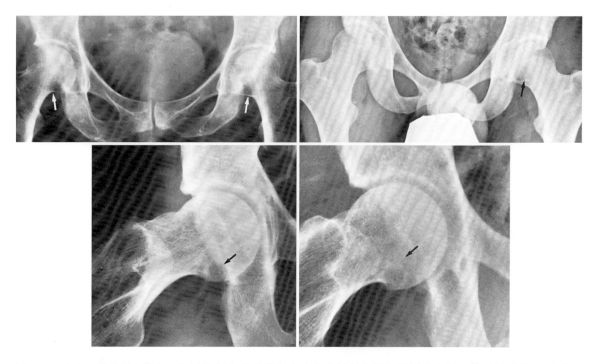

图 5-38　上左．股骨颈正常的三角形透亮区，由股骨颈中央丰富的骨小梁与股骨头内侧面的重叠影所致；上右．
　　　　此现象可以是不对称的；下左与下右．蛙式位投照可见相似的透亮区

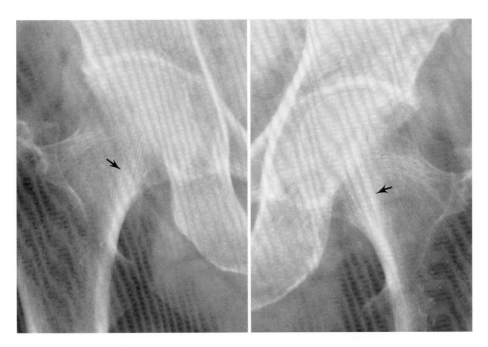

图 5-39　股骨颈继发于骨质疏松症的骨小梁增粗。勿与 Paget 病的骨小梁改变相混淆

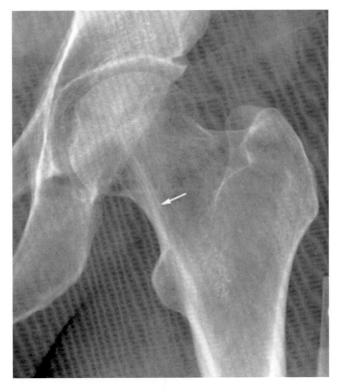

图 5-40　同前图,老年女性,显影更好的骨小梁

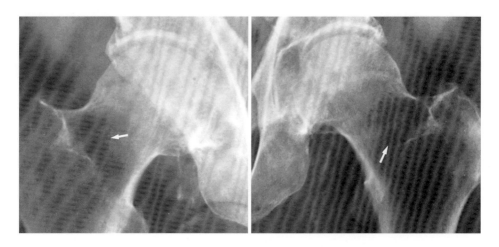

图 5-41　85 岁老年男性股骨颈相对透亮区，为大转子内下侧股骨颈内大量骨小梁形成所致

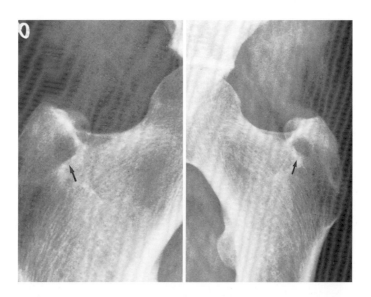

图 5-42　51 岁男性股骨颈透亮区，为大转子与股骨颈丰富骨小梁重叠影所致

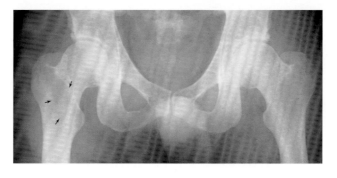

图 5-43　右股骨轻度旋转导致大小转子间形似明显病变

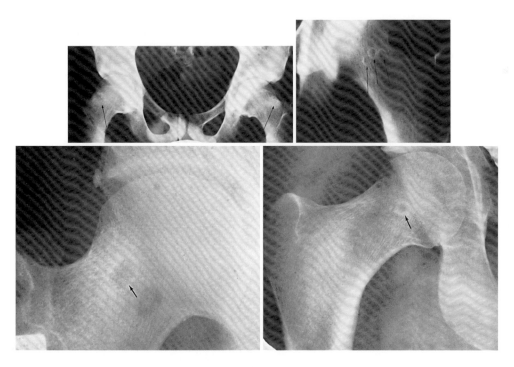

图 5-44　典型幼年良性骨皮质缺损可偶见于股骨颈,无临床意义。A. 7 岁时;B. 3 年后,缺损略增大

图 5-45　股骨颈环状透亮影伴边缘硬化,较常见,无临床意义。有证据表明为滑膜疝入皮质形成的皮质下小坑(引自:Pitt MJ,et al:Herniation pit of the femoral neck. AJR Am J Roentgenol 38:1115,1982.)个别情况,这种小坑迅速增大则提示侵蚀性病变。有时小坑增大会导致被覆的皮质骨折而产生症状(引自:Daenen B, et al:Symptomatic herniation pits of the femoral neck:Anatomic and clinical studies. AJR Am J Roentgenol 168:149,1997.)

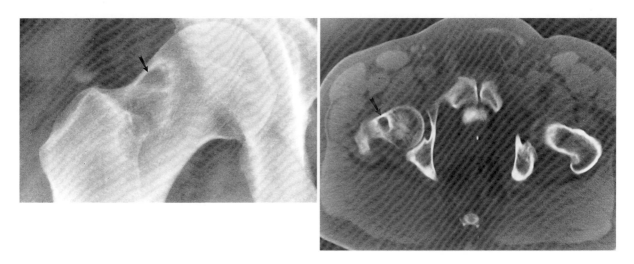

图 5-46　CT 证实的大疝坑

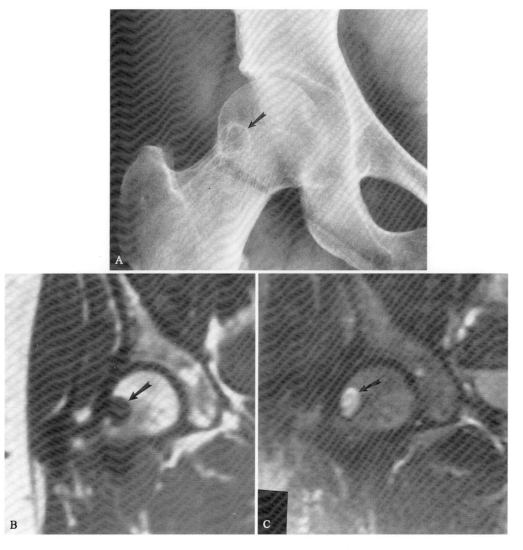

图 5-47　大疝坑。A. 平片；B. MR T$_1$ 加权像；C. MR T$_2$ 脂肪饱和成像

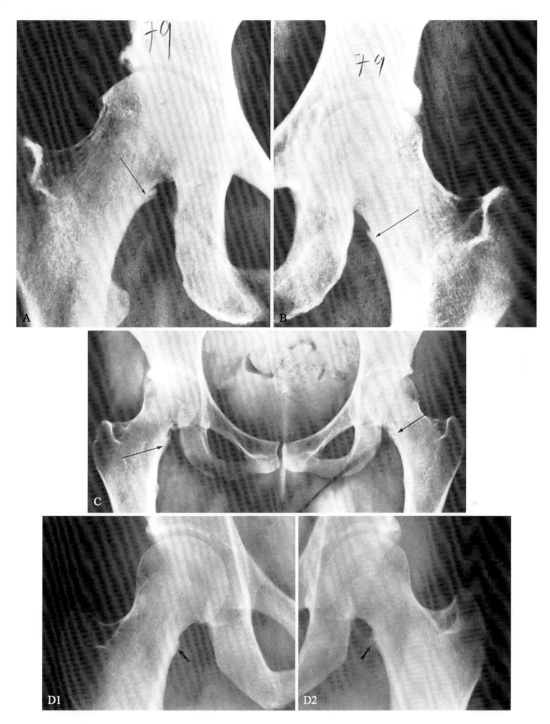

图 5-48 股骨颈下方骨质增厚,可能为滑膜囊下支持带骨化。A 和 B. 34 岁女性;C、D1 和 D2. 25 岁女性(引自:A and B courtesy Dr. Clement Fauré.)(引自:Fauré C,et al:L'éperon pectineo-foveal du col fémoral. J Radiol 64:505,1983.)

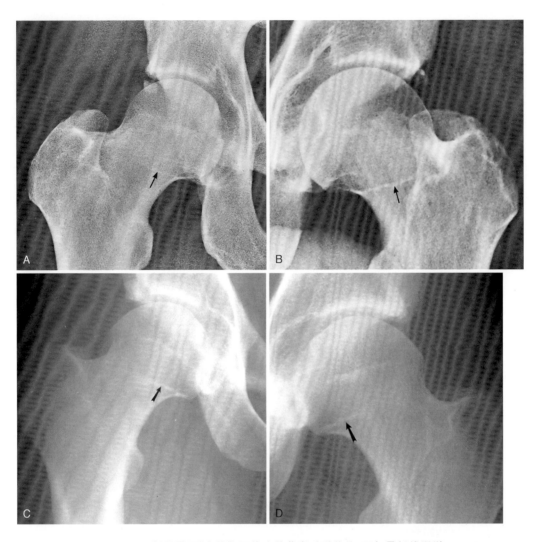

图 5-49 4 例股骨颈"白线",可能为关节囊后附着处,可与骨折线混淆

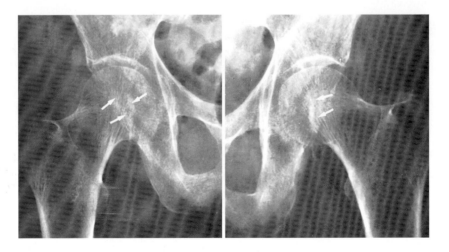

图 5-50 75 岁骨质疏松女性,主要骨小梁局限性增粗,可被误为应力性骨折

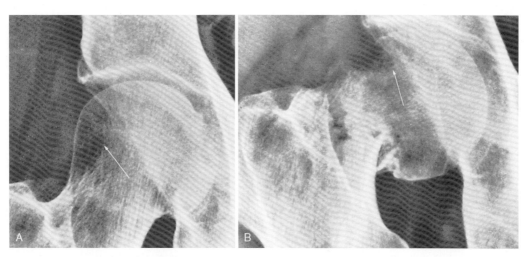

图 5-51 A. 股骨颈正常透亮区,骨质疏松症患者更为明显;B. 透亮区形似病理性骨折,实际为股骨颈创伤骨折股骨头旋转所致,复位后此现象消失(引自:Pope TL Jr,et al:Pseudopathologic fracture of the femoral neck. Skeletal Radiol 7:129,1981.)

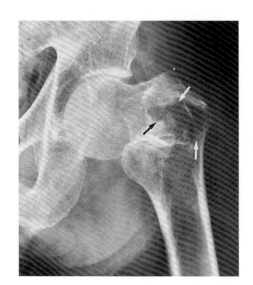

图 5-52 另例骨质疏松的股骨骨折形似破坏性病变

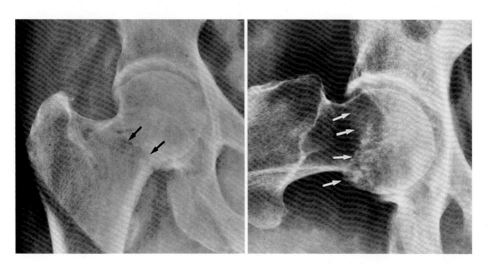

图 5-53 左.68 岁女性股骨颈似骨折,是股骨头肥大的唇影所致;右.侧位投照显示最佳

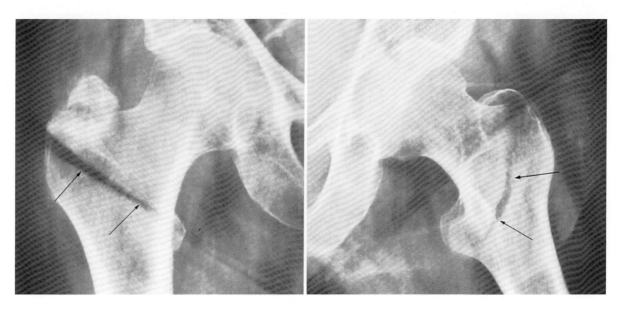

图 5-54　两例皮肤褶皱形似股骨骨折

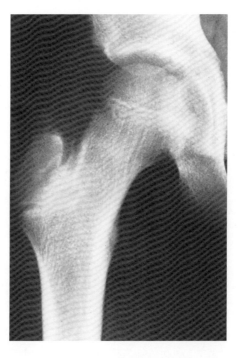

图 5-55　12 岁正常女孩股骨颈明显的纵向骨条纹

三、股骨转子

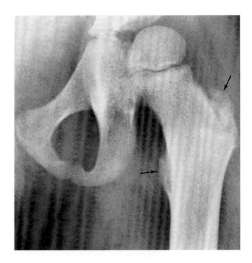

图 5-56　3 岁女孩大小转子正常不规则的骨化中心

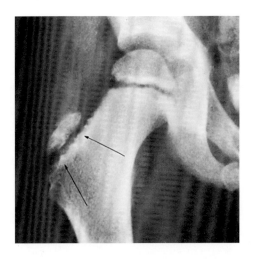

图 5-57　7 岁男孩股骨转子正常不规则的骨突线

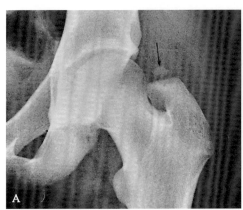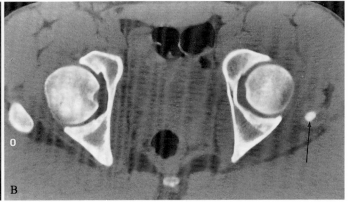

图 5-58　16 岁女孩大转子副骨化中心。A. 平片；B. CT 扫描

四、骨　干

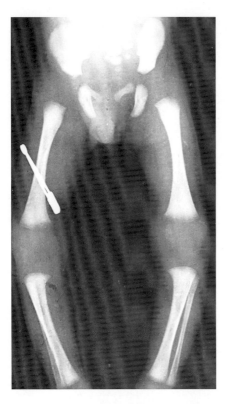

图 5-59　早产儿正常的骨质硬化,因骨皮质相对较厚及骨髓腔发育不全导致。出生后数周转为正常

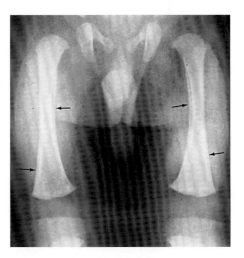

图 5-60　新生儿生理性"骨膜炎"。一个月内新生儿无此现象。对称性分布但不一定呈同心圆性,可能仅见于一种体位

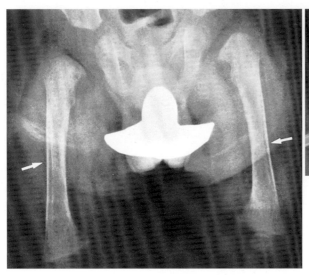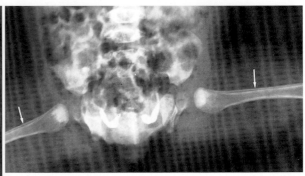

图 5-61　另两例 4 月龄婴儿生理性"骨膜炎",6 月龄时消失

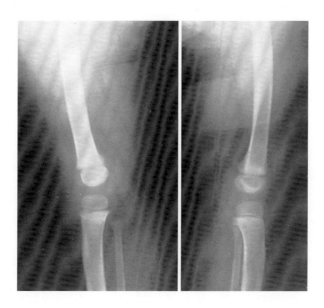

图 5-62　19 个月肥胖女孩股骨生理性前屈,为自限性,随发育而消失

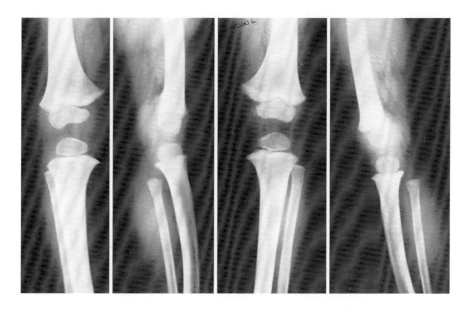

图 5-63　12 月龄女婴生理性胫骨向前、向外弯曲

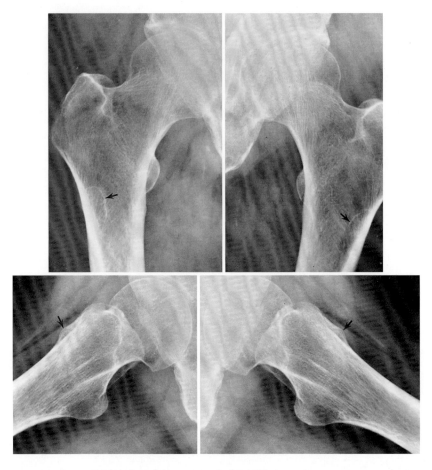

图 5-64　78 岁男性双侧股骨局限性改变,考虑为股外侧肌起点(引自:Dr. Ann Gabrielle Bergman.)

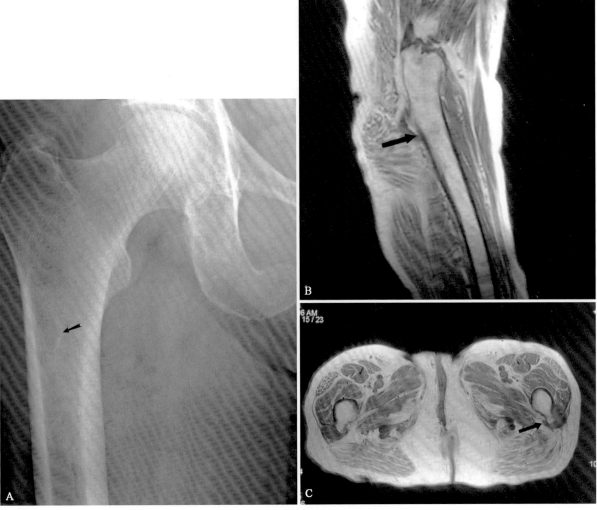

图 5-65 股外侧肌起点。A. 平片；B. T$_1$ 加权矢状位；C. T$_1$ 加权轴位

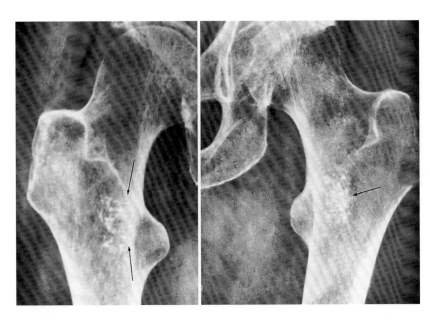

图 5-66 股骨转子间斑点状骨小梁，勿误为软骨类肿瘤或骨梗死，此为骨质疏松症的骨小梁加强（引自：Kerr R, et al: Computerized tomography of proximal femoral trabecular patterns. J Orthop Res 4:45, 1986.）

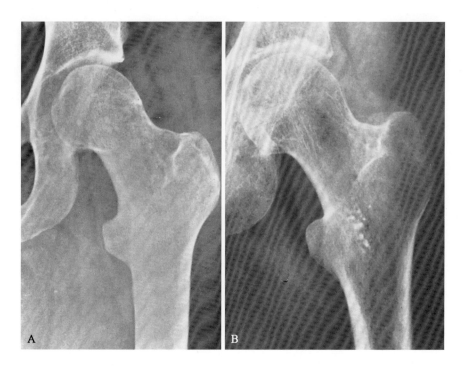

图 5-67 年轻女性中风制动后股骨发育性斑点状。A. 基准片;B. 4 年后出现废用性骨质减少和斑点状表现

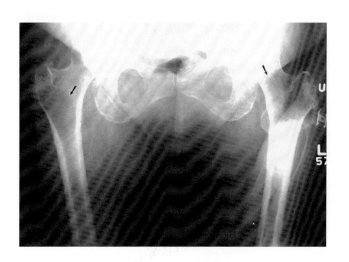

图 5-68 骨质疏松症极度透亮的股骨干骺端

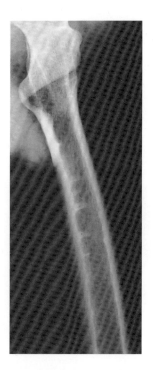

图 5-69 35 岁健康男性双侧股骨干横线影。肱骨也可有此现象

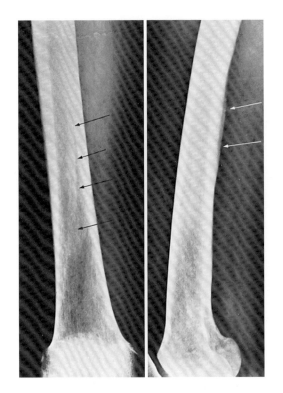

图 5-70 股骨嵴线为伸肌和内收肌的附着处（引自：Pitt MJ: Radiology of the femoral linea aspera-pilaster complex: The track sign. Radiology 142:66, 1982.）

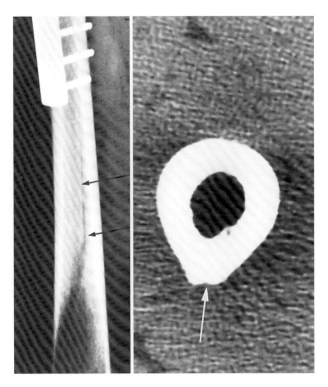

图 5-71 左．股骨嵴线被误诊为骨折（◄—）；右．CT 示皮质嵴，无骨折

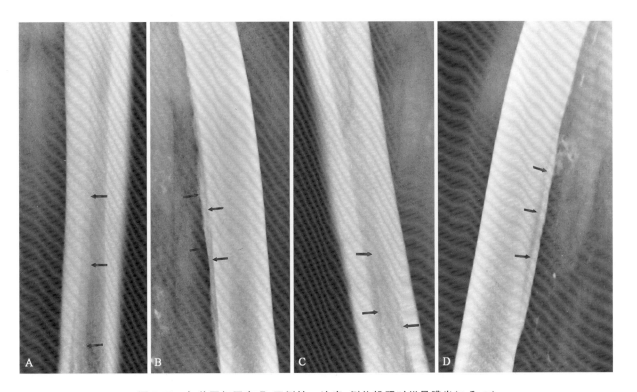

图 5-72 与前图相同表现，双侧性。注意：侧位投照时似骨膜炎（B 和 D）

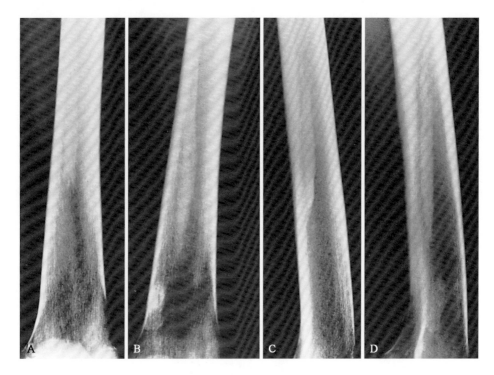

图 5-73　22 岁女性双侧股骨髓腔内致密线(引自:Dr. J.C. Hoeffel.)

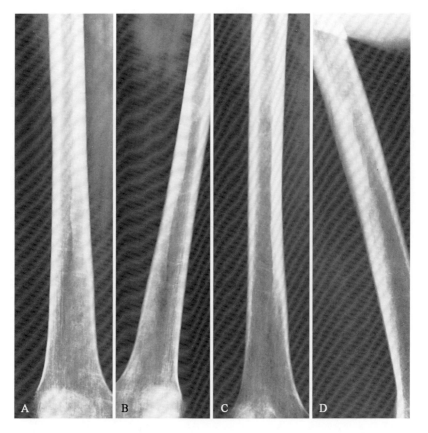

图 5-74　67 岁女性双侧股骨髓腔内致密线。常见于老年女性,无已知疾病,无临床意义

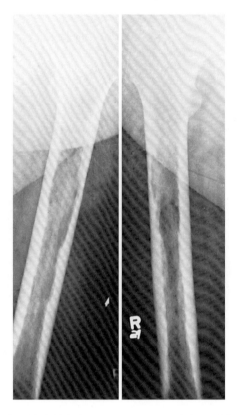

图 5-75　70 岁女性皮质内缘凹凸不平,无已知疾病,可能提示骨质疏松

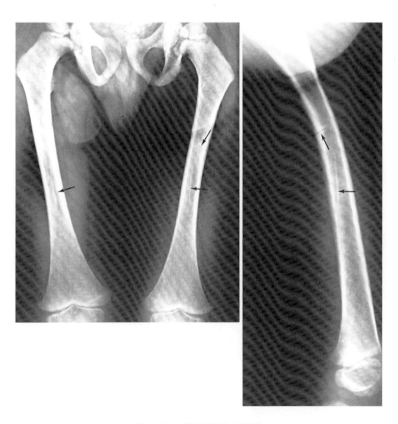

图 5-76　股骨滋养血管沟

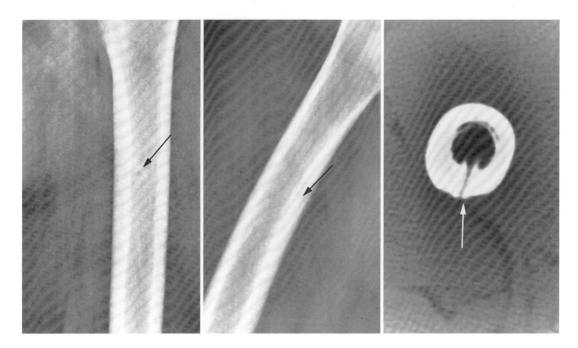

图 5-77　7 岁男孩股骨滋养孔。其股骨后方皮质正常增厚,被误诊为骨样骨瘤。左．正位投照。中:侧位投照;右．CT 扫描

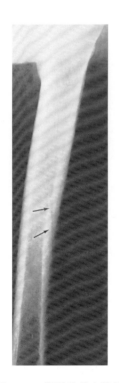

图 5-78　股骨滋养血管沟

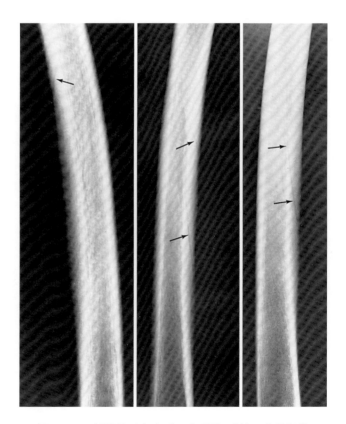

图 5-79　3 例股骨后方皮质透亮裂隙,可被误为骨折线

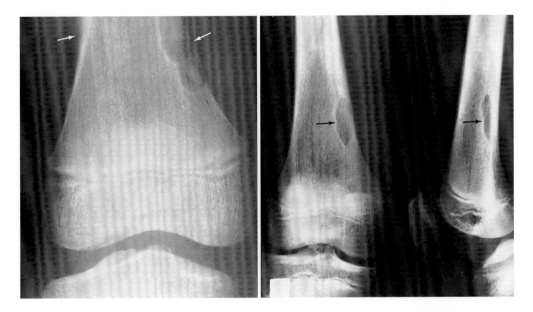

图 5-80　典型青少年良性皮质缺损,最常见于股骨远端,无临床意义(引自:Ritschl P,et al:Fibrous metaphyseal defects:Determination of their origin and natural history using a radiomorphological study. Skeletal Radiol 17:8,1988.)

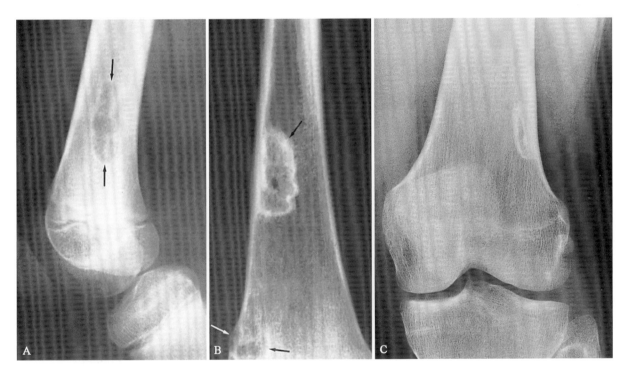

图 5-81　另例青少年良性皮质缺损。A. 多房性;B. 多发性伴增厚硬化的边缘;C. 愈合中

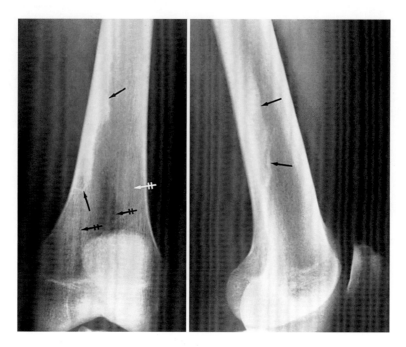

图 5-82　17 岁男孩,愈合中的青少年良性皮质缺损(◀—)。硬化与透亮区混杂。注意干骺端纵向条纹(◀╫),常见于年轻人

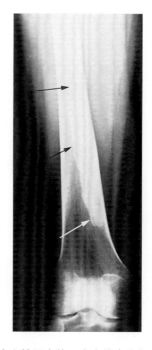

图 5-83　18 岁女性巨大的已愈合的青少年良性皮质缺损

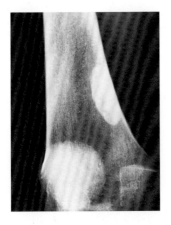

图 5-84　24 岁女性十分致密的已愈合的青少年良
　　　　　性皮质缺损

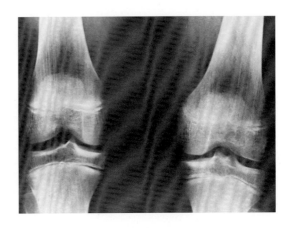

图 5-85　13 岁正常女孩明显的纵向条纹

五、股骨远端

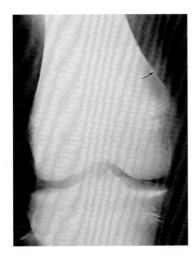

图 5-86　青少年股骨远端内侧"牵拉"病灶,代表大收肌附着处新骨形成(引自:
　　　　　Barnes GR Jr,Gwinn JL:Distal irregularities of the femur simulating malig-
　　　　　nancy. Am J Roentgenol,Radium Ther Nucl Med 122:180,1974.)

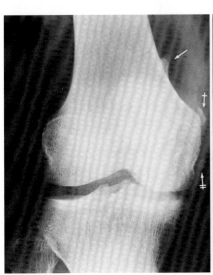
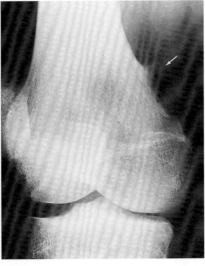

图 5-87　成人股骨"牵拉"病灶
　　　　　(◄━)。注意内侧副韧
　　　　　带钙化(◄+)和下方起
　　　　　因相同的小骨(◄╫)

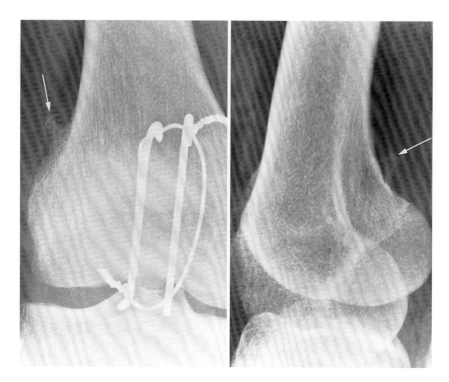

图 5-88　股骨干骺端内侧较大的"牵拉"病灶,形似一骨软骨瘤

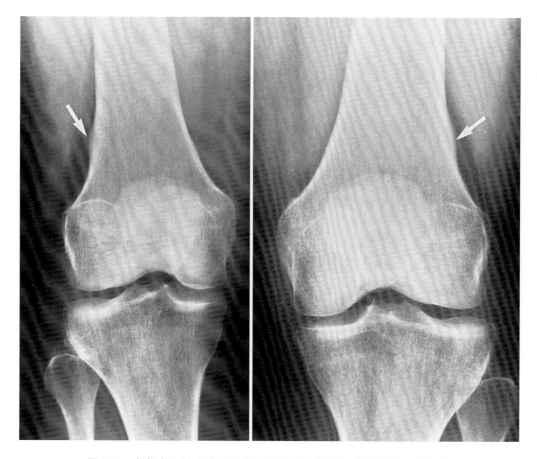

图 5-89　年轻人双侧皮质增厚,与股外侧肌附着有关,是常见的 X 线征象

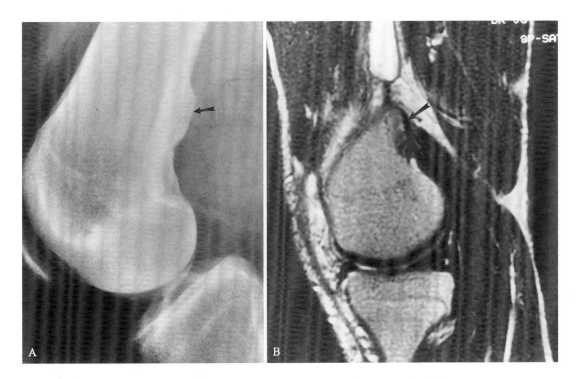

图 5-90 腓肠肌内侧头附着点隆起。A. 平片;B. MR T$_2$ 加权像

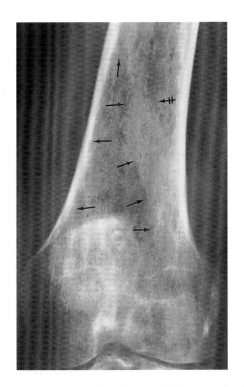

图 5-91 骨质疏松症患者股骨远端干骺端正常三角形透亮
区(←)。中部致密区为股嵴线(←╫)

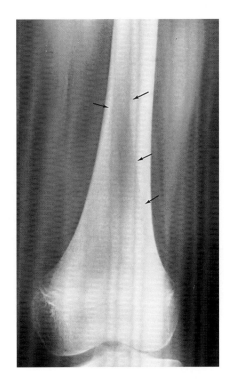

图 5-92 11 岁女孩三角形透亮区

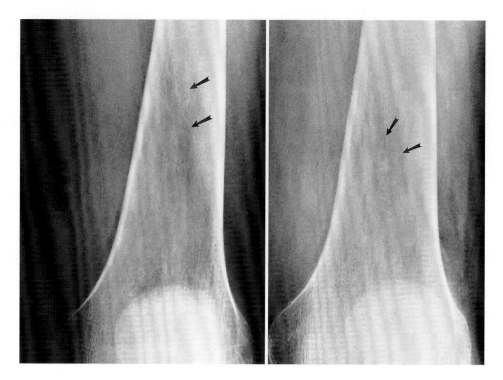

图 5-93　一例乳腺癌患者股骨远端正常透亮区,被误为转移灶。侧位投照示正常

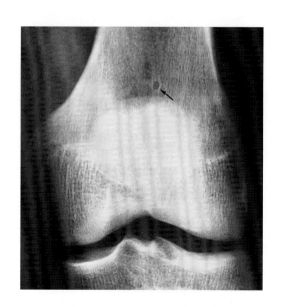

图 5-94　股骨远端滋养孔

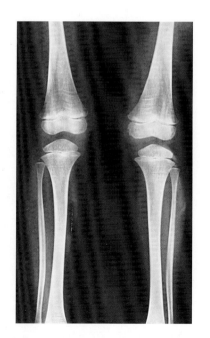

图 5-95　股骨远端干骺端横向"生长"线,虽常与疾病有关,但也常见于无病史者

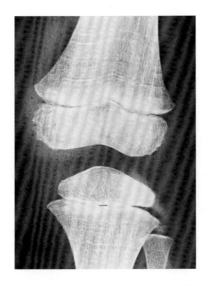

图 5-96 少儿股骨远端横向线细览

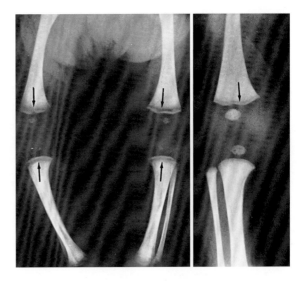

图 5-97 两例新生儿骨质硬化 (图 5-59) 伴干骺端透亮带。干骺端新骨形成常较透亮,可被误为全身系统性疾病。此表现常继发于宫内窘迫

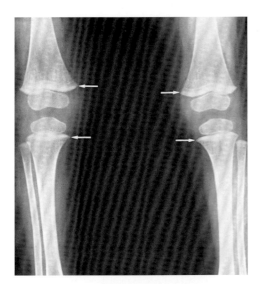

图 5-98 预备钙化带高密度,常被误为重金属中毒线。此带在健康儿童中厚度不一,在同一儿童亦因年龄不同而异,在2—5 岁时相对更厚一些 (引自:Silverman FN, Kuhn J: Caffey's Pediatric X-Ray Diagnosis, 9th ed. St. Louis, Mosby, 1993.)

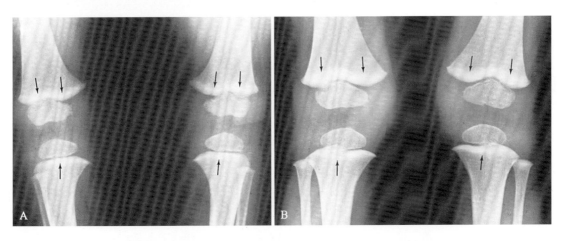

图 5-99 另两例正常的预备钙化带。A. 14 个月幼儿;B. 2 岁幼儿

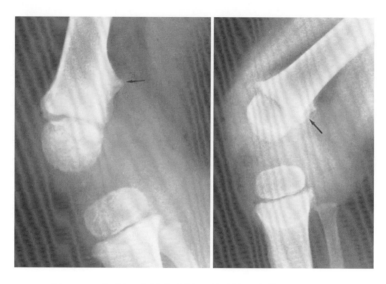

图 5-100　两例 2 岁幼儿股骨远端后侧正常的不规则骨化

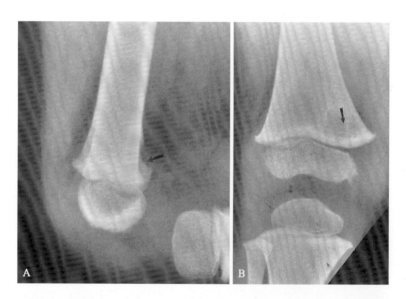

图 5-101　A. 2 岁幼儿股骨远端后侧不规则;B. 股骨干骺端内侧透亮区,可能因后侧皮质不规则导致

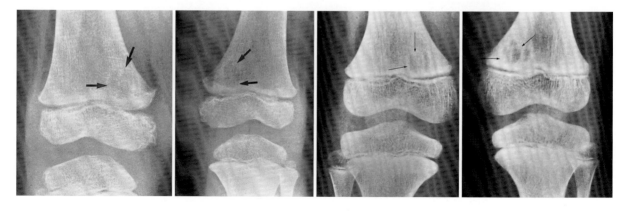

图 5-102　4 例前图所述的干骺端透亮区,为 5 岁与 6 岁儿童

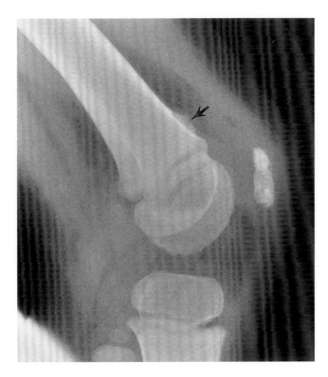

图 5-103　3 岁男孩股骨干骺端前侧不规则

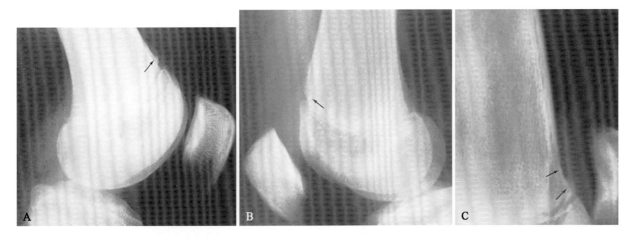

图 5-104　3 例骨骺线上方股骨前侧不规则，见于青少年，为一过性。A. 11 岁男孩；B. 13 岁男孩；C. 15 岁男孩（引自：Keats TE：The distal anterior femoral metaphyseal defect：An anatomic variant that may simulate disease. Am J Roentgenol Radium Ther Nucl Med 121：101，1974. ）

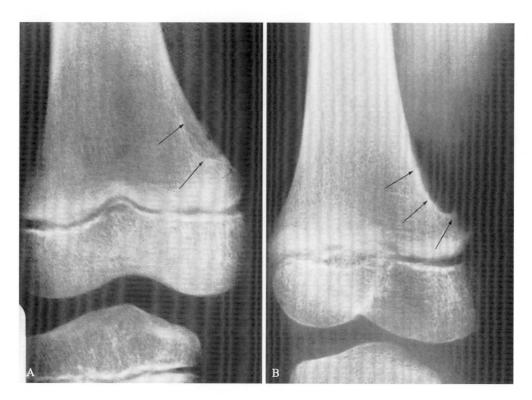

图 5-105　股骨远端后内侧皮质不规则缺损,为 12—16 岁常见现象(纤维性改变),常有细小垂直的骨针(B),可被误为恶性骨肿瘤。起源于发育,随年龄增长而消失,与同龄身体其他部位干骺端不规则性质相似。此不规则在核素扫描时为阴性,说明不是撕脱性的(引自:Brower AC,et al:The histologic nature of the cortical irregularity of the medial posterior distal femoral metaphysis in children. Radiology 99:389,1971; Burrows PE:The distal femoral defect:Technetium 99m pyrophosphate bone scan results. J Can Assoc Radiol 33:91, 1982.)

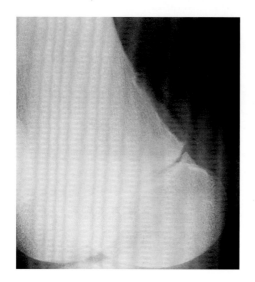

图 5-106　15 岁男孩股骨内侧皮质不规则结构细览

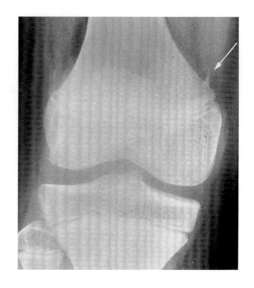

图 5-107　13 岁男孩股骨内侧皮质不规则伴下缘大骨刺(◀—)

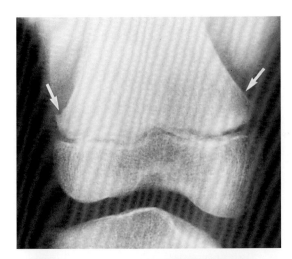

图 5-108　10 岁男孩股骨远端双侧皮质不规则

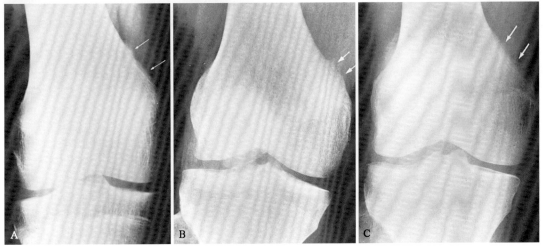

图 5-109　股骨内侧皮质不规则缺损的残迹。A. 17 岁男孩;B. 23 岁男性;C. 35 岁男性

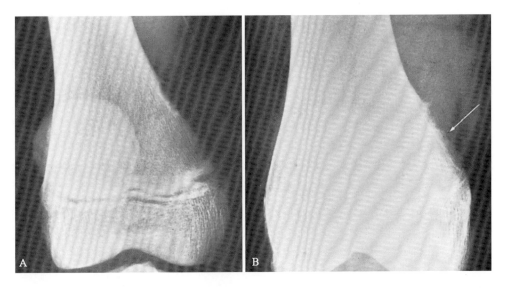

图 5-110　A. 12 岁男孩典型的股骨良性皮质缺损;B. 3 年后随访,表现为典型的内侧皮质不规则。此演变说明两者性质相同

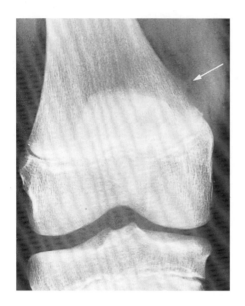

图 5-111　13 岁男孩股骨远端内侧皮质不规则。注意：骨针(◄—)及皮质缺损，核素扫描正常

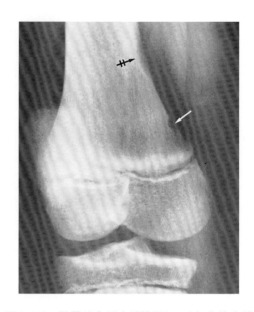

图 5-112　股骨后内侧皮质缺损(◄—)与良性皮质缺损(◄╫)共存

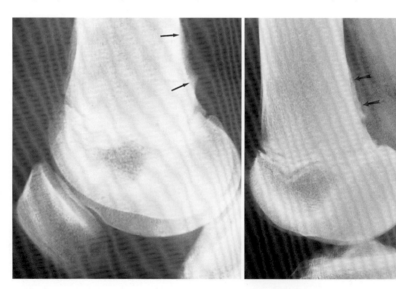

图 5-113　股骨远端后侧不规则，为青少年常见现象，常被误为肿瘤的新骨形成。与图 5-105 描述的内侧皮质不规则类似，无临床意义。核素扫描为阴性，说明非撕脱伤，更可能为生长现象(引自：Bufkin WJ：The avulsive cortical irregularity. Am J Roentgenol Radium Ther Nucl Med 112：487，1971；Burrows PE，et al：The distal femoral defect：Technetium-99m pyrophosphate bone scan results. J Can Assoc Radiol 33：91，1982.)

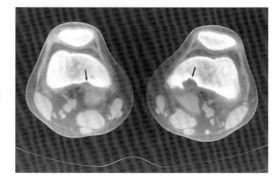

图 5-114　CT 显示股骨后侧皮质不规则

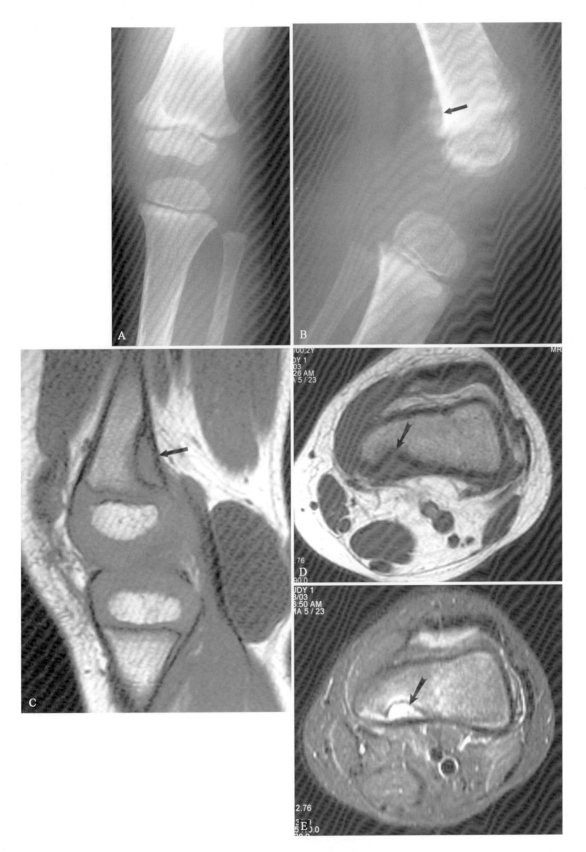

图 5-115 7岁儿童股骨后侧皮质不规则。A 和 B. 平片；C. MR T₁加权像；D. T₁加权轴位像；E. STIR 序列轴位像（引自：
Yamazaki T，et al：MRI findings of avulsive cortical irregularity of the distal femur. Skeletal Radiol 24：43，1995.）

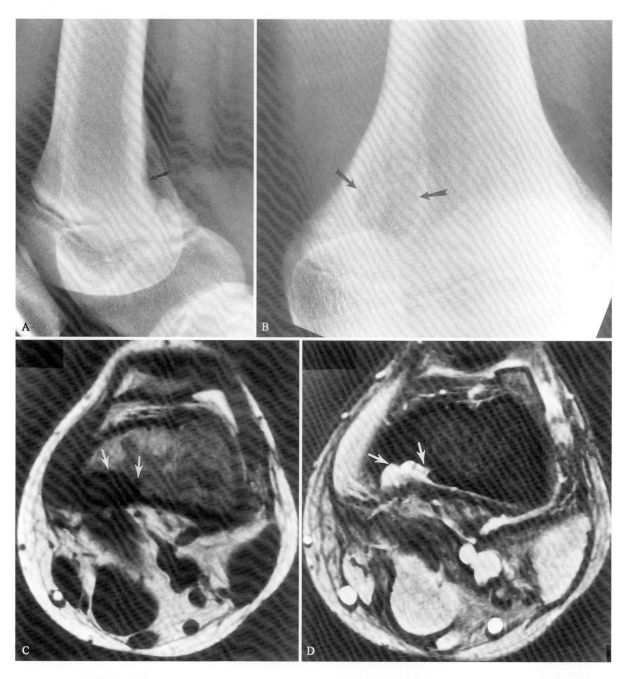

图 5-116　12 岁男孩股骨后侧皮质不规则。A 和 B：平片；C. MR T₁ 加权像髓腔部位低信号区；D. MR T₂ 加权像该部位信号增高（引自：Yamezaki T, et al：MR findings of avulsive cortical irregularity of the distal femur. Skeletal Radiol 24：43，1995. ）

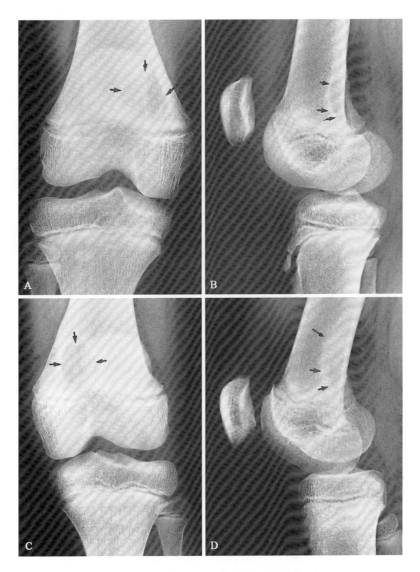

图 5-117 10 岁女孩双侧对称的股骨后侧皮质较大不规则影

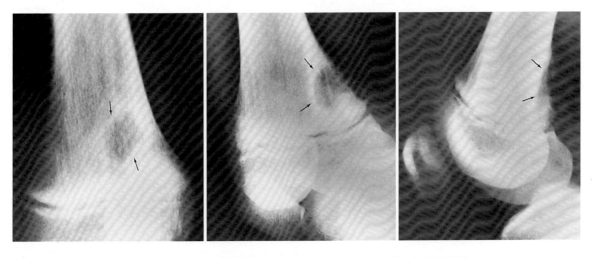

图 5-118 12 岁女孩股骨后侧大的不规则缺损,经活检证实为纤维性

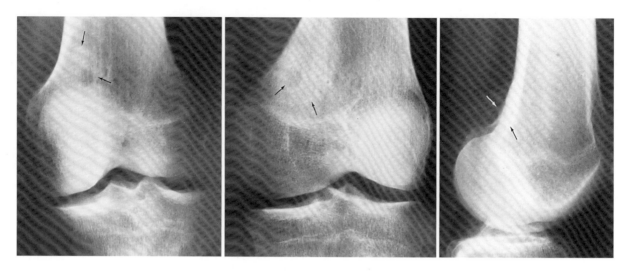

图 5-119　30 岁男性股骨后侧缺损残迹

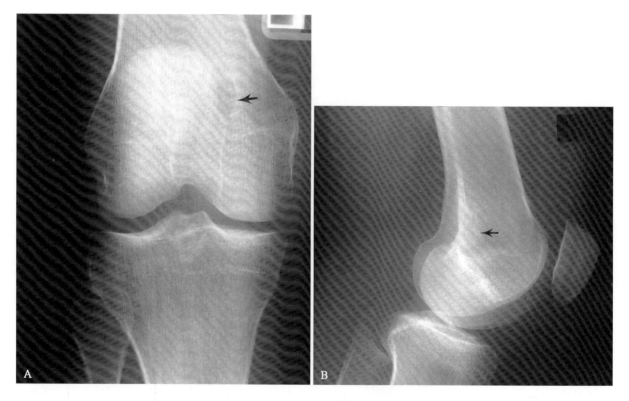

图 5-120　33 岁男性更大的股骨后侧缺损残迹

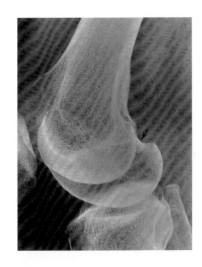

图 5-121 股骨内侧髁后方发育性凹陷

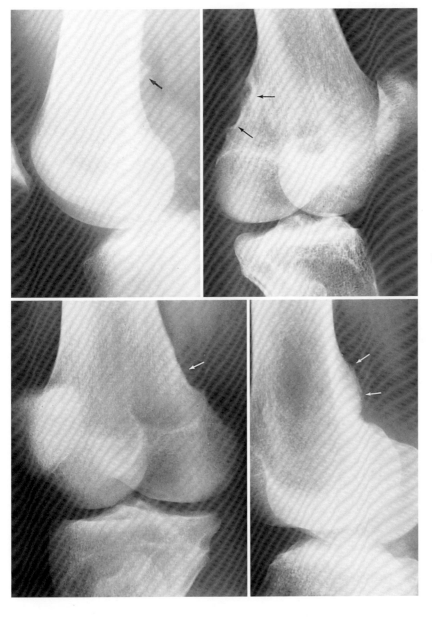

图 5-122 4 例持续到成年的股骨远端后侧皮质不规则,可能为图 5-113 和图 5-118 所述情况的最终发育结果。其重要性仅在于有被误诊为严重病变的可能

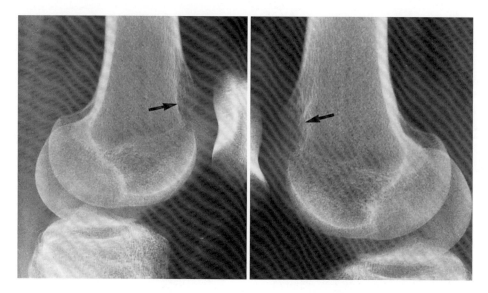

图 5-123　股骨远端前侧假性病变,因投照时旋转导致

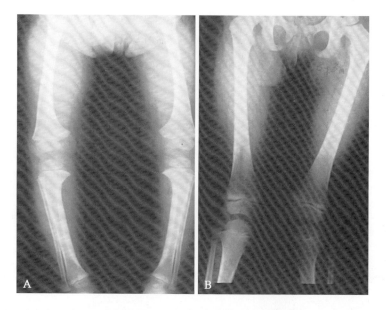

图 5-124　生理性膝内翻与膝外翻。在正常发育过程中,2 岁前有一内翻期,2—12 岁有一外翻期,均为正常
生理现象,可自动矫正(引自:Holt JF,et al:Physiological bowing of the legs in young children. J Am
Med Assoc 154:390,1954; Shopfner CE,Coin CG:Genu varus and valgus in children. Radiology 92:
723,1968.)

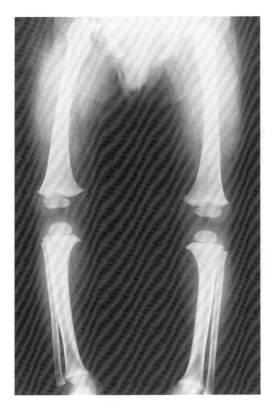

图 5-125 生理性弯曲。注意:胫骨平台内侧呈鸟嘴形,膝的骨化中心内侧呈楔形,胫骨内侧皮质增厚,均为生理阶段性表现

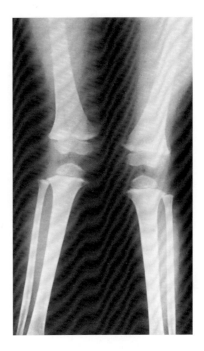

图 5-126 3 岁男孩生理性膝外翻。注意:并无任何结构紊乱

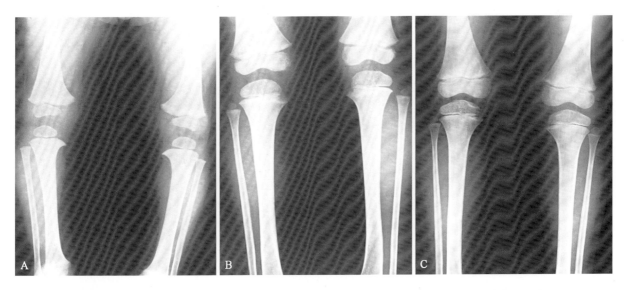

图 5-127 生理性弯曲的转归。A. 18 个月幼儿;B. 2 岁幼儿已自动矫正;C. 4 岁儿童表现正常

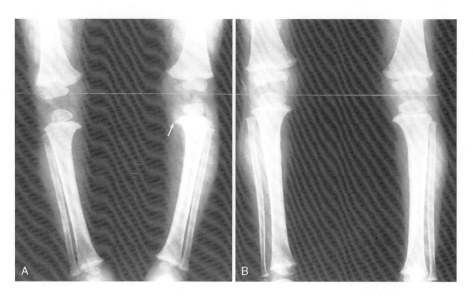

图 5-128 A. 1 岁女孩生理性弯曲。注意胫骨干骺端内侧"碎片"(◄—);B. 同一病例 2 岁时,生理性弯曲矫正

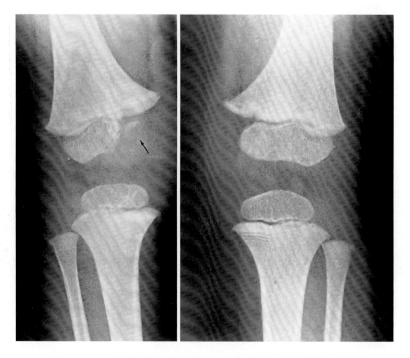

图 5-129 7 岁男孩股骨远端骨骺不对称发育,膝关节并无症状

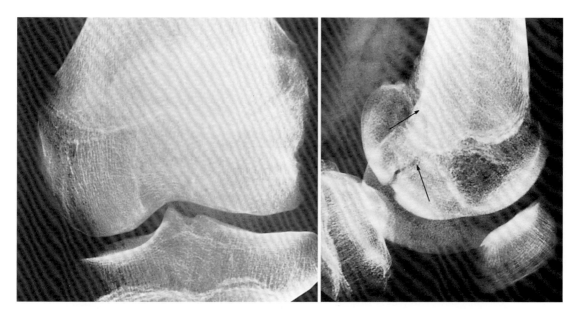

图 5-130　侧位投照示股骨远端骨骺裂隙。骨骺或骨突都可多中心发育

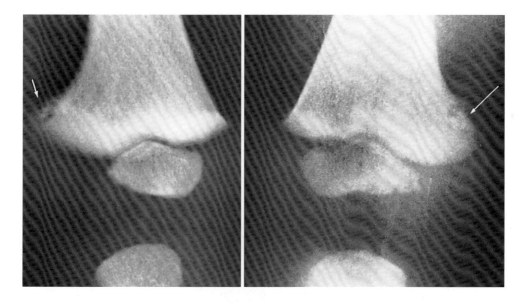

图 5-131　小儿股骨内侧干骺端正常的不规则骨化

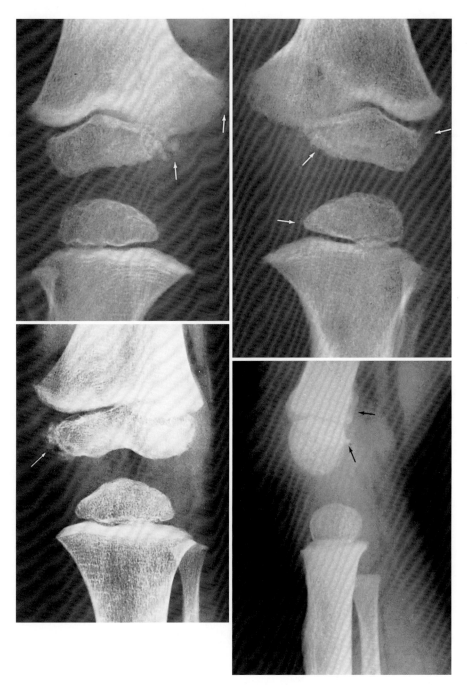

图 5-132　幼儿膝关节正常的不规则骨化（引自：Caffey J，et al：Ossification of the distal femoral epiphysis. J Bone Joint Surg Am 40：647，1958.）

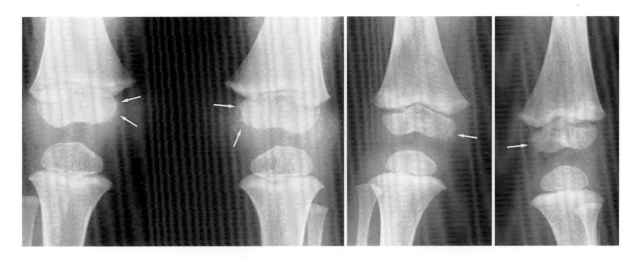

图 5-133 另例 1 岁儿童股骨远端骨骺正常的不规则表现

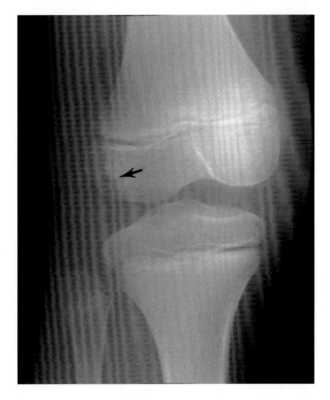

图 5-134 9 岁儿童股骨远端骨骺外侧正常的不规则骨化

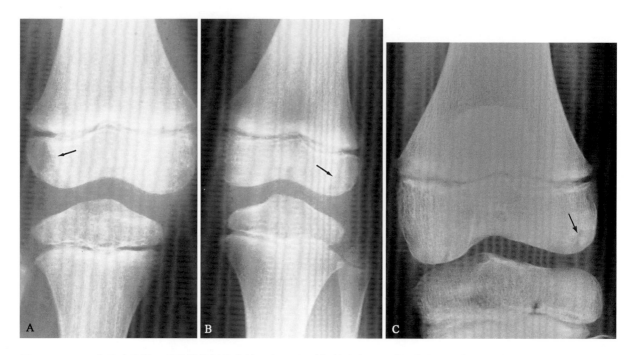

图 5-135　A. 6 岁男孩股骨远端骨骺外侧发育性透亮区,似破坏性病变;B. 对侧也有相似表现,但较不明显;C. 12 岁男孩相似表现

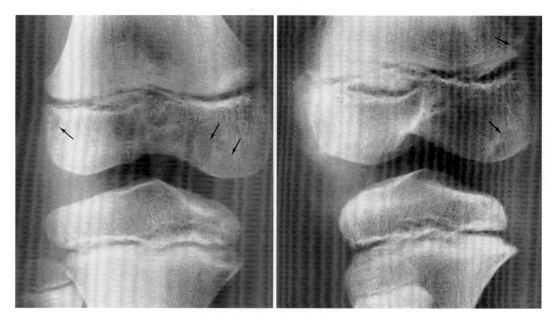

图 5-136　10 岁男孩股骨远端骨骺及干骺端正常发育性透亮区

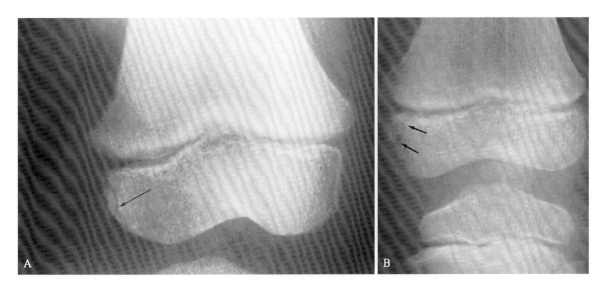

图 5-137　股骨远端骨骺内侧发育性透亮条纹,形似骨折。A. 5 岁男孩;B. 7 岁男孩

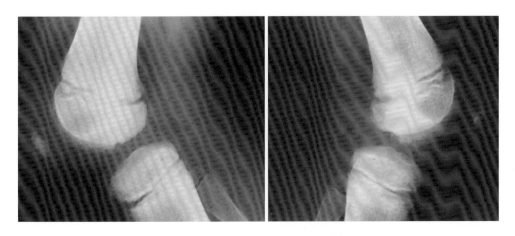

图 5-138　8 岁儿童股骨远端骨骺正常的不规则影。这一年龄段儿童膝关节正位投照时,这些阴影易导致误解

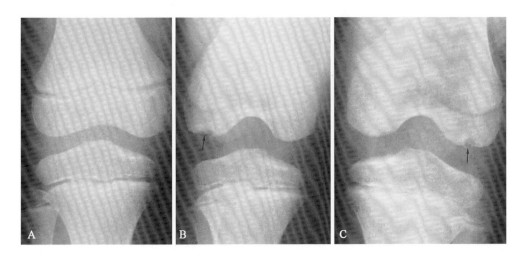

图 5-139　7 岁男孩股骨外侧髁正常的不规则影。位于后侧,因此见于两膝轴位(B 和 C),而前后位投照不可见(A)(引自:Caffey J,et al:Ossification of the distal femoral epiphysis. J Bone Joint Surg Am 140:647,1958.)

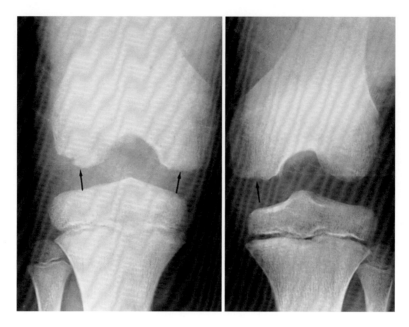

图 5-140　10 岁男孩双膝关节轴位示股骨内、外髁不规则,常被误认为骨软骨炎

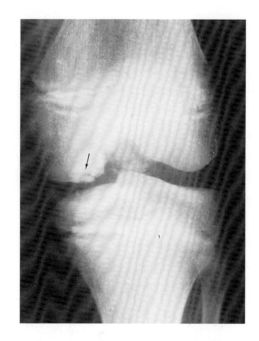

图 5-141　6 岁男孩假性剥脱性骨软骨炎

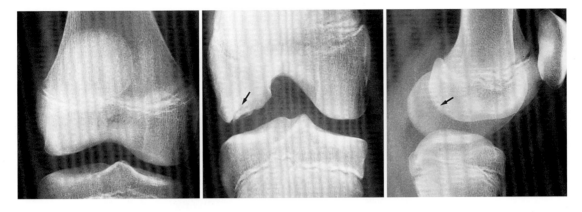

图 5-142　11 岁男孩假性剥脱性骨软骨炎。正位片未见不规则影(左)，轴位显示清晰(中)，侧位示位后侧(右)

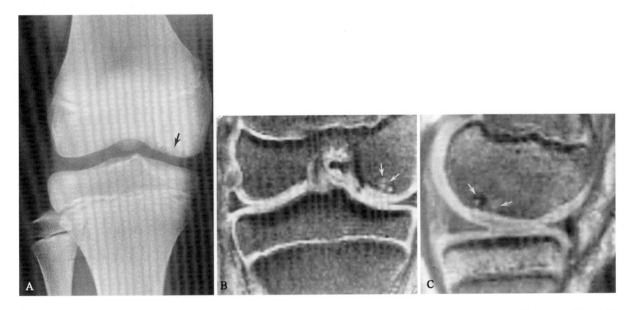

图 5-143　12 岁男孩股骨内侧髁正常不规则骨化，被误诊为剥脱性骨软骨炎。A. 平片；B 和 C. MR 冠状位和矢状位梯度回波 T_2 加权像示典型的骨化变异

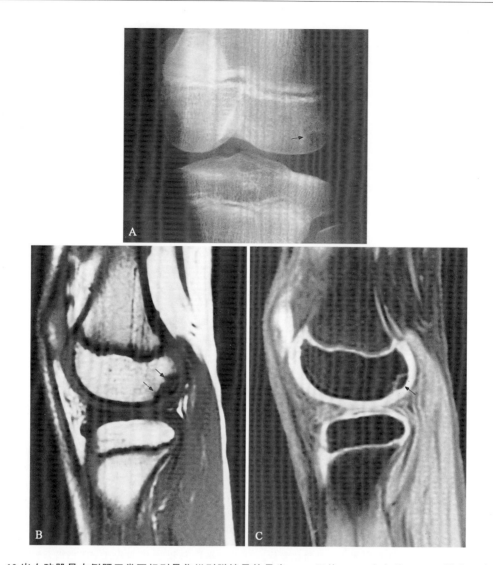

图 5-144　10 岁女孩股骨内侧髁正常不规则骨化似剥脱性骨软骨炎。A. 平片；B. T$_1$ 加权像；C. MR 梯度回波 T$_2$ 加权像

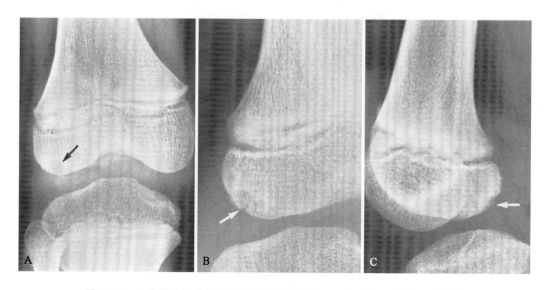

图 5-145　8 岁男孩股骨外侧髁正常不规则骨化。A. 正位；B. 斜位；C. 侧位

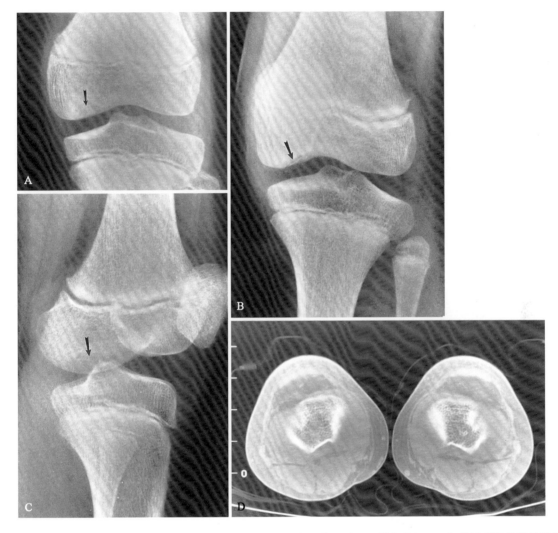

图 5-146　12 岁男孩左膝关节股骨内侧髁骨化变异。A. 正位平片；B 和 C. 斜位观；D. CT 扫描无剥脱性骨软骨炎

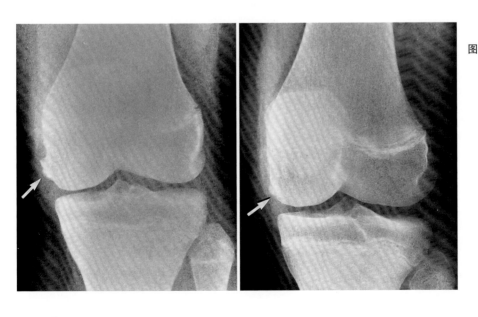

图 5-147　12 岁女孩股骨骨骺内侧骨刺样，勿误为骨骺骨软骨瘤（引自：Kohler A, Zimmer EA：Border-lands of the Normal and Early Pathologic Findings in Skeletal Roentgenology, 3rd ed. New York, Grune & Stratton, 1968.）

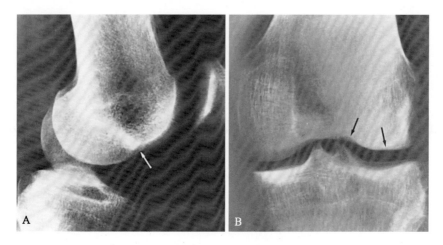

图 5-148　侧位投照(A)所见外髁终末沟在正位片(B)可貌似异常

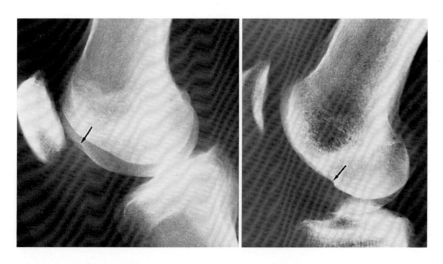

图 5-149　两例侧位投照股骨髁正常的不规则轮廓,髌骨位片亦可见(参见图 5-150)

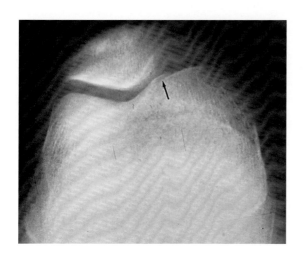

图 5-150　切线投照显示股骨内髁正常的轮廓改变

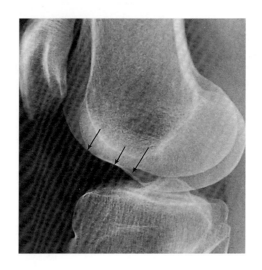

图 5-151　股骨外侧髁正常可能扁平,不要误为嵌插骨折

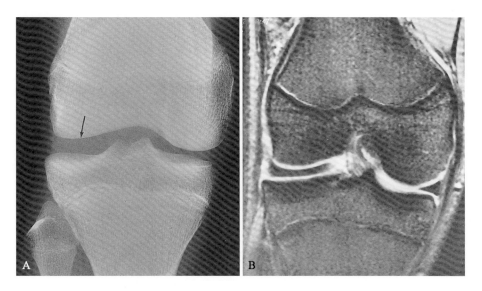

图 5-152　股骨外侧髁扁平可能与盘状半月板有关,如 B 图中 MR 冠状位 T₂ 加权像所见

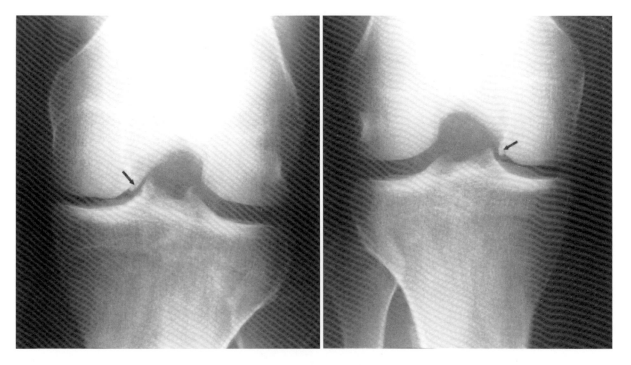

图 5-153　膝关节轴位所见股骨远端表面骨赘非唇样增生

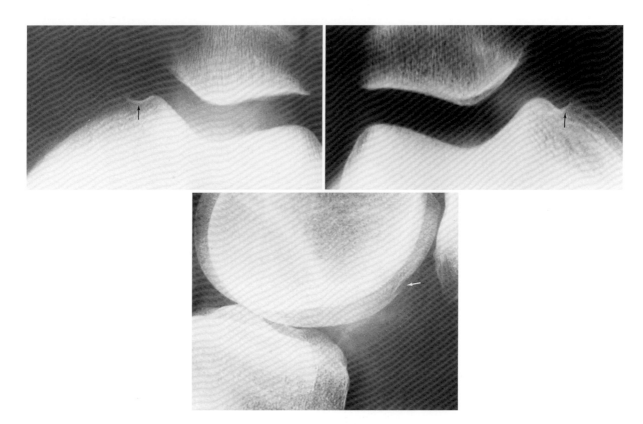

图5-154　股骨内髁关节面沟槽为正常变异,勿误为骨软骨炎或骨折(引自:Harrison RB,et al:The grooves of the distal articular surface of the femur:a normal variant. AJR Am J Roentgenol 126:751,1976.)

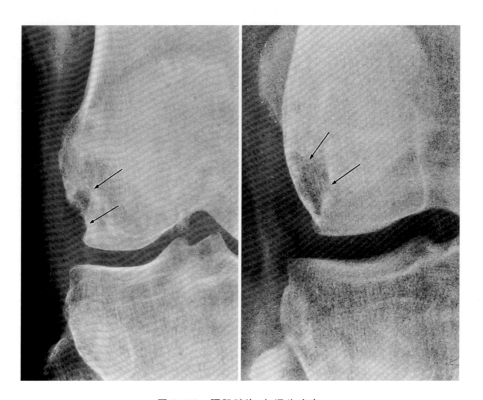

图 5-155　腘肌腱沟,勿误为病变

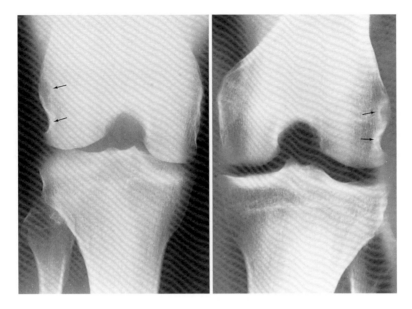

图 5-156　膝关节轴位所示腘肌腱沟

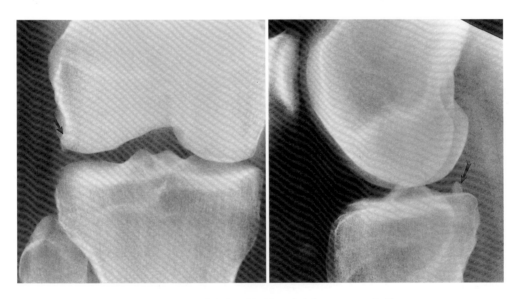

图 5-157　腘肌腱沟内小骨(腘肌腱沟内 Cyamella 籽骨)

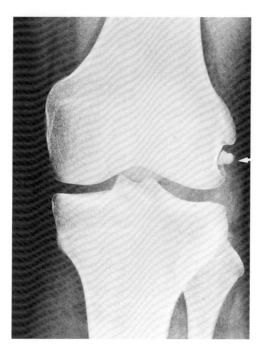

图 5-158　腘肌腱沟内大 Cyamella 籽骨,伴腘肌腱沟上缘大

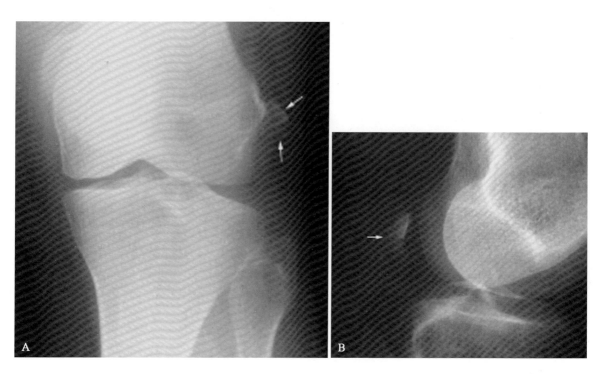

图 5-159　二分的 Cyamella 籽骨

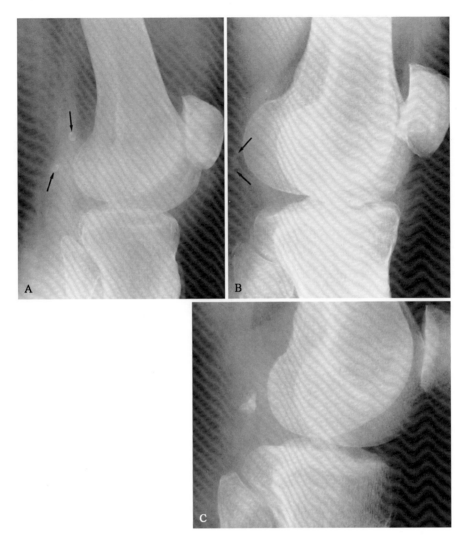

图 5-160　腓肠豆变异。A. 双腓肠豆;B. 二分的腓肠豆;C. 不规则的腓肠豆

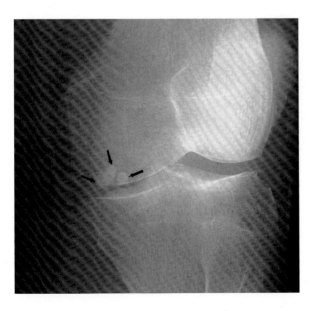

图 5-161　三分的腓肠豆。注意:腓肠豆和 Cyamella 籽骨不一定双侧都存在 (引自:Houghton-Allen BW: In the case of the fabella a comparison view of the other knee is unlikely to be helpful. Aust Radiol 45:318,2001.)

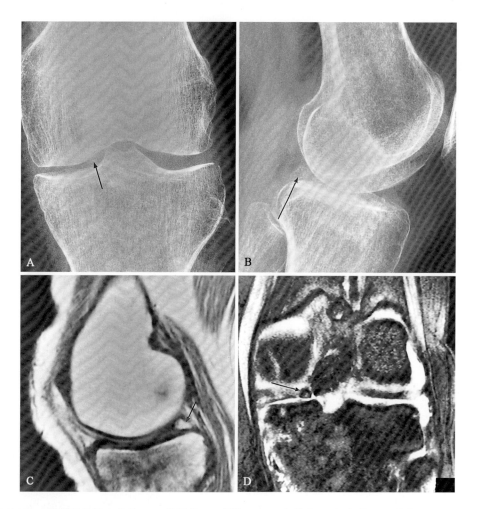

图 5-162　内侧半月板内小骨。A. 前后位；B. 侧位；C. MR 矢状位 T_1 加权像；D. 冠状位 STIR 序列
　　　　成像（引自：Schwarkowski P，et al：Medial ossicle：Radiographic and MR imaging finding.
　　　　Radiology 196:47，1995.）

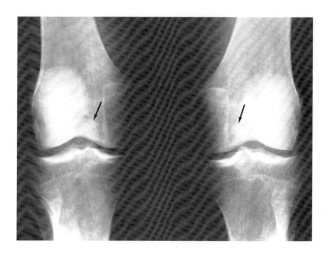

图 5-163　25 岁男性髁间窝内正常硬化区

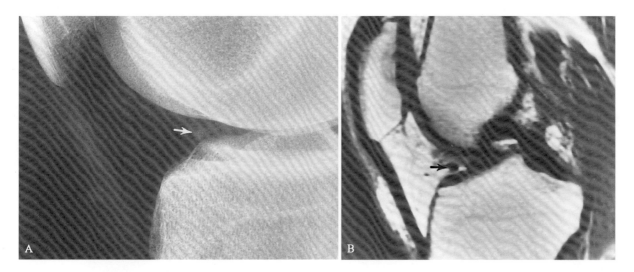

图 5-164　半月板横韧带。A. 平片；B. MR T₁ 加权像（引自：Sintzoff SA Jr, et al: Transverse geniculate ligament of the knee: Appearance and frequency on plain radiographs. Br J Radiol 65:766, 1992.）

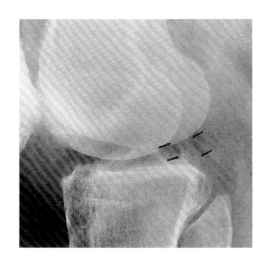

图 5-165　患者急诊时偶然发现的后交叉韧带钙化

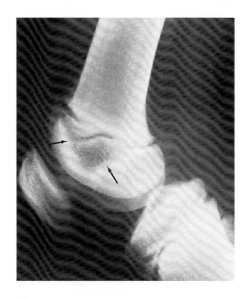

图 5-166　12 岁男孩股骨远端骨骺前部正常透亮区，因前部成梁的骨量比后部少

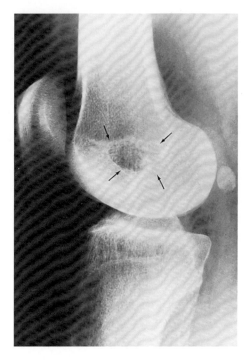

图 5-167　正常透亮区似囊性病变

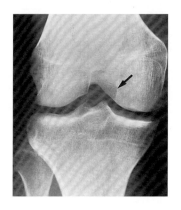

图 5-168　三角形透亮区,可与剥脱性骨软骨炎缺损混淆
(引自:Weisman JC:The medial femoral triangle
of radiolucency simulating osteochondrosis disse-
cans. Am J Roentgenol 58:166,1947.)

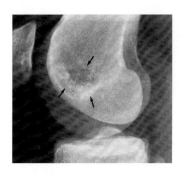

图 5-169　13 岁男孩股骨远端闭合中骺板斑点状
表现,勿与内含类软骨基质的肿瘤相
混淆

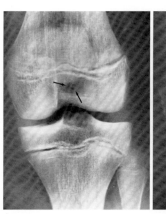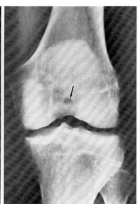

图 5-170　两例股骨远端滋养血管孔

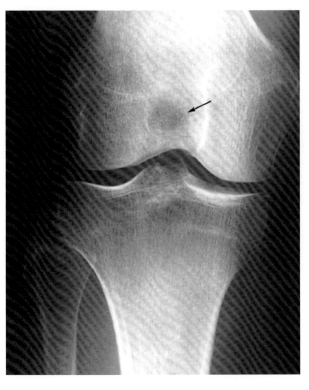

图 5-171 髁间正常透亮区,被误诊为转移灶

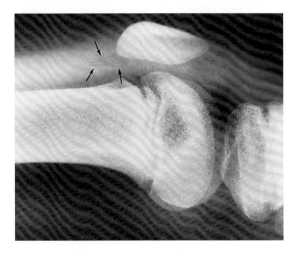

图 5-172 股四头肌与关节囊间脂肪垫,可被误诊为关节积脂血病(引自:Butt WP,et al:Radiology of the suprapatellar region. Clin Radiol 34:511,1983.)

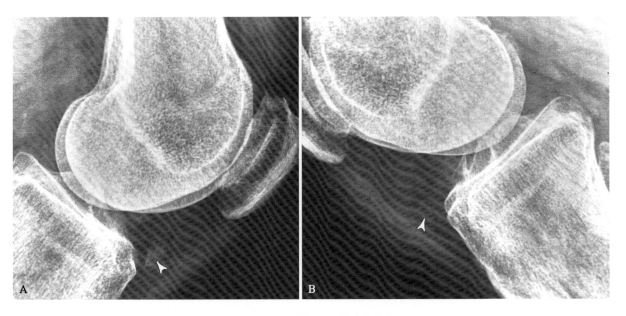

图 5-173 双侧 Hoffa 脂肪垫骨化

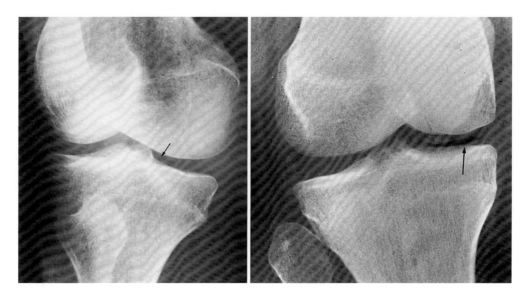

图 5-174　膝关节真空现象

图 5-175　14 岁女孩,膝关节内侧间隙形似狭窄,为胫骨平台内侧面双重轮廓影所致。测量时应从股骨髁远端关节面量至胫骨关节面最远边缘(◀—),如此测量则两侧关节间隙相等(引自:Fife RS, et al: Relationship between arthroscopic evidence of cartilage damage and radiographic evidence of joint space narrowing in early osteoarthritis of the knee. Arthritis Rheum 34:377,1991.)

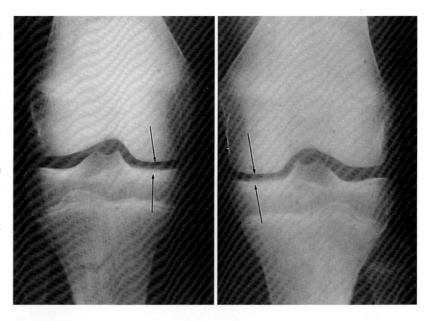

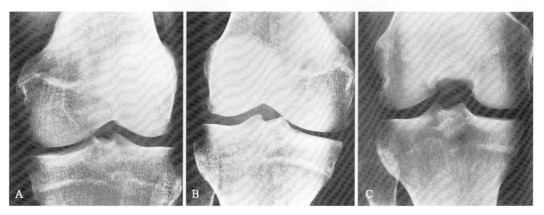

图 5-176　A 和 B. 站立位膝关节内侧间隙形似狭窄,与图 5-175 相同;C. 轴位投照测量两侧间隙相等

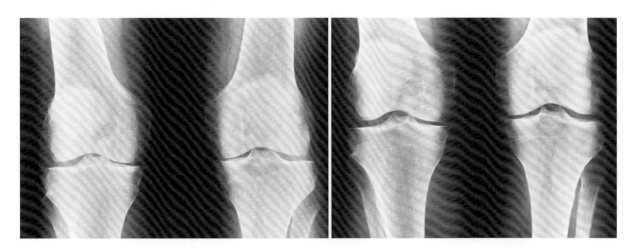

图 5-177 某些正常人膝关节内外侧间隙确不相等。左．48 岁男性，站立位摄片示双侧膝关节内侧间隙狭窄，无任何症状；右．同一人 10 年后摄片示关节间隙无变化（引自：Hall FM，Wyshak G：Thickness of articular cartilage in the normal knee. J Bone Joint Surg Am 62：408，1980；Brandt KD，et al：Radiographic grading of the severity of knee osteoarthritis. Arthritis Rheum 34：1381，1991.）

第二节　髌　骨

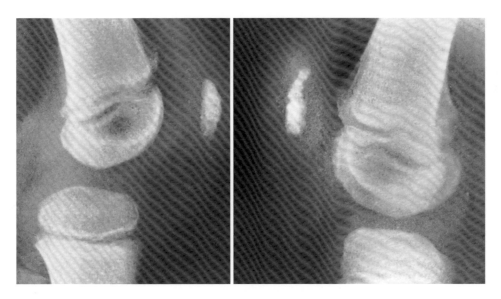

图 5-178　7 岁男孩发育中髌骨正常不规则

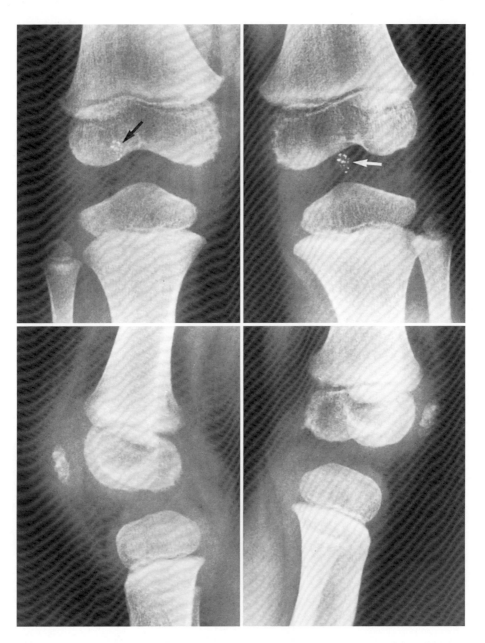

图 5-179　2 岁女孩髌骨罕见的斑点状高密度影,正位投照最明显。注意:其他骨骺正常

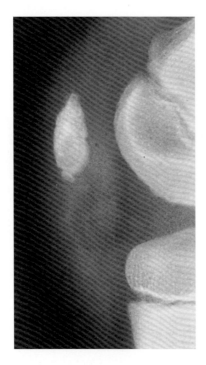

图 5-180 8 岁男孩髌骨发育性变异形似骨折

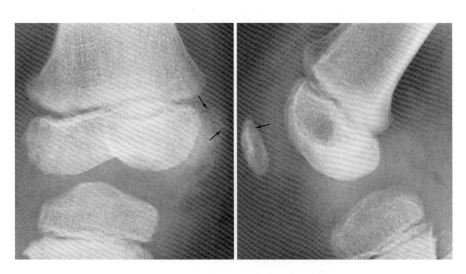

图 5-181 6 岁男孩髌骨正常不规则及裂隙

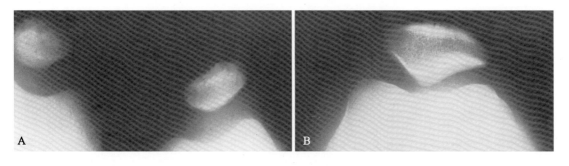

图 5-182 切线位投照所见的髌骨正常发育性不规则。A. 7 岁儿童；B. 15 岁少年

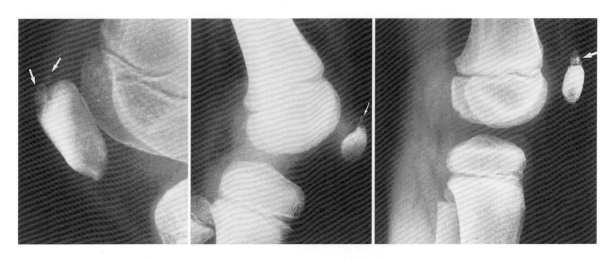

图 5-183　3 例髌骨上极副骨化中心

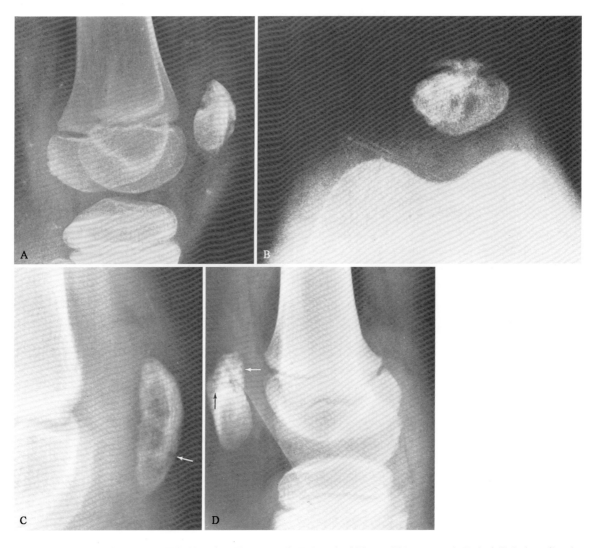

图 5-184　A 和 B. 髌骨不规则骨化被误诊为骨折；C. 7 岁男孩正常髌骨形似骨折；D. 12 岁男孩髌骨上方正常不规则，形似骨软骨炎或骨折

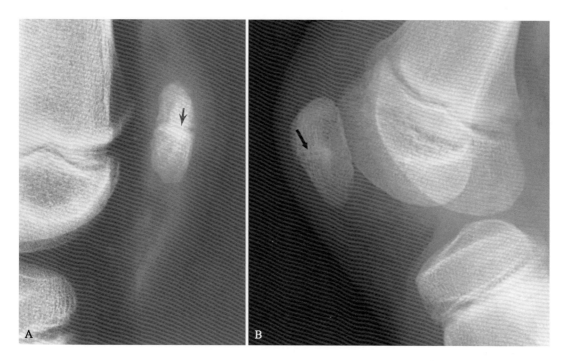

图 5-185 髌骨变异形似骨折。A. 6 岁儿童;B. 8 岁儿童

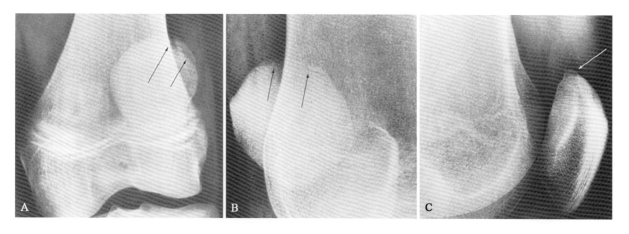

图 5-186 14 岁男孩髌骨上方显似骨折,实为髌骨上极二次骨化中心所致(引自:Ogden JA:Radiology of postnatal skeletal development. X:Patella and tibial tuberosity. Skeletal Radiol 11:246,1984.)

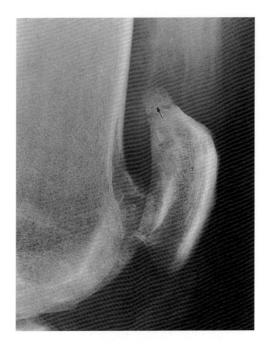

图 5-187　80 岁男性髌骨上极副骨化中心未融合

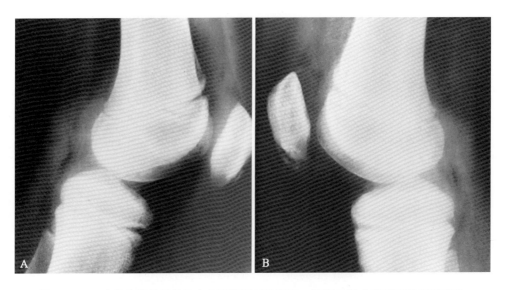

图 5-188　9 岁儿童髌骨副骨化中心正常不对称发育。注意 B 图中髌骨下极显示碎裂

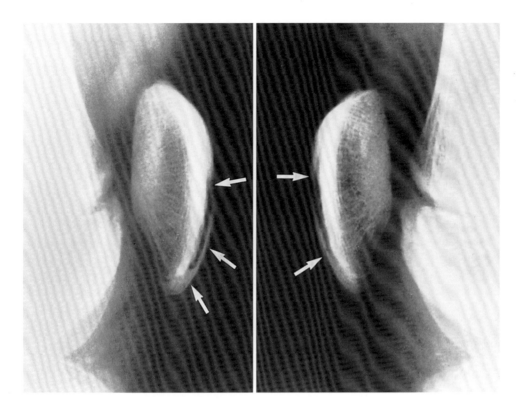

图 5-189　11 岁男孩髌骨前、下方继发性长骨突

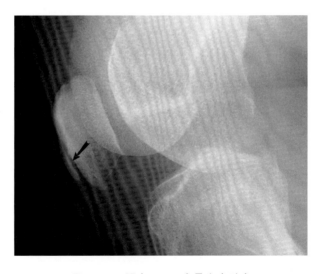

图 5-190　图中 5-189 中骨突未融合

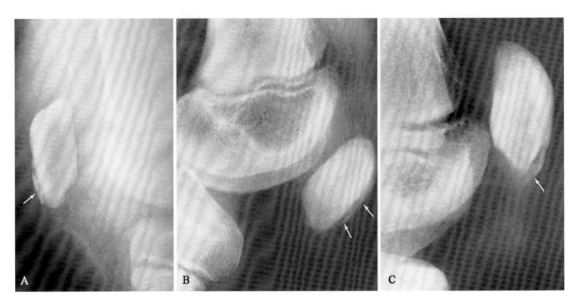

图 5-191　3 例副骨化中心形似骨折。A. 7 岁男孩;B. 8 岁男孩;C. 12 岁男孩

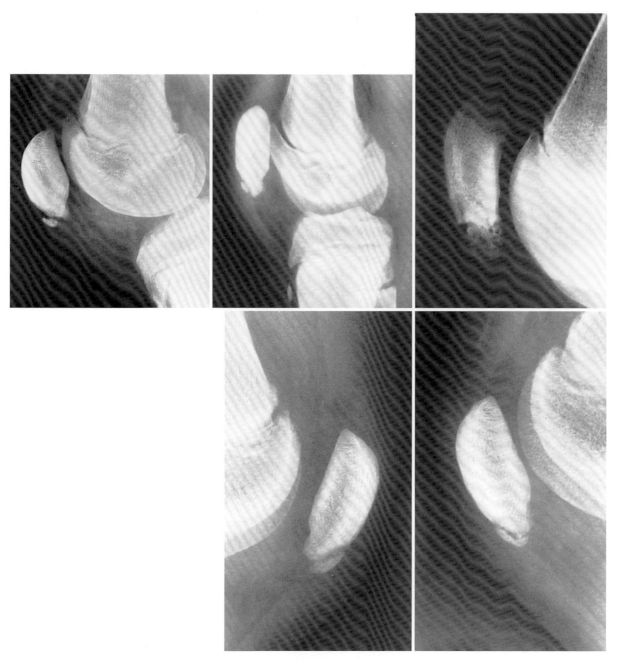

图 5-192　髌骨下极不同的骨化模式

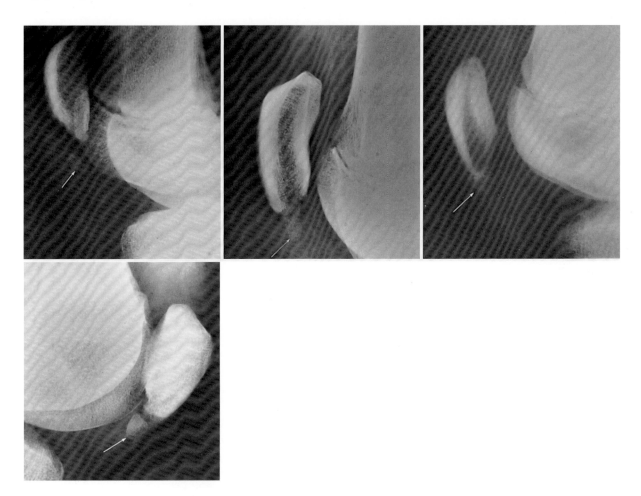

图 5-193　髌骨下极副骨化中心，可被误为骨折

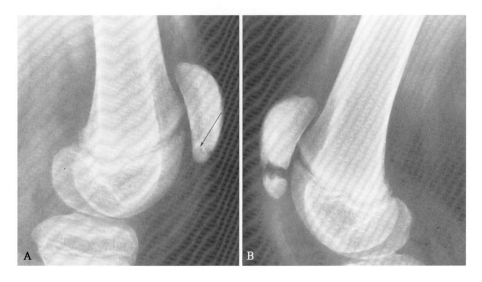

图 5-194　A. 闭合中的髌骨下极副骨化中心被疑为骨折；B. 对侧膝关节的表现更易被误解

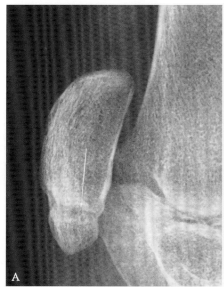
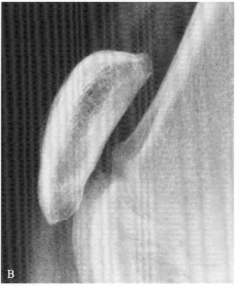

图 5-195 A. 闭合中的髌骨下极副骨化中心;B. 闭合完成。大的副骨化中心易致髌骨长、大,可伴高位髌骨征

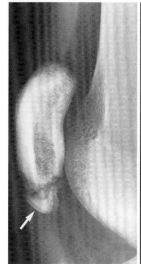
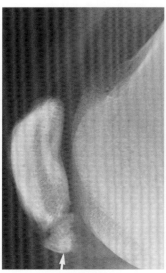
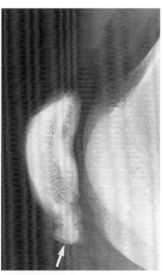

图 5-196 19 岁男性髌骨下极未融合的副骨化中心,跟踪观察其闭合过程 3 个月

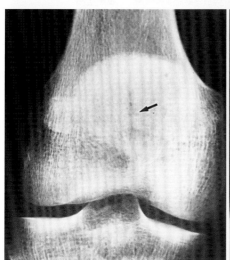
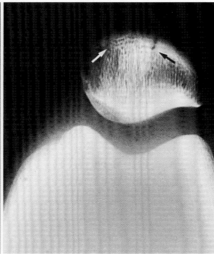

图 5-197 17 岁男孩髌骨发育性裂隙

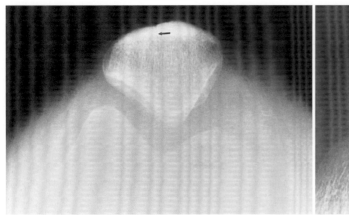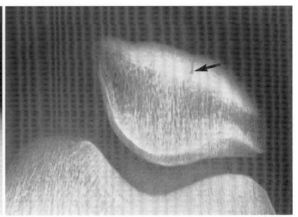

图 5-198 髌骨裂隙

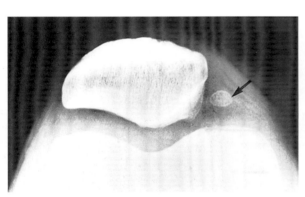

图 5-199 髌骨内侧副小骨

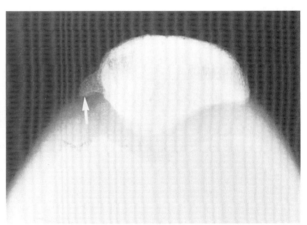

图 5-200 20 岁男性髌骨内侧骨刺样形状

图 5-201 10 岁女孩早期双髌骨

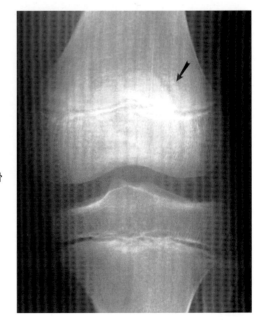

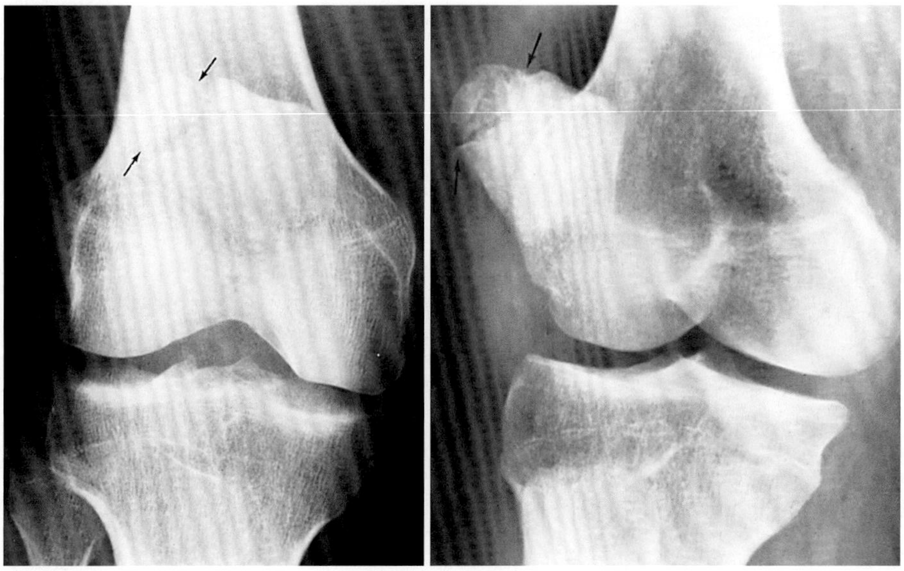

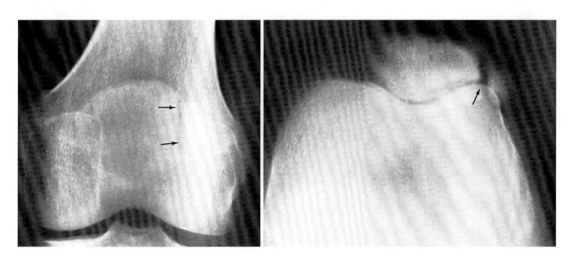

图 5-202　双髌骨,易被误为骨折。注意:两髌骨块间隙清晰

图 5-203　另例双髌骨,切线位投照最为清晰。切线位投照所见各骨块轮廓圆滑有助于与骨折鉴别

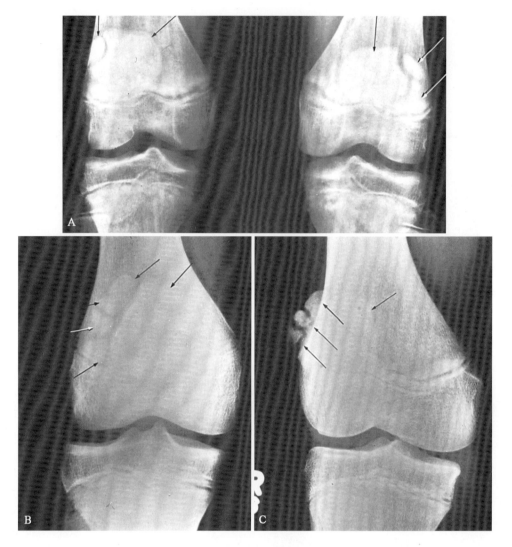

图 5-204　A. 节段髌骨,右侧两节段,左侧三节段;B 和 C. 四节段髌骨

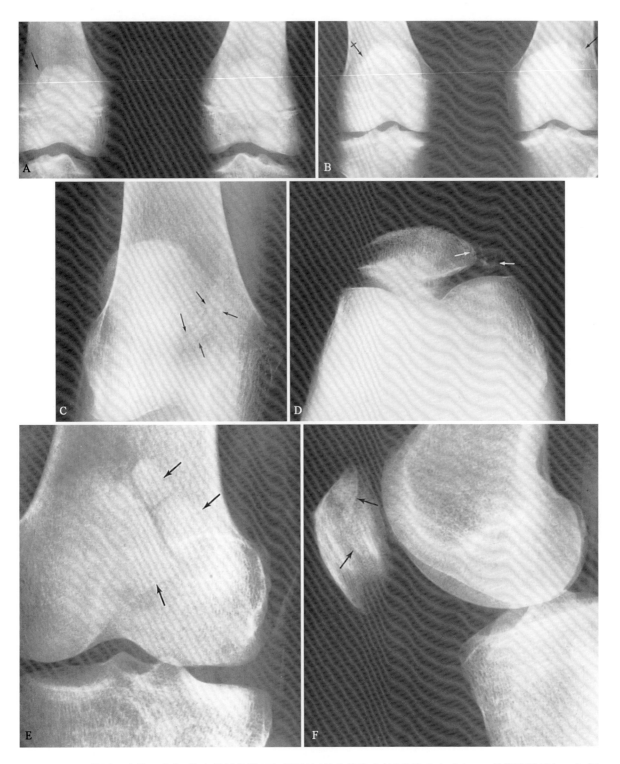

图 5-205 A. 单侧双髌骨。注意：较小的骨块并不与邻近的（较大骨块上的）陷窝完全对应；B. 单侧双髌骨（◀—），但对应的陷窝在对侧（◀+）；C 和 D. 双髌骨位于内侧，大多双髌骨位于外侧；E 和 F. 三髌骨

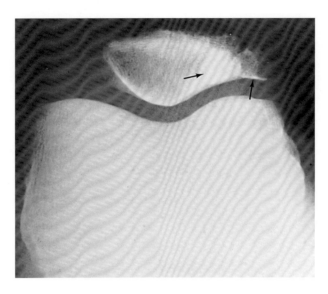

图 5-206　三髌骨。注意切线位投照各骨块圆形轮廓

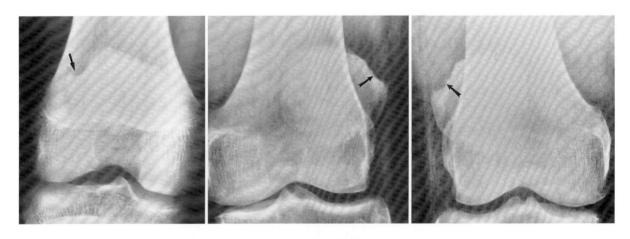

图 5-207　3 例顿挫型双髌骨

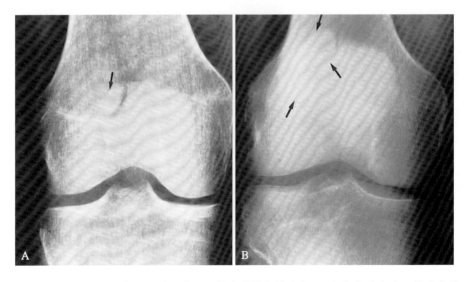

图 5-208　A. 双髌骨的较小骨块通常小于较大骨块上的陷窝；B. 但偶尔也有大于此陷窝的

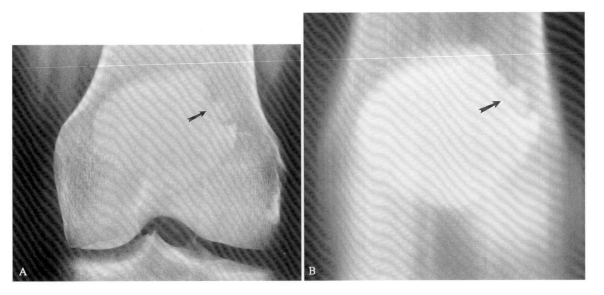

图 5-209　罕见的多分髌骨。A. 平片；B. 分层摄影

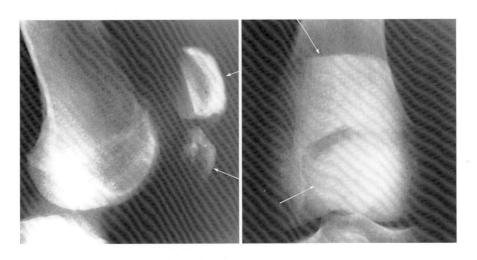

图 5-210　髌骨水平分裂，为罕见的分节形式(引自：Weinberg S:Horizontal bifid patella. Skeletal Radiol 7:223,1981.)

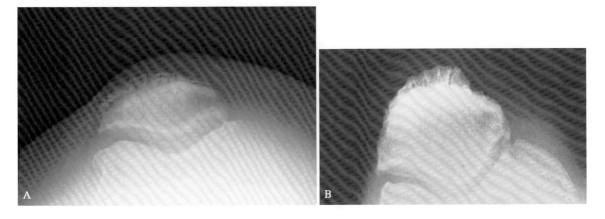

图 5-211　髌骨"齿"由肌腱束间骨刺造成(引自：Greenspan A,et al:"Tooth" sign in patellar degenerative disease. J Bone Joint Surg Am 59:483,1977.)

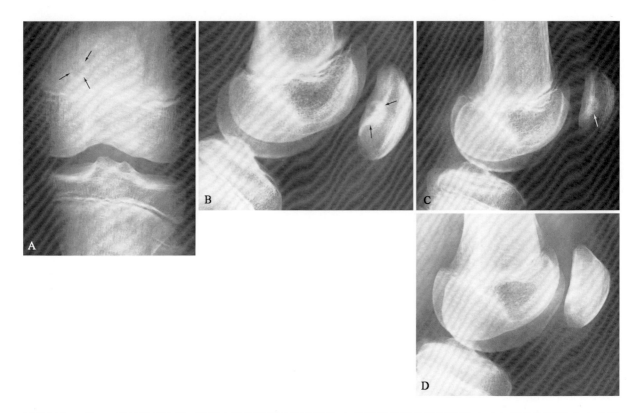

图 5-212 A 和 B. 髌骨背侧缺损。这些皮质透亮区无临床意义,勿与剥脱性骨软骨炎混淆;C. 1 年后愈合硬化;D. 2 年后完全吸收(引自:Haswell DM,et al:The dorsal defect of the patella. Pediatr Radiol 4:238,1976.)

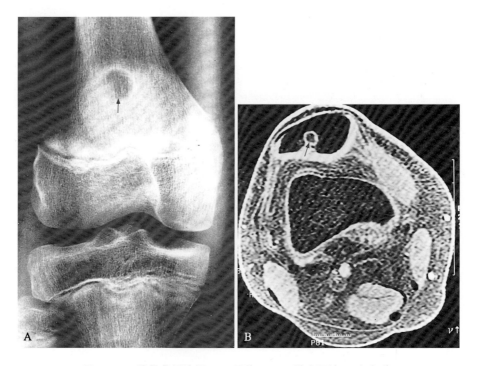

图 5-213 髌骨背侧缺损。A. 平片;B. MR 梯度回波 T₂ 加权像

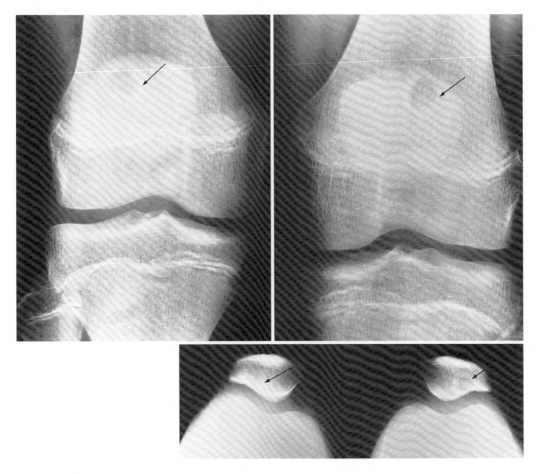

图 5-214　12 岁女孩髌骨背侧缺损

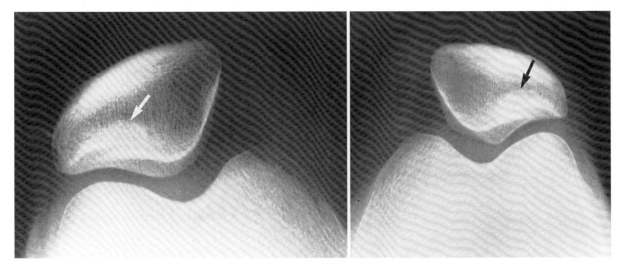

图 5-215　20 岁女性双侧髌骨后面骨质硬化区

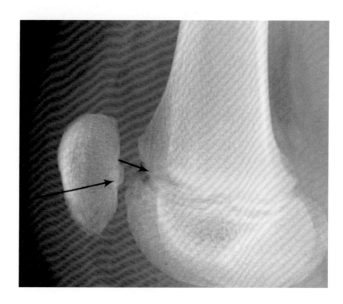

图 5-216　髌骨关节面和邻近股骨干骺端骨化变异

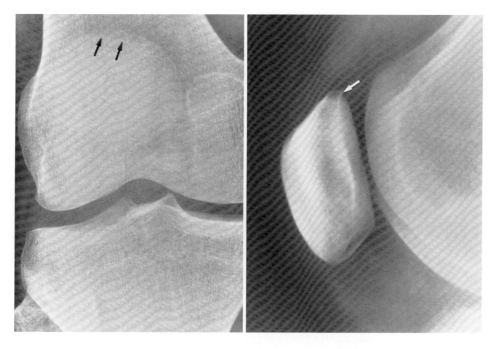

图 5-217　薄翼投影致髌骨上极形似骨折,侧位投照显示最佳

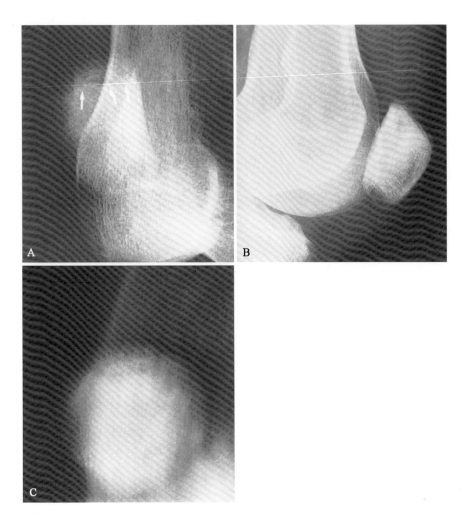

图 5-218 假性髌骨应力骨折,与图 5-217 相同原因。注意:侧位投照(B)或分层摄影(C)未见不连续

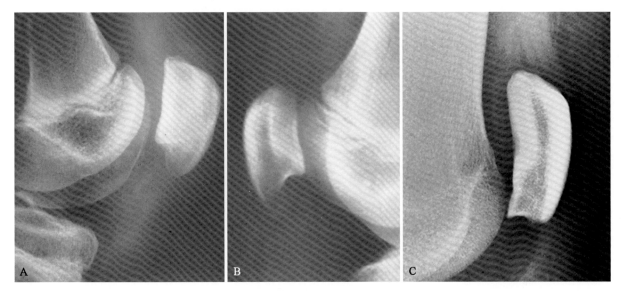

图 5-219 髌骨下极罕见形态。A 和 B. 12 岁儿童;C. 14 岁女孩

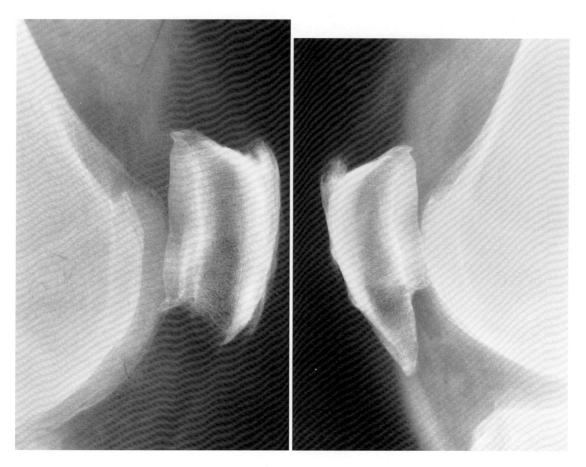

图 5-220　肌腱端病引起的髌骨罕见形态

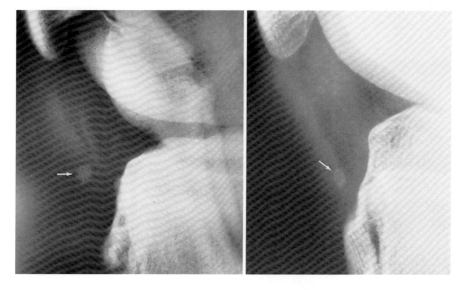

图 5-221　两例髌腱的小骨或籽骨

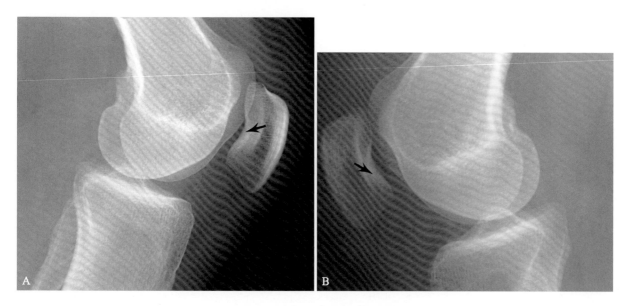

图 5-222　髌骨关节面陷窝显著外观

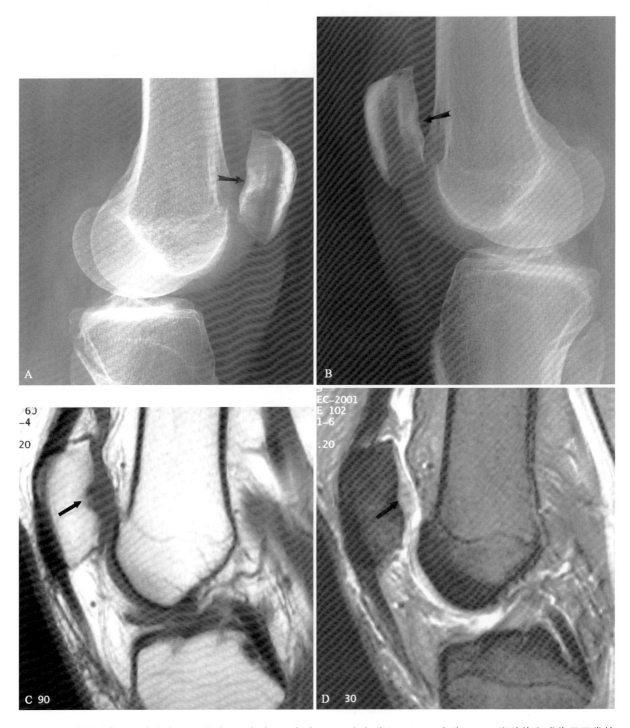

图 5-223　髌骨关节面正常陷窝。A. 左膝；B. 右膝；C. 右膝 MR T_1 加权像（◀—）；D. 右膝 MR T_2 脂肪饱和成像示正常被覆软骨

第三节　小　腿

一、胫腓骨近端

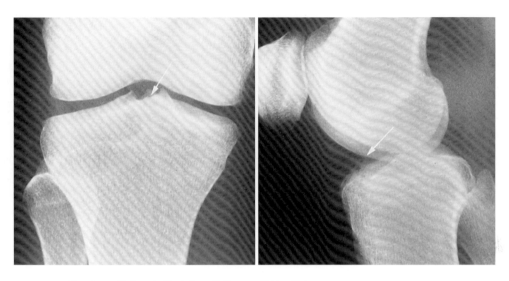

图 5-224　前髁间区前交叉韧带附着处的第 3 胫骨嵴（引自：Kohler A, Zimmer EA: Borderlands of the Normal and Early Pathologic Findings in Skeletal Roentgenology, 4th ed. New York, Thieme, 1993.）

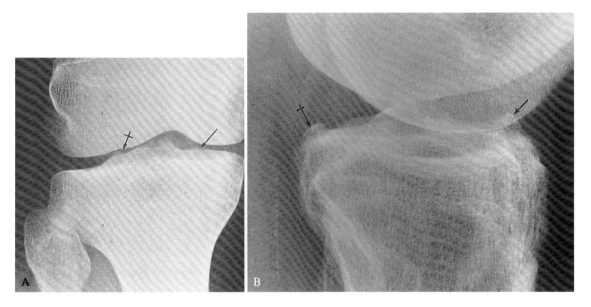

图 5-225　第 3(←)及第 4 胫骨嵴（参见图 5-224）。第 4 胫骨嵴位于后髁间区后交叉韧带附着处

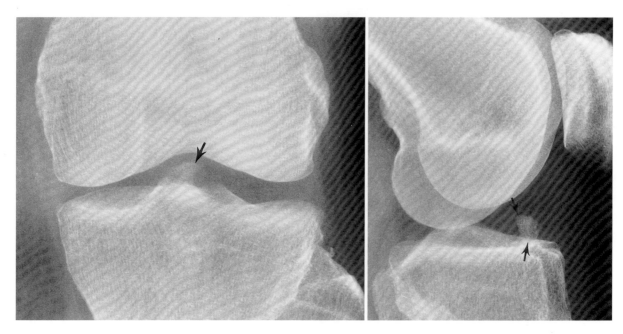

图 5-226　胫骨平台上骨刺,无关节退行性病变,可能是前交叉韧带附着处,被称为 Parson 结节。此结节增大被认为是肌腱端病的表现(引自:Brossmann J,et al:Enlargement of the third intercondylar tubercle of Parson's as a sign of osteoarthritis of the knee. Radiology 198:845,1996.)

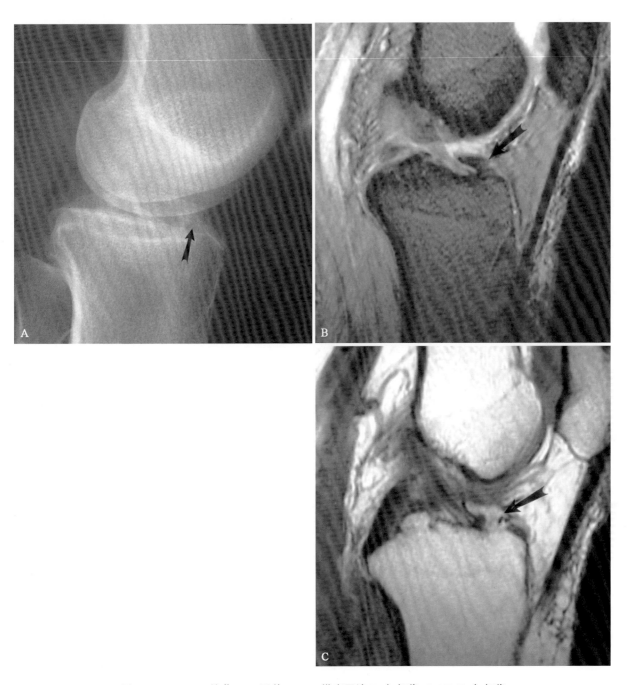

图 5-227　Parson 结节。A. 平片;B. MR 梯度回波 T$_2$ 加权像;C. MR T$_1$ 加权像

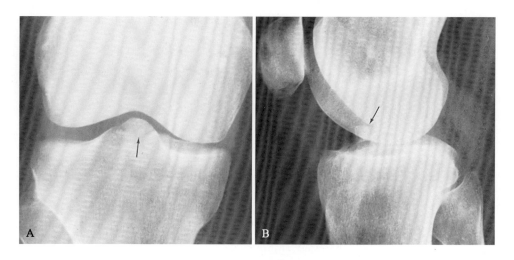

图 5-228　髁间切迹内小骨

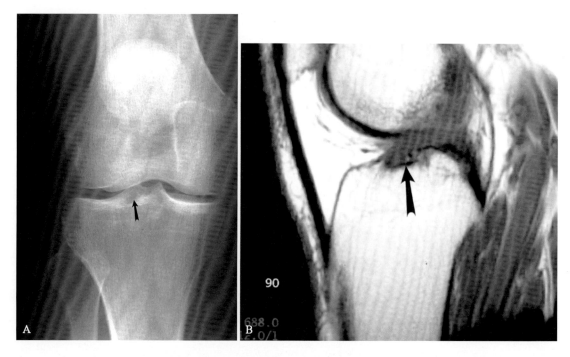

图 5-229　A. 胫骨髁间隆起外侧透亮区,为前交叉韧带附着处;B. MR T_1 加权像

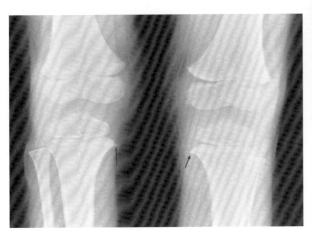

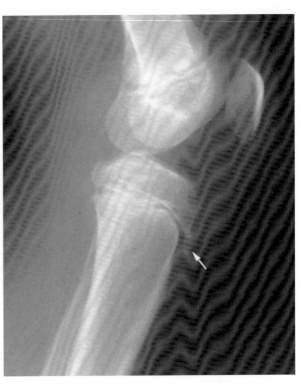

图 5-230　7 岁儿童双侧胫骨近端干骺端内缘副骨化中心

图 5-231　9 岁女孩胫骨骨骺前方副骨化中心

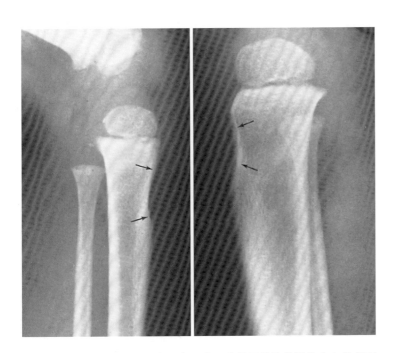

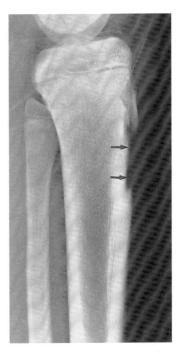

图 5-232　4 岁儿童胫骨前方正常凹陷。随着胫骨结节骨化中心发育而消失

图 5-233　胫骨结节发育过程中罕见的长陷窝

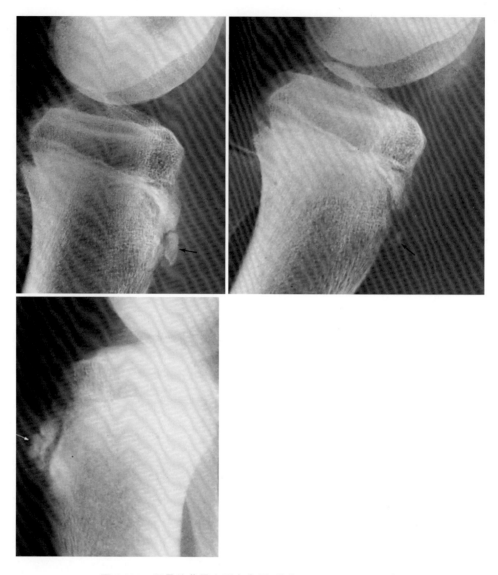

图 5-234　胫骨结节骨突形态变异,均非 Osgood-Schlatter 病

图 5-235　年轻人游离的未闭合的胫骨结节骨化中心,勿误为骨折

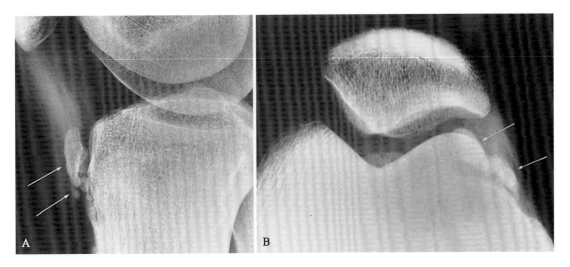

图 5-236 胫骨结节未闭合的骨化中心,B 图为切线位投照(引自:Bloom R,et al:Ossicles anterior to the prox-
imal tibia. Clin Imaging 17:137,1993.)

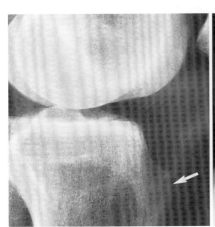

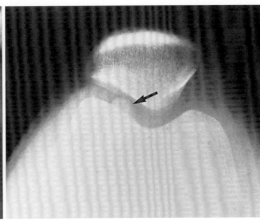

图 5-237 切线位投照,
较大的胫骨
结节似关节
内游离体

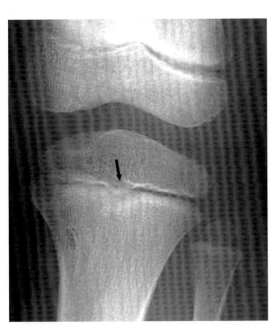

图 5-238 骨骺伸入干骺端,类似踝关节的 Kump 峰

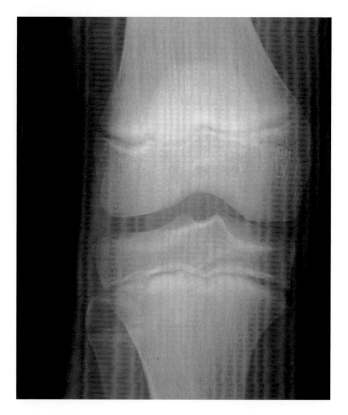

图 5-239　13 岁男孩骨骺线正常不对称,勿误为 Salter-Harris I 型骨折

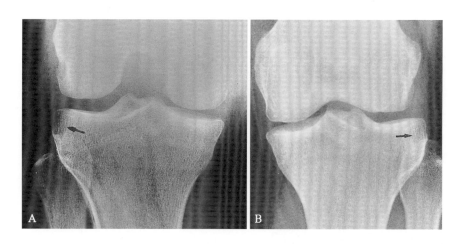

图 5-240　23 岁男性双侧胫骨平台外侧假性透亮区

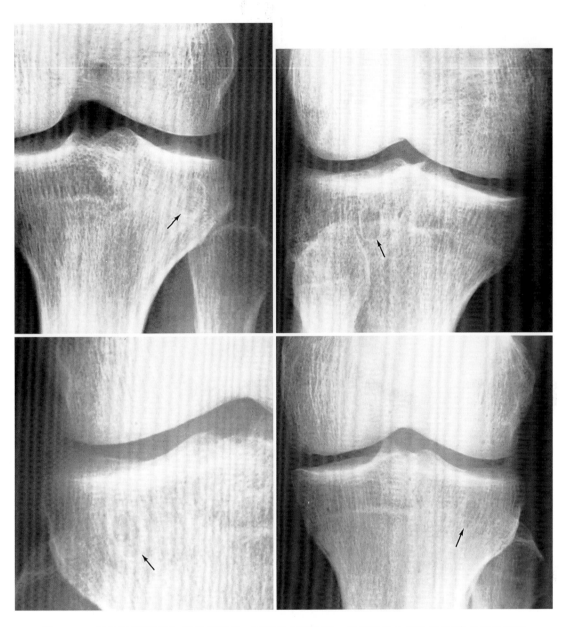

图 5-241 胫骨近端环形影,无临床意义。可能为纤维组织。类似现象也见于腓骨(参见图 5-308)

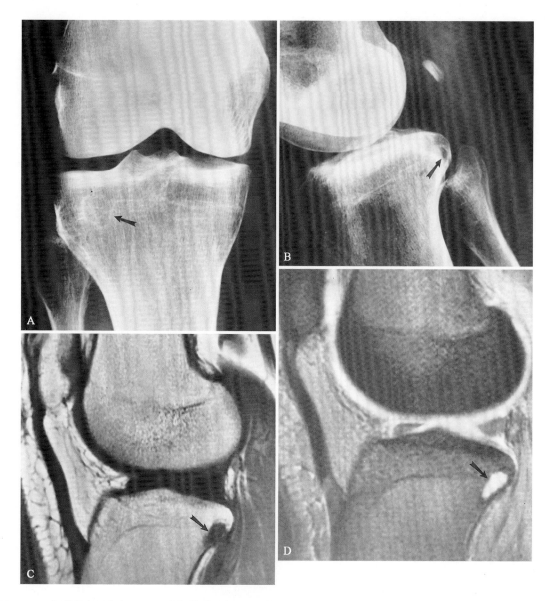

图 5-242　与前图类似的表现,可为腱鞘囊肿。A 和 B:平片;C. MR 矢状位 T₁ 加权像;D. MR 冠状位梯度回波 T₂ 加权像

图 5-243　A. 青少年胫骨干骺端内侧皮质不规则,为发育性现象,类似表现也见于肱骨、桡骨和股骨;B. 随访片示此不规则已转变为典型的良性皮质缺损,说明了两者之间的关联性

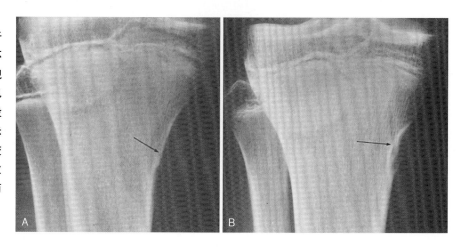

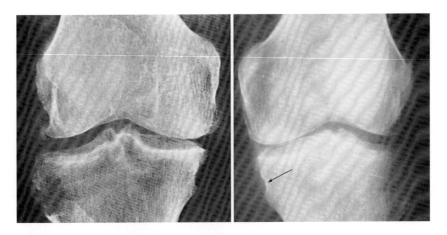

图 5-244　胫骨干骺端内侧正常凹陷,勿误为侵蚀性病变。老年人因关节边缘骨刺使凹陷更为明显

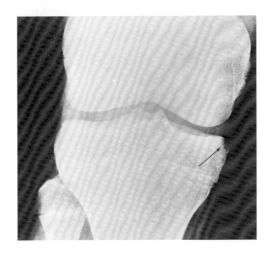

图 5-245　15 岁男孩胫骨平台内侧发育性切迹

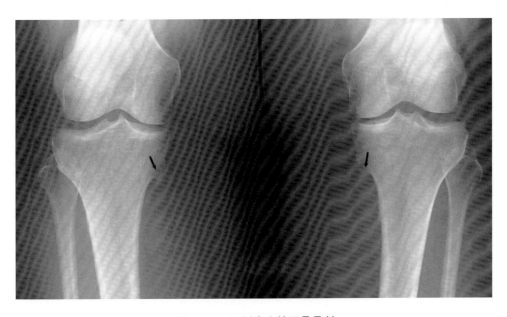

图 5-246　双侧发育性胫骨骨刺

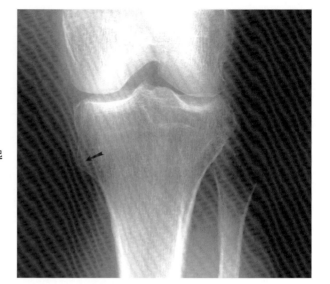

图 5-247　1例更显著的胫骨干骺端内侧发育性突起

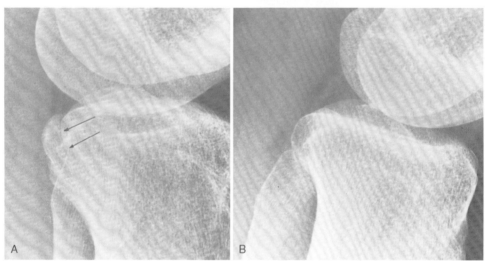

图 5-248　A. 摄片时位置旋转致胫骨近端形似骨折；B. 位置纠正后未见骨折

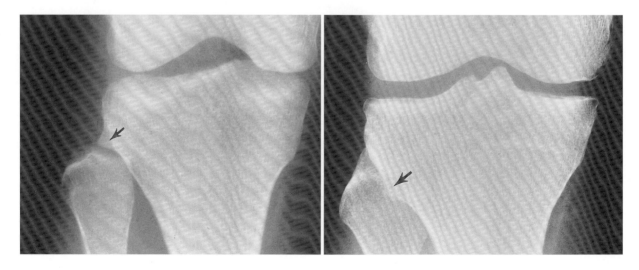

图 5-249　胫腓关节内胫骨的骨刺样突起

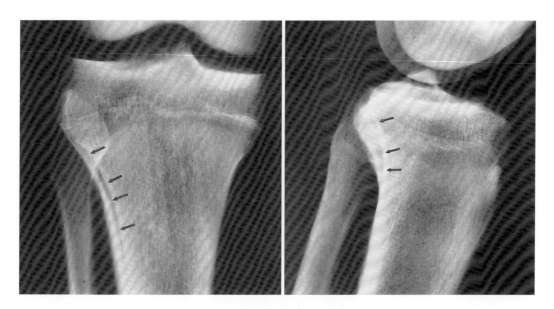

图 5-250　胫骨后外侧明显的沟

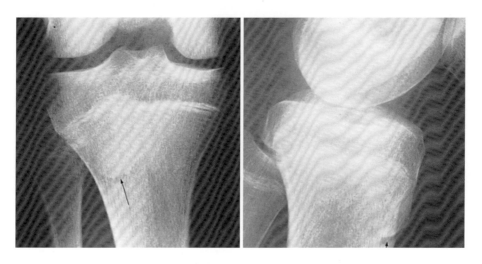

图 5-251　胫骨结节骨突开口,勿误为骨折

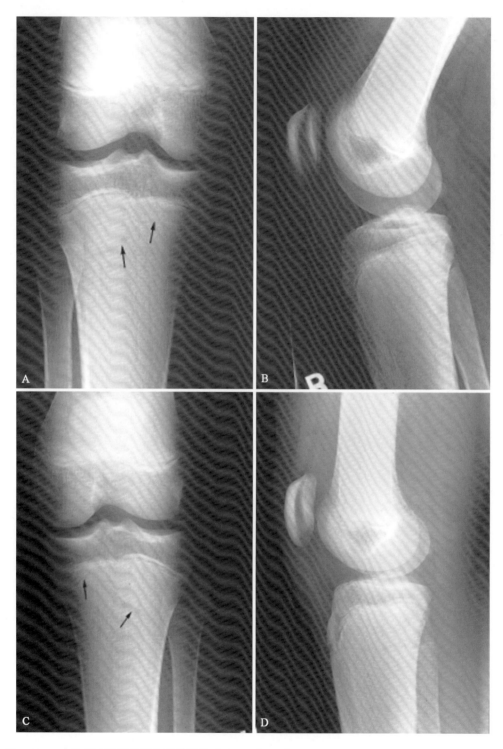

图 5-252　14 岁男孩胫骨骨骺与结节影导致形似干骺端骨折，双侧可见。A 和 B. 右膝；C 和 D. 左膝

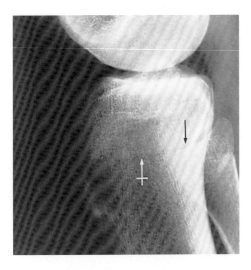

图 5-253　后方腓骨(◀━)与胫骨前方的骨小
　　　　　梁(◀╂)重叠影形似胫骨骨折

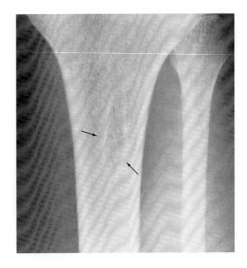

图 5-254　胫骨结节正面形成的透亮区

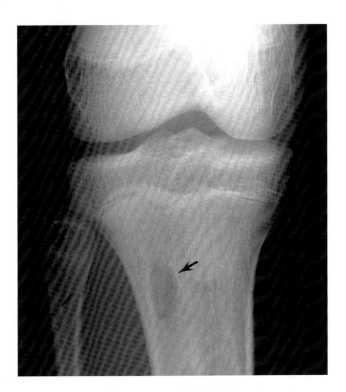

图 5-255　胫骨结节似病变

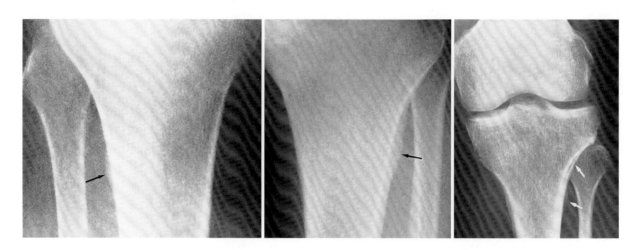

图 5-256 3 例胫骨结节(◄—)形似骨膜炎

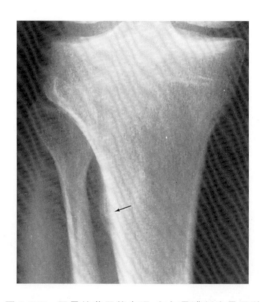

图 5-257 胫骨结节层状表现,勿与骨膜新生骨混淆

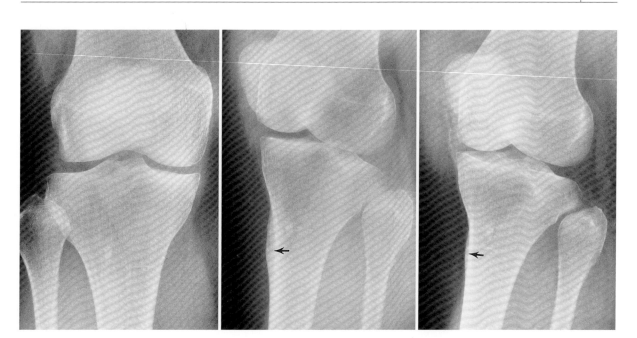

图 5-258　胫骨前嵴随旋转程度不同而呈不同的表现。注意胫骨干骺端内侧随旋转出现的透亮区

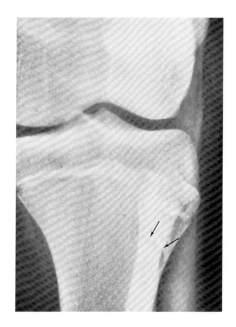

图 5-259　旋转使胫骨结节开口影重叠于
　　　　　腓骨，致腓骨颈显示骨折

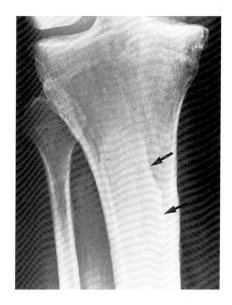

图 5-260　胫骨前方皮质增厚造成正位投
　　　　　照时罕见表现

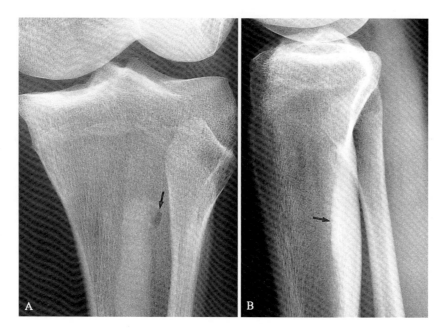

图 5-261　已愈合的良性皮质缺损，类似长跑运动员的应力骨折改变。注意：A 图
　　　　　中皮质缺损的近端还残存透亮区

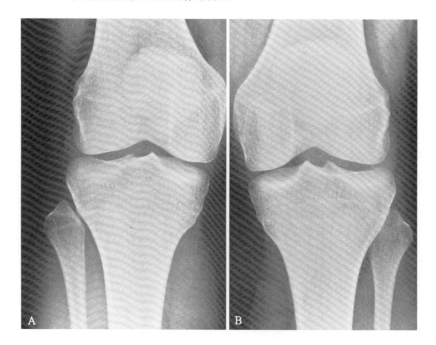

图 5-262　A. 摄片时轻度旋转所致腓骨头假性脱位。注意髌骨位置明显内偏；
　　　　　B. 对侧位置正确，关系正常

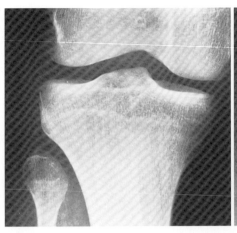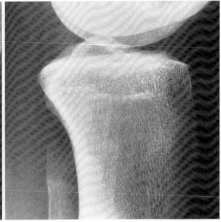

图 5-263　短腓骨

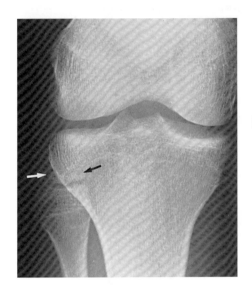

图 5-264　腓骨近端副骨化中心

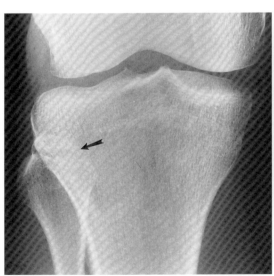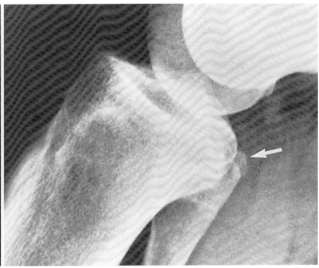

图 5-265　44 岁男性腓骨上端副小骨

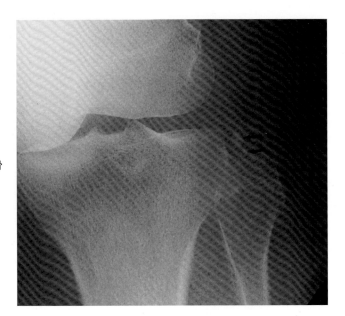

图 5-266 腓骨上端分段的副小骨

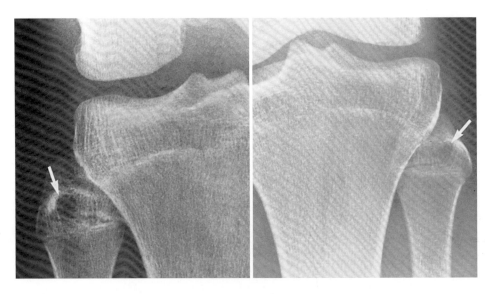

图 5-267 15 岁女孩腓骨近端骨骺正常透亮区

图 5-268 腓骨头正常透亮区形似囊肿

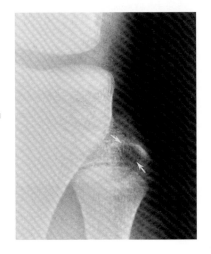

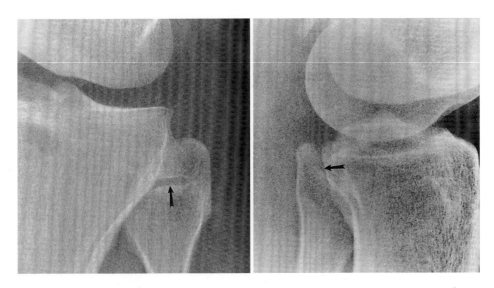

图 5-269　腓骨头近端过长,形似腓骨头不连续

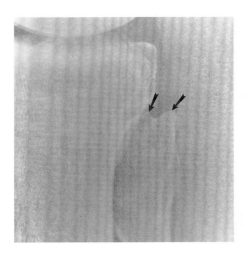

图 5-270　腓骨近端罕见外观

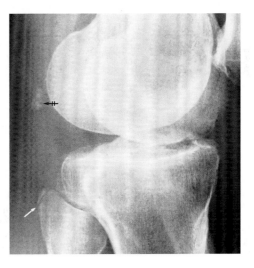

图 5-271　腓骨头未闭合的副骨化中心形似骨折(◀━)。注意腓肠豆分裂(◀╫)

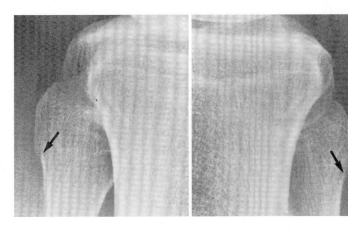

图 5-272　两例侧位投照腓骨皮质形似中断,可被误为骨折

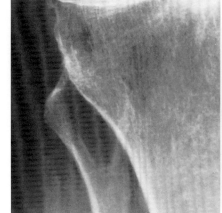
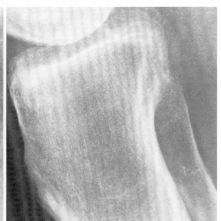

图 5-273　腓骨头内大量松质骨形似囊肿

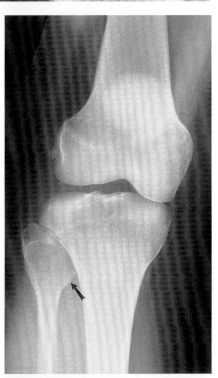

图 5-274　腓骨近端干骺端罕见外观

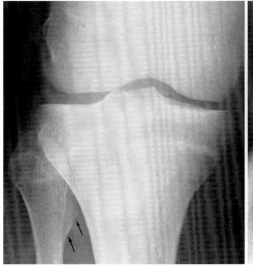
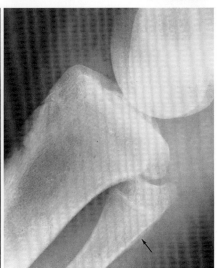

图 5-275　15 岁男孩腓骨颈发育性翼状膨大

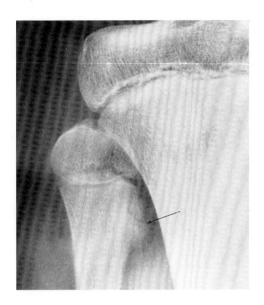

图 5-276　13 岁男孩腓骨干骺端内侧不规则,可能是比目鱼肌附着造成的"牵拉"改变

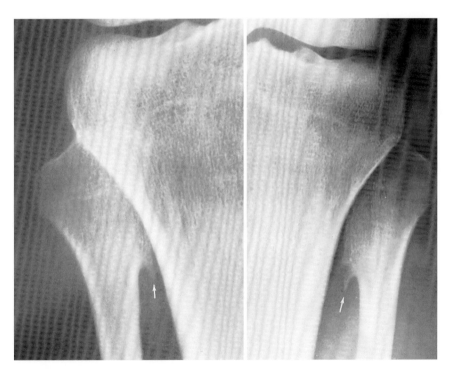

图 5-277　比目鱼肌附着造成的腓骨近端干骺端"牵拉"改变,勿误为骨软骨瘤

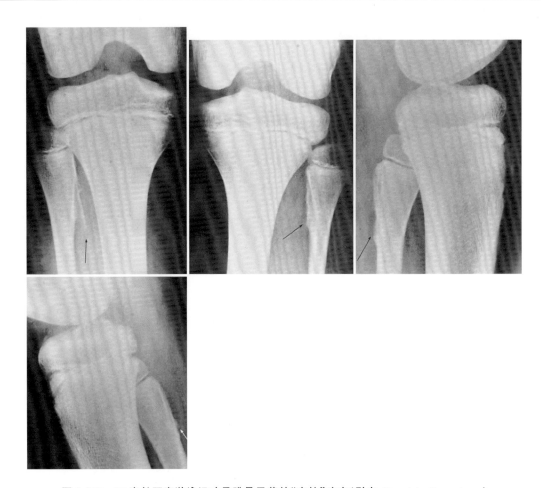

图 5-278　12 岁长距离游泳运动员腓骨显著的"牵拉"改变(引自:Dr. John Earwaker.)

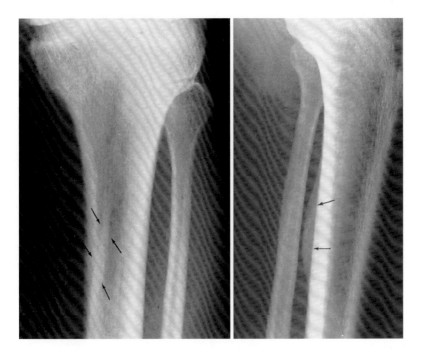

图 5-279 比目鱼肌线是比目鱼肌起点"牵拉"改变,勿误为骨膜炎(引自:Le-
vine AH,et al:The soleal line:A cause of tibial pseudoperiostitis. Ra-
diology 119:79,1976.)

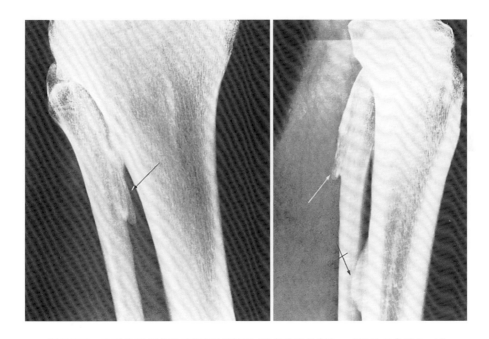

图 5-280 比目鱼肌两端均有"牵拉"表现,形成腓骨骨刺(◄—)和比目鱼线(◄+)

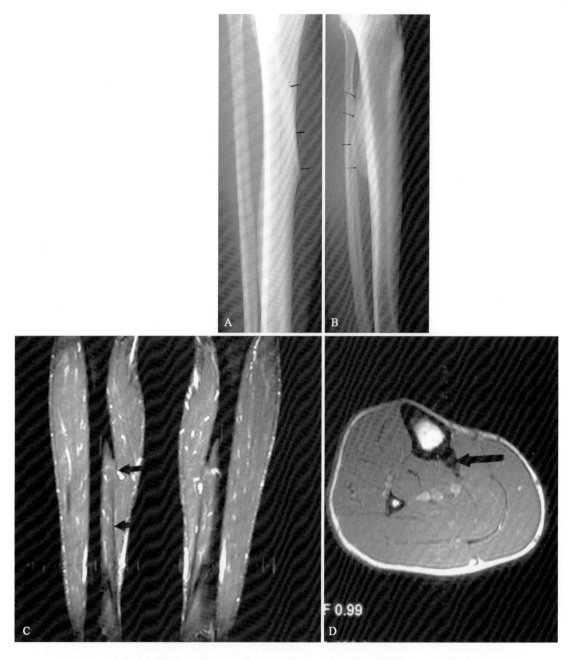

图 5-281　大比目鱼肌线。A 和 B. 平片；C. MR 冠状位 STIR 序列成像；D. MR 轴位 T₁ 加权像

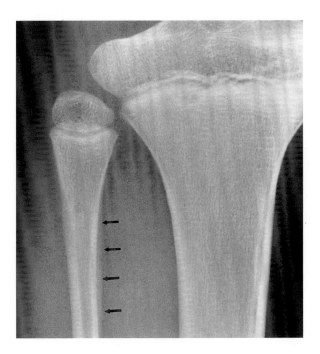

图 5-282　明显的腓骨骨间嵴,形似骨膜炎

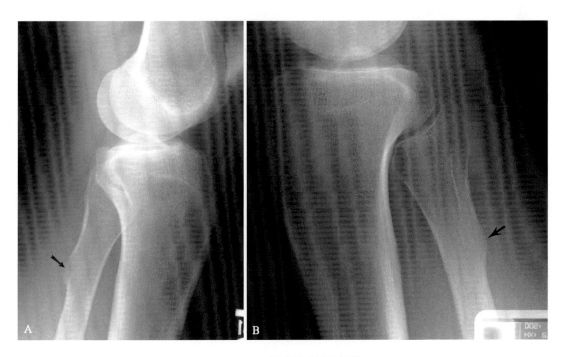

图 5-283　双侧腓骨干近端骨赘

二、胫腓骨干

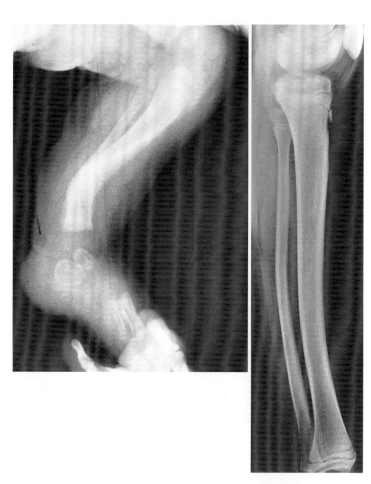

图 5-284　两例胎儿期胫腓骨后弯,可能与胎儿肢体在子宫内位置不佳有关(引自:Silverman FN,Kuhn J:Caffey's Pediatric X-Ray Diagnosis,9th ed. St. Louis,Mosby,1993.)

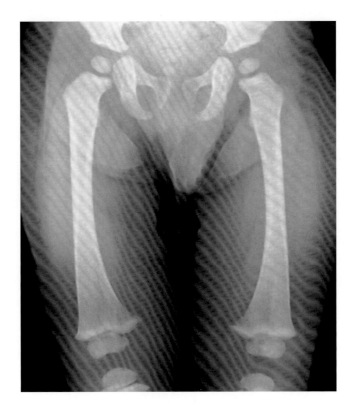

图 5-285　15 个月婴儿生理性弯曲

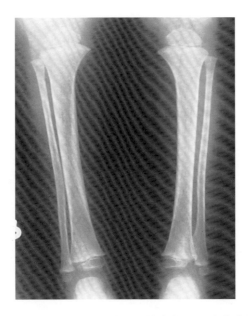

图 5-286　19 个月婴儿腓骨生理性弯曲,勿误为弯曲骨折

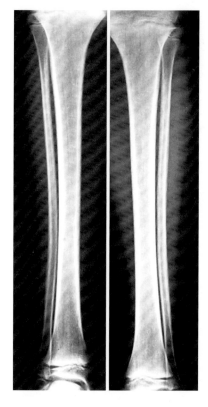

图 5-287　11 岁男孩腓骨生理性弯曲

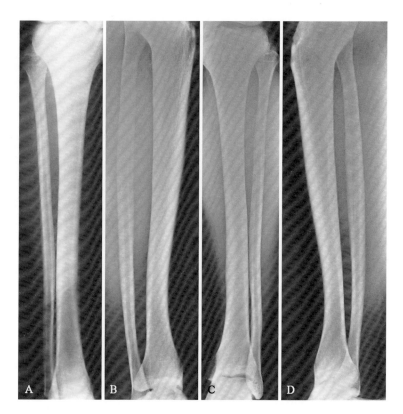

图 5-288　25 岁男性胫腓骨生理性弯曲。A 和 B. 右腿；C 和 D. 左腿

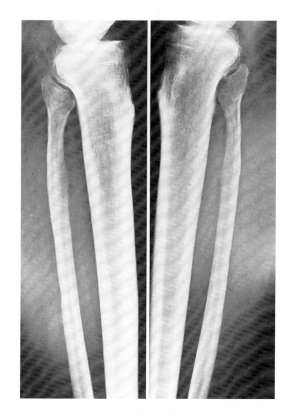

图 5-289　成人腓骨正常的向后弯曲

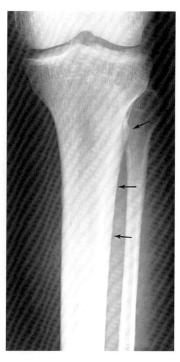

图 5-290　轻度外旋造成胫骨外侧皮质骨刺样增厚，为胫骨前嵴影进入较多所致（引自：Silverman FN，Kuhn J：Caffey's Pediatric X-Ray Diagnosis，9th ed. St. Louis，Mosby，1993.）

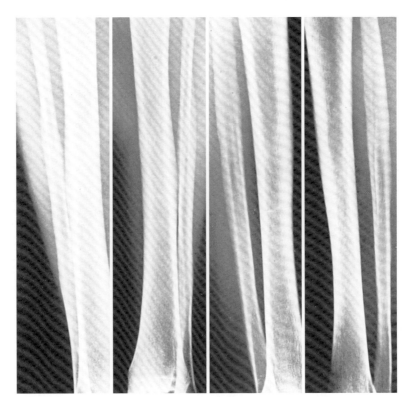

图 5-291 腓骨干正常的皮质不规则。左．正位投照;右．侧位投照

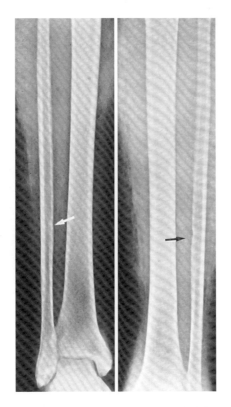

图 5-292 双侧对称的腓骨局部皮质波浪状改变

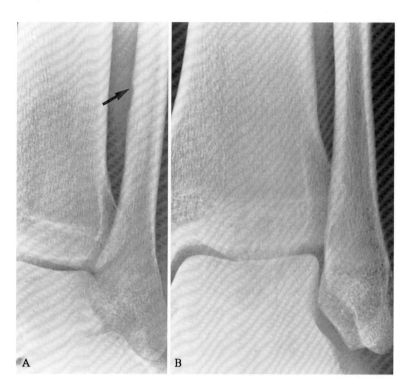

图 5-293　A. 斜位投照见腓骨远端切迹样改变。与肱骨切迹样改变类似(参见图 4-55);B. 正位投照不见

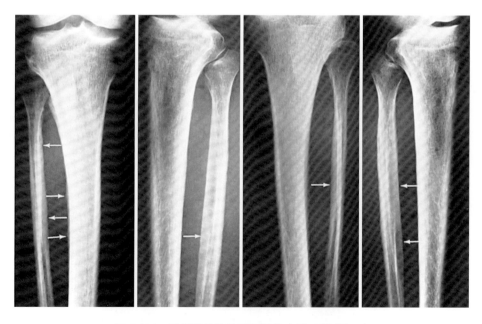

图 5-294　骨间膜骨化导致胫腓骨皮质正常不规则

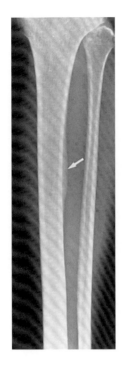

图 5-295 胫骨假性孤立骨膜炎,类似图 5-294

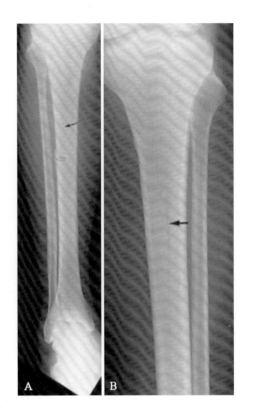

图 5-296 两例血管沟影形似骨折

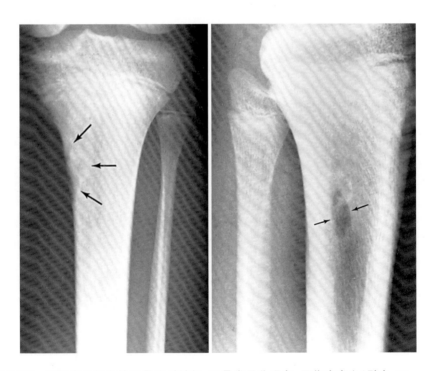

图 5-297 两例青少年良性胫骨皮质缺损,胫骨常见此现象,无临床意义(引自:Silverman
FN,Kuhn J:Caffey's Pediatric X-Ray Diagnosis,9th ed. St. Louis,Mosby,1993.)

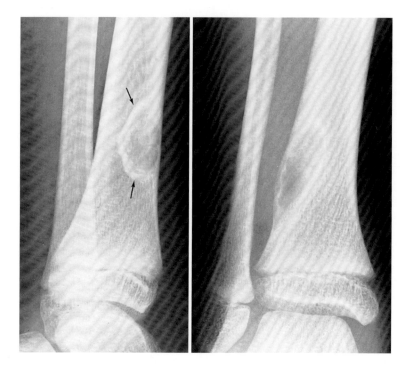

图 5-298　另 2 例良性胫骨皮质缺损

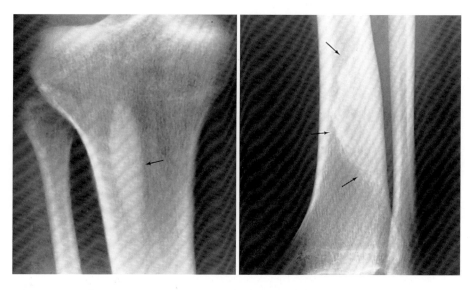

图 5-299　两例已愈合的青少年良性皮质缺损

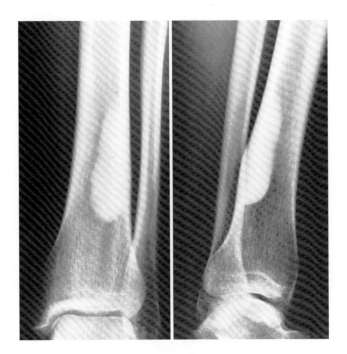

图 5-300　致密的已愈合的良性皮质缺损

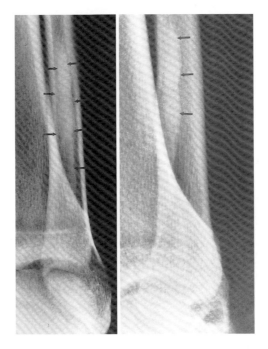

图 5-301　大的已愈合的腓骨良性骨质缺损,此缺损不常见于腓骨

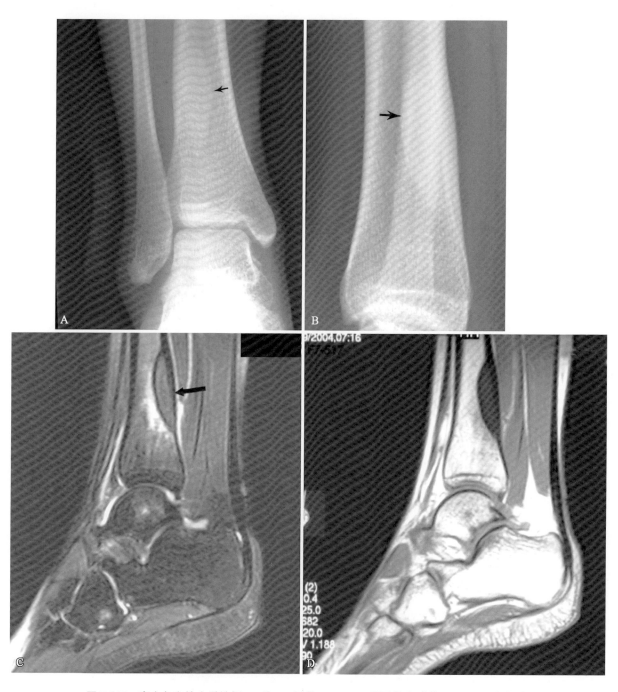

图 5-302 青少年良性皮质缺损。A 和 B. 平片；C. MR T$_2$ 脂肪饱和成像；D. MR T$_1$ 加权像

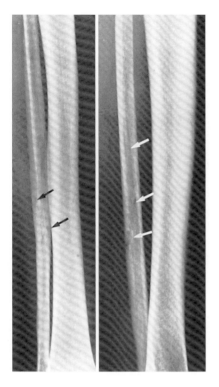

图 5-303　腓骨滋养血管沟

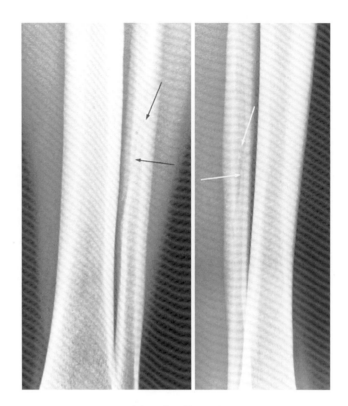

图 5-304　腓骨滋养血管沟,被误诊为骨折

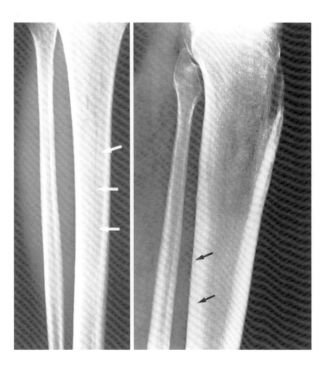

图 5-305　胫骨滋养血管沟

三、胫腓骨远端

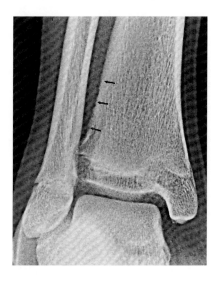

图 5-306　14 岁男孩胫骨干骺端正常不规则

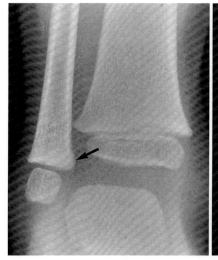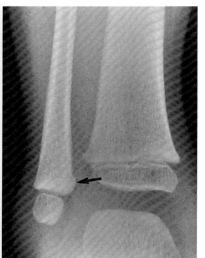

图 5-307　2 岁儿童腓骨远端内侧皮质正常隆起,可被误为隆凸骨折

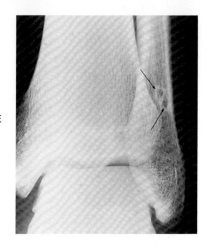

图 5-308　腓骨远端环状影,与胫骨近端类似表现相似(参见图 5-241),无临床意义

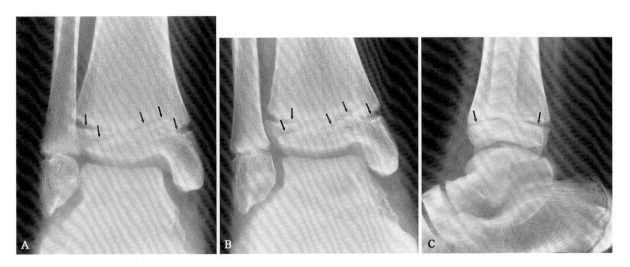

图 5-309 正常 10 岁儿童,骨骺板在不同的水平与位置,可被误为骨骺骨折。A. 前后位;B. 斜位;C. 侧位(引自:Chung J,Jaramillo D:Normal maturing distal tibia and fibula:Changes with age at MR imaging. Radiology 194:227,1995.)

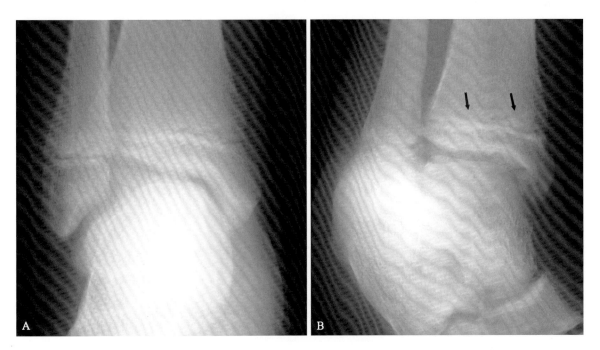

图 5-310 胫骨远端骺板形似骨折。A. 前后位;B. 斜位

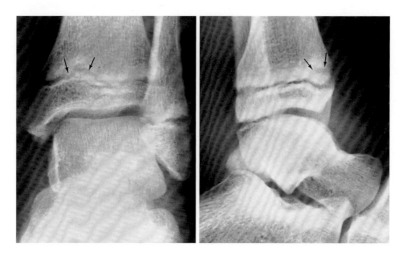

图 5-311　11 岁男孩胫骨远端骺板正常的局部成角凸起（Kump 峰）（引自：Kump WL：Vertical fracture of the distal tibial epiphysis. Am J Roentgenol Radium Ther Nucl Med 97：676，1966.）

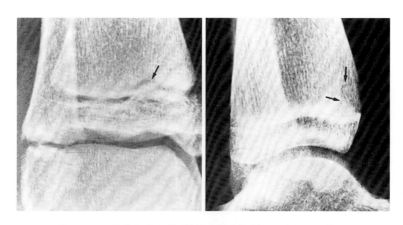

图 5-312　同前图类似的骨骺压迹，侧位投照时勿误为骨折

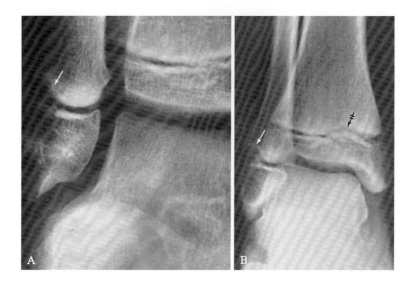

图 5-313　两例 11 岁男孩腓骨远端干骺正常的局部凹陷（◀─）。B 图也可见胫骨远端骨骺成角凸起（◀╫）（引自：Ogden JA，McCarthy SM：Radiology of postnatal skeletal development. Ⅷ：Distal tibia and fibula. Skeletal Radiol 10：209，1983.）

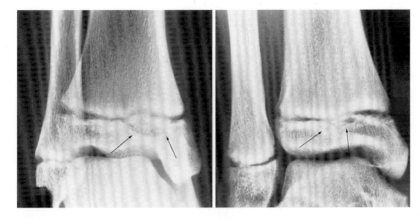

图 5-314　与图 5-311 和图 5-313 类似,骨骺板偶尔也伸入骨骺,而不是长入干骺

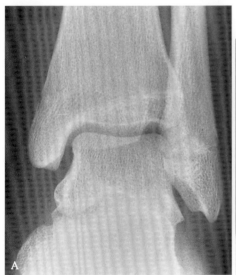

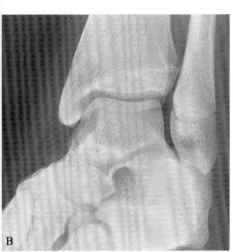

图 5-315　11 岁女孩胫腓骨远端骨骺闭合不一致。这种闭合比率的变化不能用于排除胫腓骨的 Salter-Harris Ⅰ 型骨折。A. 正位投照;B. 斜位投照

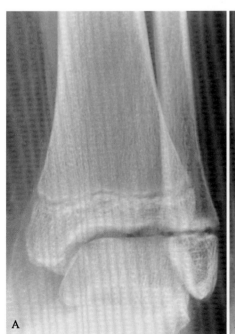

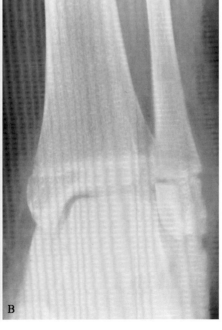

图 5-316　另一例胫腓骨骨骺成熟不一致。A. 9 岁;B. 12 岁

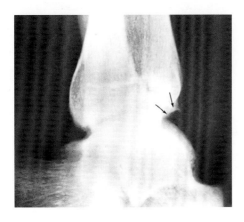

图 5-317　胫骨远端前面正常的大切迹

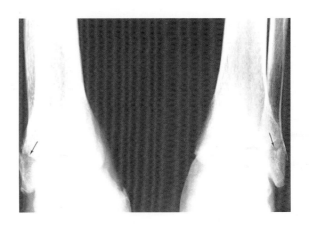

图 5-318　胫腓骨阴影重叠,形似外踝骨折

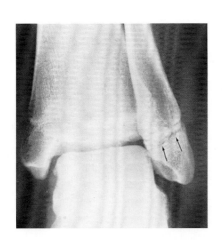

图 5-319　骨骺线形似外踝骨折

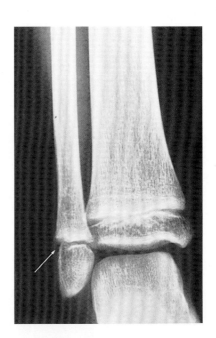

图 5-320　腓骨远端骨骺正常偏移,可能被误为通过骨骺线的骨折

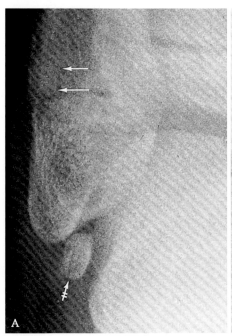
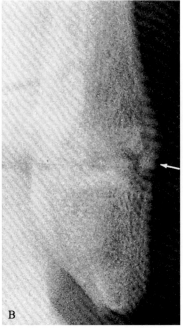

图 5-321　12 岁男孩腓骨小骨(◄—)，为正常的副骨化中心。A. 腓骨小骨位于腓骨干骺端外侧。另见一较大的腓下骨(◄卄)；B. 腓骨小骨位于骨骺线外侧，此类小骨于青春期后融合，常会被误为骨折(引自：Silverman FN, Kuhn J: Caffey's Pediatric X-Ray Diagnosis, 9th ed. St. Louis, Mosby, 1993.)

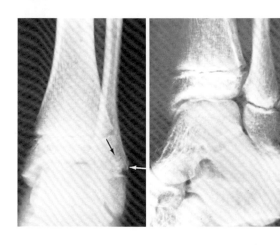

图 5-322　另例腓骨小骨

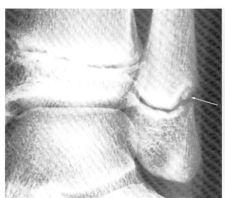
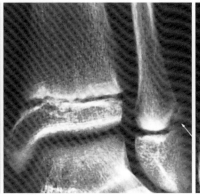
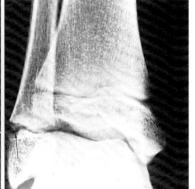

图 5-323　3 例腓骨小骨，均被误为骨折并给予治疗

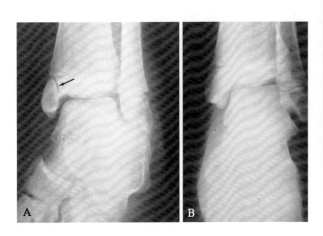

图 5-324 胫骨远端骨骺裂隙,仅见于斜位投照。在年长儿童身体许多部位可见此种裂隙

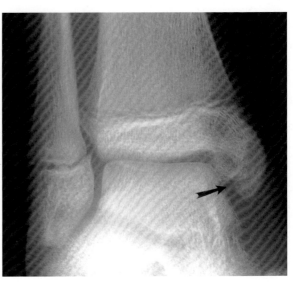

图 5-325 15 岁男孩内踝裂隙,形似骨折

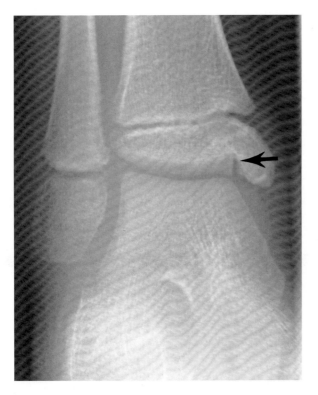

图 5-326 10 岁男孩胫骨远端骨骺发育性垂直裂隙(引自: Dr. P. Waibel.)

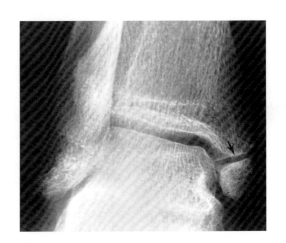

图 5-327 成人内踝骨骺未闭合

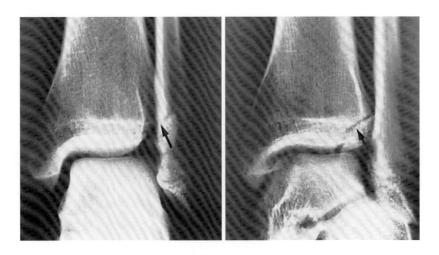

图 5-328　16 岁男孩胫骨骨骺外侧裂隙

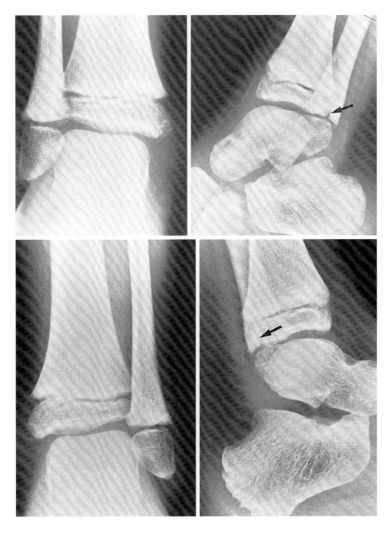

图 5-329　7 岁男孩腓骨远端干骺端裂隙

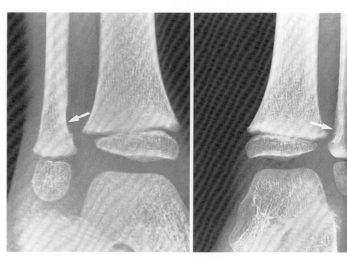

图 5-330　4 岁男孩双侧干骺端缺损，可能与在较大儿童中所见的干骺端缺损相关

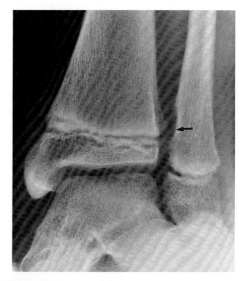

图 5-331　10 岁男孩，与图 5-330 相同的表现

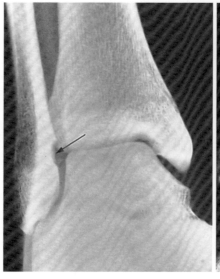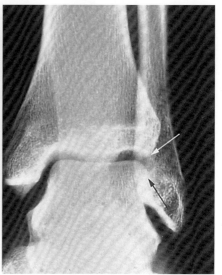

图 5-332　腓骨远端内侧前胫腓韧带附着处发育性凹陷或皮质缺损，无临床意义（引自：Ehara S, et al：Cortical defect of the distal fibula：Variant of ossification. Radiology 197：447，1995.）

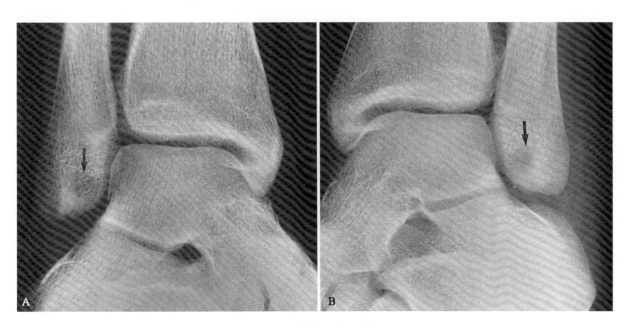

图 5-333　腓骨远端正常陷窝

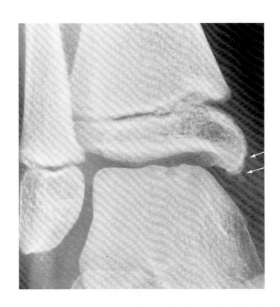

图 5-334　8 岁儿童胫骨远端骨骺内缘不规则钙化，与股骨远端骨骺所见类似

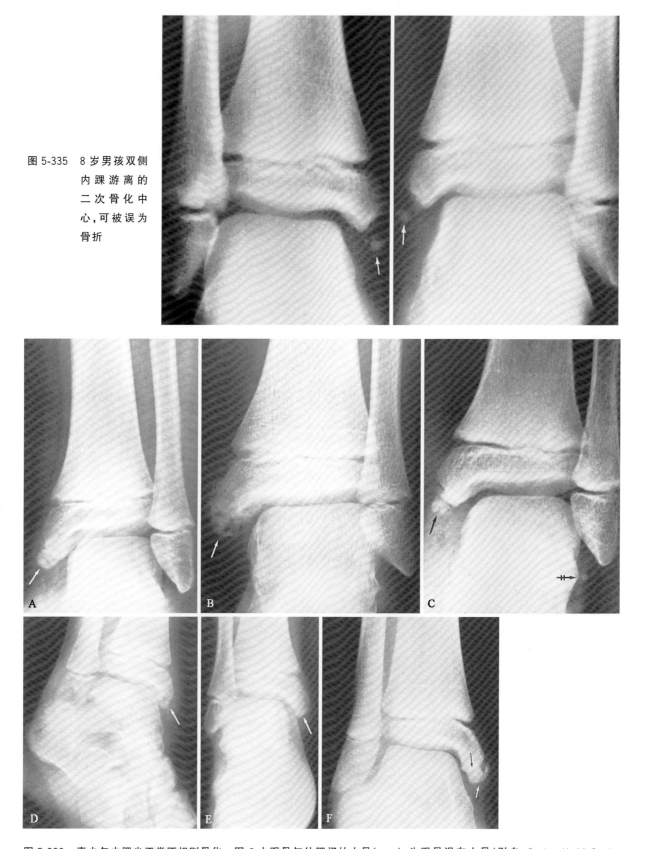

图 5-335　8 岁男孩双侧内踝游离的二次骨化中心,可被误为骨折

图 5-336　青少年内踝尖正常不规则骨化。图 C 中跟骨与外踝间的小骨(◄＋),为跟骨滑车小骨(引自:Ogden JA,McCarthy SM:Radiology of postnatal skeletal development. Ⅷ:Distal tibia and fibula. Skeletal Radiol 10:209,1983.)

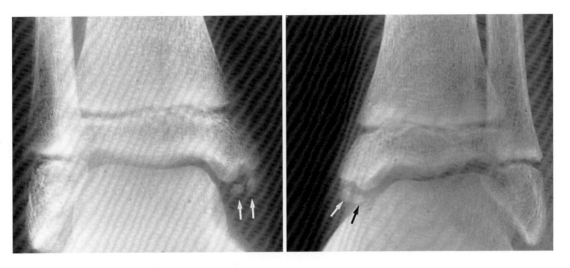

图 5-337　9 岁女孩双侧内踝多发骨化中心

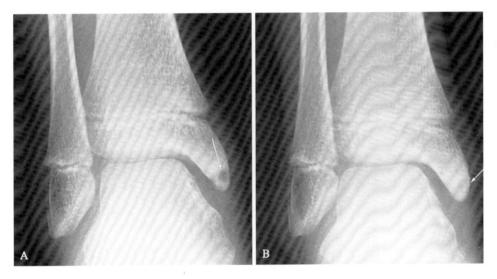

图 5-338　A. 9 岁男孩内踝发育性透亮区,为二次骨化中心造成;B. 4 个月后随访片示二次骨化中心闭合中

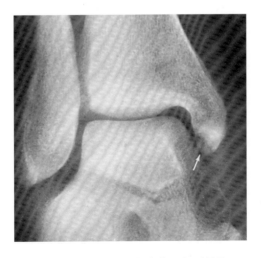

图 5-339　成人内踝永存的不规则骨化

图 5-340 双侧较大的胫下骨，为副骨化中心持续到成人，常被误为骨折

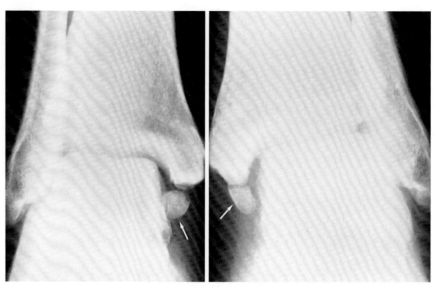

图 5-341 14 岁男孩内踝较大的游离骨化中心，被误诊为骨折。A. 前后位；B. 斜位

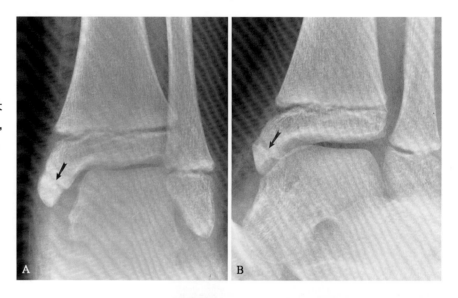

图 5-342 较罕见的位于内踝后丘的胫下骨。胫下骨多见于内踝前丘，构成踝尖（引自：The radiology of skeletal elements in the subtibial region：Incidence and significance. Skeletal Radiol 16：298，1987.）

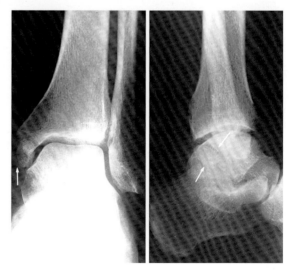

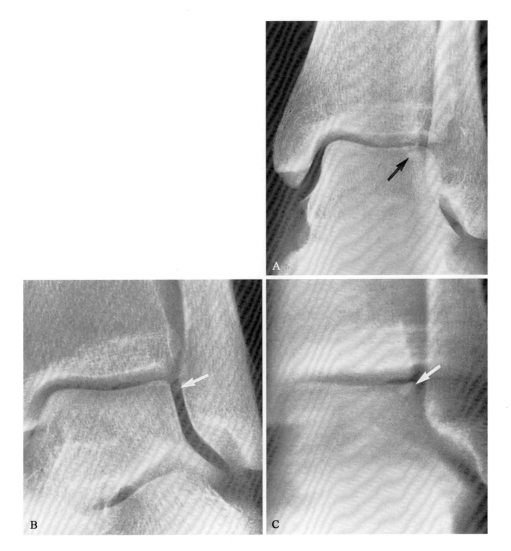

图 5-343 胫骨远端未融合的副骨化中心,形成距骨上缘罕见表现。A. 正位;B. 斜位;C. 分层摄影

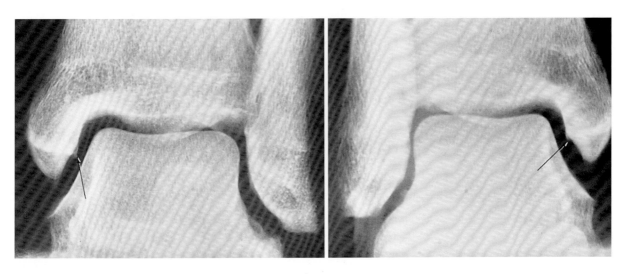

图 5-344 内踝侧缘骨翼,勿误认为撕脱伤

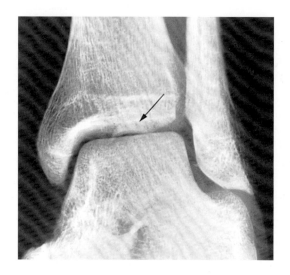

图 5-345　后踝关节面的正常致密带

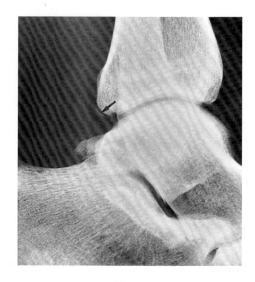

图 5-346　后踝永存的副骨化中心

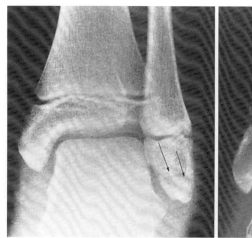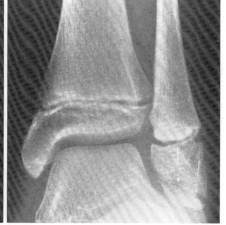

图 5-347　外踝远端二次骨化中心,勿误为骨折

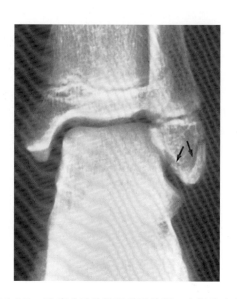

图 5-348　12 岁女孩外踝远端及外侧二次骨化中心

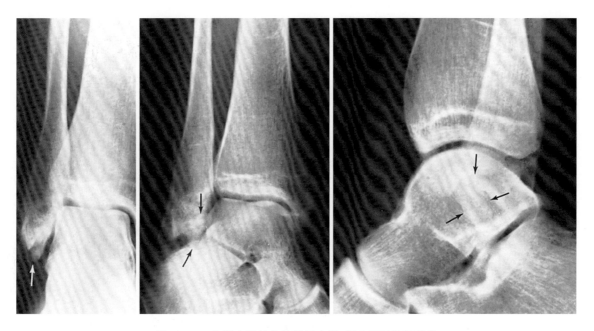

图 5-349 外踝尖端较大的腓下小骨,插入邻近的踝关节

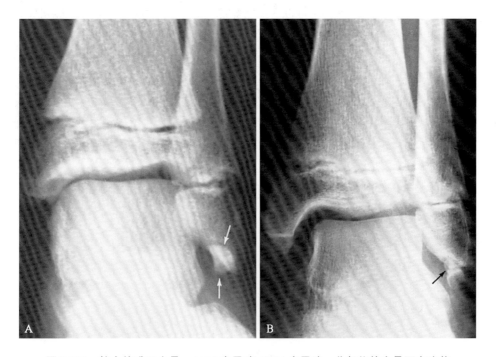

图 5-350 较大的腓下小骨。A. 11 岁男孩;B. 14 岁男孩。此部位的小骨可有症状

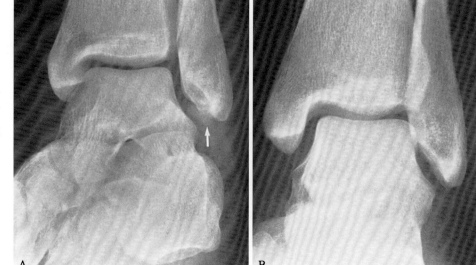

图 5-351 A. 腓下小骨斜位投照可见；B. 正位投照不见

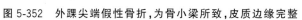

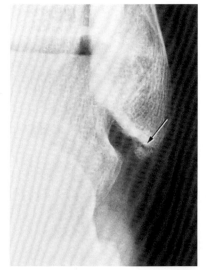

图 5-352 外踝尖端假性骨折，为骨小梁所致，皮质边缘完整

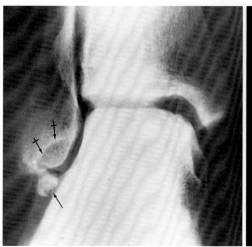
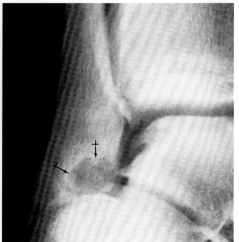

图 5-353 腓下小骨(◄—)伴腓骨远端深窝(◄+)

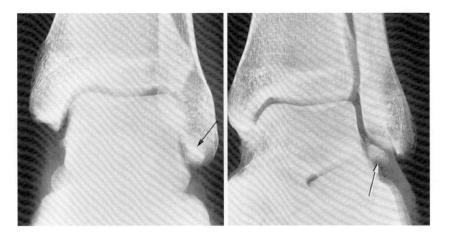

图 5-354　较大的腓下小骨,被误诊为骨折。有时可用从腓骨上减去小骨看腓骨结构是否仍完整的方法来与骨折相鉴别

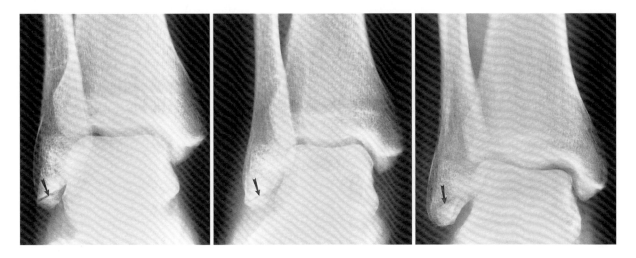

图 5-355　形似骨折的腓下小骨。此小骨偶可致疼痛(引自:Berg EE:The symptomatic os subfibulare. J Bone Joint Surg Am 173:1251,1991.)

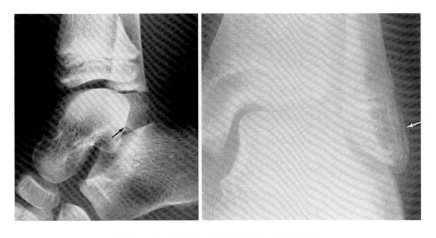

图 5-356　鳞状二次骨化中心,形似骨折

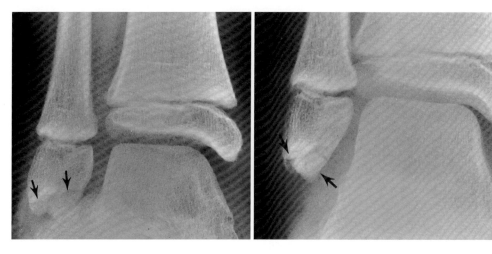

图 5-357 10 岁男孩外踝副骨化中心，被误为骨折治疗了 6 个月

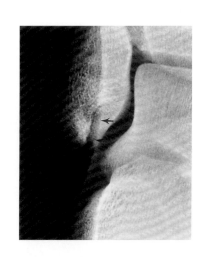

图 5-358 跟腱软组织重叠影似外踝骨折

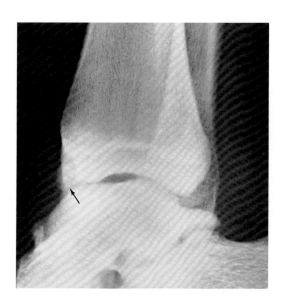

图 5-359 胫距骨，为副小骨

图 5-360 外踝"孔"，偶发现象

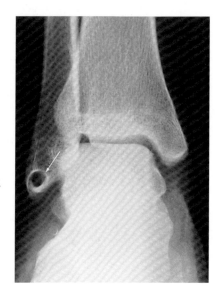

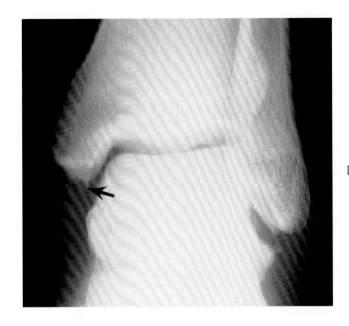

图 5-361　内踝尖与图 5-360 类似的现象

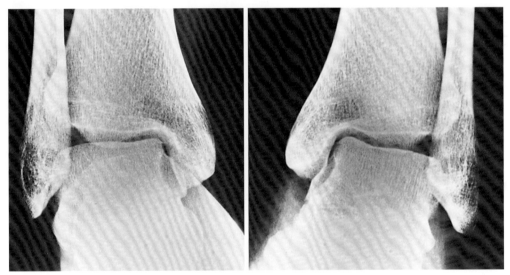

图 5-362　踝关节受力导致关节外侧间隙变宽。关节宽度变化较大,应注意与对侧比较观察

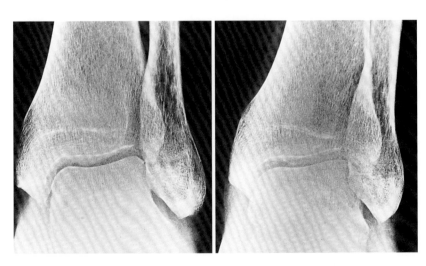

图 5-363　足部位置不正造成的假性距骨倾斜(引自:Bigongiari LR: Pseudotibiotalar slant:A positioning artifact. Radiology 122:669,1977.)

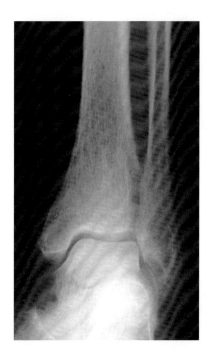

图 5-364 老年人骨质疏松可造成弥漫性骨破坏的假象

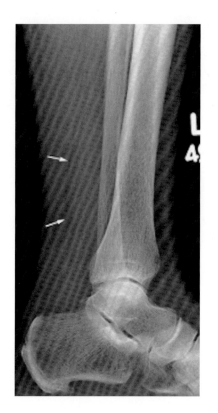

图 5-365 副比目鱼肌

第四节 足

一、跗 骨

(一)副小骨

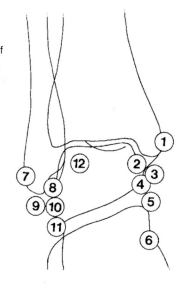

图 5-366 踝关节 X 线前后位摄片所见副骨(引自:Kohler A,Zimmer EA:Borderlands of the Normal and Early Pathologic Findings in Skeletal Roentgenology,3rd ed. New York,Grune & Stratton,1968.)

1.内踝伴随影(踝髌骨)

2.内踝与距骨间的距间骨(或籽骨)

3.胫下骨

4.副距骨

5.载距骨

6.外胫骨

7.支持带骨

8.外踝与距骨间的距间骨(或籽骨)

9.副小骨

10.副距骨

11.跟骨滑车骨

12.三角骨

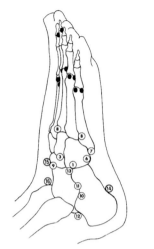
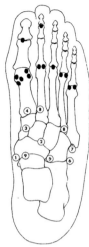

图 5-367　足部副骨(按 Kohler 命名)(引自:Zatzkin HR:Trauma of the foot. Semin Roentgenol 5:419,1970.)

1. 外胫骨
2. 钩状突小骨
3. 骰骨间
4. 跖骨腓侧小骨
5. 第二楔状骨
6. 腓籽骨
7. 韦萨留斯骨
8. 跖间骨
9. 距上骨
10. 距副骨
11. 载距骨
12. 三角骨
13. 第二跟骨
14. 跟下骨
15. 舟骨上骨
16. 胫距骨

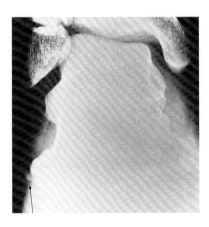

图 5-368　跟距骨(引自:Kohler A,Zimmer EA:Border-
lands of the Normal and Early Pathologic
Findings in Skeletal Roentgenology,3rd ed.
New York,Grune & Stratton,1968.)

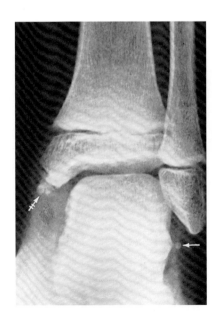

图 5-369　副距骨(◄─)。内踝二次骨
化中心(◄┼┼)

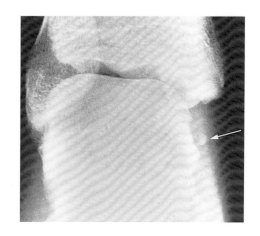

图 5-370　距副骨

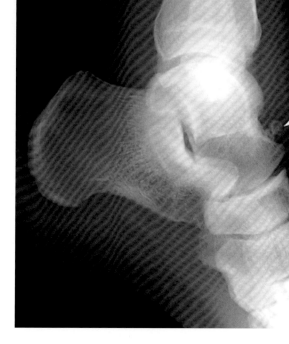

图 5-371　距上骨

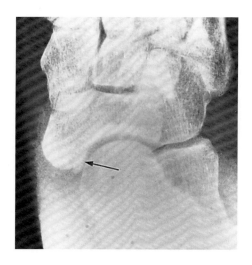

图 5-372　距上骨

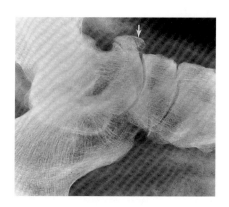

图 5-373　大距上骨

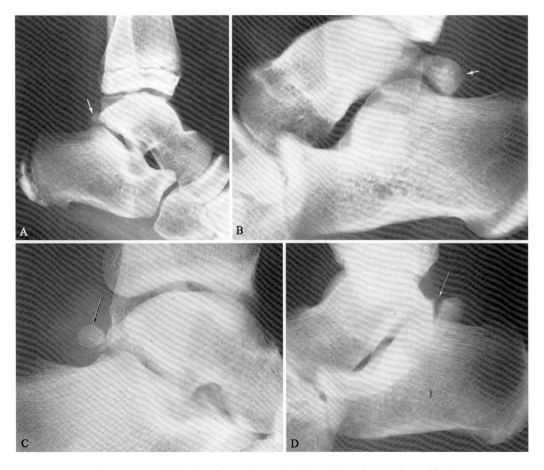

图 5-374　三角骨的多种表现。图 A 中的多骨化中心表现可被误为骨折

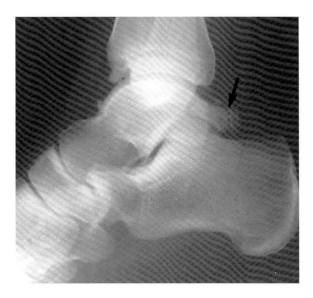

图 5-375　大的分段的三角骨

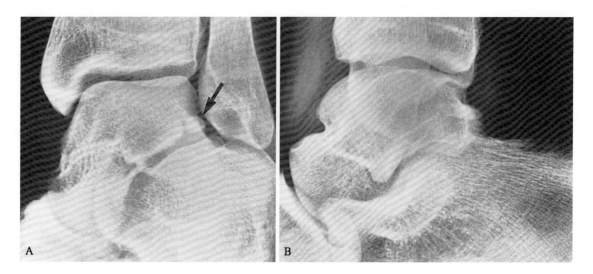

图 5-376 三角骨斜位片(A)可见,但在侧位片(B)中不见

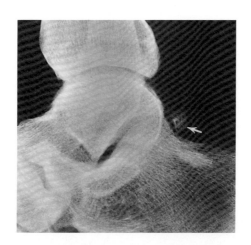

图 5-377 下位三角骨

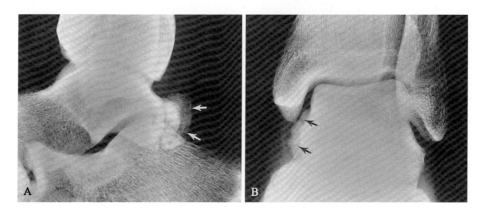

图 5-378 罕见外形的三角骨(A),前后位片(B)中亦可见

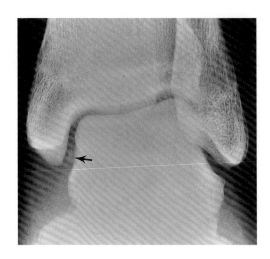

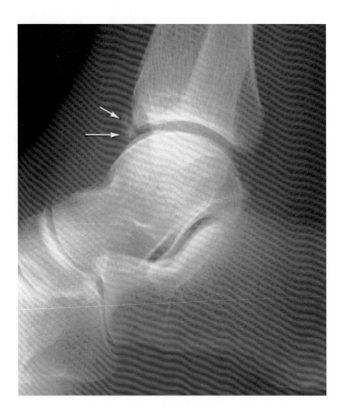

图 5-379　内踝与距骨间的距间骨(或籽骨)

图 5-380　胫距骨

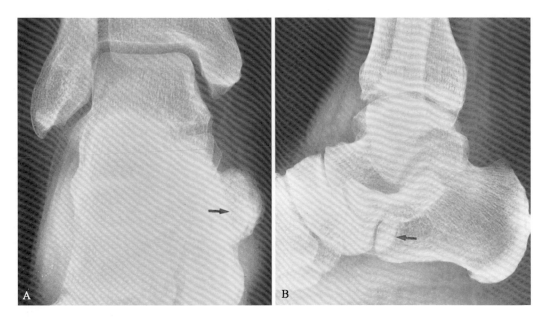

图 5-381　载距骨(引自:Kohler A,Zimmer EA:Borderlands of the Normal and Early Pathologic Findings in
Skeletal Roentgenology,4th ed. New York,Thieme,1993.)

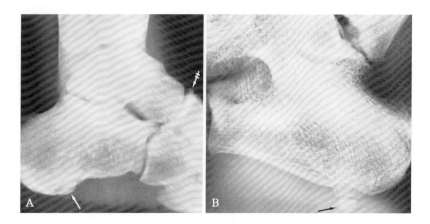

图 5-382　2 例跟骨结节副骨。A. 跟下骨(◀—)，还可见舟骨上骨(◀#)（引自：Kohler A，Zimmer EA：Borderlands of the Normal and Early Pathologic Findings in Skeletal Roentgenology，3rd ed. New York，Grune & Stratton，1968.）B：斜位投照示副骨起源于跟骨外侧壁滑车突尖部（引自：Silverman FN，Kuhn J：Caffey's Pediatric X-Ray Diagnosis，9th ed. St. Louis，Mosby，1993.）

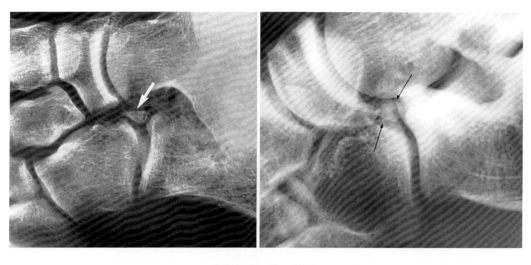

图 5-383　第二跟骨

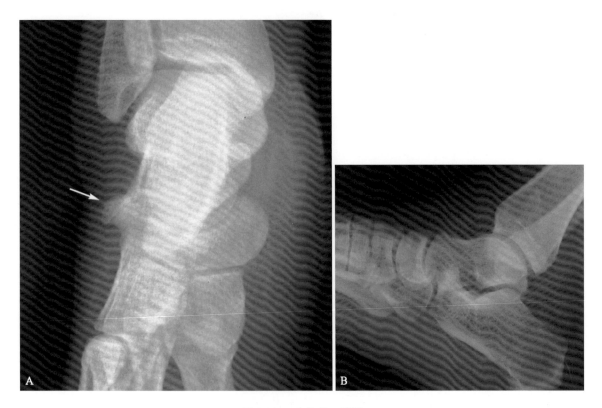

图 5-384　大的第二跟骨

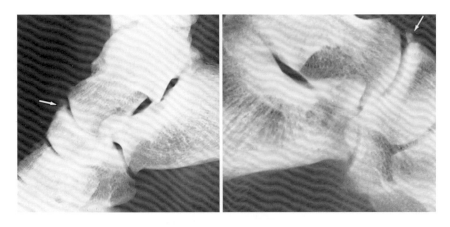

图 5-385　2 例舟上骨。此小骨常与撕脱骨折相混淆

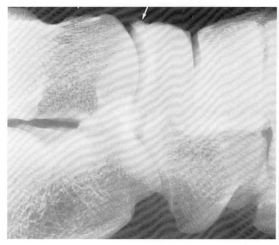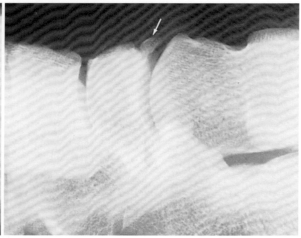

图 5-386　双侧舟上骨

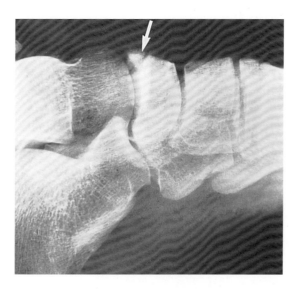

图 5-387　大舟上骨

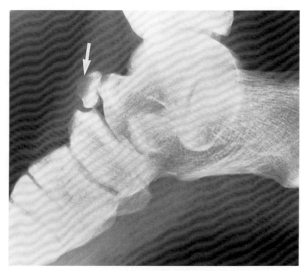

图 5-388　巨大舟上骨，与距骨和舟状骨形成关节

图 5-389　双侧巨大胫外骨

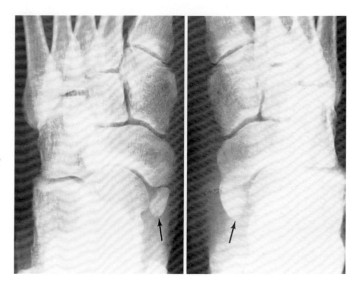

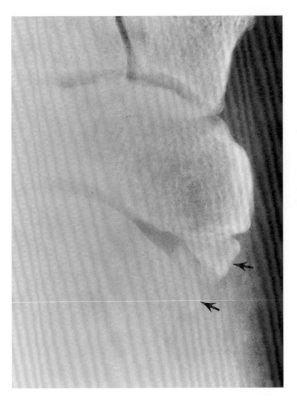

图 5-390　双胫外骨　　　　　　　　　　　图 5-391　多骨化中心胫外骨

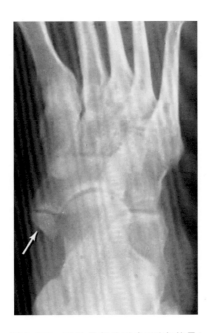

图 5-392　胫外骨部分融合（副舟状骨）

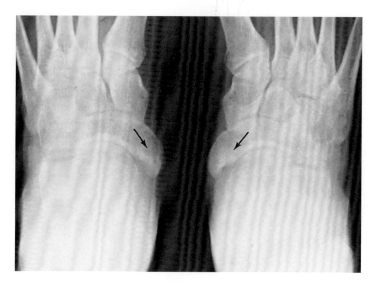

图 5-393　胫外骨与舟状骨完全融合(角状舟状骨)

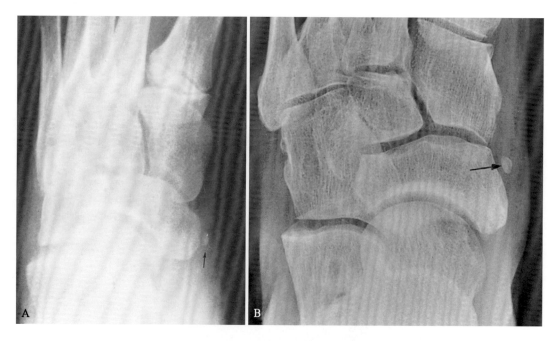

图 5-394　2 例舟状骨旁无名小骨

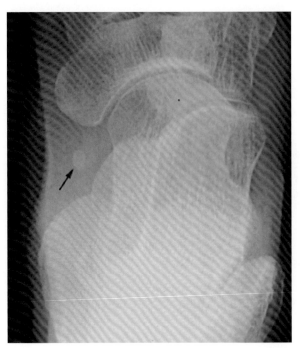

图 5-395　舟状骨下无名小骨

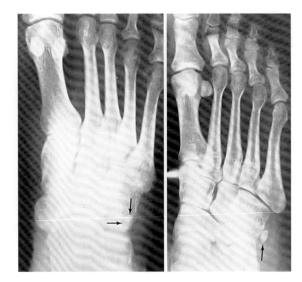

图 5-396　腓籽骨

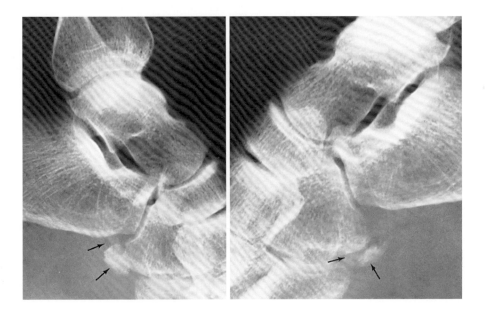

图 5-397　大的多骨化中心腓籽骨

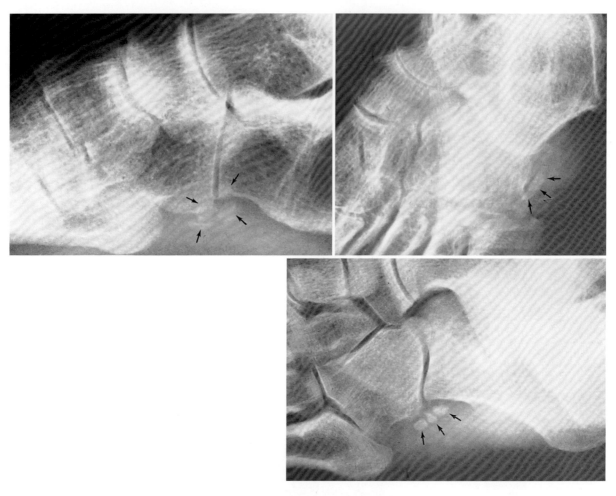

图 5-398　3 例多骨化中心腓籽骨

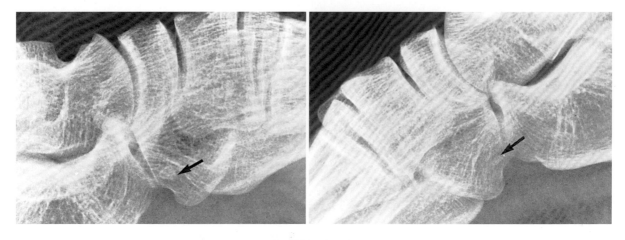

图 5-399　高位腓籽骨,重叠于骰骨上

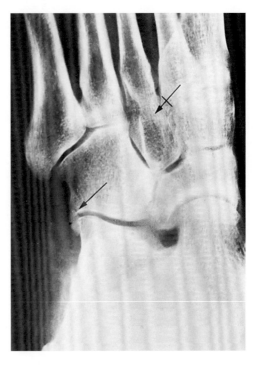

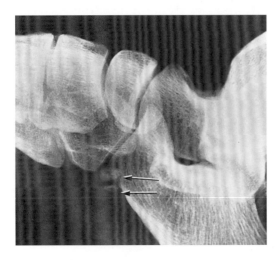

图 5-400 双腓籽骨形似骨折

图 5-401 腓籽骨导致形似骰骨与跟骨部分融合(◄—)。注意：外侧楔骨与第 3 跖骨间假性融合(◄╂)

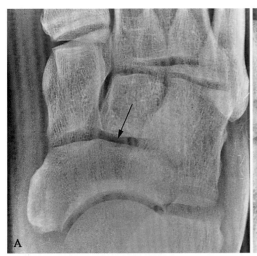

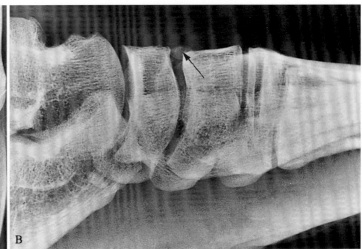

图 5-402 楔骨间骨

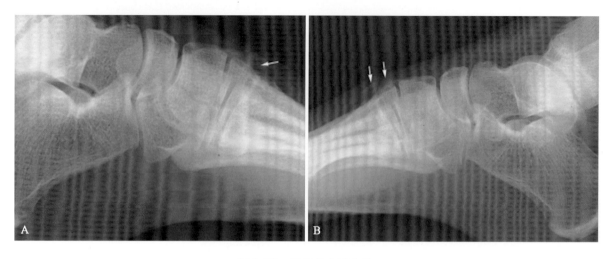

图 5-403　双侧足中部小骨

图 5-404　巨大的韦萨留斯小骨
　　　　　（参见图 5-537）

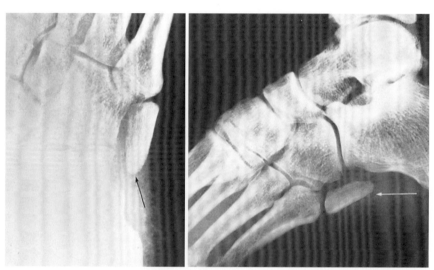

图 5-405　巨大的韦萨留斯小骨与第 5 跖骨基
　　　　　底部融合

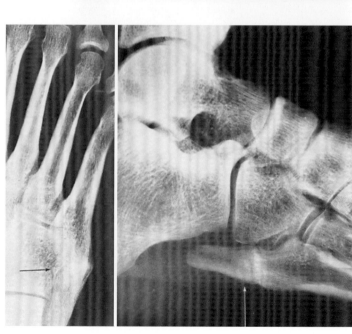

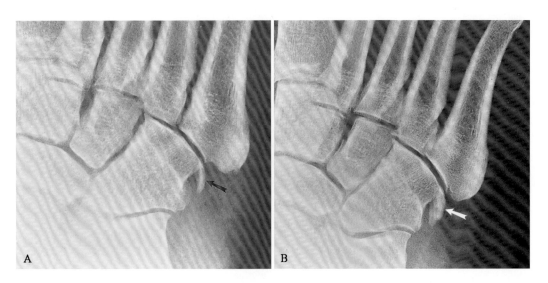

图 5-406　2 例无名小骨，可能位于腓骨长肌腱内

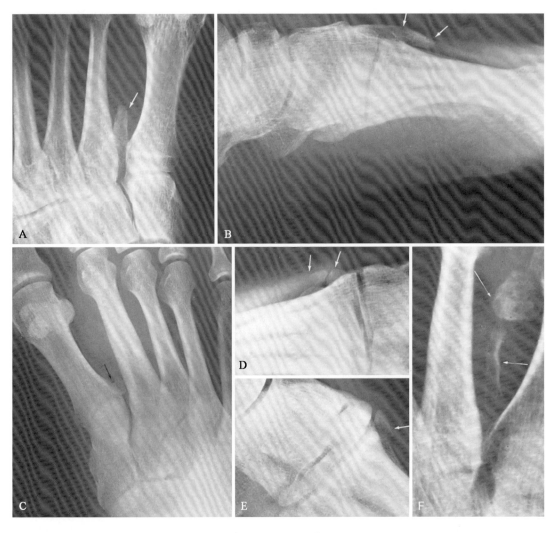

图 5-407　6 例不同形状的跖骨间骨。注意图 F 中的副骨位于跖骨远端

（二）距骨

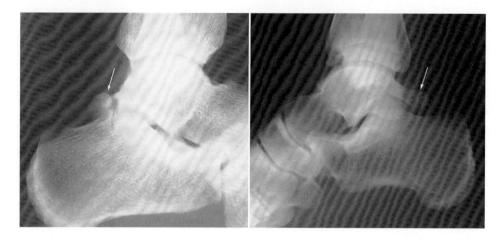

图 5-408　三角骨，勿误为距骨后突骨折。与三角骨相关的症状选择 MR 成像诊断最佳（引自：Karasick D，Schweitzer ME：The os trigonum syndrome：Imaging features. AJR Am J Roentgenol 166：125，1996.）

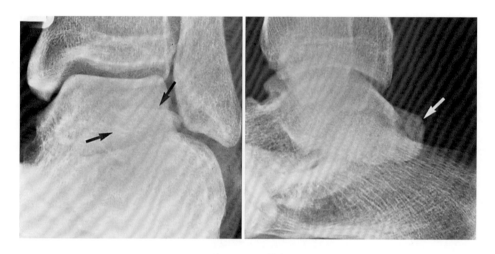

图 5-409　巨大的距骨后突

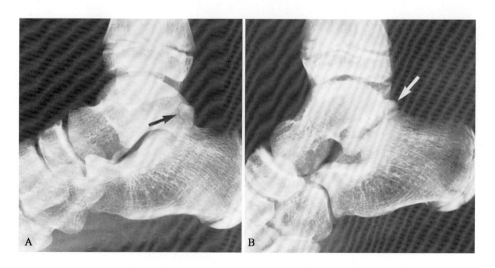

图 5-410　A. 三角骨投影在距骨上形似骨折；B. 标准侧位片示三角骨正常表现

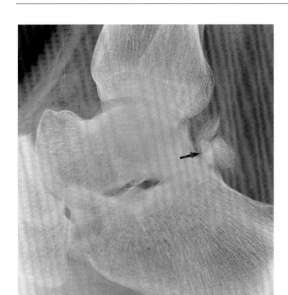

图 5-411　多骨化中心三角骨

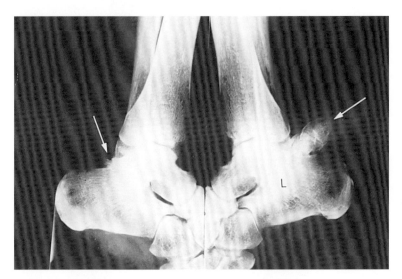

图 5-412　跟骨上副骨，左侧大，右侧小
（◄—）。此小骨从距骨后突上分
离，并与跟骨后上缘形成关节（引
自：Milgrom C, et al：Case report
341：Os accessorium supracalcane-
um of the left hind foot［also pres-
ent，but to a lesser extent，on the
right］．　Skeletal　Radiol 15：
150，1986.）

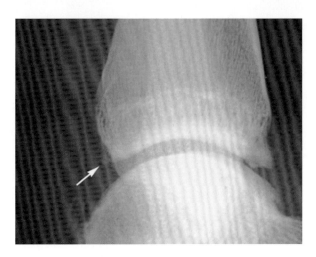

图 5-413　胫骨远端后侧无名小骨

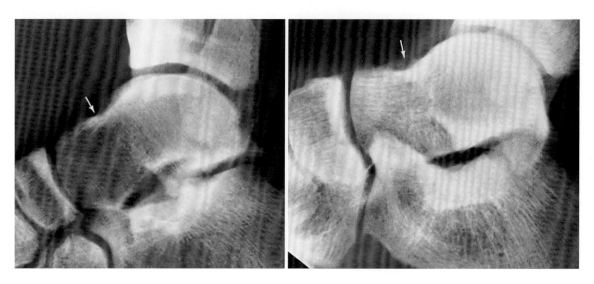

图 5-414　2 例距骨上方正常的碟形凹陷（引自：Resnick D：Talar ridges，osteophytes and beaks：A radiologic commentary．Radiology 151：329，1984．）

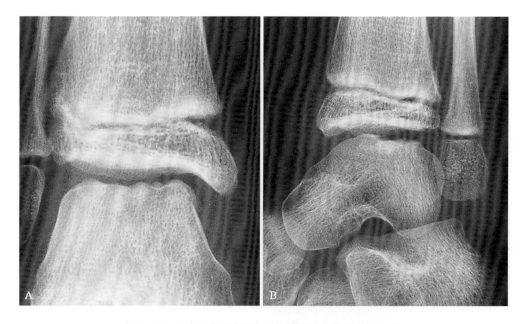

图 5-415　6 岁儿童距骨顶不规则骨化，但踝关节无症状

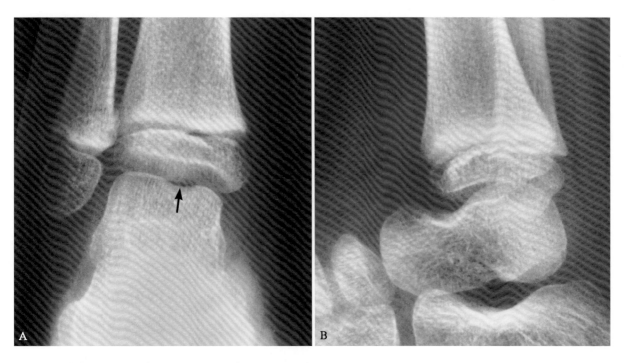

图 5-416 顿挫型双距骨(参见图 5-435)(引自:Kohler A,Zimmer EA:Borderlands of the Normal and Early Pathologic Findings in Skeletal Radiography,4th ed. New York,Thieme,1993.)

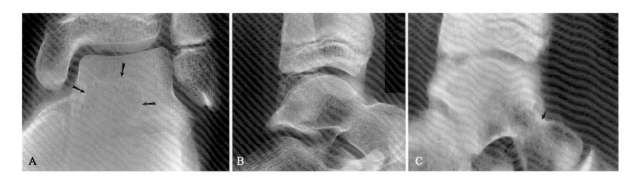

图 5-417 距骨腰部投影在距骨上形似囊肿。A 和 B. 平片;C. 分层摄影

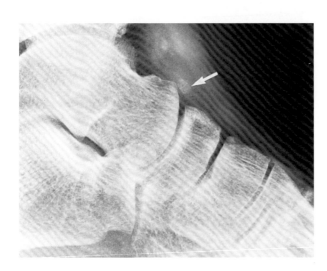

图 5-418 距上骨

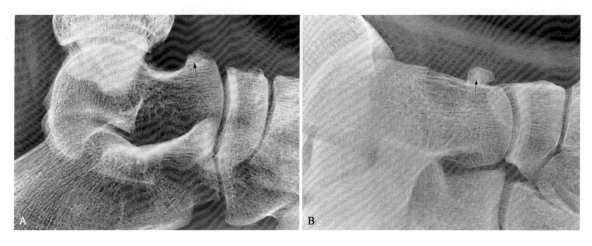

图 5-419　较大的距上骨

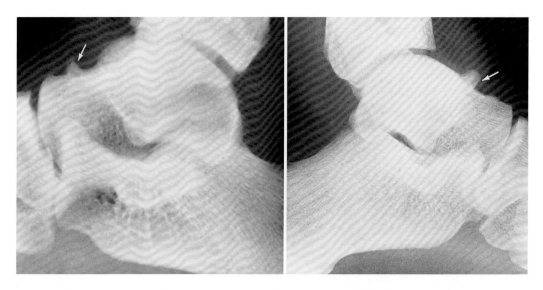

图 5-420　2 例不同形态的距骨嘴,为发育性变异,勿与邻近的距舟关节增生骨刺混淆

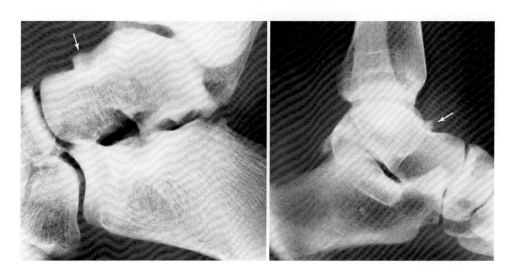

图 5-421　另 2 例距骨嘴

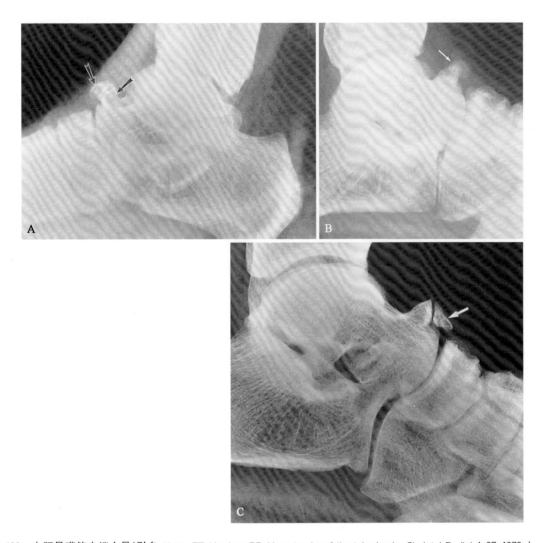

图 5-422　大距骨嘴伴尖端小骨(引自:Keats TE,Harrison RB:Hypertrophy of the talar beak. Skeletal Radiol 4:37,1979.)

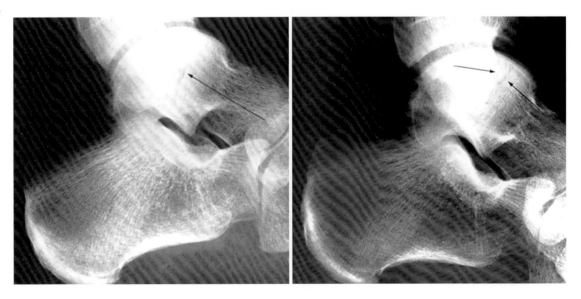

图 5-423　显著的骨小梁形似距骨骨折

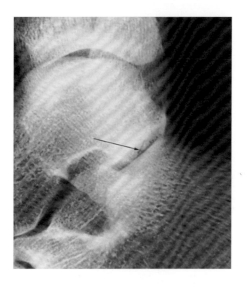

图 5-424　外踝与距骨后突重叠，形似距骨骨折

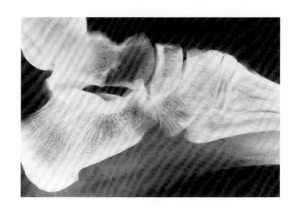

图 5-425　距下关节异常增宽形似跟距关节脱位，为投照时体位不正导致。注意：距骨垂直面缩短

图 5-426　摄片时位置不正造成形似跟距融合（引自：Shaffer HA Jr, Harrison RB：Tarsal pseudocoalition：A positional artifact. J Can Assoc Radiol 31：236，1980.）

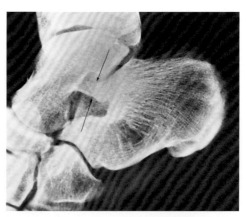

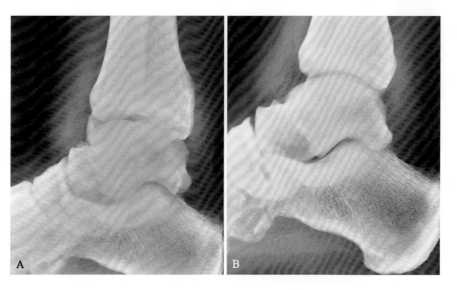

图 5-427　A. 旋转导致距骨假性脱位；B. 标准侧位投照示关系正常

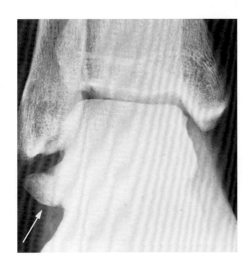

图 5-428　部分融合的副距骨

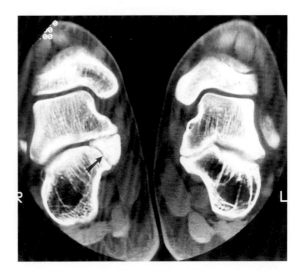

图 5-429　CT 扫描示双侧载距骨，左侧已融合。载距骨是副骨，位于距骨后端稍上方（引自：March HC，London RI：The os sustentaculi．Am J Roentgenol Radium Ther Nucl Med 76：1114，1956．）可合并存在载距骨与距骨间的副关节（引自：Bloom RA，et al：The assimilated os sustentaculi．Skeletal Radiol 15：455，1986．）

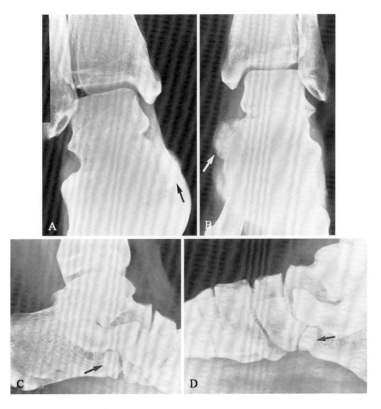

图 5-430　大的胫外骨可与载距骨相混淆，载距骨位置较低。A 和 B．正位投照；C 和 D．侧位投照

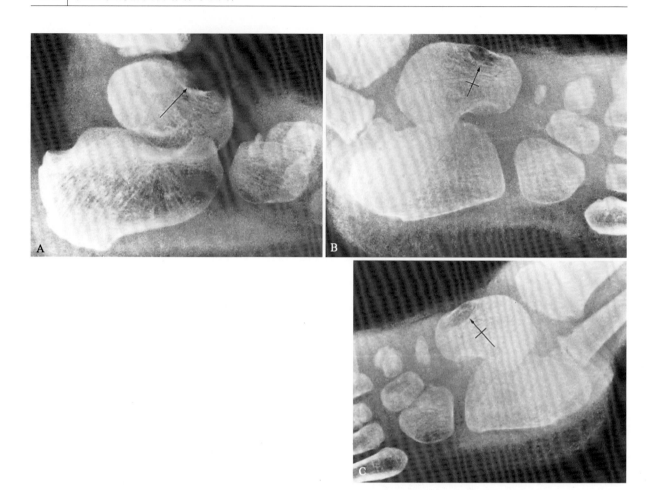

图 5-431　图 A 中距骨上面陷窝(◀━)在斜位投照时(B 和 C)形似异常表现(◀+)

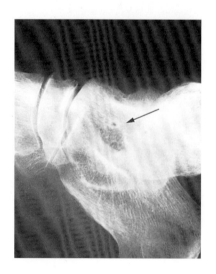

图 5-432　距骨滋养孔

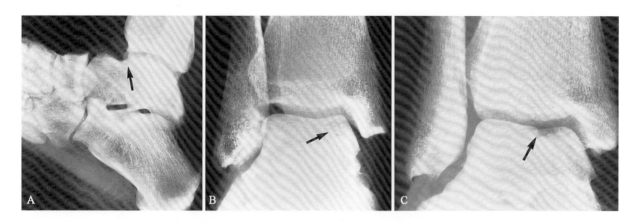

图 5-433　A. 成人距骨上面深凹陷;B 和 C. 在正位与斜位投照时形似明显异常

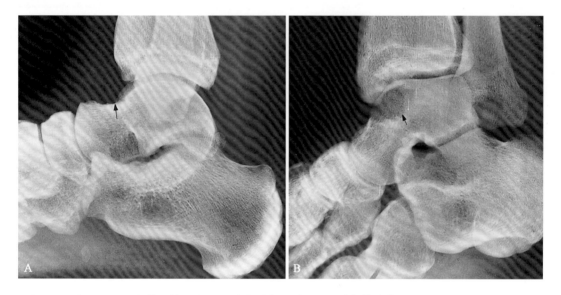

图 5-434　如图 5-433 所描述的凹陷很深,在斜位投照时可形似破坏性病变。A. 侧位投照;B. 斜位投照

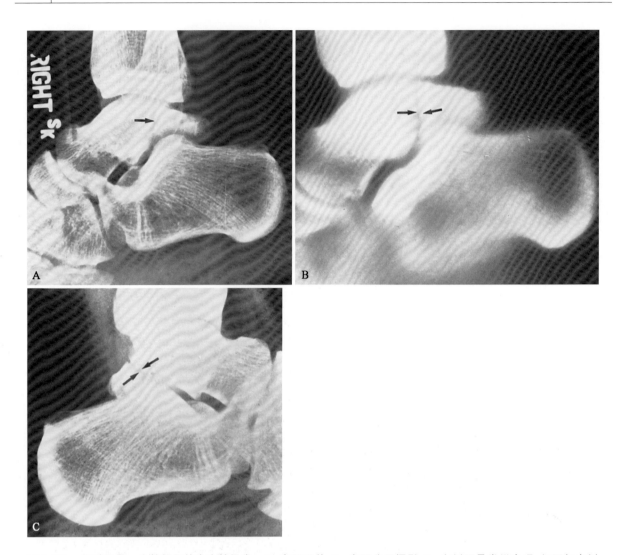

图 5-435　分裂距骨。为较罕见的发育性异常。A. 右踝平片；B. 右踝分层摄影；C. 左侧距骨类似表现，但不如右侧
　　　　明显（引自：Schreiber A et al：Talus partitus：A case report. J Bone Joint Surg Br 67：430，1985.）（Courtesy
　　　　of Dr. L.W. Bassett.）

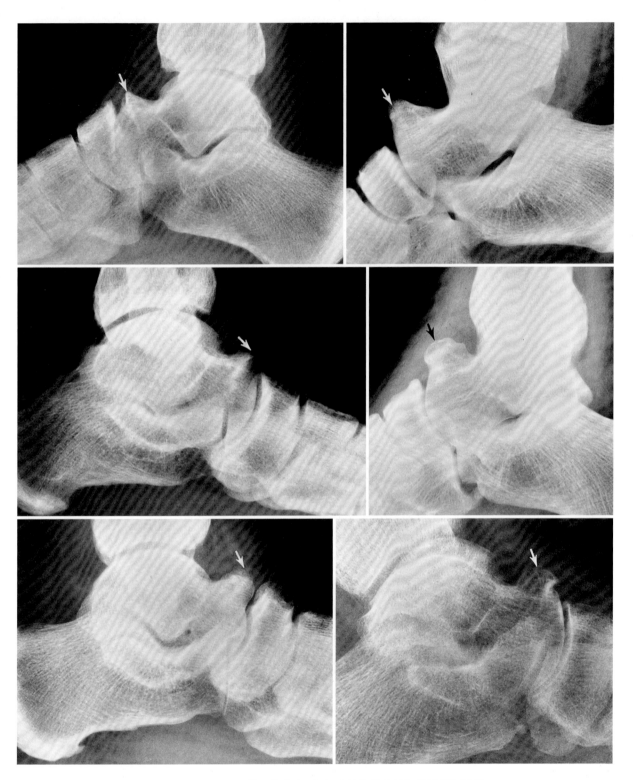

图 5-436　几例罕见的距骨前突,勿与跗骨关节处退行性骨刺相混淆

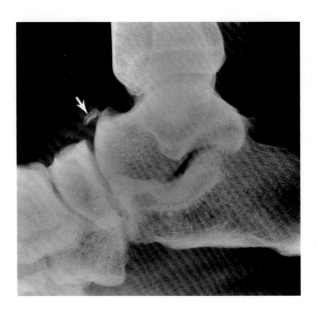

图 5-437　距骨远端罕见外形,见一副小骨

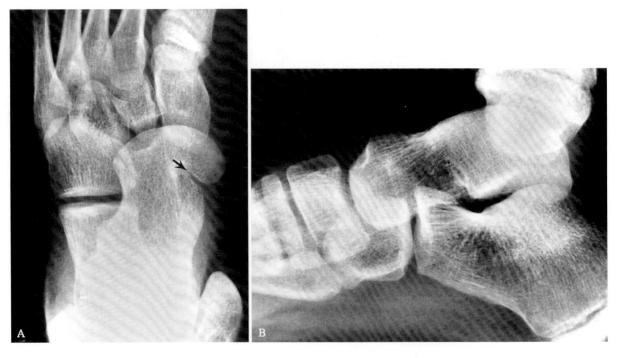

图 5-438　距骨与舟状骨部分联合。A. 前后位;B. 侧位

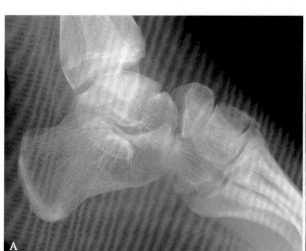
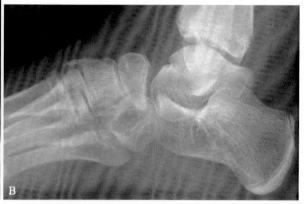

图 5-439 11 岁儿童双侧距骨与舟状骨罕见形态

（三）跟骨

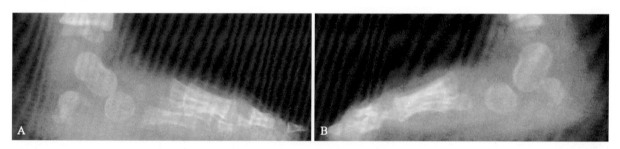

图 5-440 1 岁半幼儿双侧跟骨发育不全

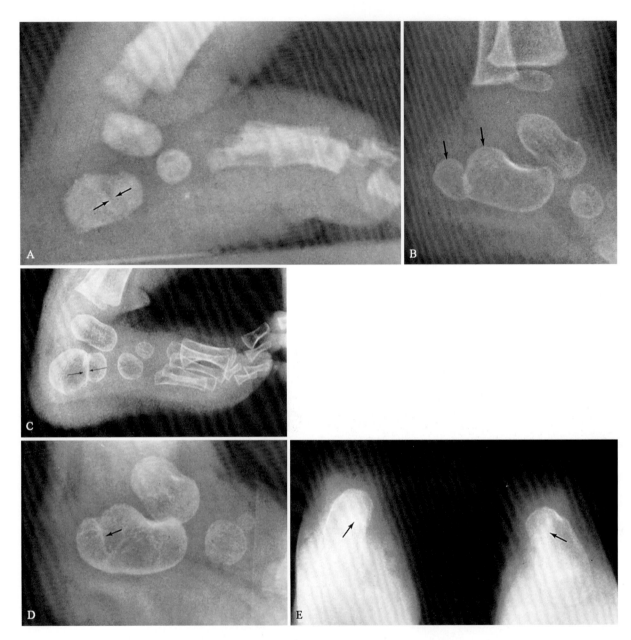

图 5-441　跟骨体双骨化中心的各种形态。跟骨体双骨化中心可见于骨骼发育不良的婴儿,亦可偶见于无明显异常的婴儿。A. 新生儿跟骨中央裂隙;B. 2 岁幼儿,两个边界清楚的骨化中心;C 到 E. 闭合中的双骨化中心

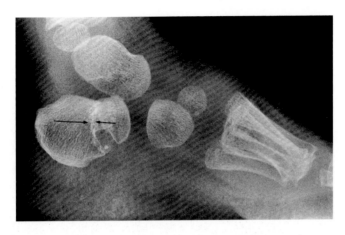

图 5-442　跟骨双骨化中心伴不规则钙化

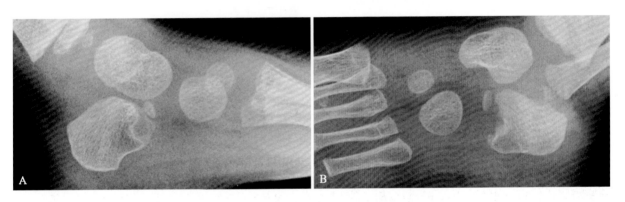

图 5-443　2 岁幼儿双侧跟骨明显的不规则骨化模式

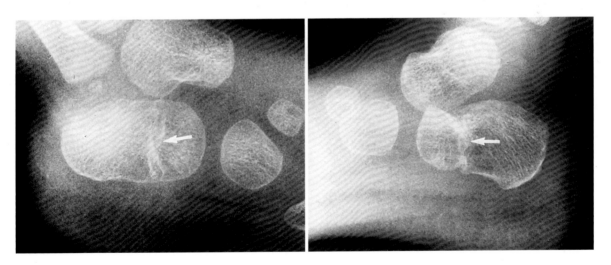

图 5-444　闭合中的双侧跟骨双骨化中心

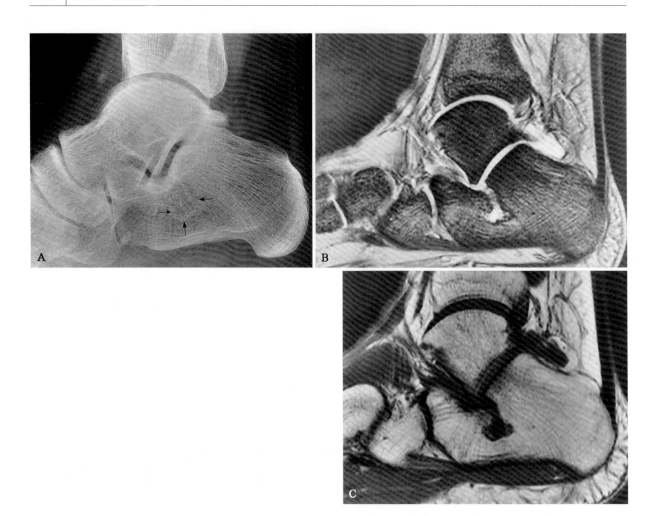

图 5-445　跟骨中部不规则透亮区，MRI 显示为软骨信号，可能为早期骨化中心分裂的残迹。A. 侧位平片；B. 梯度回波 T_2 加权像；C. T_1 加权像

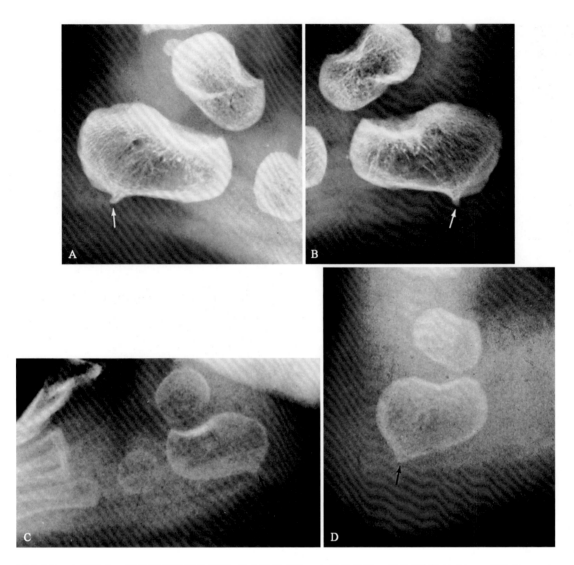

图 5-446　4 例婴儿一过性发育性跟骨骨刺,于 1 岁时消失。A 和 B 为同一婴儿(引自:Robinson HM:Symmetrical reversed plantar calcaneal spurs in children. Radiology 119:187,1976; van Wiechen PJ:Reversed calcaneal spurs in children:A normal variant? Skeletal Radiol 16:17,1987.)

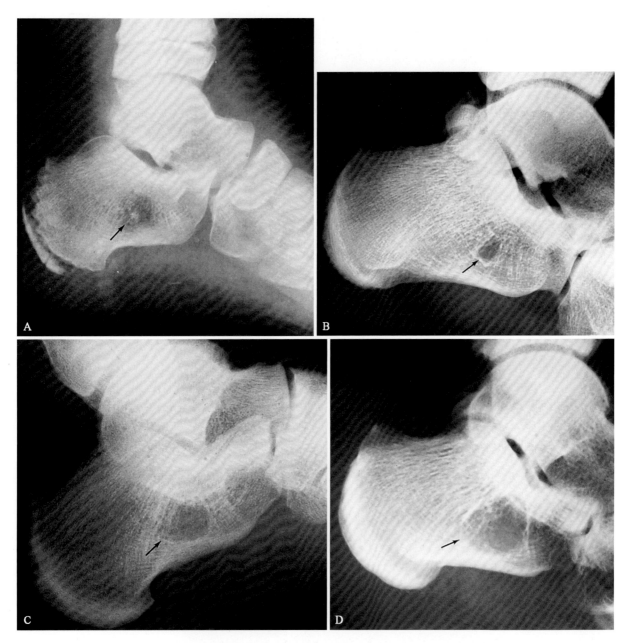

图 5-447　4 例跟骨骨小梁正常排列导致的假性囊肿。囊中有营养孔,如图 A,有助于鉴定透亮区为假性囊肿。此变异易与跟骨真性囊肿混淆(引自:Keats TE:The calcaneal nutrient canal. Skeletal Radiol 3:329,1979.)

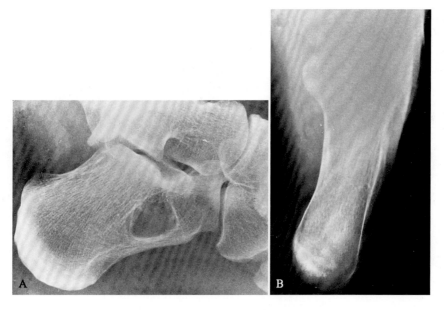

图 5-448　跟骨假性囊肿。鉴别真假性囊肿最简单的方法是采用跟骨轴位投照(B),轴位投照时假性囊肿不见

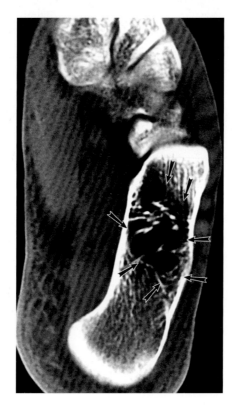

图 5-449　CT 轴位扫描所示的跟骨假性囊肿

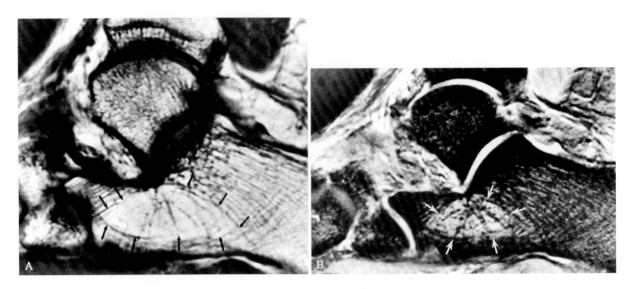

图 5-450　MRI 所示的跟骨假性囊肿。A.T_1 加权像;B. 梯度回波 T_2 加权像

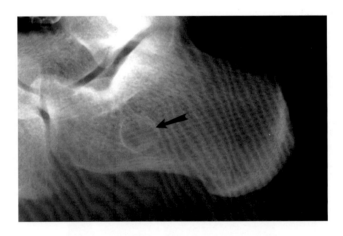

图 5-451　跟骨假性囊肿,轴位显示无异常

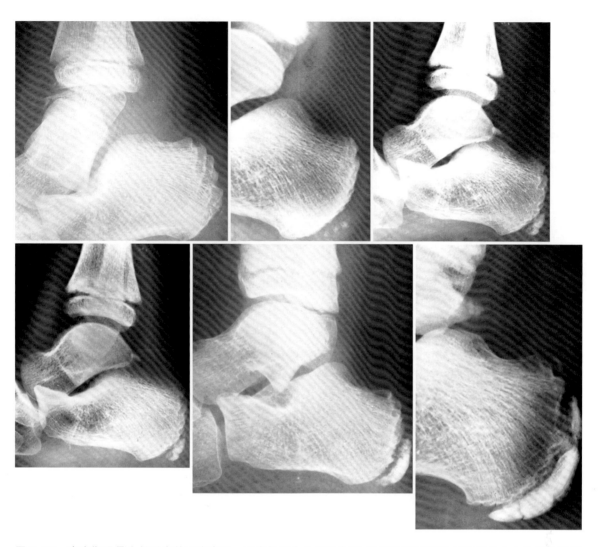

图 5-452　青春期跟骨生长形态的正常变异。二次骨化中心未闭合前,跟骨结节不规则、二次骨化中心高密度影以及分裂现象均为正常的生长表现

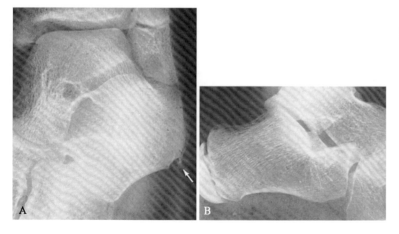

图 5-453　斜位投照时骨突产生的形似跟骨结节骨折的表现。见于跟骨骨突闭合前,由骨突尾侧尖影造成,如斜位片(A)所示。侧位片(B)不见(引自:Four normal anatomic variations of importance to radiologists. Am J Roentgenol Radium Ther Nucl Med 78:89,1957.)

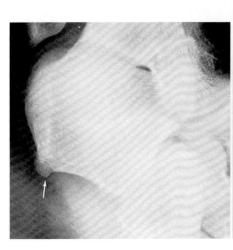
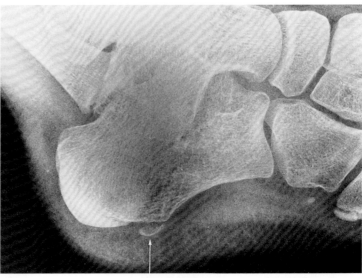

图 5-454　另两例斜位片所见跟骨结节骨化中心的尖端

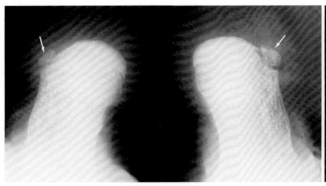
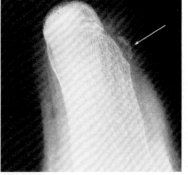

图 5-455　青春期跟骨骨突形态。此投照位所见的骨化中心在侧位投照时不见

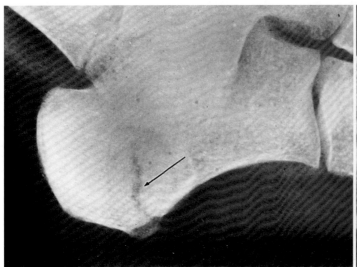
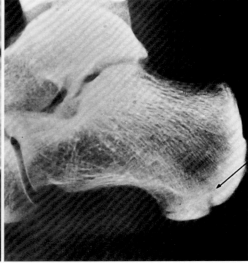

图 5-456　跟骨结节二次骨化中心未闭合,形似跟骨骨折

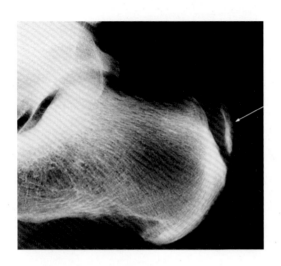

图 5-457　成人跟骨骨突部分未闭合

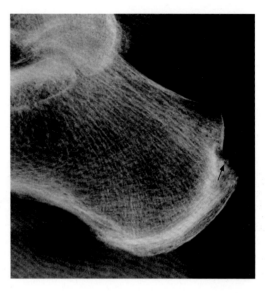

图 5-458　跟骨上方暗礁样形态,勿误为侵蚀性改变

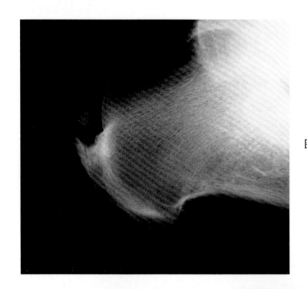

图 5-459　一例更极端的跟骨骨突部分未闭合

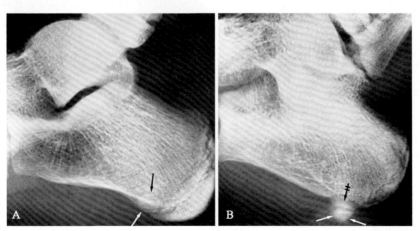

图 5-460　跟骨侧壁滑车突尖部的二次骨化中心(◀—),仅见于斜位投照。滑车突可明显见到形似外生骨疣(◀╫),如本例所见

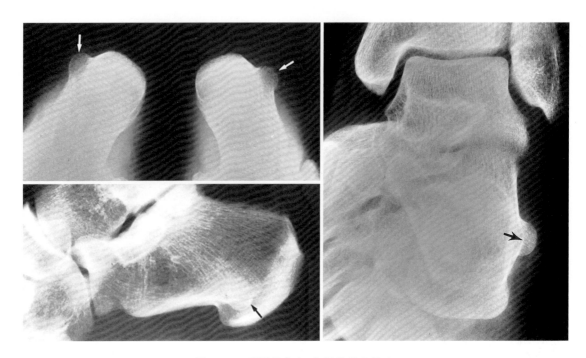

图 5-461　跟骨滑车突,勿误为外生骨疣

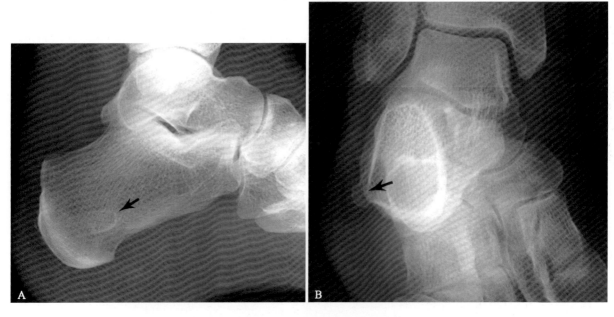

图 5-462　侧位投照时跟骨滑车突导致的明显透亮区

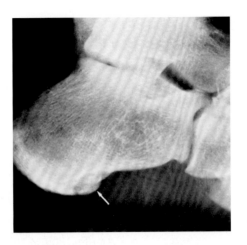

图 5-463　跟下骨，非撕脱性骨折

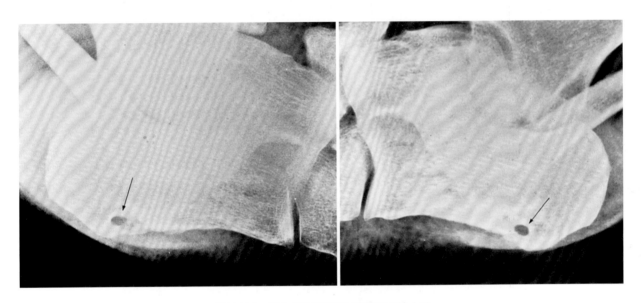

图 5-464　斜位投照示跟骨结节发育性小孔

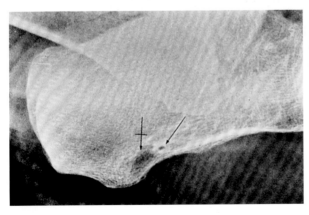

图 5-465　跟骨滋养孔(◄—)及凹陷(◄+)，可被误为异常

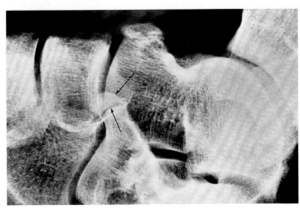

图 5-466　第二跟骨，勿误为跟骨前突骨折

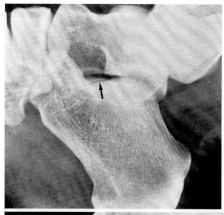

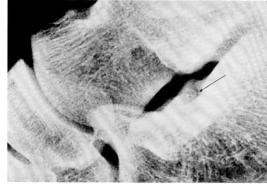 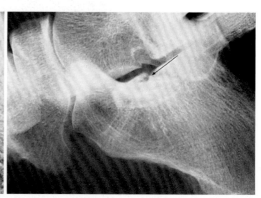

图 5-467　3 例载距骨形似跟骨上缘骨折

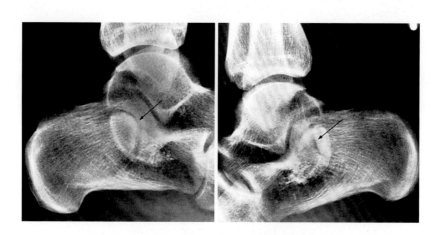

图 5-468　载距骨造成的假性骨折

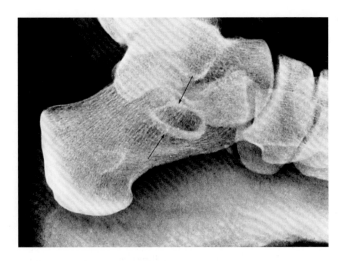

图 5-469　载距骨形成的假性囊肿

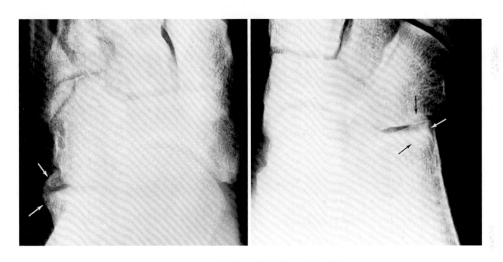

图 5-470　跟骨与骰骨间的不完全骨桥

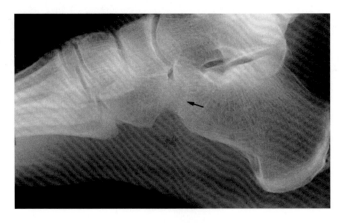

图 5-471　跟骨骰骨联合

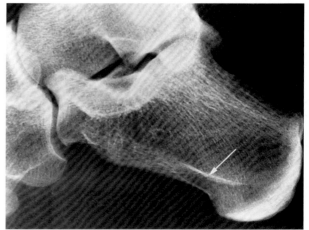

图 5-472　跟骨中显著的骨小梁，被误为应力骨折。此为常见征象

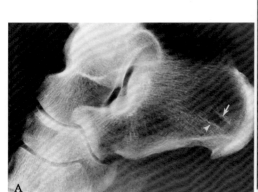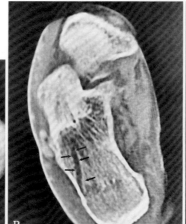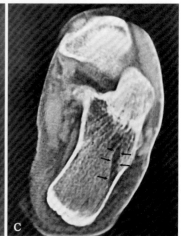

图 5-473　A. 跟骨显著骨小梁形似病灶；B 和 C. 双侧 CT 轴位扫描所见

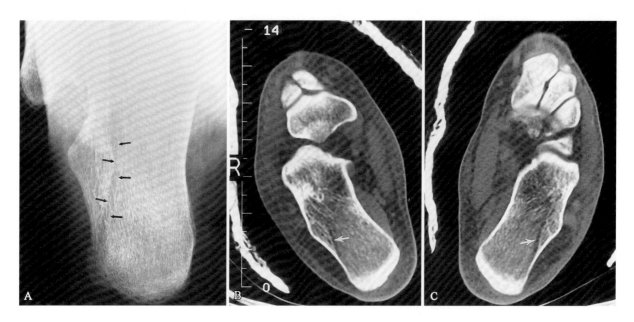

图 5-474　A. 跟骨轴位投照示假性骨折，与图 5-473 机制相同；B 和 C. 双侧跟骨 CT 轴位扫描证实

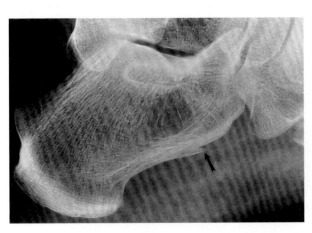

图 5-475　足底长韧带附着处,勿误为骨刺或骨疣

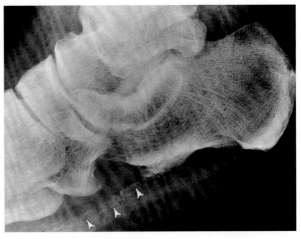

图 5-476　24 岁健康男性足底长韧带钙化,无临床意义

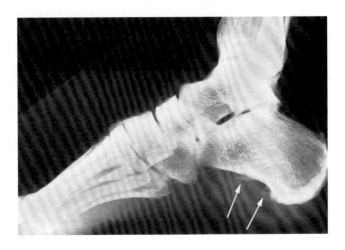

图 5-477　足底软组织血管钙化与跟骨跖侧面骨疣样突起,可能与足底长韧带有关

（四）舟状骨

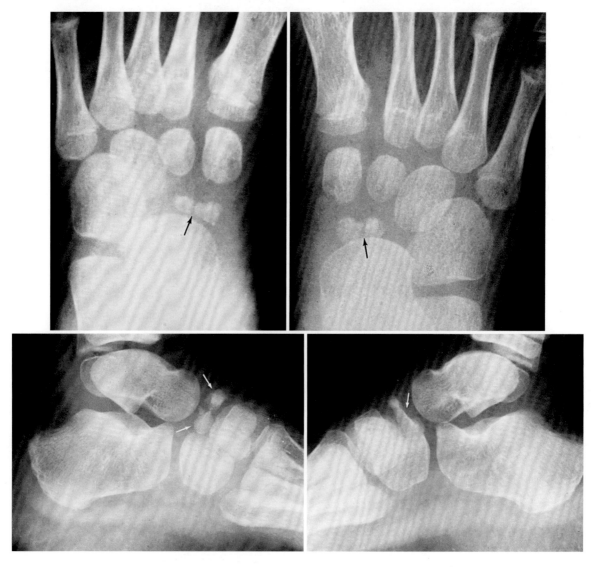

图 5-478　6 岁儿童舟状骨正常骨化，有两个不规则骨化中心

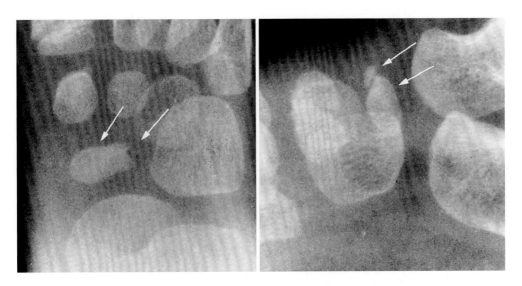

图 5-479 舟状骨两个不同大小的骨化中心

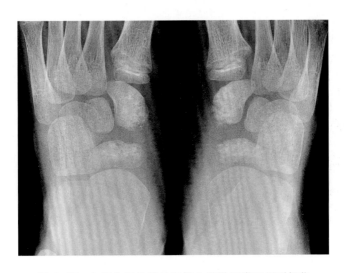

图 5-480 8 岁儿童舟状骨与第 1 楔骨正常不规则钙化

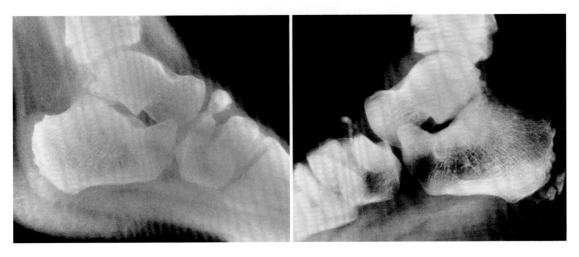

图 5-481 8 岁男孩双侧舟状骨不规则骨化。跟骨骨突亦不对称

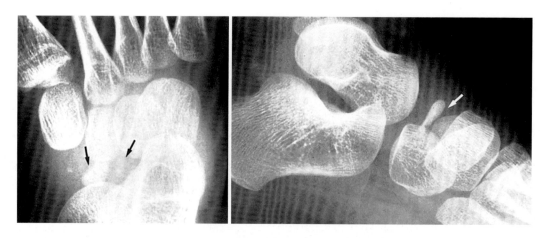

图 5-482　5 岁男孩舟状骨不规则骨化,被误诊为 Kohler 病

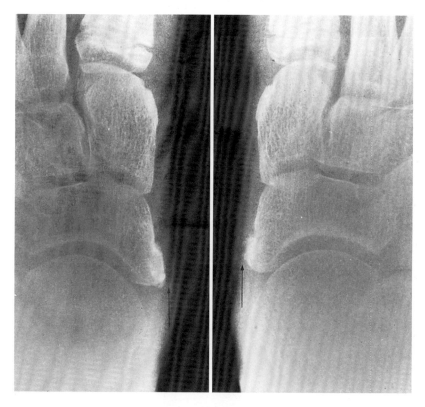

图 5-483　12 岁男孩舟状骨内侧发育性不规则

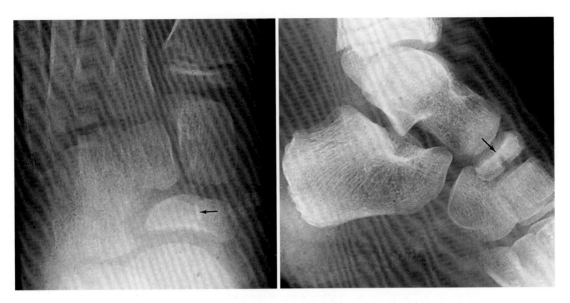

图 5-484　8 岁男孩舟状骨双骨化中心融合不全,形似骨折

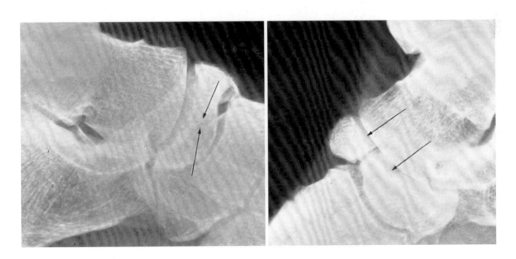

图 5-485　成人双侧二分舟状骨(引自:Kohler A,Zimmer EA:Borderlands of Normal and Early Pathologic Findings in Skeletal Radiography,4th ed. New York,Thieme,1993; Shawdon A,et al:The bipartite tarsal navicular bone:Radiographic and computed tomography findings. Australas Radiol 39:192,1995.)

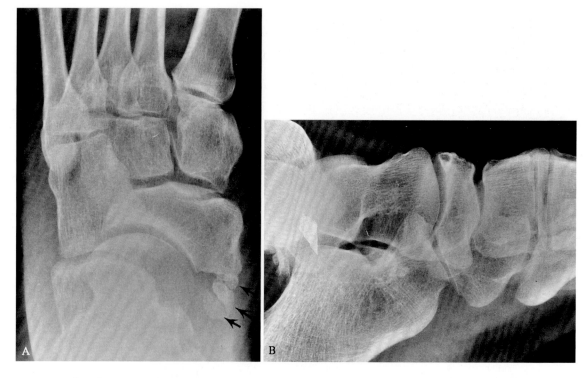

图 5-486 未完全分开的舟状骨。A. 前后位投照。注意多骨化中心的胫外骨(◄—) ;B. 侧位投照(参见图 5-488)

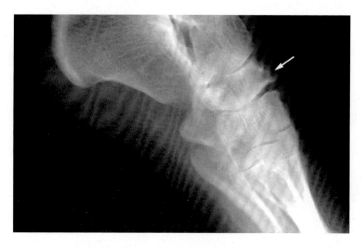

图 5-487 舟状骨异常外观,与图 5-486 类似

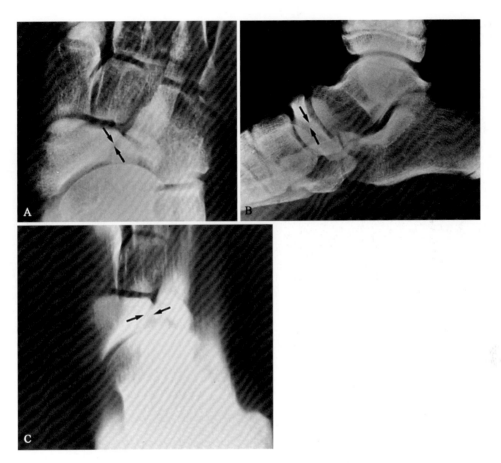

图 5-488　二分舟状骨。A. 正位；B. 侧位；C. 正位分层摄影

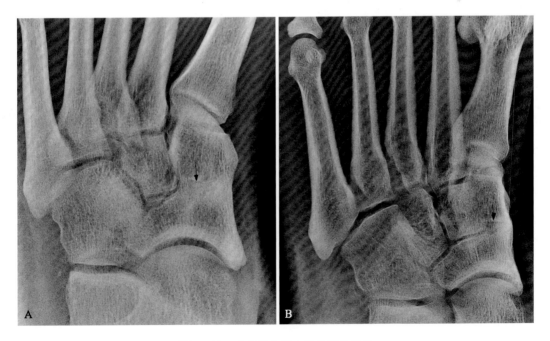

图 5-489　舟状骨与第 1 楔骨部分融合

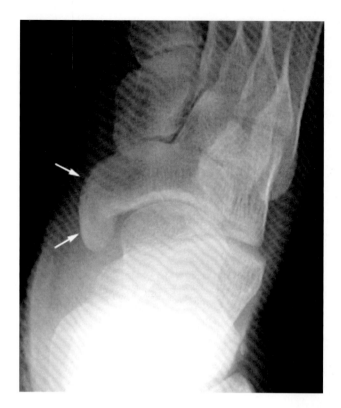

图 5-490　角状舟骨

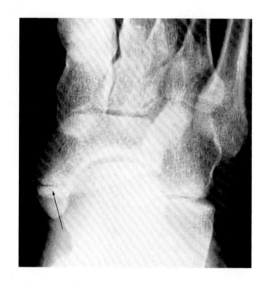

图 5-491　胫外骨可被误为骨折,胫外骨可引起症状
(引自:Lawson JP,et al:The painful acces-
sory navicular. Skeletal Radiol 12:250,
1984 Grogan DP,et al:The painful acces-
sory navicular:A clinical and histopatholog-
ical study. Foot Ankle 10:164,1989.)

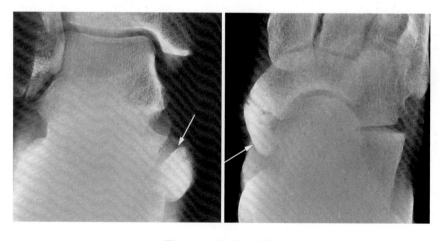

图 5-492　巨大胫外骨

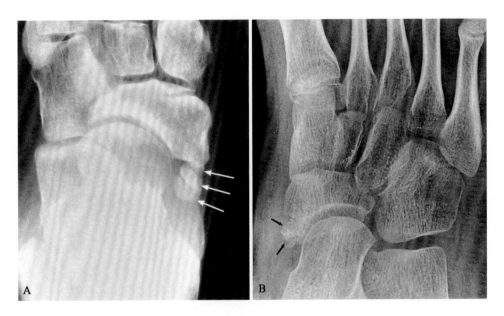

图 5-493　两例多骨化中心的胫外骨

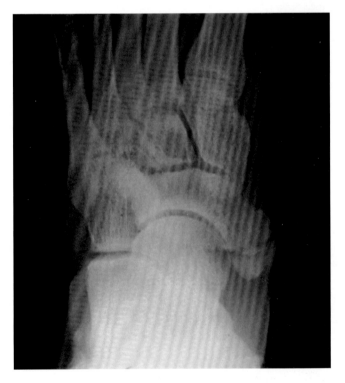

图 5-494　角状舟骨及巨大的胫外骨

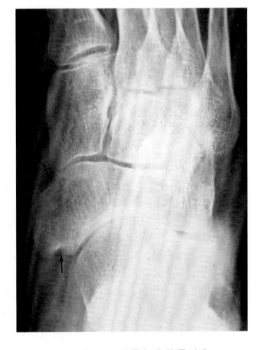

图 5-495　胫外骨与舟状骨融合

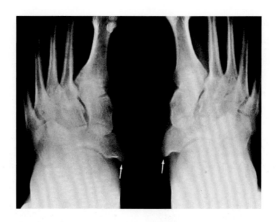

图 5-496 舟状骨的外形提示其与胫外骨完全融合（角状舟骨）

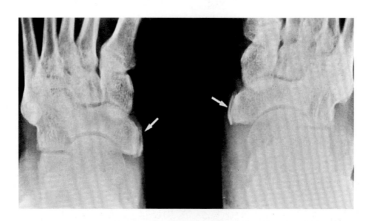

图 5-497 罕见的双侧胫外骨

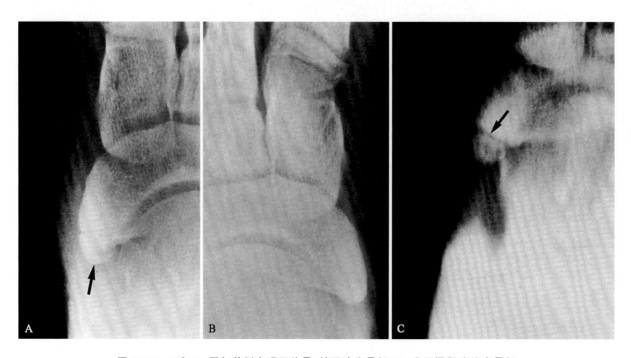

图 5-498 A 和 B. 因仅单侧出现胫外骨,被误诊为骨折;C. 分层摄影确认未骨折

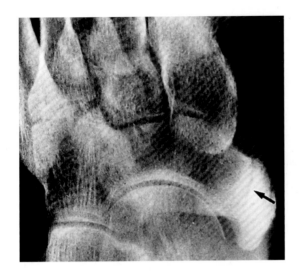

图 5-499　胫外骨部分融合,被误为骨折

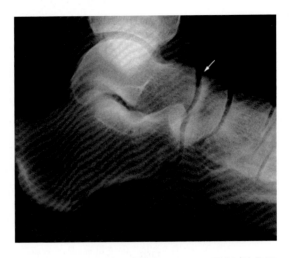

图 5-500　青年人常见舟状骨后上缘小骨刺,并非退行性关节炎表现

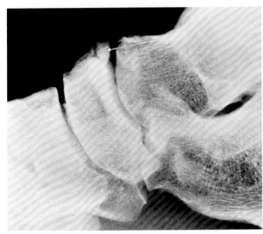
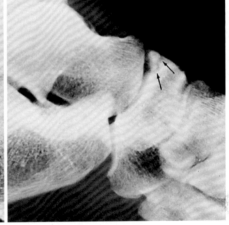

图 5-501　部分融合的舟上骨,可被误为撕脱性骨折

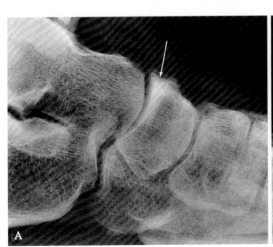
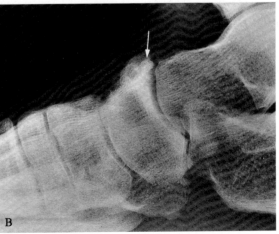

图 5-502　双侧舟上骨完全融合

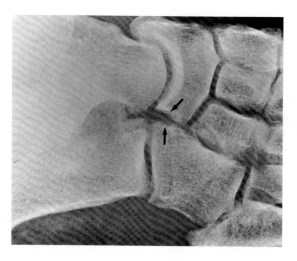

图 5-503　斜位投照,舟状骨与骰骨关节缘正常的不规则,勿误为关节炎表现

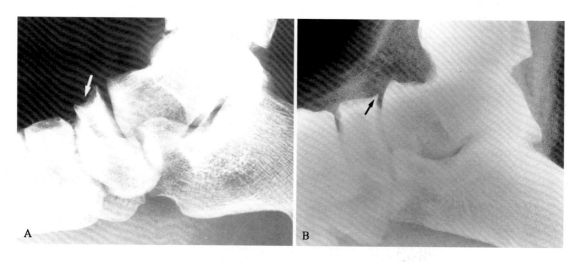

图 5-504　年轻人舟状骨上面的罕见形状

（五）楔状骨

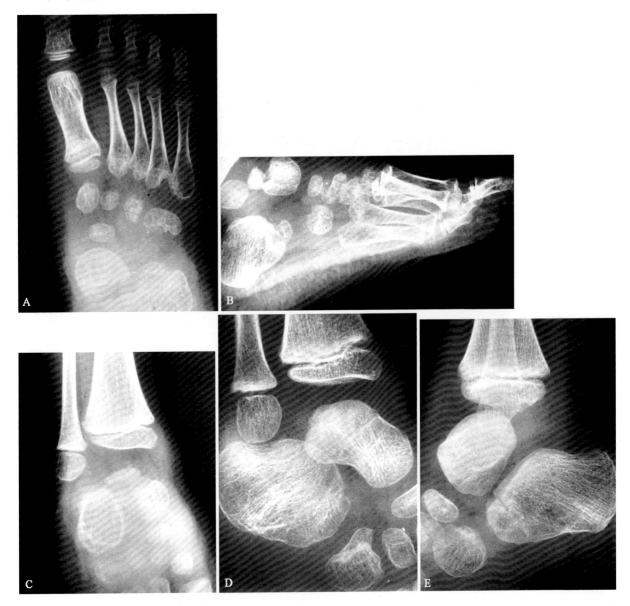

图 5-505　A～C.4 岁儿童右足跗骨正常的不规则骨化。注意：跟骨及距骨双骨化中心，楔状骨形状不规则；D.6 岁时的右足，注意距骨后方残存的不规则；E.6 岁时的左足，注意持续存在的跟骨分裂

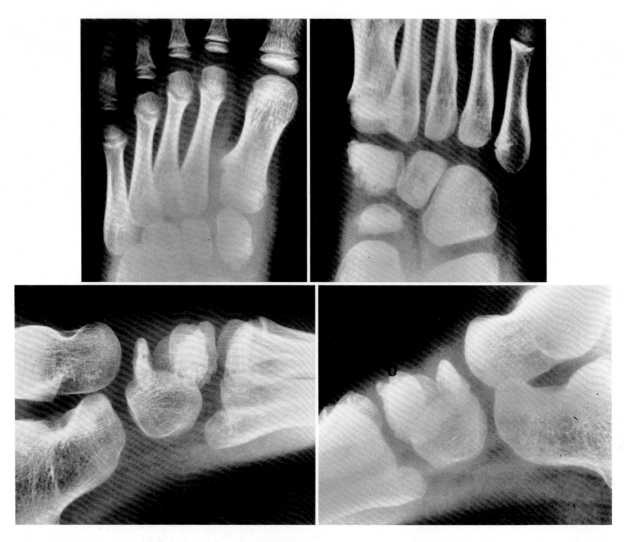

图 5-506　6 岁男孩双侧跗骨发育性不规则。随生长发育逐渐消失

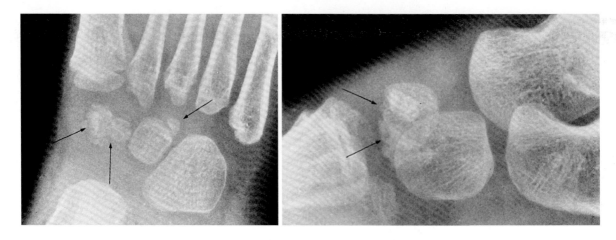

图 5-507　4 岁男孩楔状骨不规则骨化

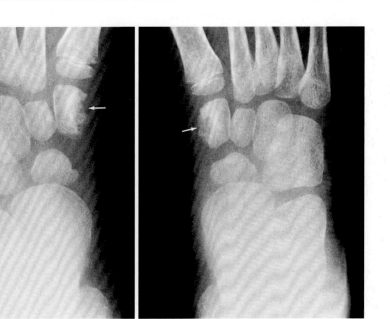

图 5-508　6 岁男孩第 1 楔状骨不规则骨化

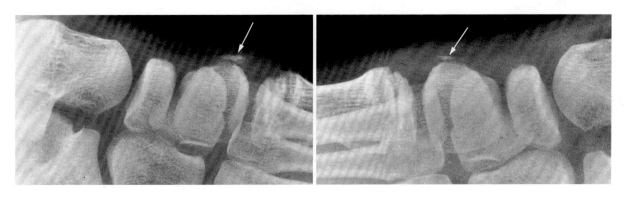

图 5-509　9 岁男孩双侧第 1 楔状骨尖端的副骨化中心

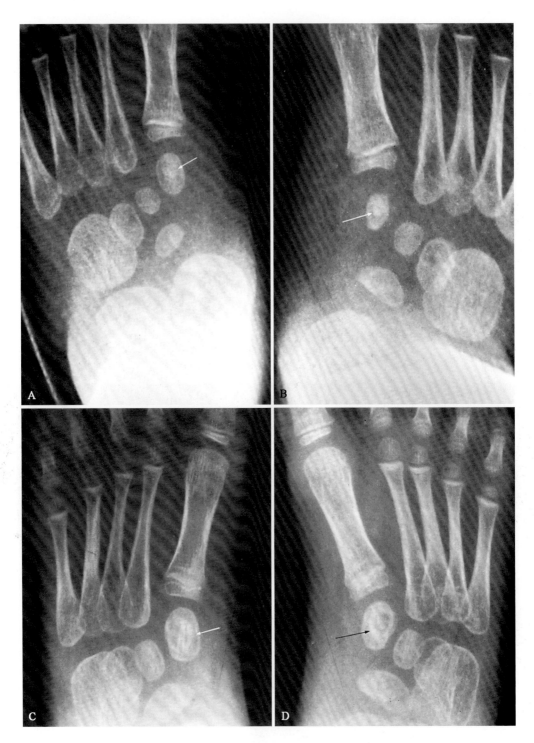

图 5-510　A 和 B. 3 岁男孩第 1 楔状骨中心致密区;C 和 D. 1 年后所见

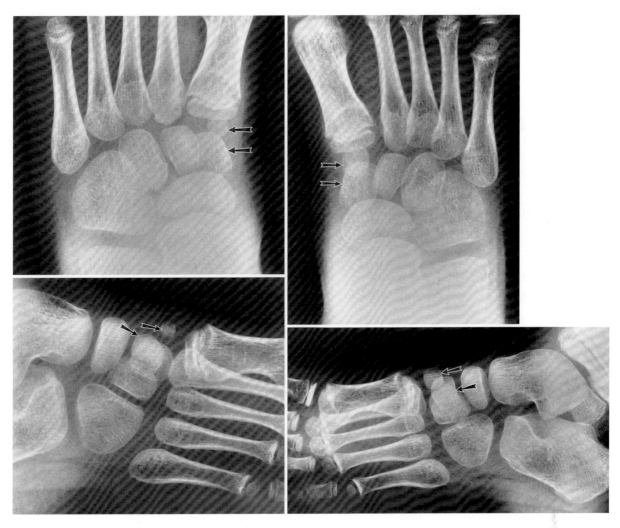

图 5-511 6 岁男孩两侧双第 1 楔状骨（引自：Kohler A，Zimmer EA：Borderlands of the Normal and Early Pathologic Findings in Skeletal Roentgenology，4th ed. New York，Thieme，1993.)

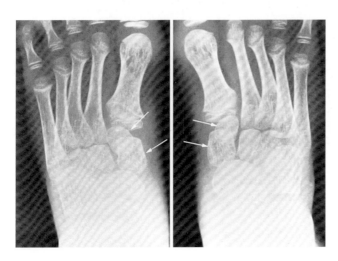

图 5-512 6 岁儿童两侧双第 1 楔状骨

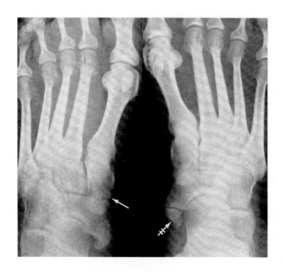

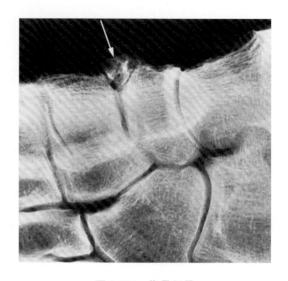

图 5-513 左足双第 1 楔状骨(←),双第 1 楔状骨常分为背侧与跖侧两部分。右足胫外骨(←+)(引自:Kohler A, Zimmer EA: Borderlands of the Normal and Early Pathologic Findings in Skeletal Roentgenology,4th ed. New York,Thieme, 1993.)

图 5-514 楔骨间骨

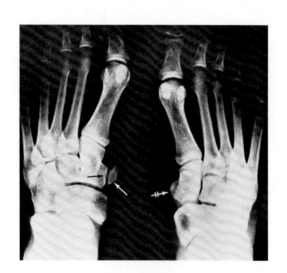

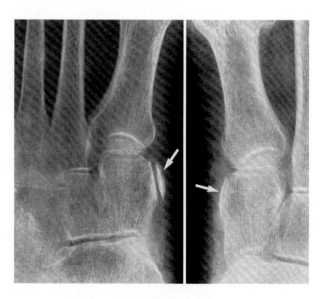

图 5-515 左足起自第 1 楔状骨的额外骨(←),右足则表现为骨性隆起(←+)(引自:Rao B:Supernumerary toe arising from the medial cuneiform: A case report. J Bone Joint Surg 61:308, 1979.)

图 5-516 起自第 1 楔状骨的额外骨

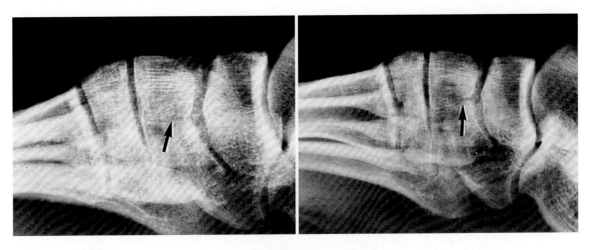

图 5-517　楔状骨重叠影形似骨折

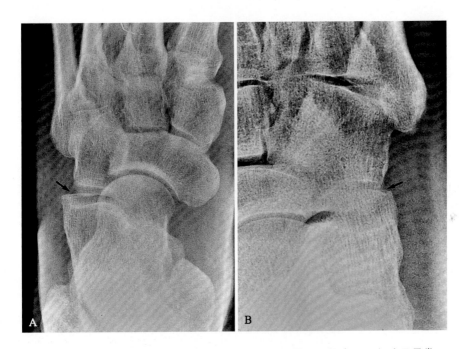

图 5-518　2 例跟骨与骰骨间半脱位假象，由足部位置不正导致。CT 证实无异常

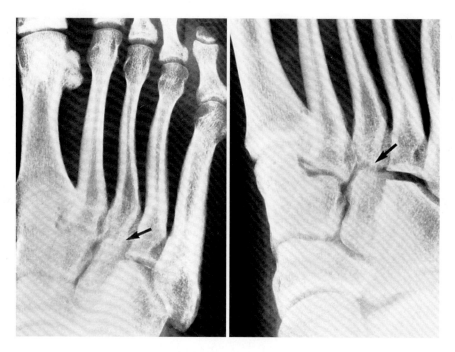

图 5-519　左．第 3 跖骨基底部与外侧楔状骨间假性融合；右．较大角度倾斜位片可澄清

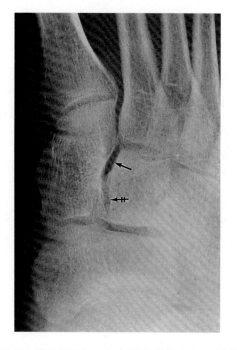

图 5-520　第 1 与第 2 楔状骨间正常的间隙(◀—)，勿误为创伤改变。内侧面的沟亦为正常现象(◀╫)

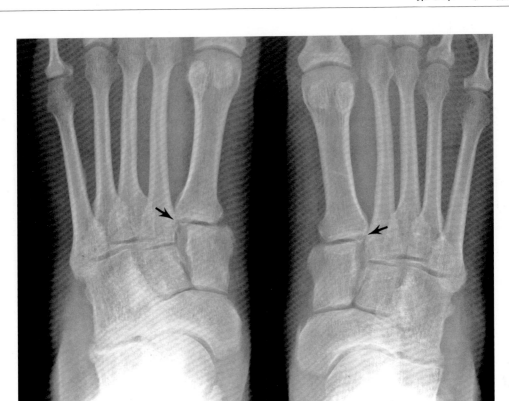

图 5-521　双侧形似第 1 跖骨基底部 Lisfranc 脱位

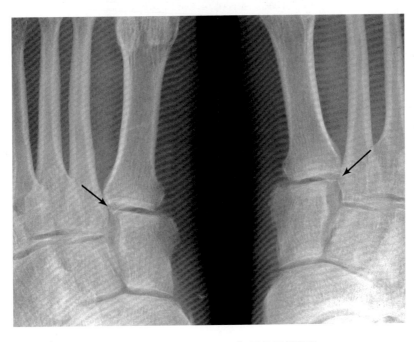

图 5-522　另例与图 5-521 相同的双侧表现

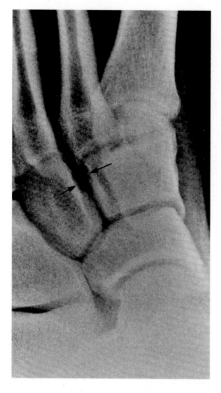

图 5-523　第 2、3 楔状骨间正常的陷窝

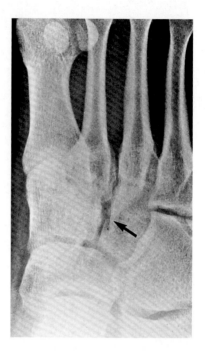

图 5-524　第 3 楔状骨外形改变,被误为骨折

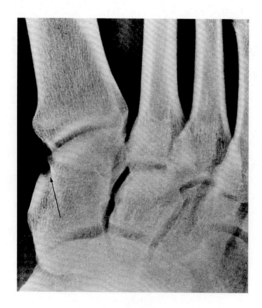

图 5-525　胫骨前肌腱沟,非骨侵蚀

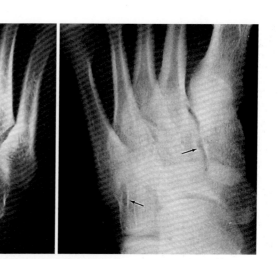

图 5-526 楔状骨内及楔状骨间正常的透亮区

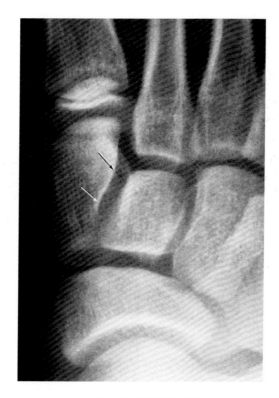

图 5-527 第 1 楔状骨外侧明显的凹陷

（六）骰骨

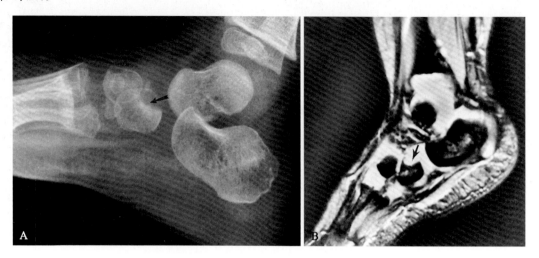

图 5-528　A. 2 岁幼儿骰骨后方正常的不规则,跟骨骨折;B. 梯度回波 T$_2$ 加权 MRI

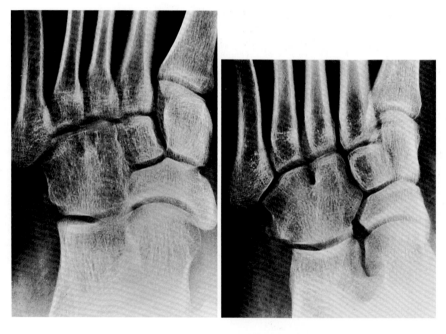

图 5-529　骰骨与第 3 楔状骨先天性融合

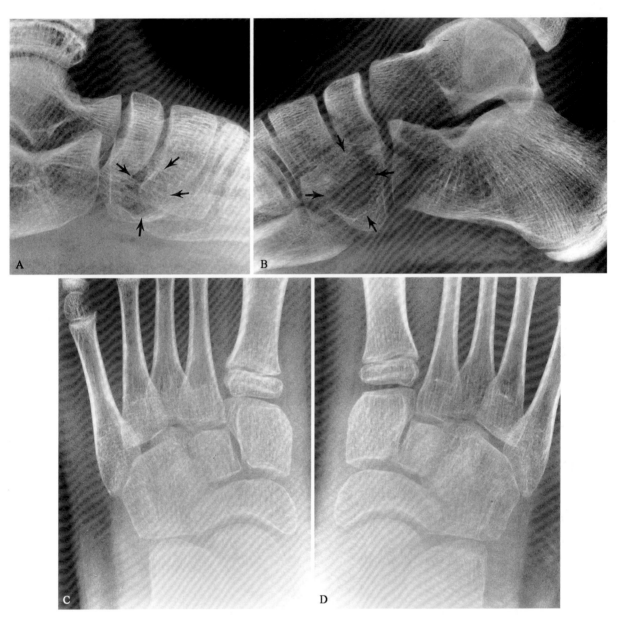

图 5-530 12 岁男孩,侧位投照示骰骨假性囊肿(A 和 B)。前后位投照(C 和 D)示无异常

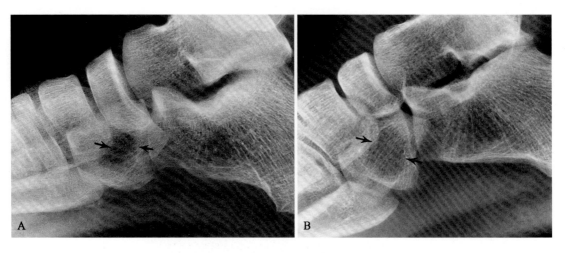

图 5-531　与图 5-530 相同表现。A. 10 岁；B. 11 岁

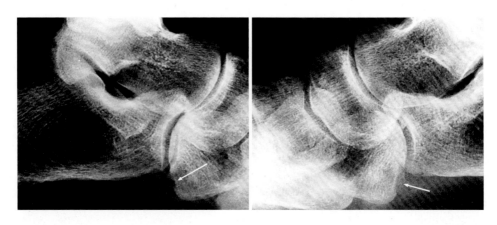

图 5-532　骰骨后方陷窝，勿误为侵蚀

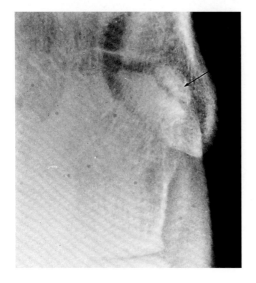

图 5-533　骰骨远端外侧副骨

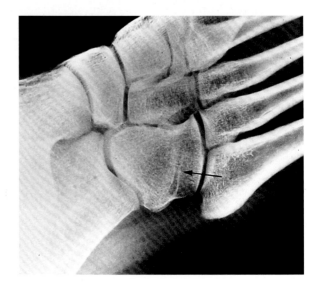

图 5-534　腓骨长肌腱沟

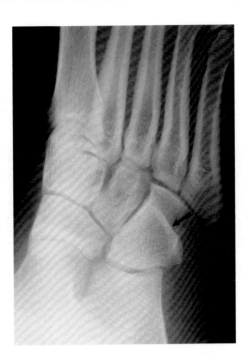

图 5-535　腓骨长肌腱沟硬化

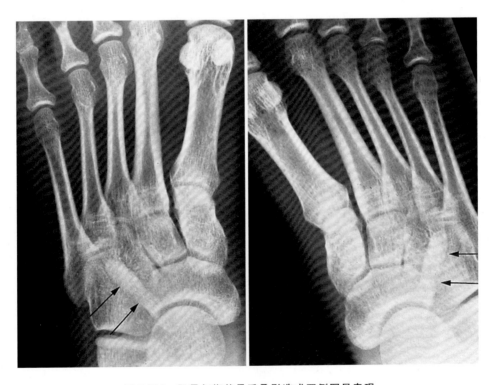

图 5-536　骰骨与楔状骨重叠影造成双侧罕见表现

二、跖 骨

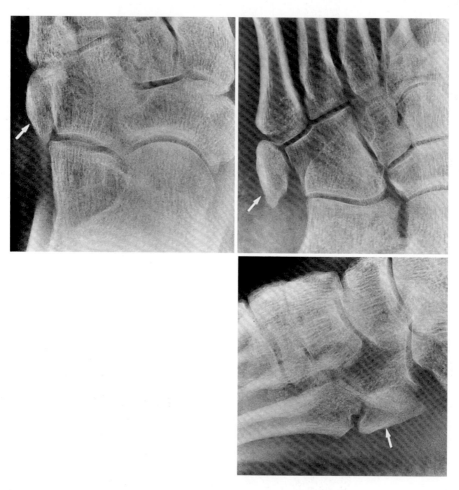

图 5-537 韦萨留斯骨,位于腓骨短肌腱内(引自:Smith AD,et al:The os vesalianum:An unusual cause of lateral foot pain. Orthopedics 7:86,1984.)

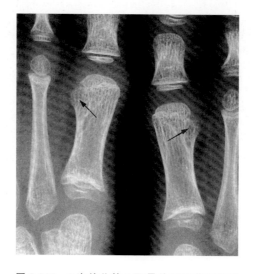

图 5-538 3 岁幼儿第 1 跖骨外侧结节样膨隆

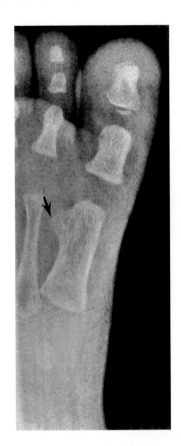

图 5-539　18 个月幼儿，与图 5-538 相同的表现

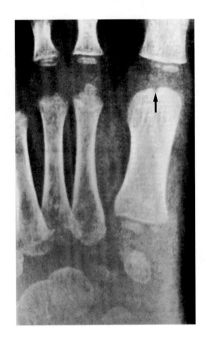

图 5-540　幼儿第 1 跖骨远端发育性切迹

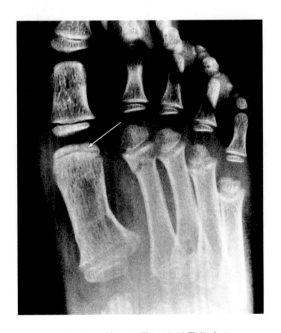

图 5-541　第 1 跖骨远端副骨化中心

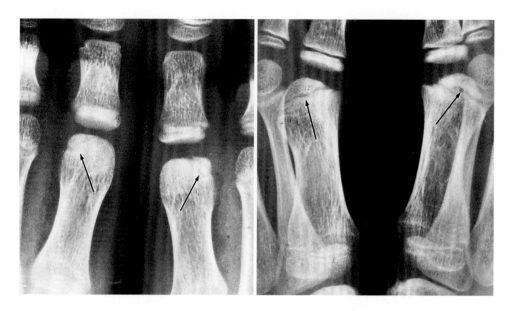

图 5-542　8 岁男孩第 1 跖骨远端副骨化中心

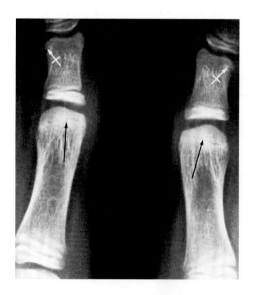

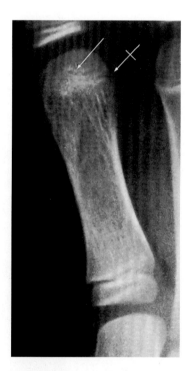

图 5-543　11 岁男孩双侧对称性第 1 跖骨远端副骨化中
心（◀—）。注意近节趾骨远端裂隙（◀+）

图 5-544　8 岁男孩第 1 跖骨远端副骨化中心（◀—），伴
骨骺刺（◀+）

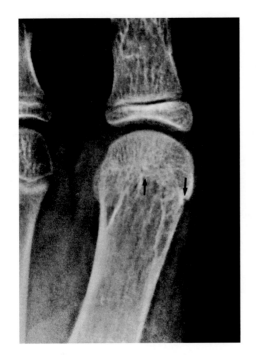

图 5-545　6 岁女孩第 1 跖骨头假性骨骺部分闭合,形似骨折

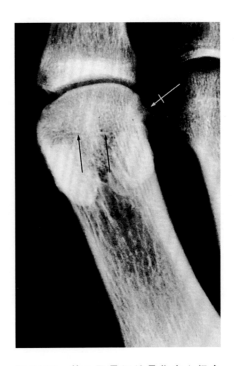

图 5-546　第 1 跖骨远端骨化中心闭合(◄—),伴骨骺刺(◄+)

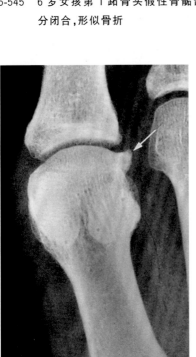

图 5-547　第 1 跖骨头腓背侧突起,为正常变异(引自: Fischer E:Der dorsofibulare Fortsatz am Kopf des I Metatarsale,eine ossare variante. Radiologe 28:45,1988.)

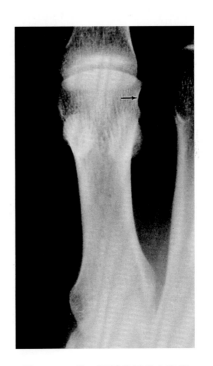

图 5-548　第 1 跖骨头正常大陷窝

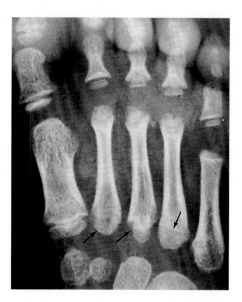

图 5-549 第 2～4 跖骨基底部副骨化中心，
无临床意义

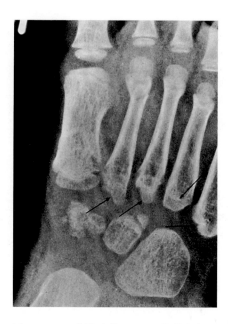

图 5-550 4 岁男孩第 2～5 跖骨基底部副
骨化中心，部分闭合

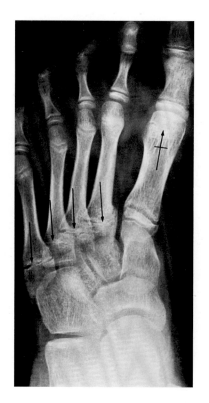

图 5-551 12 岁男孩第 2～5 跖骨基底部副骨化中心
（←）及第 1 跖骨远端副骨化中心（←＋）

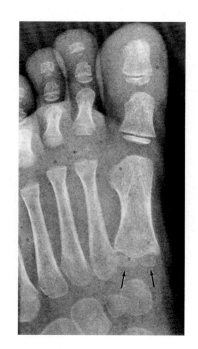

图 5-552 第 1 跖骨基底部双骨化中心

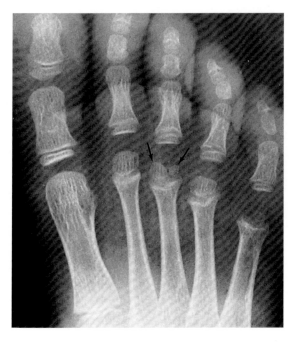

图 5-553　第 3 跖骨头双骨化中心,并非骨折

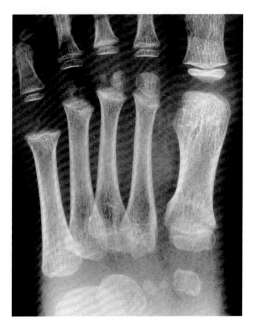

图 5-554　第 3～5 跖骨头双骨化中心

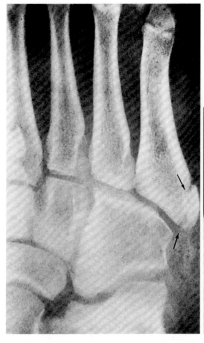

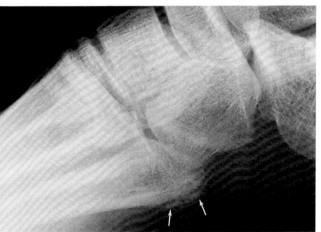

图 5-555　第 5 跖骨粗隆正常骨突,形似骨折。此部位骨折多为横向而非纵向

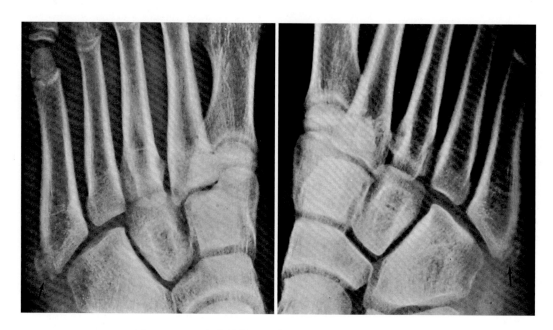

图 5-556　12 岁女孩第 5 跖骨粗隆多骨化中心,形似骨折

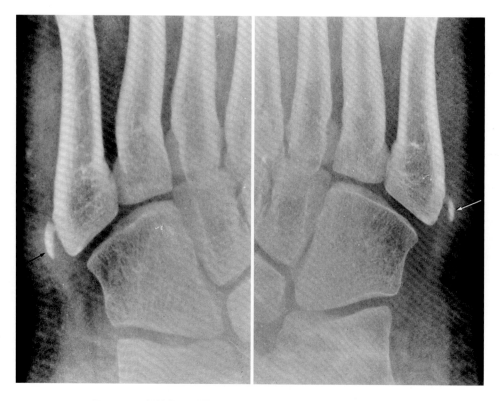

图 5-557　斜位投照时第 5 跖骨粗隆骨突的位置,勿误为撕脱伤

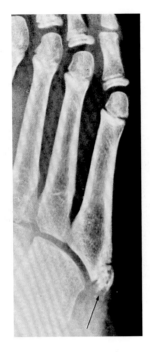

图 5-558 第 5 跖骨粗隆骨突不规则钙化

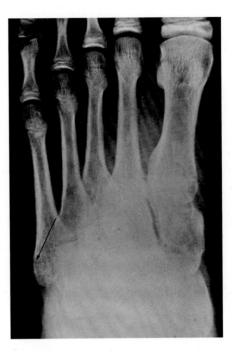

图 5-559 第 5 跖骨粗隆骨突正在闭合,正位投照时形似骨折

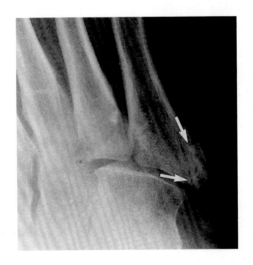

图 5-560 11 岁男孩第 5 跖骨基底部粗隆骨突正在闭合,易被误为骨折

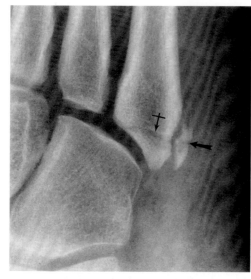
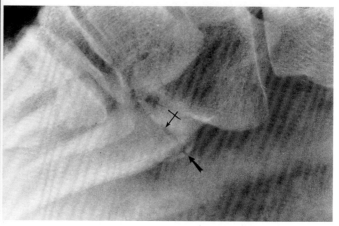

图 5-561　13 岁女孩跖骨粗隆骨突(◄—),伴骨折(◄+)

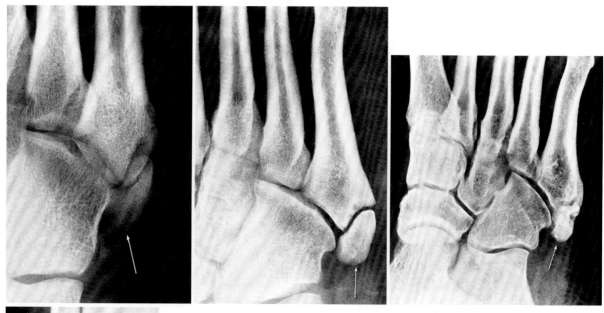

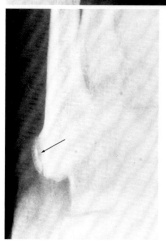

图 5-562　4 例成人第 5 跖骨粗隆骨突未闭合

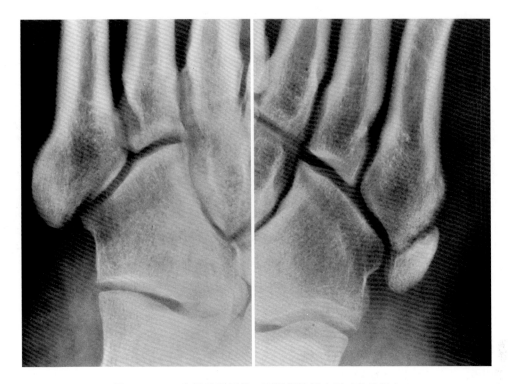

图 5-563　20 岁男性双侧第 5 跖骨粗隆骨突不对称性闭合

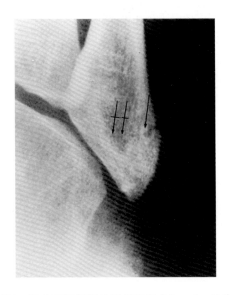

图 5-564　第 5 跖骨粗隆骨突正在闭合(◄—)。注意骨小梁似与骺板连续排列,形似基底部骨折(◄┼)

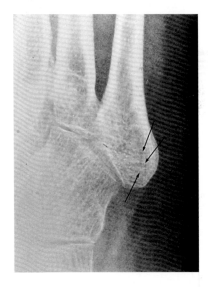

图 5-565　第 5 跖骨基底部骨小梁水平排列,正是因此导致横向骨折的错觉,如图 5-564

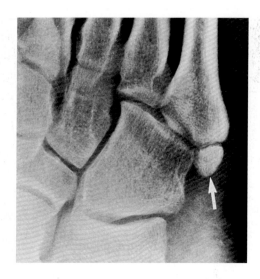

图 5-566　14 岁男孩第 5 跖骨粗隆骨突位于基底部尖而非侧面(引自:Dameron JB: Fractures and anatomical variation of the proximal portion of the fifth metatarsal. J Bone Joint Surg Am 57:788,1975.)

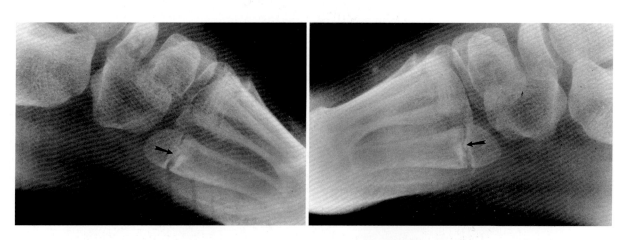

图 5-567　8 岁女孩双侧第 5 跖骨基底部横形骨突

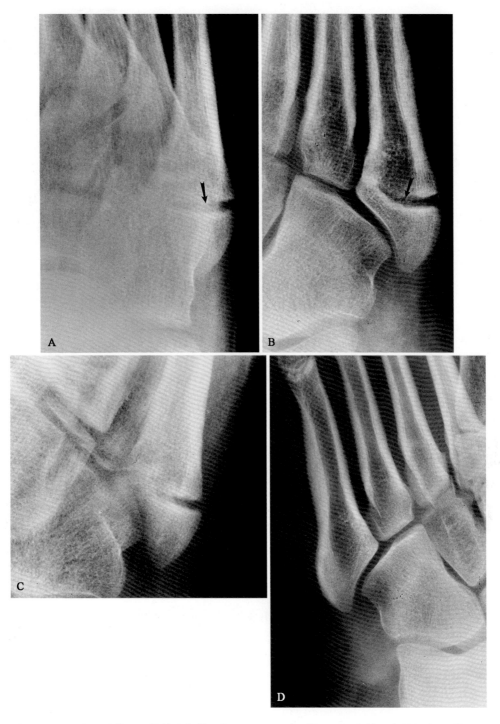

图 5-568　13 岁男孩第 5 跖骨基底部横形骨折(A～C),类似图 5-567 中的二次骨化中心(横形骨
　　　　突);D. 与对侧比较可鉴别

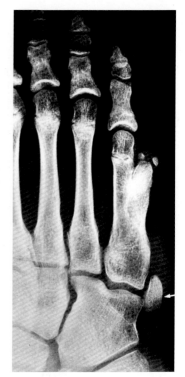

图 5-569　第 5 跖骨重复变异,伴基底部骨突不融合

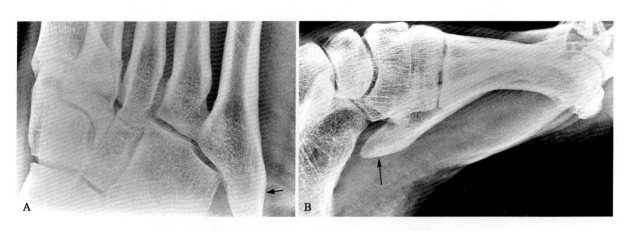

图 5-570　与第 5 跖骨基底部融合的韦萨留斯骨

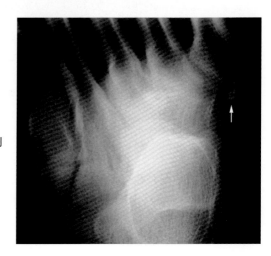

图 5-571　第 5 跖骨基底部骨刺

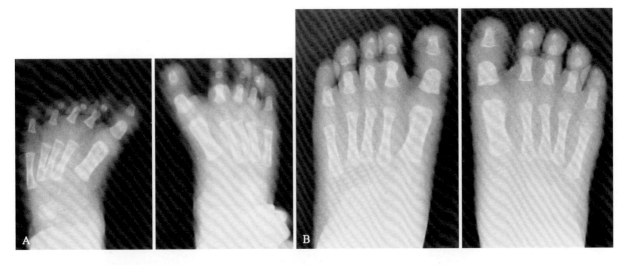

图 5-572　跖骨内收为很多婴儿的生理现象,承重后可自动矫正。A. 4 个月;B. 16 个月(引自:Berg EE:A reappraisal of metatarsus adductus and skewfoot. J Bone Joint Surg Am 68:1185,1986.)

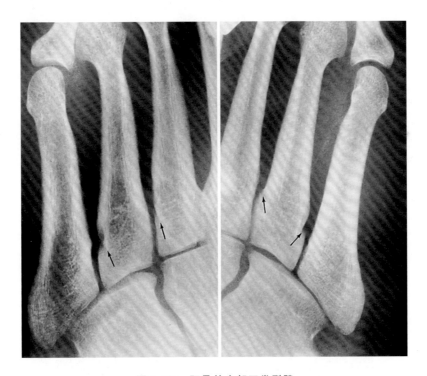

图 5-573　跖骨基底部正常裂隙

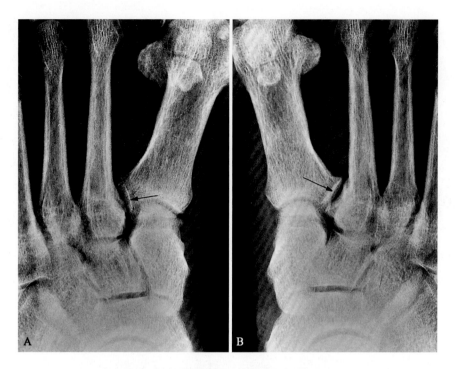

图 5-574　罕见双侧第 1、2 跖骨基底部关节

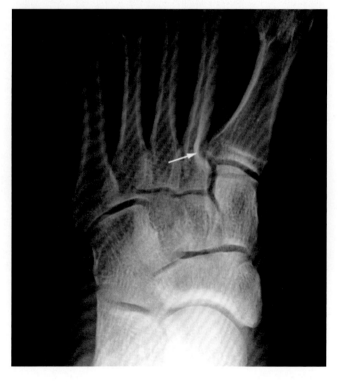

图 5-575　同图 5-574

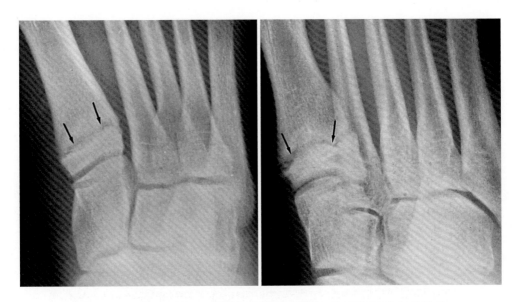

图 5-576　男性少年第 1 跖骨基底部骺线正常的不规则表现,勿误为骨折

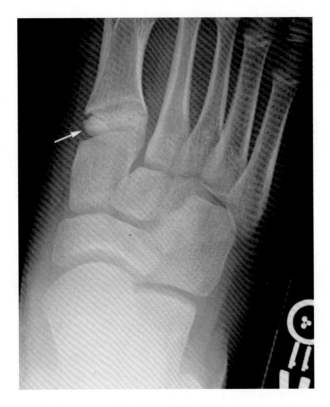

图 5-577　同图 5-576

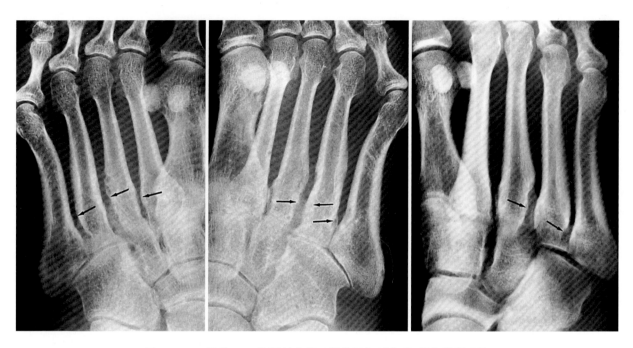

图 5-578　3 例第 2～4 跖骨基底部正常的不规则表现,斜位投照明显

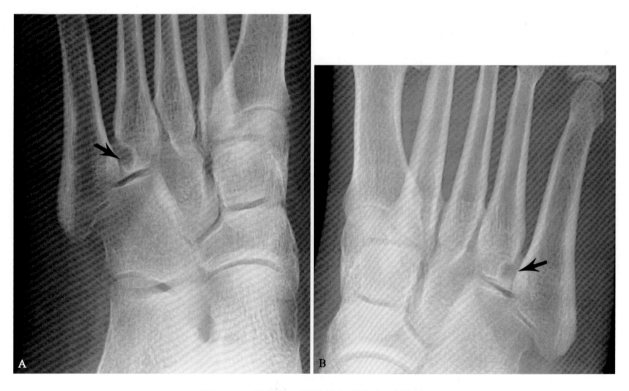

图 5-579　双侧第 4 跖骨基底部陷窝,非侵蚀

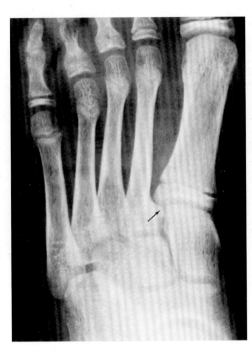

图 5-580 13 岁女孩第 2 跖骨基底部转子形似隆凸骨折

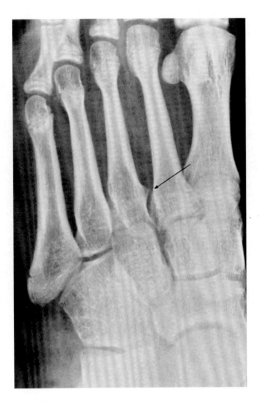

图 5-581 第 3 跖骨基底部发育性骨刺

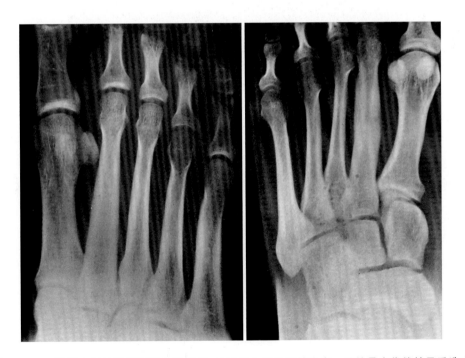

图 5-582 2 例第 2 跖骨干增粗及皮质增厚,见于第 1 跖骨短的患者。显然是由代偿性承重造成

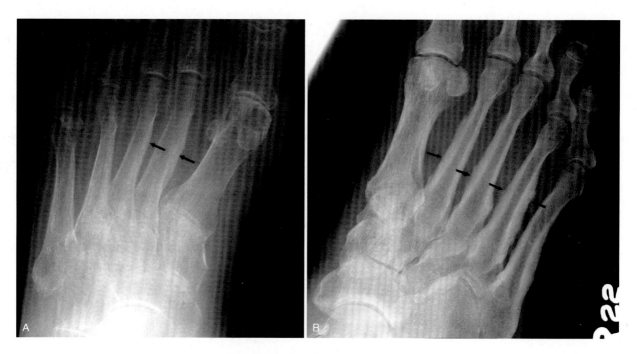

图 5-583　2 例老年人跖骨皮质增厚

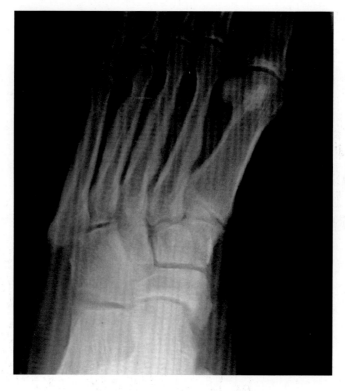

图 5-584　同图 5-583,更为明显

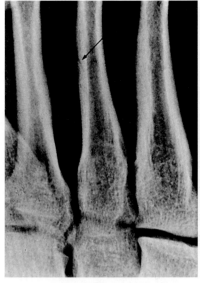
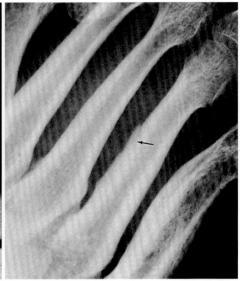

图 5-585　2 例跖骨营养管

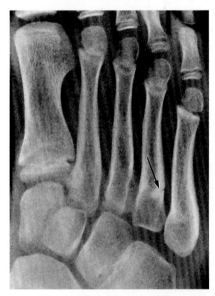

图 5-586　少年第 4 跖骨基底部发育性裂隙

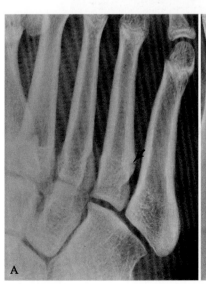
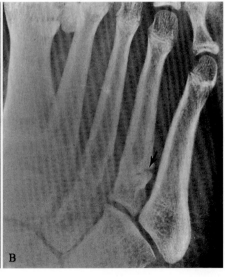

图 5-587　A. 与前图相同的现象。该少女因轻微外伤做检查,发现第 4 跖骨干近段裂隙;B. 1 个月后随访无变化。患者亦无症状

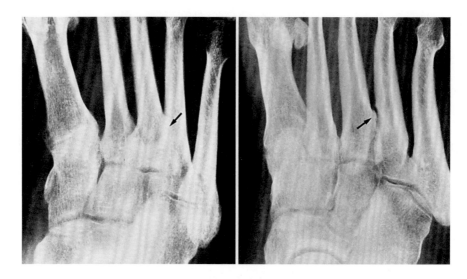

图 5-588　第 3、4 跖骨间异常关节

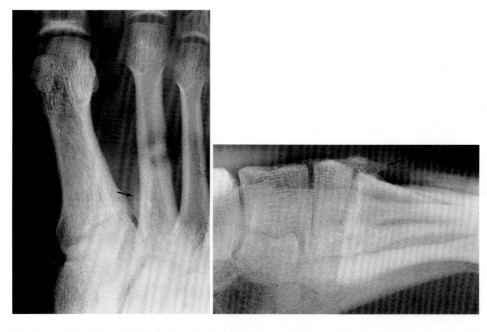

图 5-589　跖骨间骨。此副骨位于足背,大小形状不一,可与第 1 或第 2 跖骨(本例)基底部联合

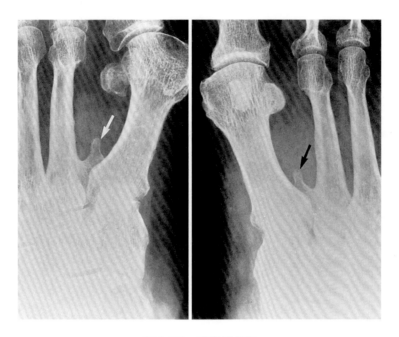

图 5-590 双侧跖间骨

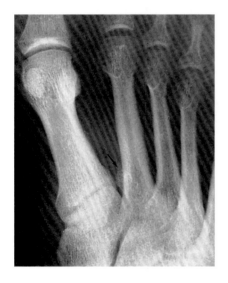

图 5-591 跖间骨形状变异

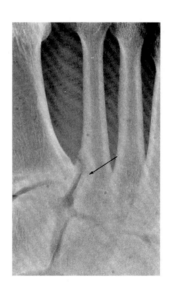

图 5-592 第 2 跖骨基底部陷凹,继发于一小的跖间骨

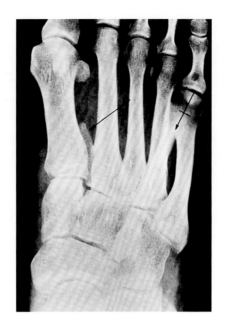

图 5-593　跖间骨(◀—)及第 4、5 跖骨发育性融合(◀+)

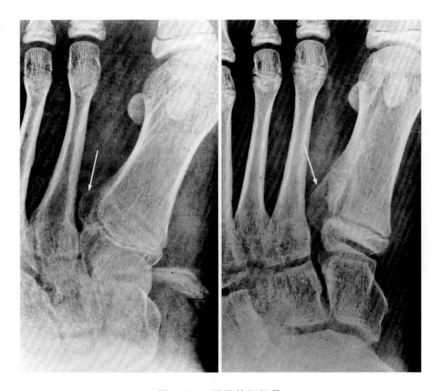

图 5-594　罕见的跖间骨

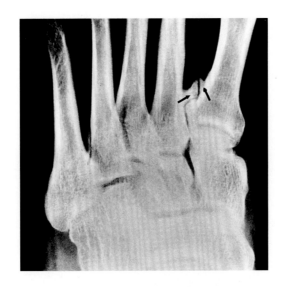

图 5-595　双跖间骨

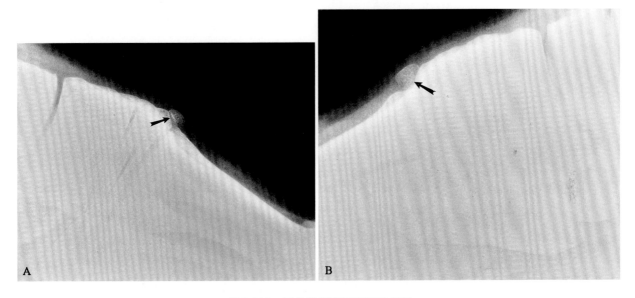

图 5-596　侧位投照所见双侧跖间骨

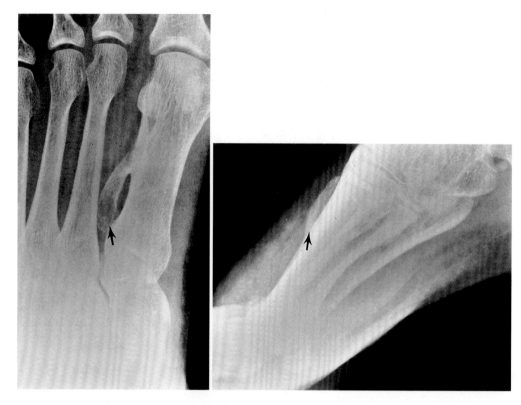

图 5-597　罕见的跖间骨

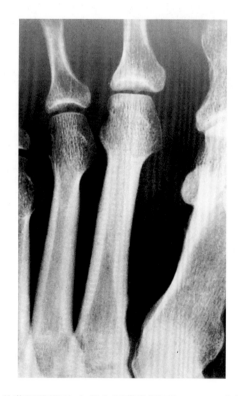

图 5-598　第 2 跖骨头扁平致关节间隙增宽,勿误为无菌性坏死(Freiberg 病)(引自:Jensen EL,de Carvalho A:A normal variant simulating Freiberg's disease. Acta Radiol 28:85,1987.)

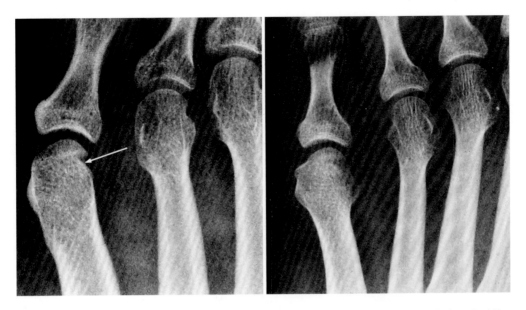

图 5-599 左．23 岁女性斜位投照见第 5 跖骨头深裂隙(←);右．正位投照见跖骨头罕见形状

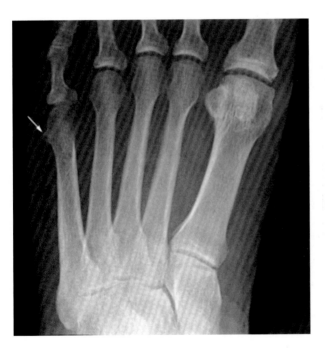

图 5-600 第 5 跖骨头"小结节"

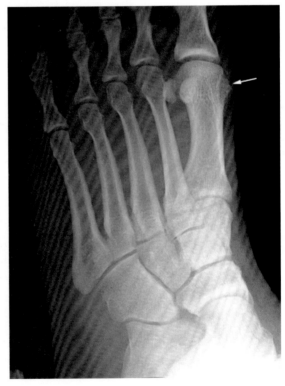

图 5-601 第 1 跖骨"Keats 大结节"(参见图 4-290)

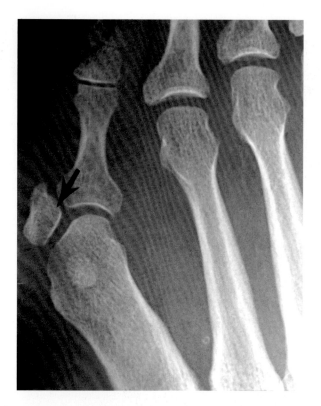

图 5-602　罕见第 5 跖骨,伴发育不全的重复趾骨

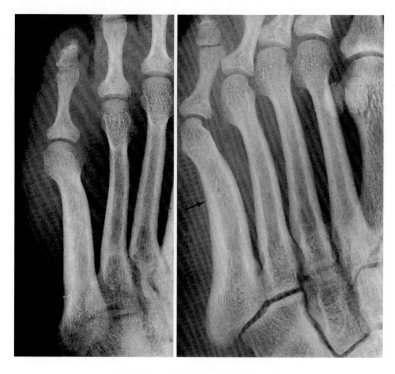

图 5-603　第 5 跖骨正常的曲度大

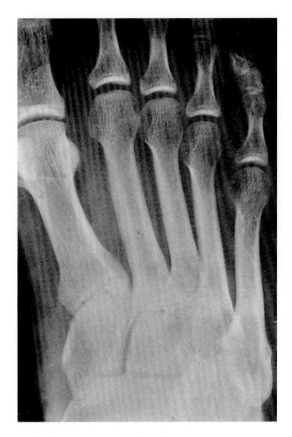

图 5-604　发育性第 5 跖骨短

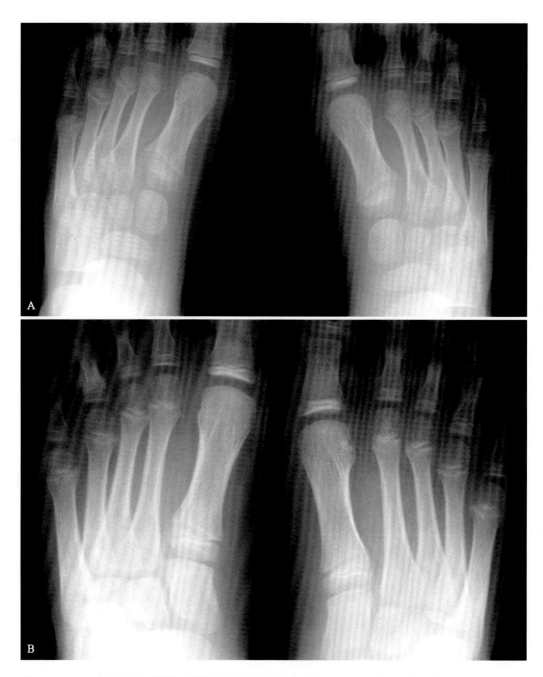

图 5-605　A.6 岁男孩发育性第 5 跖骨短伴骨骺延迟出现；B.10 岁时片示正常（引自：Drs. Seymour and A.G. MacEachern.）

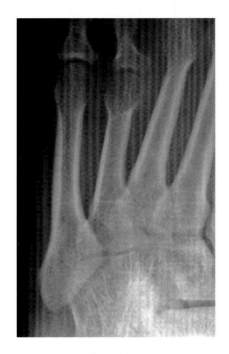

图 5-606 发育性第 4、5 跖骨短

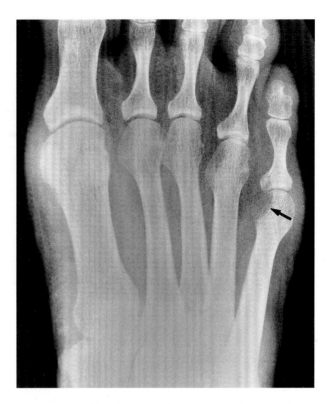

图 5-607 第 5 跖骨头内侧正常透亮区，勿误为侵蚀

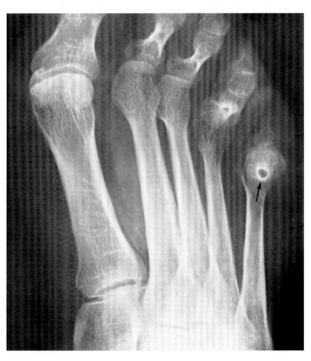

图 5-608 近节趾骨干轴位影，形似第 5 跖骨头囊肿

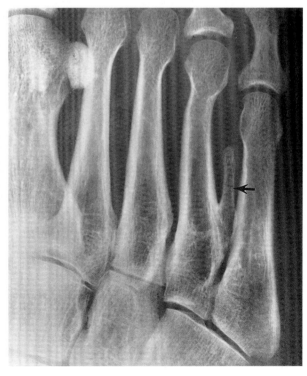

图 5-609 第 4 跖骨重复

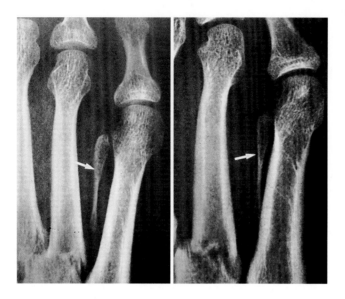

图 5-610 第 4、5 跖骨间额外跖骨

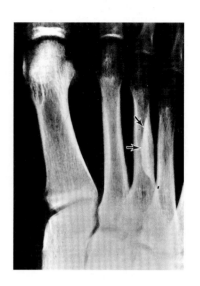

图 5-611 已愈合的第 3 跖骨良性皮质缺损

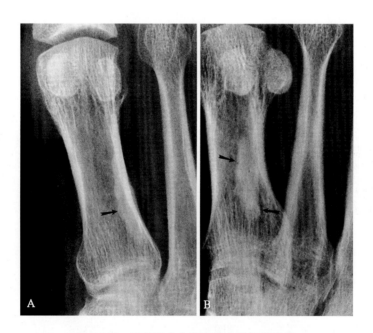

图 5-612 另例已愈合的跖骨良性皮质缺损

三、籽 骨

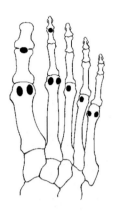

图 5-613 足部籽骨 (引自 : Kohler A, Zimmer EA: Borderlands of the Normal and Early Pathologic Findings in Skeletal Roentgenology, 3rd ed. New York, Grune & Stratton, 1968; Potter G, et al: The hallux sesamoids revisited. Skeletal Radiol 21: 437, 1992.)

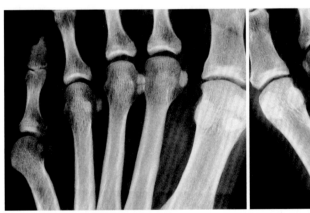
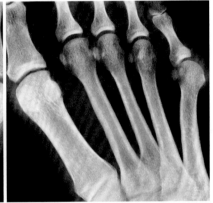

图 5-614 双足多发籽骨

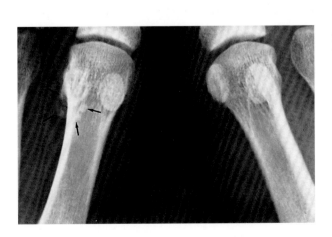

图 5-615 多分籽骨形似粉碎性骨折

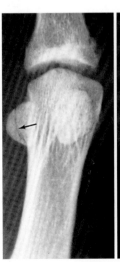
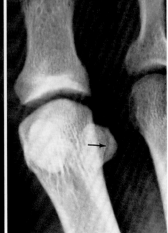

图 5-616 踇趾籽骨缝隙样透亮影, 形似骨折

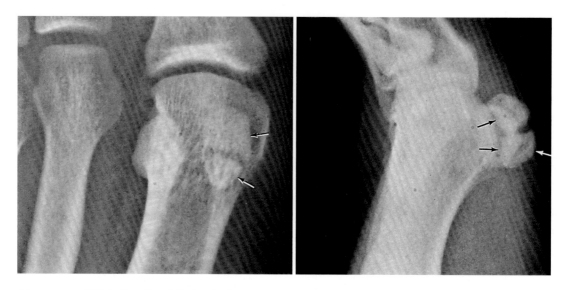

图 5-617 正侧位投照示𫟪趾分块大小相等的二分籽骨(引自:Feldman F,et al:The case of the wandering sesamoid and other sesamoid afflictions. Radiology 96:275,1970.)

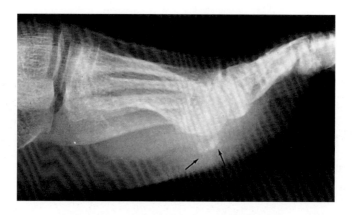

图 5-618 12 岁男孩侧位片示发育中的籽骨

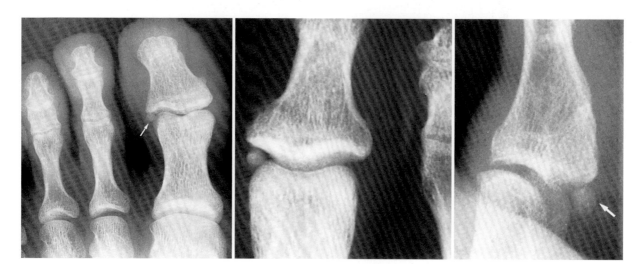

图 5-619 3 例𫟪趾远端趾间关节籽骨

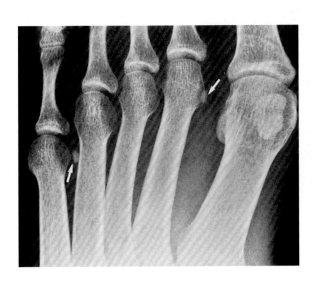

图 5-620　第 2、5 跖骨头籽骨

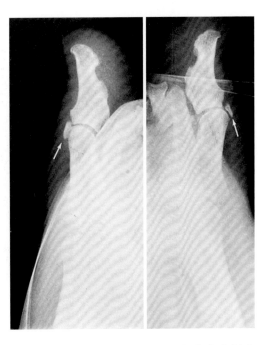

图 5-621　36 岁女性双侧𡷖趾趾间关节背侧小骨,应为籽骨

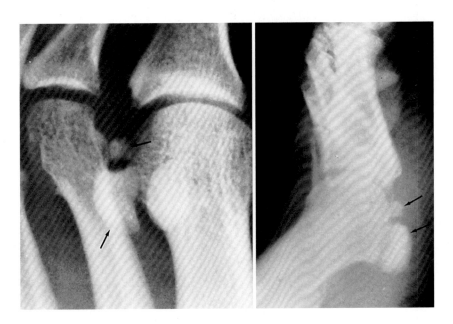

图 5-622　𡷖趾二分籽骨,分块大小不等

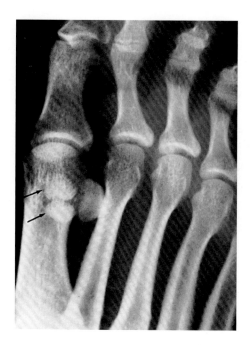

图 5-623　踇趾对称性卵圆形籽骨

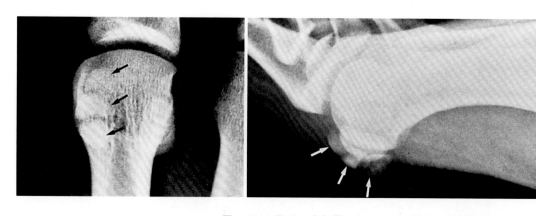

图 5-624　踇趾三分籽骨

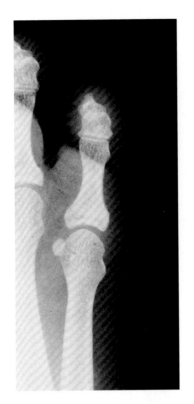

图 5-625　第 5 跖趾关节旁籽骨

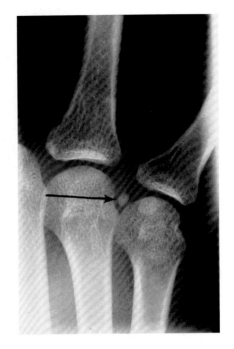

图 5-626　第 5 跖骨头孤立籽骨

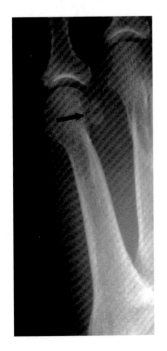

图 5-627　第 5 跖骨头二分籽骨

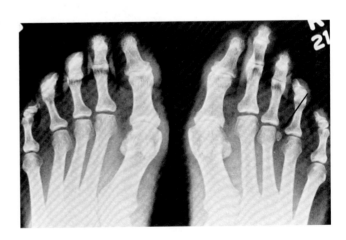

图 5-628　第 3 跖骨头孤立籽骨

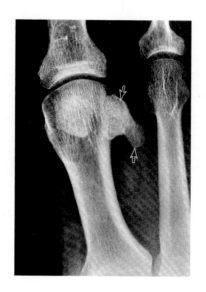

图 5-629　第 1 跖骨头罕见籽骨

四、趾　骨

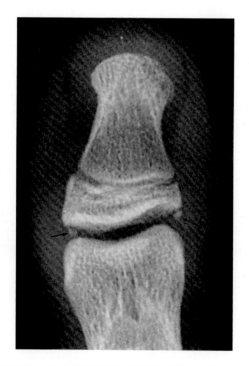

图 5-630　10 岁男孩踇趾远节趾骨基底部副骨化中心

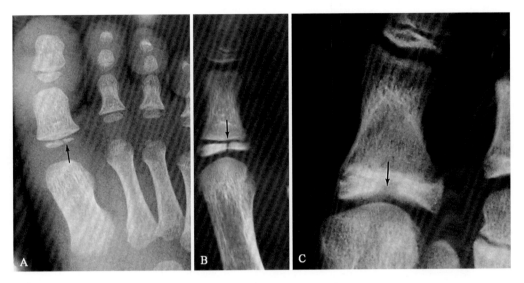

图 5-631 踇趾近节趾骨基底部骨骺分裂（并非骨折）。A. 3 岁男孩；B. 11 岁男孩；C. 13 岁男孩（引自：Lyritis C：Developmental disorders of the proximal epiphysis of the hallux. Skeletal Radiol 10：250，1983.)

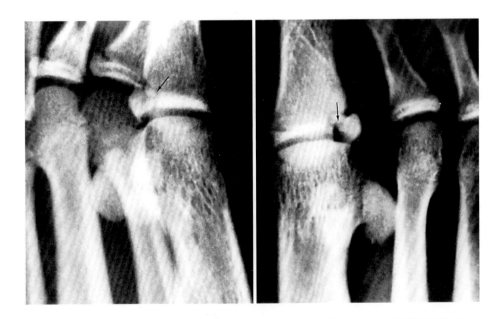

图 5-632 16 岁男孩踇趾近节趾骨基底部骨化中心裂隙，与图 5-631 中裂隙平面相反

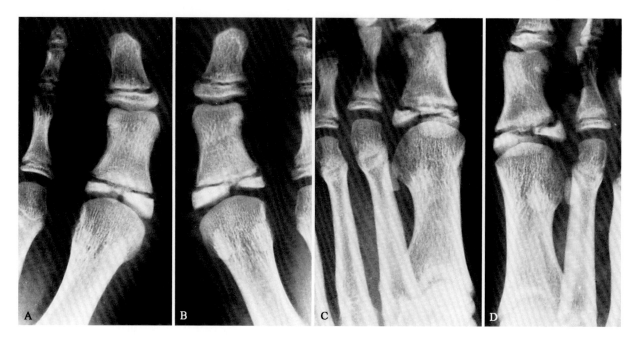

图 5-633　A 和 B. 双侧踇趾近节趾骨骨骺分裂。C 和 D. 斜位投照片中可被误认为粉碎性骨折

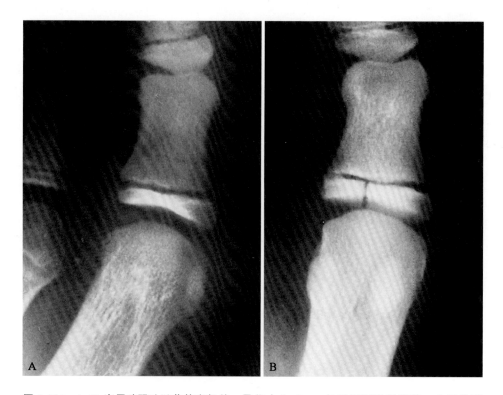

图 5-634　A. 11 岁男孩踇趾近节基底部单一骨化中心；B. 一年后骨骺出现裂隙。此正常现象可见于任何骨骺(引自:Harrison RB,Keats TE:Epiphyseal clefts. Skeletal Radiol 5:23,1980.)

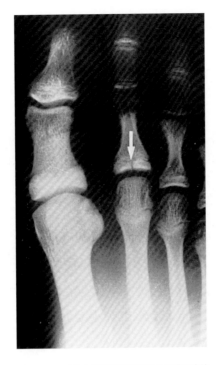

图 5-635　第 2 趾近节基底部骨骺裂隙

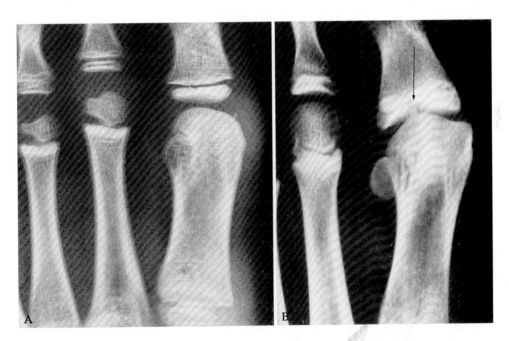

图 5-636　骨骺裂隙的发育。A. 3 岁时；B. 13 岁时

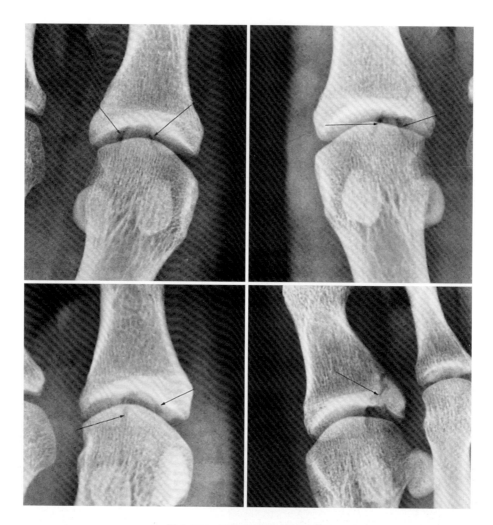

图 5-637　双侧永存的骨骺裂隙

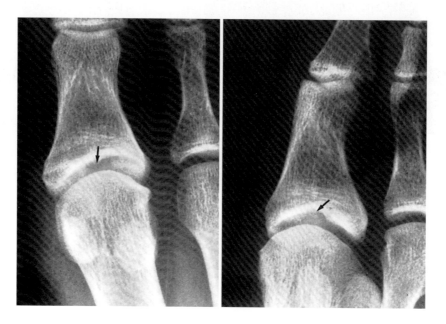

图 5-638　踇趾近节趾骨基底部凹陷,可能与骨骺裂隙残迹有关

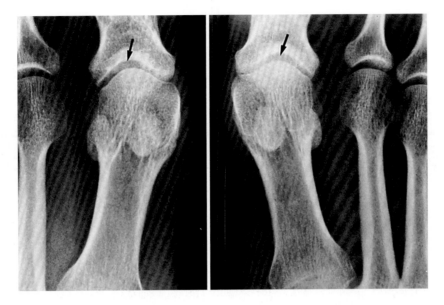

图 5-639　双侧踇趾近节趾骨基底部罕见的深凹陷

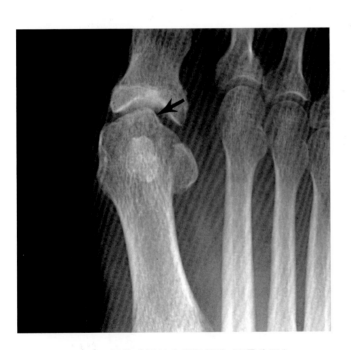

图 5-640　近节趾骨基底部深凹陷,跖骨头深入

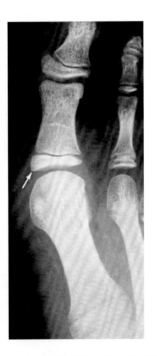

图 5-641　12 岁男孩踇趾近节趾骨基底部的正常致密骨骺,勿误为骨坏死

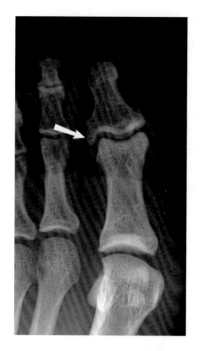

图 5-642　踇趾远节趾骨基底部罕见外形

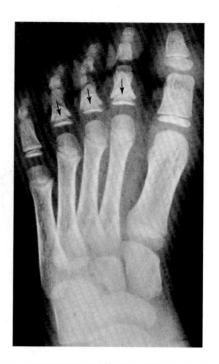

图 5-643　儿童近节趾骨锥形骨骺很常见,无其他异常

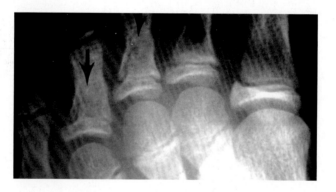

图 5-644　11 岁男孩罕见的大锥形骨骺

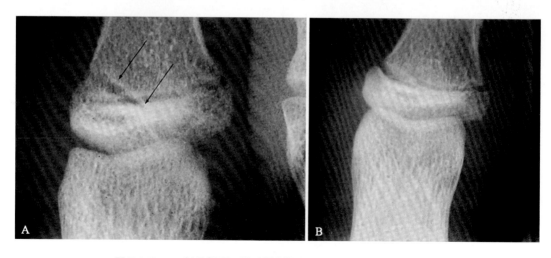

图 5-645　A. 斜位投照示踇趾骨骺疑似骨折;B. 正位片示无骨折

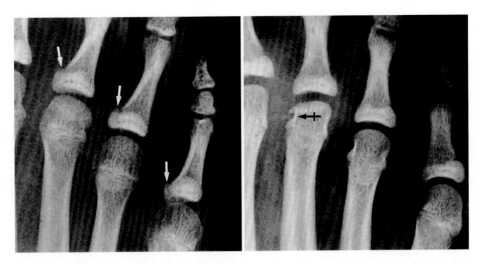

图 5-646　左．11 岁女孩斜位投照示近节趾骨基底部疑似骨折(◀—)；右．正位片示无骨折。注意:第 3 跖骨头深陷窝(◀+)

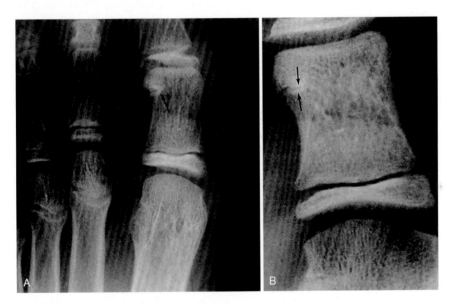

图 5-647　踇趾近节趾骨发育性裂隙。A. 10 岁男孩;B. 12 岁男孩

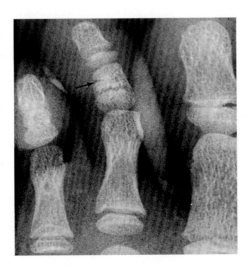

图 5-648　8 岁男孩第 2 趾中节趾骨发育性裂隙

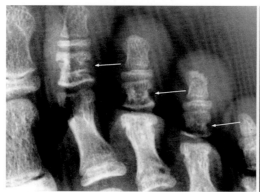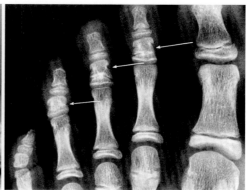

图 5-649　2 例 12 岁女孩趾骨明显的发育性不规则,为正常和暂时现象

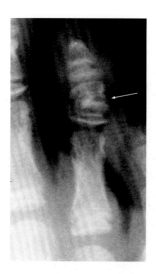

图 5-650　11 岁女孩第 4 趾中节趾骨发育性不规则,
　　　　　被误诊为骨折

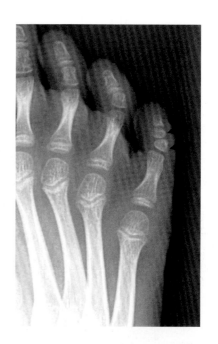

图 5-651　儿童第 5 趾中节二分趾骨

图 5-652　A. 姆趾远节趾骨基底部骨骺部分未闭合,虽无相关病史和体
　　　　　征,仍被误诊为骨折;B. 3 年后随访无变化

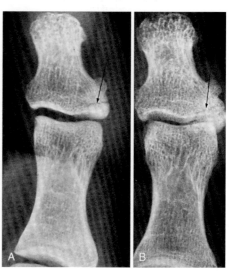

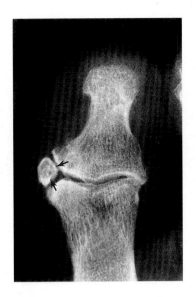

图 5-653　踇趾远节趾骨基底部副骨(参见图 5-652)

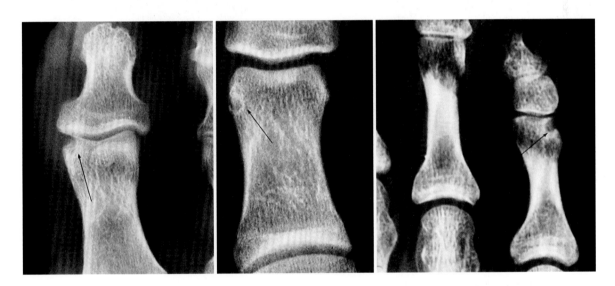

图 5-654　3 例趾间关节附件环状缺损,为小的脂肪坏死区,无临床意义(引自:Keats TE,et al:Idiopathic punctate necrosis of the phalanges of the feet. Skeletal Radiol 18:25,1989.)

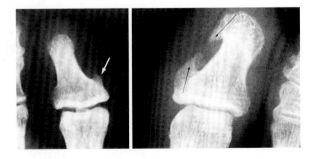

图 5-655　2 例踇趾远节趾骨骨刺样肥大,无临床意义;右．注意骨刺间侧方支持韧带骨化(引自:Lee M,et al:Bone excrescence at the medial base of the distal phalanx of the first toe:Normal variant,reactive change,or neoplasia? Skeletal Radiol 21:161,1992.)

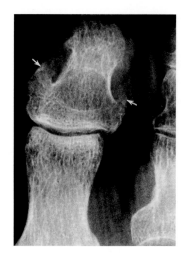

图 5-656　与前图相同现象,此例表现为远节趾骨两侧
　　　　　骨赘

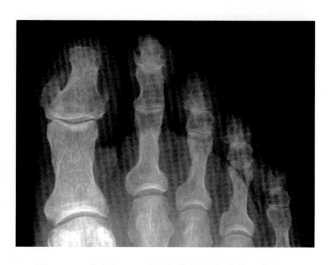

图 5-657　与图 5-656 相同,此例所有趾骨远节均见

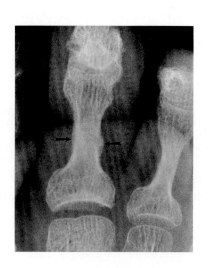

图 5-658　沿近节趾骨干的正常不
　　　　　规则,勿与骨膜炎混淆

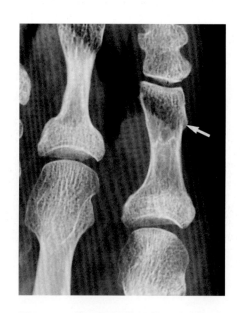

图 5-659　第 5 趾近节趾骨干外侧正常
　　　　　不规则,对侧亦见

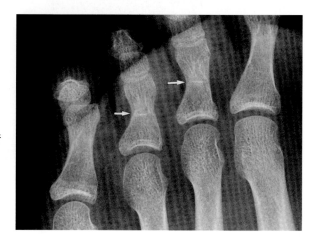

图 5-660　第 3、4 趾近节趾骨假性骨折

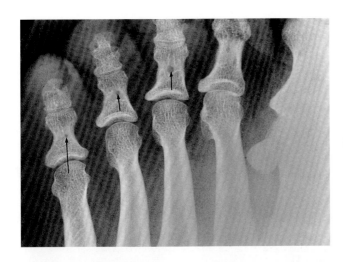

图 5-661 近节趾骨滋养孔

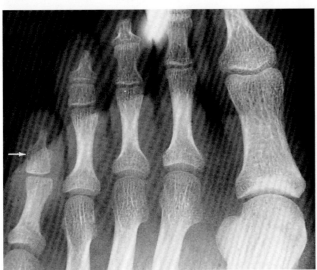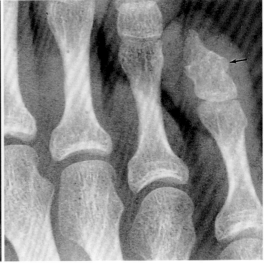

图 5-662 2 例第 5 趾仅两节趾骨,为常见变异,并非病态(引自:Ellis R,et al:The two－phalanged fifth toe. JAMA 206:2526,1968.)

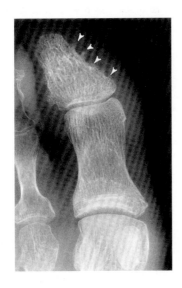

图 5-663 踇趾近节明显的骨赘

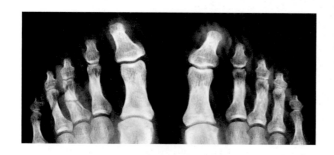

图 5-664　二节趾骨,为解剖变异

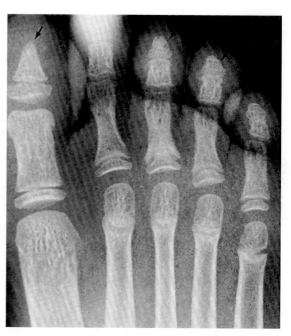

图 5-665　6 岁健康女孩尖状末节趾骨

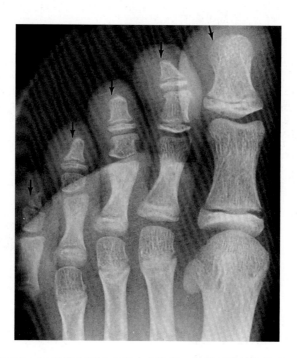

图 5-666　11 岁健康男孩尖状末节趾骨。远端骨丛缺如可为正常

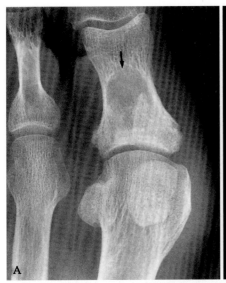 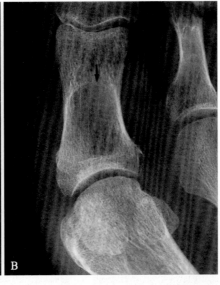

图 5-667　骨质疏松症妇女跗
　　　　　趾近节趾骨假性
　　　　　囊肿

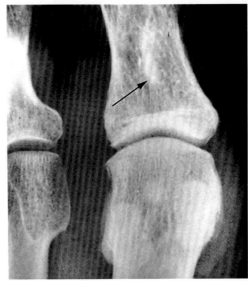 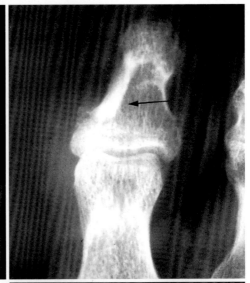

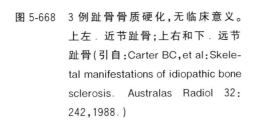

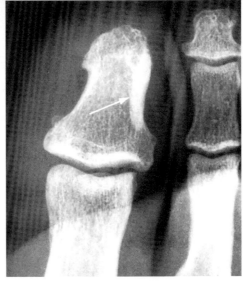

图 5-668　3 例趾骨骨质硬化，无临床意义。
　　　　　上左．近节趾骨；上右和下．远节
　　　　　趾骨(引自:Carter BC,et al:Skele-
　　　　　tal manifestations of idiopathic bone
　　　　　sclerosis. Australas Radiol 32:
　　　　　242,1988.)

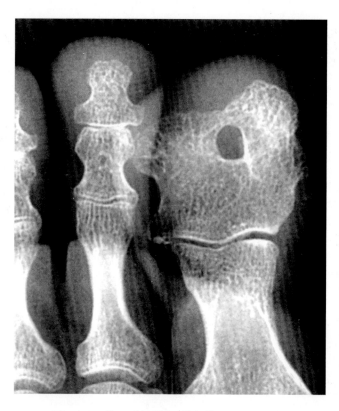

图 5-669　第 1 趾骨重复,并与第 2 趾形成关节

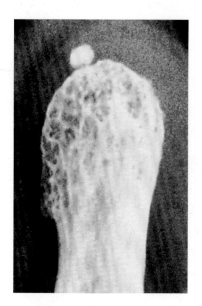

图 5-670　趾甲下钙化,见于中年以后,无临床意义
（引自：Fischer E：Subunguale Verkalkun-
gen imnormalen Nagelbett der Zehen. Ra-
diologie 24：31,1984.）

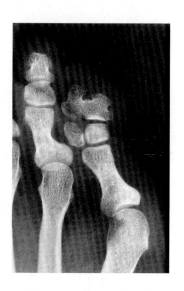

图 5-671　第 5 趾骨重复